胰胆线阵超声内镜影像病理图谱（第三辑）

主　编　王　伟

副主编　杨建锋　蔡振寨　丁祥武　朱苏敏

主　审　金震东　王贵齐　邹多武　龚　彪　万　荣　徐美东

本书承以下项目资助：

杭州市科技局重大项目“肝外胆管癌肿瘤标志物筛选及内镜诊治关键技术研究”（项目负责人：杨建锋；项目编号：202004A14）

科 学 出 版 社

北　京

内 容 简 介

《胰胆线阵超声内镜影像病理图谱》第三辑为第二辑内容的补充及丰富。由来自全国46家有较大影响力的一线医疗中心的100位专业医护人员精心编写而成。全书纳入了177个病例、3个章节的EUS治疗演示及一场胰腺EUS-FNA/B的细胞基础及病理诊断讲座。含200余幅（组合）图片及400余节视频影像资料（病灶影像或内容讲解）。囊括常见疾病的典型及非典型影像表现、少见及疑难疾病的影像表现、EUS常用治疗技术、关于胰腺EUS-FNA/B的评估及诊断等，并对部分病例及内容进行了细致讲解，以利于读者尽可能理解掌握不同疾病的纷繁EUS影像特征及其病理、细胞学特点（通过病理特征解释EUS图像，通过EUS图像去预测病理特征），夯实知识储备，激发临床思维，更快更高地提升临床诊疗水平、服务患者。

全书内容丰富，实用性强，适合各级从事消化内科、超声内镜及相关消化内镜的专业医师、普外科医师、影像科及病理科医师阅读参考。

图书在版编目（CIP）数据

胰胆线阵超声内镜影像病理图谱．第三辑 / 王伟主编．—北京：科学出版社，2023.6

ISBN 978-7-03-075467-7

Ⅰ．①胰…　Ⅱ．①王…　Ⅲ．①胆道疾病 – 内窥镜检 – 超声波诊断 – 图谱　②胰腺疾病 – 内窥镜检 – 超声波诊断 – 图谱　Ⅳ．① R575.604-64 ② R576.04-64

中国国家版本馆CIP数据核字（2023）第074373号

责任编辑：王灵芳 / 责任校对：张　娟

责任印制：赵　博 / 封面设计：蓝正广告

科学出版社 出版

北京东黄城根北街16号

邮政编码：100717

http：//www.sciencep.com

三河市春园印刷有限公司 印刷

科学出版社发行　各地新华书店经销

*

2023年6月第　一　版　开本：787×1092　1/16

2023年6月第一次印刷　印张：16 1/4

字数：354 000

定价：160.00元

（如有印装质量问题，我社负责调换）

编委名单

主　编　王　伟

副主编　杨建锋　蔡振寨　丁祥武　朱苏敏

主　审　金震东　王贵齐　邹多武　龚　彪　万　荣　徐美东

编　委　（按姓氏汉语拼音排序）

白　彧　天津市第三中心医院肝胆外科

包　闰　苏州大学附属第二医院消化科

蔡振寨　温州医科大学附属第二医院消化内科

蔡云龙　北京大学第一医院内镜中心

曹　佳　同济大学附属东方医院消化内镜科

曹海滨　浦东新区公利医院消化内科

曹曙光　温州医科大学附属第二医院消化内科

陈敌贤　上海交通大学医学院附属瑞金医院中医科

陈伟庆　重庆大学附属肿瘤医院消化内科

陈小丽　浙江大学医学院附属邵逸夫医院消化内科

邓　彬　扬州大学附属医院消化内科

邓　亮　重庆医科大学附属第一医院消化内科

邓万银　福建省立医院消化内镜中心

丁祥武　武汉市第四医院消化内科

董金斌　上海交通大学医学院附属上海市第一人民医院消化内科

高丽丽　上海交通大学医学院附属瑞金医院病理科

龚婷婷　上海交通大学医学院附属瑞金医院消化内科

郭长青　郑州大学第一附属医院消化内科

何朝晖　遵义医科大学第五附属（珠海）医院消化内科

侯森林　河北医科大学第二医院普外九科（胆胰内镜外科）

胡倍源　上海交通大学医学院附属上海市第一人民医院胰腺外科

胡端敏　苏州大学附属第二医院消化科

黄小杰　福建省立医院消化内镜中心
蒋巍亮　上海交通大学医学院附属上海市第一人民医院消化内科
金佳斌　上海交通大学医学院附属瑞金医院胰腺外科
柯　岩　中国医学科学院肿瘤医院内镜科
李　静　四川大学华西医院消化内科
李　军　同济大学附属第十人民医院内镜中心
李　乾　中南大学湘雅医院消化科
李　群　中国人民解放军联勤保障部队第九六〇医院消化科
李　真　山东大学齐鲁医院消化内科
李达周　中国人民解放军联勤保障部队第九〇〇医院消化内科
李增军　山东省肿瘤医院内镜科
梁运啸　广西壮族自治区人民医院消化内科
林　军　上海交通大学医学院附属上海市第一人民医院病理科
林晓珠　上海交通大学医学院附属瑞金医院放射科
刘　枫　同济大学附属第十人民医院内镜中心
刘　萍　郑州大学第一附属医院消化内科
刘冠伊　北京大学第一医院内镜中心
刘渠凯　上海交通大学医学院附属瑞金医院消化内科
龙　江　上海交通大学医学院附属上海市第一人民医院胰腺外科
毛敏静　上海交通大学医学院附属瑞金医院病理科
潘　达　上海大学附属第二医院、温州市中心医院消化科
潘　杰　上海大学附属第二医院、温州市中心医院消化科
亓子豪　上海交通大学医学院附属上海市第一人民医院胰腺外科
戎　龙　北京大学第一医院内镜中心
单　晶　四川省成都市第三人民医院消化科
沈　锐　上海交通大学医学院附属瑞金医院消化内科
石益海　上海市浦东新区公利医院消化内科
孙晓滨　四川省成都市第三人民医院消化科
覃山羽　广西医科大学第一附属医院消化内科
谭庆华　四川大学华西医院消化内科
汤娜娜　宿迁市第一人民医院消化科
王　晟　中国医科大学附属盛京医院内镜诊治中心

王　芳　西北大学附属医院・西安市第三医院消化内科
王　俊　上海交通大学医学院附属瑞金医院胰腺外科
王　雷　海军军医大学附属上海长海医院消化内科
王　磊　承德医学院附属医院消化内科
王　敏　江苏省人民医院消化内镜科
王　瑞　四川大学华西医院消化内科
王　婷　上海交通大学医学院附属瑞金医院病理科
王　伟　上海交通大学医学院附属上海市第一人民医院消化内科
王　雯　中国人民解放军联勤保障部队第九〇〇医院消化内科
王晴柔　上海交通大学医学院附属瑞金医院放射科
王田田　海军军医大学第三附属医院消化内科
温红旭　兰州市第二人民医院消化内科
肖炜明　扬州大学附属医院消化内科
谢　芳　南方医科大学南方医院消化内科
谢　佳　四川大学华西医院消化内科
熊慧芳　南昌大学第一附属医院消化内科
徐洪雨　哈尔滨医科大学附属第一医院消化内科
徐敬慈　上海交通大学医学院附属瑞金医院北院放射科
许斌斌　中国人民解放军联勤保障部队第九〇〇医院消化内科
许志伟　上海交通大学医学院附属瑞金医院胰腺外科
严　璐　中南大学湘雅医院消化科
阎九亮　上海交通大学医学院附属上海市第一人民医院胰腺外科
杨建锋　杭州市第一人民医院消化内科
叶廷军　上海交通大学医学院附属瑞金医院病理科
易　楠　广西壮族自治区人民医院消化内科
易姗姗　武汉市第四医院消化内科
于廷廷　河北医科大学第二医院普外九科（胆胰内镜外科）
余　砾　中国人民解放军联勤保障部队第九〇〇医院消化内科
余小丽　浙江大学医学院附属邵逸夫医院消化内科
臧　毅　上海交通大学医学院附属上海市第一人民医院消化内科
翟会专　山东省肿瘤医院内镜科
詹　珂　重庆医科大学附属第一医院消化内科

张　超　西北大学附属医院・西安市第三医院消化内科
张　锎　山东省立第三医院肝胆外科
张　蕾　上海交通大学医学院附属上海市第一人民医院放射科
张　明　山东省立第三医院肝胆外科
张　卫　河北医科大学第二医院普外九科（胆胰内镜外科）
张立超　河北医科大学第二医院普外九科（胆胰内镜外科）
张源斌　香港中文大学威尔斯亲王医院外科
郑家垚　福建省立医院消化内镜中心
钟清华　中山大学附属第六医院内镜外科
朱婵艳　浦东新区公利医院消化内科
朱乃懿　上海交通大学医学院附属瑞金医院放射科
朱苏敏　南京医科大学二附院消化医学中心・徐州矿务集团总医院消化内科
朱晚林　丽水市中心医院消化内科
祝　荫　南昌大学第一附属医院消化内科

主编简介

王　伟　副主任医师，博士后。现就职于上海交通大学医学院附属第一人民医院消化科。毕业于第二军医大学，曾任职于上海交通大学医学院附属瑞金医院胰腺中心。擅长胰腺疾病，包括重症胰腺炎的诊疗，胰腺癌与其他复杂胰腺疾病、胆系及壶腹部疾病的诊疗，熟练胃肠疾病的诊疗及救治。

发表论文47篇（SCI论文17篇），主持国家自然科学基金面上项目一项、主持及参与上海市及科技部课题5项。主编胰腺疾病专著4部：《慢性胰腺炎：理论与实践Ⅱ》《胰胆线阵超声内镜影像病理图谱》《慢性胰腺炎：理论与实践》《“胰”路有医》。

国家自然科学基金通信评审专家，上海市科学技术委员会专家库专家，上海市自然基金评审专家，世界内镜医师协会消化内镜协会理事及内镜临床诊疗质量评价专家委员会委员，中国医师协会胰腺病专业委员会慢性胰腺炎专业学组委员，中国抗癌协会胰腺癌专业委员会第一届青年委员会委员，中关村胰腺疾病诊疗技术创新联盟理事，中国EUS网专家组专家，上海市抗癌协会第一届肿瘤营养支持与治疗专业委员会委员。*American Journal of Gastroenterology* 等学术杂志编辑部成员。

主审简介

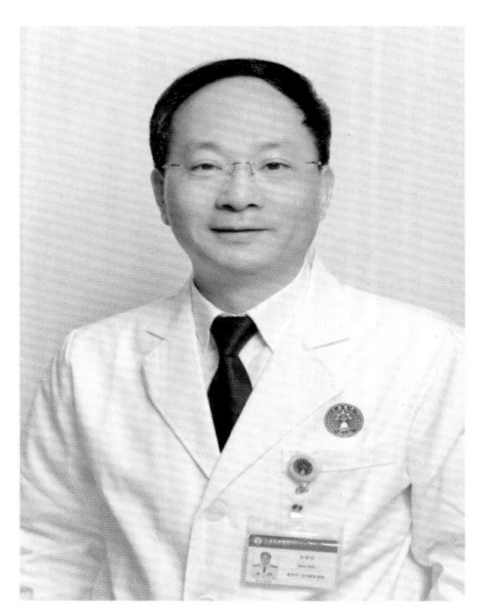

金震东 主任医师、教授、博士研究生导师。海军军医大学附属长海医院消化内科执行主任。主要从事超声内镜在消化系疾病的应用研究。第十七届国际超声内镜大会执行主席，中华医学会消化内镜学分会候任主任委员，中国医师协会消化内镜专业委员会副主任委员。国务院政府特殊津贴专家。获国家科技进步奖二等奖、军队科技进步奖二等奖等多项。主编、主译专著及教程多部：《现代腔内超声学》《消化超声内镜学》《消化超声内镜疑难病诊断图解》《内镜超声学（Endosonography）》第 4 版、消化超声内镜培训系列教程 DVD 多部。*Endoslopic Ultrasound* 等多个杂志副主编及编委。

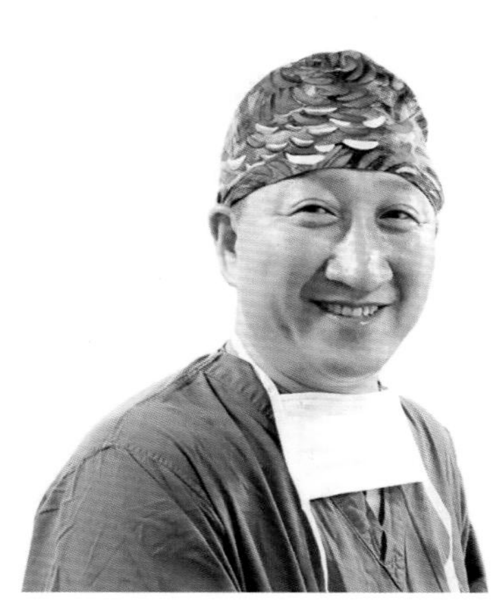

王贵齐 主任医师、教授、博士研究生导师。中国医学科学院肿瘤医院内镜科主任、北京协和医学院长聘教授、国家公共卫生重大专项癌症早诊早治项目 (农村) 专家委员会主任委员、国家慢病健康管理 - 癌症筛查早诊培训工作委员会主任委员、中国医师学会 ESD 医师培训专家委员会主任委员、中国医师学会消化内镜学专业委员会副主任委员、中华医学会北京分会消化内镜学专业委员会副主任委员、中国抗癌协会肿瘤内镜学专业委员会首任主任委员、中华医学会消化内镜学专业委员会消化道癌筛查协作组组长。长期致力于肿瘤的筛查、早期诊断及内镜微创治疗的临床诊疗及相关研究工作。发表论文 100 余篇，制定国内相关领域指南 8 项。获得国家科技进步奖一等奖 1 次，高等学校科学研究优秀成果奖 1 次，中华医学科技奖省部级一等奖 1 次，北京市科学技术一等奖 1 次。国家发明专利 1 项，成果转让 1 项。

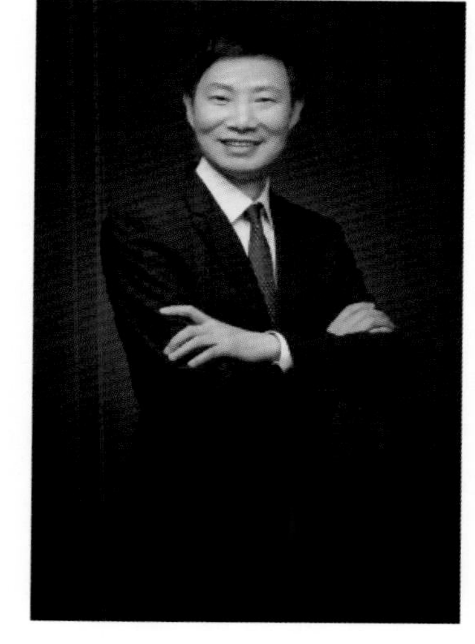

邹多武 主任医师、教授、博士研究生导师。上海交通大学医学院附属瑞金医院消化内科主任、内镜中心主任。1989年于第二军医大学毕业后留校至长海医院工作，期间赴澳大利亚阿德雷得大学附属皇家阿德雷得医院留学。2018年起担任瑞金医院消化内科学科带头人。目前担任中华医学会消化病学分会常委，中华医学会消化病学分会胰腺病学组委员、食管疾病协作组组长，中国医师协会消化医师分会常委，中国医师协会内镜医师分会常委，上海市医学会消化系病分会副主任委员，上海市医学会伦理研究委员会副主任委员。

长期从事消化系疾病的基础理论研究及临床诊疗实践，在消化系疑难危重疾病救治方面具有较深造诣，擅长消化系疾病的消化内镜诊疗，尤其在胆道胰腺疾病的ERCP诊疗、功能性及胃肠动力疾病的基础理论和临床诊疗方面，经验丰富，具有多项创新性研究成果。

发表科研论文多篇，获国家自然基金资助多项。获国家科技进步奖二等奖1项（第4完成人）及国家教学成果二等奖1项（第3完成人）。

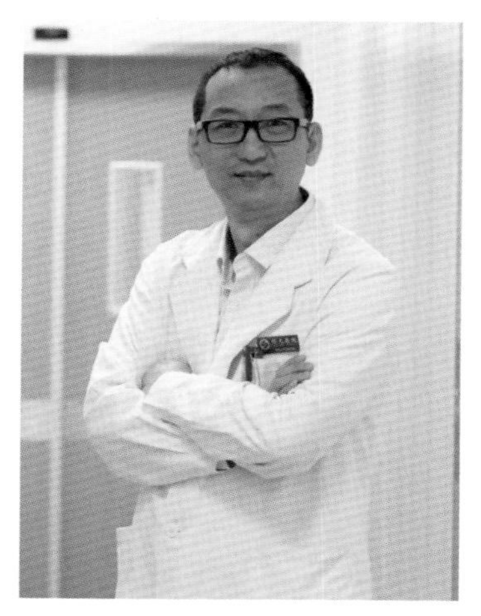

龚　彪 主任医师、教授、硕士研究生导师。上海中医药大学附属曙光医院消化医学部部长，消化内科主任，消化内镜中心主任，上海曙光医院中西医结合消化病研究所所长。现任国家中医药管理局曙光医院脾胃病重点专科负责人，上海抗癌协会理事及消化内镜专委会副主任委员，世界内镜医师协会中国消化内镜分会会长等。擅长ERCP、EUS、ESD等消化内镜精准治疗，近年来，更是聚焦于子母镜检查、共聚焦检查、胆道射频治疗、激光碎石等先进技术。发表SCI、中文核心期刊发表200余篇。主编、参编多部著作：《慢性胰腺炎理论与实践》《慢性胰腺炎理论与实践Ⅱ》《胰胆线阵超声内镜影像病理图谱（含视频）》《ERCP诊疗图谱》等。《中华消化内镜杂志》《肿瘤学》《世界华人消化杂志》《诊断学理论与实践》等多个杂志编委、常务编委。

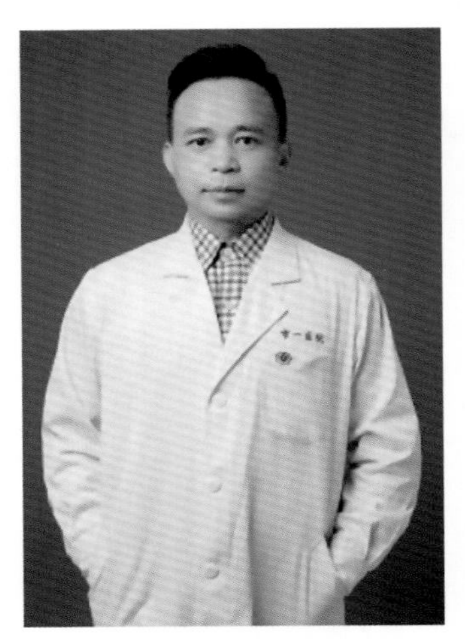

万　荣　医学博士、主任医师、博士研究生导师。上海交通大学附属第一人民医院消化科（北部）执行主任，大内科主任，内科教研室主任。上海交通大学副教授，南京医科大学及苏州大学客座教授，美国哥伦比亚医学中心访问学者，日本九州大学病院访问学者。上海市优秀学科带头人，入选上海市卫生系统新百人计划等多项人才计划，擅长消化内科各种疾病的诊断与治疗，尤其是胆胰疾病的诊断与治疗，擅长各种内镜诊疗技术。主持、参与和完成国家863项目子课题、3项国家自然科学基金面上项目、卫生部国家重点专科建设项目、上海市科委重点项目、上海市自然科学基金等，发表医学专业论文30余篇，影响因子逾100，参编教材及学术著作6部，培养博士、硕士研究生20余人。

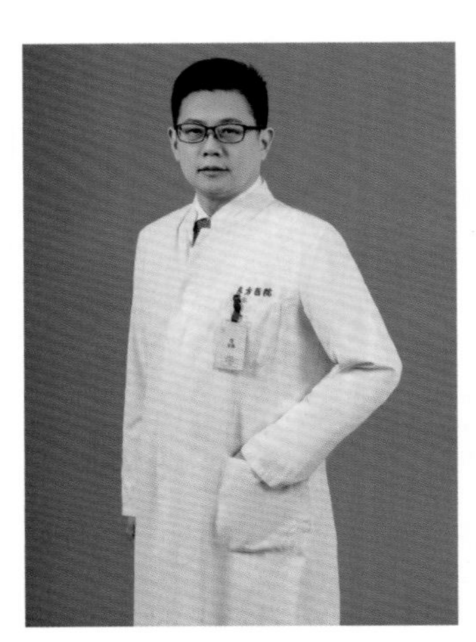

徐美东　主任医师、教授。同济大学附属东方医院副院长、消化内科及内镜中心主任。是国内最早开展ESD治疗消化道早癌及癌前病变、POEM治疗贲门失弛缓症的专家之一。2011年在国际上首创STER术治疗各种消化道黏膜下肿瘤。以主要完成人分别于2019年获得国家科技进步奖二等奖，2017年获华夏医学奖一等奖以及教育部科技进步奖一等奖，2016年获上海市科技进步奖一等奖。近年来主持国家级课题4项，省部级课题7项。国家级百千万人才工程专家、上海领军人才、上海市五一劳动奖章获得者、上海市优秀学术带头人、上海工匠。以第一作者或通讯作者发表SCI论文40余篇，主编医学专著4部，同时参编医学专著10余部。获得专利5项。担任《中华消化内镜杂志》《中华临床医师杂志》等杂志的编委和通信编委。

前　言

《胰胆线阵超声内镜影像病理图谱》第一辑出版近 3 年来，有幸得到了各位读者的热情鼓励和欢迎。然而胰胆疾病的繁杂多变、非典型特征、少见及疑难病例的“陌生面孔”使得胰胆超声内镜（EUS）成为最难掌握的检查之一；而多看多读多思，无疑是提高 EUS 诊疗水平的重要途径，毕竟临床医师专业知识储备越多，面临复杂的临床问题时无疑会更加得心应手。同时，由于每家医疗中心、每位临床医师接触的病例和病种有限，在一定时间段内，每位医师更是无法学习到每个病种的不同表现；且每家医疗中心、每位临床医师遇到的临床实践是千变万化、无法预知的，故第一辑在满足临床医师深入提高临床技能方面尚有诸多不足。为此，笔者再次就自己及全国各地一线医疗中心在临床实践中遇见的大量常见、少见、疑难疾病的典型及非典型表现进行了深入回顾、整理，由有幸邀约到的全国多家医疗中心的一线临床医师、影像学医师、病理学医师等资深专家及中青年医师进行了细致分析、总结，分为两辑出版。

第三辑为第二辑内容的补充及丰富。本辑分为 9 章：第 1 章为超声内镜引导下的胆囊引流术；第 2 章为无 X 线辅助 EUS 引导下十二指肠胆总管穿刺引流；第 3 章为胰腺包裹性坏死清创术；第 4 ～ 8 章分别为胰腺囊性疾病，胰腺实性及囊实性疾病，肝胆疾病，十二指肠及壶腹部疾病，转移性、腹腔及腹膜后疾病；第 9 章为胰腺 EUS-FNA 的细胞基础及病理诊断。全书囊括胰胆常见疾病的典型及非典型影像表现、少见及疑难疾病的影像表现、EUS 常用治疗技术、关于胰腺 EUS-FNA/B 的评估及诊断等，并对部分病例及内容进行了细致讲解，以利于读者尽可能理解掌握不同疾病的纷繁 EUS 影像特征及其病理、细胞学特点（通过病理特征解释 EUS 图像，通过 EUS 图像去预测病理特征），夯实知识储备，激发临床思维，更快更高地提升临床诊疗水平、造福患者。

本辑由来自全国 46 家有较大影响力的一线医疗中心的 100 位专业医师精心完成，纳入了 177 个病例、3 个章节的 EUS 治疗演示及一场胰腺 EUS-FNA/B 的细胞基础及病理诊断讲座。含 200 余幅（组合）图片及 400 余节视频影像资料（病灶影像或内容讲解），内容丰富，实用性强，适合从事消化内科、超声内镜及相关消化内镜的专业医师、普外科医师、影像科及病理科医师阅读参考。

临床医师“邂逅”典型影像表现是幸运，“遭遇”不典型影像表现才是临床常态。因此医师专业知识面的宽窄、医疗中心综合实力的高低与临床诊疗的质量密切相关。同时，一台认真、严谨、规范的 EUS 检查，不仅仅是内镜医师多年学习、领悟、磨炼的结果，更是影像、病理、麻醉以及护理、内科、外科等相关科室共同努力的结果。

胰腺疾病的诊疗方案的选择及确定过程非常复杂，与第一辑相同，本书中所包含的病例资料，均是以EUS为核心展开的，并非该病例的所有信息，故该病例无论是施行手术、内镜还是药物治疗，仅仅是就该病例的当时的具体情况而言，并非该疾病诊治指南，切勿按图索骥、生搬硬套。

作为胰腺疾病诊疗的“三剑客”，增强电子计算机体层扫描（CT）、增强磁共振（MRI）和超声内镜（EUS），在临床诊疗中各有优势、也各有不足。增强CT、增强MRI等传统影像学以其方便、无创等特点而广为应用：①CT在钙化、血管显示方面更加清晰，MRI对肿块及其内部结构成分、软组织以及胆管胰管显示及相互关系方面优势明显；②在淋巴结显示方面，两者各有千秋，CT空间分辨率好，MRI胜在功能成像。但是在细节采集方面，两者均较EUS弱，尤其是针对小于0.5cm，甚至1～2mm的病灶及细节变化，高级医师操作的EUS具有独特优势，在胰、胆、肝、壶腹部及脾脏、腹膜后等疾病的早期筛查、诊断与鉴别过程中，发挥着越来越重要的作用。同时在钙化、血管、肿块内部结构、胰胆管内部结构及相互或相邻关系、淋巴结分布方面，EUS显示的清晰度更是优势明显。缺陷是优秀的EUS诊疗学习曲线太长、彻底掌握困难，且为侵入性检查，检查过程中患者常有不适及发生少量术后并发症的风险。

全书的酝酿、整理及完稿历时一年有余，非常感谢我们编委在繁忙的临床工作、科研及教学工作中，挤出时间精心完成书稿；同时，由于编者水平有限，书中不足及缺陷在所难免，恳请前辈及同道不吝赐教，以更好地造福于患者。

王　伟

2023年2月书于上海

目　录

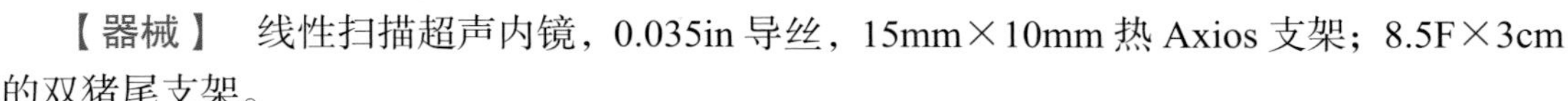

第 1 章　超声内镜引导下的胆囊引流术

【病情简介】　女，66 岁。以上腹痛 1 天收入院。既往直肠癌转移病史。无黄疸、发热、寒战或身体僵硬。体格检查示右上腹压痛、肌紧张，墨菲征阳性，怀疑急性胆囊炎。

视频二维码 1-1

【实验室检查】　化验结果示白细胞升高（WBC 15.6×10^9/L），肝功能正常。

【影像学检查】　CT 示胆囊长径扩张至 10cm 合并胆囊周围炎，符合急性胆囊炎的诊断（a）。

【治疗】　患者已有直肠癌的远处转移，遂采取超声内镜引导下的胆囊引流术（EUS-guided gallbladder drainage，EUS-GBD）治疗急性胆囊炎。

【器械】　线性扫描超声内镜，0.035in 导丝，15mm×10mm 热 Axios 支架；8.5F×3cm 的双猪尾支架。

【步骤】　患者全身麻醉、俯卧位，术前静脉使用抗生素。选择直接在十二指肠穿刺胆囊。术中使用了一个 15mm×10mm 的热 Axios 支架（Boston Scientific，Marlborough，USA）。远端的法兰（flange）在超声内镜的引导下打开，近端的法兰在超声内镜的器械通道中打开。另外，通过热 Axios 支架，又置入了一个 8.5F×4cm 的双猪尾支架，以防止胆囊结石对支架腔的撞击（b ～ f，视频 1）。

【术后管理】　术后患者一般状态稳定，次日恢复饮食。考虑到转移性癌症，我们计划在患者身上长期放置支架。

【EUS-GBD 步骤】　CT 示扩张的胆囊中有一个巨大的胆石（a），超声内镜进入十二指肠腔，扫查到扩张的胆囊（b），直接穿刺胆囊后，置入带电烧灼功能的双蘑菇头金属支架（c），在超声内镜的引导下打开远端法兰（d），在十二指肠腔内打开近端法兰（e），置入双猪尾的塑料支架（f）。

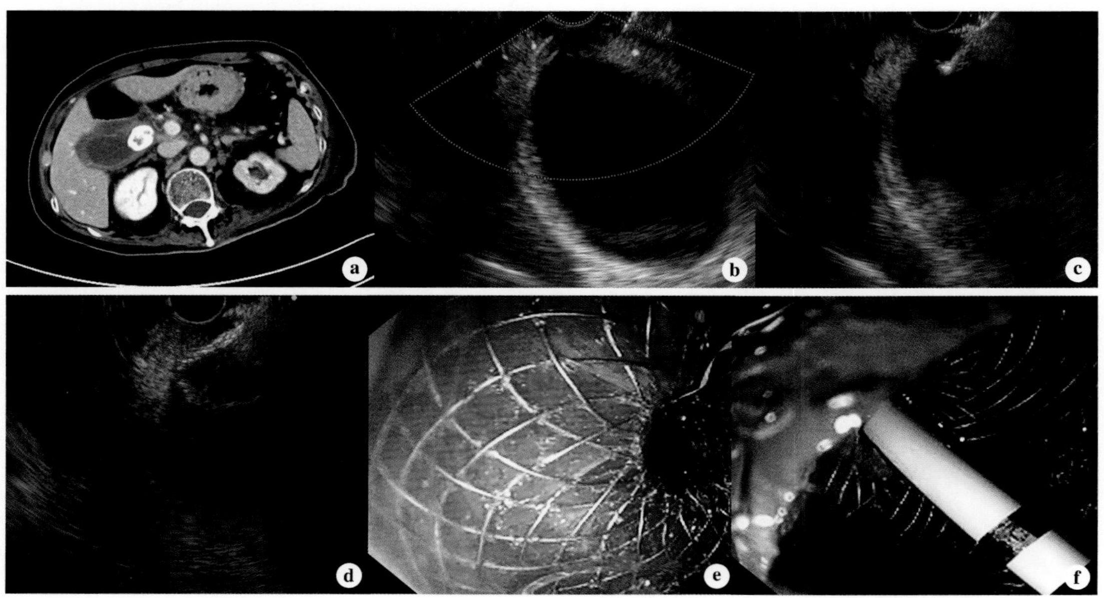

（张源斌　翻译：李　真）

第 2 章　无 X 线辅助 EUS 引导下十二指肠胆总管穿刺引流

视频二维码 2-1

【病情简介】　男，64 岁。乏力 4 个月，中上腹疼痛 3 个月。有 2 型糖尿病史 10 年。

【实验室检查】　术前 TBIL 99.7μmol/L，DBIL 84.5μmol/L，术后 1 周，TBIL 47.4μmol/L，IBIL 35.5μmol/L，术后 2 周 TBIL 达正常（40.3μmol/L），DBIL 30.8μmol/L。

【影像学检查】　上腹增强 CT、胃镜及 EUS 考虑胰头肿瘤波及十二指肠壁。

【诊断】　胰头腺癌：T4N1M1 期。

【治疗】　无 X 线辅助 EUS 引导下十二指肠胆总管穿刺引流。

【治疗过程】　超声内镜所见：胰体、尾部萎缩，胰头见巨大低回声占位，大小约 6cm×4cm，波及十二指肠壁，局部十二指肠壁层次消失，呈低回声，肠腔狭窄。占位病变中央见不规则无回声。弹性成像显示质硬，多普勒显示少血流信号。胰颈及胰体部主胰管扩张，最大直径 0.6cm。肝门部见多个淋巴结肿大，最大者 2.3cm×1.3cm。门静脉及脾静脉不增宽，占位病变波及肠系膜上静脉管壁。腹腔内见液性暗区，深度约 2cm。主肺动脉窗见一直径约 1.0cm 的淋巴结。胆总管下段狭窄，以上胆总管及肝内胆管扩张，胆总管最大直径 2.0cm。经十二指肠上曲扫查找到穿刺进入胆总管最短途径后，用 19G 针穿刺进入胆总管，置入黄斑马导丝，沿导丝置入 6F、7F 扩张导管，再沿导丝置入 7F×5cm 的胆道塑料支架 1 枚，引流通畅，见大量胆汁流入十二指肠腔（a ～ r）。

图像要点

CT：胰头部见团块状等 / 稍低混杂密度影，最大截面大小为 6.0cm×4.6cm，周围脂肪间隙模糊，增强病灶呈不均匀强化，强化程度明显低于正常胰腺组织，内见无强化低密度区，周围脂肪间隙模糊。肿块与邻近肠系膜上静脉、十二指肠分界不清，邻近肠系膜上静脉部分包绕、管腔明显变窄；远端主胰管扩张，以上水平肝内外胆管扩张、胆囊增大，胆囊腔内密度增高。肝十二指肠韧带及肠系膜根部多发增大淋巴结。上述多系恶性肿瘤性病变。胰头癌伴淋巴结转移可能性大，十二指肠、肠系膜上静脉受累可能（a ～ c）。

ERCP：普通胃镜检查可达十二指肠降部，见溃疡型新生物波及十二指肠降部内侧壁，占据 1/2 十二指肠周径，致肠腔明显狭窄，新生物接触性出血，局部肠壁僵硬，蠕动消失。十二指肠镜下观察，视野受限，十二指肠乳头形态消失，结构紊乱，从可能的十二指肠乳头开口试行插管均未成功，取新生物活检 4 块，质脆。病理：腺癌（d ～ f）。

EUS：胰头见巨大低回声占位，波及十二指肠壁，使肠壁层次消失（g），胆总管扩张，直径 2.0cm，门静脉不扩张（h），占位病变以远的主胰管扩张（i）；经十二指肠上曲观察到低回声占位和扩张的胆总管（j），19G 穿刺针穿刺进入胆总管腔（k），沿穿刺针置入 0.035in 的黄斑马导丝，退出 19G 穿刺针，EUS 下可见导丝位于胆总管腔内（l）；沿导丝置入 6F 扩张探条（m），内镜下可观察到十二指肠腔内的扩张探条（n），以同样的方法，使用 7F 扩张探条扩张胆总管成功后退镜扩张探条，留置导丝（o）；沿导丝置入大小为 7F、长度 5cm 的塑料胆道支架，可见大量胆汁从侧翼流入肠腔（p），胃镜下可见胃腔内已有大量胆汁（q），胃镜观察下见支架内胆汁流出通畅（r）。

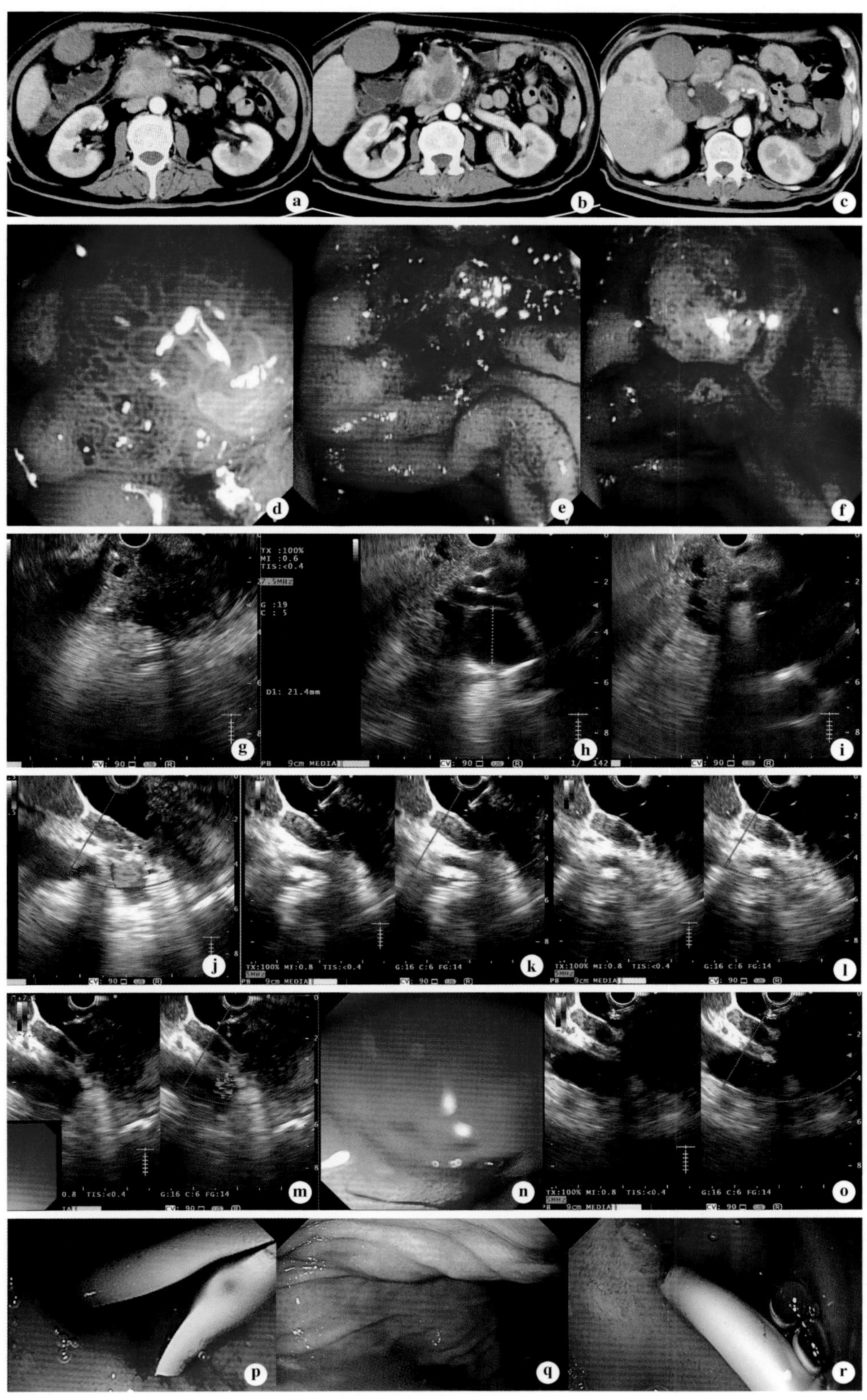

（李　静　谭庆华）

第 3 章　胰腺包裹性坏死清创术

视频二维码
3-1

【病情简介】　男，42 岁。间断上腹痛 1 年入院。1 年前因饮酒后腹痛诊断为急性重症胰腺炎。查体：腹部平坦，腹壁触软，腹肌不紧张，上腹部轻压痛，无反跳痛，脐上可扪及大小约 8cm×6cm 包块，质硬，不活动；墨菲征阴性，移动性浊音阴性，肠鸣音正常。既往长期大量饮酒史，饮酒量折合酒精量 80 ～ 100g/d。

【实验室检查】　血常规：WBC 2.75×10^9/L、RBC 4.15×10^{12}/L、HGB 116g/L、PLT 107×10^9/L；CRP 59.80mg/L；血淀粉酶 162U/L，血脂肪酶 95U/L；血糖 5.79mmol/L；肝功能、肾功能、血三酰甘油、总胆固醇、肿瘤学指标均正常。

【影像学检查】　CT：胰腺颈体尾部见巨大不规则囊性低密度，其内见分隔，部分正常胰腺结构消失，胰腺头部见斑点状钙化。脾脏略增大，脾胃间隙可见多发迂曲扩张的静脉影。诊断意见：①胰腺囊性占位；②胰腺头部多发钙化；③脾大，脾胃间隙多发静脉曲张。

MRI：胰腺颈体尾部见巨大不规则囊性长短 T1 长短 T2 信号，部分正常胰腺结构消失，增强扫描囊性部分未见明显强化，囊壁见不规则轻度强化，其内可见分隔，最大横截面约为 8.3cm×18cm。诊断意见：胰腺体尾部异常信号，考虑胰腺假性囊肿合并炎症可能性大。

【病情变化】　患者入院 1 周后无明显诱因出现畏寒、发热，体温最高达 39℃，伴有上腹痛，疼痛不剧烈。

【诊断】　胰腺包裹性坏死合并感染 / 感染性胰腺坏死。

【治疗】　胰腺包裹性坏死内镜下清创术。

图像要点

CT：平扫胰腺颈体尾部见巨大不规则囊性低密度，部分正常胰腺结构消失（a），增强扫描囊性部分未见明显强化，囊壁轻度强化（b）。

MRI：胰腺颈体尾部见巨大不规则长短 T1 长短 T2 信号，部分正常胰腺结构消失，邻近胃腔、肠管受压变形，分界不清。肝内胆管未见扩张（c）。

超声内镜引导下穿刺引流：胰腺颈体尾部见巨大病变，以液性无回声结构为主，混杂不规则附壁或悬浮灶状、结节状高回声（d），囊腔内可见分隔形成（e），行超声内镜引导下细针穿刺术（f）。拔出针芯，抽取囊液行细菌培养 + 药敏（3 天后培养出阴沟肠杆菌）。在 X 线透视下置入导丝，并尽可能多地盘于囊腔内（g），以囊肿切开刀沿导丝行囊壁切开术（h），然后置入 10F 双猪尾支架（i、j），支架置入后可见大量浑浊囊液涌出。包裹性坏死清创术：1 周后拔除支架，可见窦道形成（k）。内镜直视及 X 线辅助下经窦道置入导丝，沿导丝以扩张球囊扩张窦道口至 1.2cm（l）。内镜经窦道进入腔内，见大量污秽坏死组织（m），以圈套器及网篮反复套取并清理坏死组织（n），清创过程中可见小血管活动性出血，以止血钳凝闭出血血管（o）；反复清理直至暴露囊壁新鲜肉芽组织（p）。术闭经窦道置入金属覆膜支架及鼻囊肿管（q），以利于术后继续冲洗囊腔去除坏死物；置入鼻肠营养管（q），以利于术后进行肠内营养。术后 1 月余患者复查腹部 CT 提示包裹性坏死已完全消失（r）。

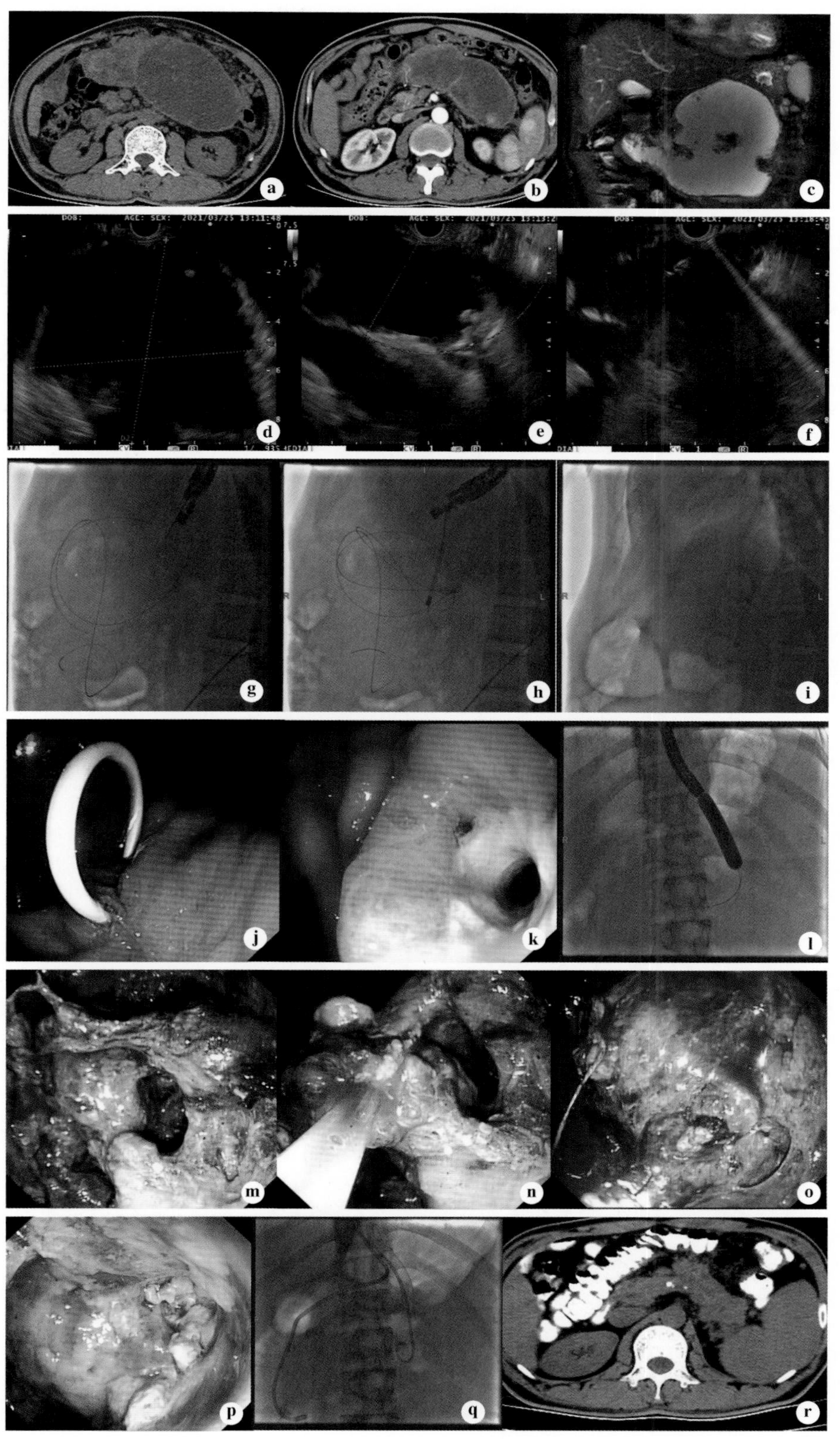

（李　群）

第 4 章　胰腺囊性疾病

病例 1

【病情简介】　女，44 岁。反复腹痛 20 年，反复头晕头痛 4 年。于 2014 年 10 月就诊于 ×× 医院，上腹部增强 CT 示胰腺占位性病变：多囊胰？浆液黏液性囊腺瘤？无烟酒嗜好；无糖尿病史。

【实验室检查】　肿瘤学指标：CEA、CA19-9、CA125、CA153、AFP 等正常；肝功能、肾功能、血常规及凝血指标等均正常，随机血糖：5.11mmol/L；IgG4 1.1g/L。基因检测提示：VHL p.I151F 突变。

【影像学检查】　见图像要点。

【治疗】　出院随访。

图像要点

CT：腹部 CT 平扫 + 增强。入院前 8 年查胰腺体积增大，实质内布满大小不等囊性水样密度灶，周边大囊，中心小囊，边界清楚，边缘不规则，最大者横径为 4.0cm，部分囊壁、中心可见结节状钙化灶，多期增强扫描病灶囊壁及实性部分明显强化，胰管显示不清（a ～ c）。

EUS：胰头及体尾部见多处类圆形无回声影，最大病变切面约 2.5cm×1.8cm，边界清，囊薄，胰管未见扩张（d ～ i）。行 EUS-FNA：见少许形态温和胰腺上皮细胞，未见恶性细胞。入院前 7 年 2 个月复查上腹部 CT 平扫 + 增强：胰腺体积明显增大，正常胰腺组织稀少，代之以大小不等囊性水样密度灶，周边大囊，中心小囊，边界清楚，边缘不规则，最大者横径为 5.7cm，部分囊壁、胰腺组织可见斑点状、结节状钙化灶，多期增强扫描病灶囊壁及实性部分明显强化，胰管未见扩张（j ～ l）。胰头、胰体、胰尾多发大小不一、形态多样无回声囊性病变，病变边界清楚，与主胰管不相通，囊壁未见异常回声，腹主动脉旁未见肿大淋巴结。超声内镜造影：病灶呈乏血供。弹性超声内镜：病灶弹性系数为 50（m ～ o）。入院前 2 年 1 个月因"头晕、头痛"，查颅脑和胰腺 MRI 平扫 + 增强：右侧小脑见一类圆形长 T1 长 T2 信号影，边界清晰，大小约 1.5cm×1.0cm×1.5cm，周围未见水肿带，增强扫描病灶下缘壁结节明显强化，囊性部分未见强化（p ～ r）。胰腺体积明显增大，正常胰腺组织稀少，代之以大小不等囊性长 T1 长 T2 信号灶，边界清楚，边缘欠规则，最大者横径为 4.2cm；增强扫描病灶囊壁及实性部分明显强化（s ～ u）。考虑右侧小脑血管母细胞瘤可能，结合胰腺多发囊肿，符合 VHL 表现。入院前 2 年，于 ×× 医院行基因检测示 VHL p.I151F 突变，并行射波刀治疗，GTV 为小脑病灶（2 处病灶），处方量为 24Gy/3f。因头晕、头痛、腹痛症状反复，入院前 4 个月复查颅脑 MRI 平扫 + 增强：右侧小脑半球见一长 T1 长 T2 信号灶，大小约为 2.7cm×2.5cm，其内见一等 T1 等 T2 结节，DWI 未见明显弥散受限，增强扫描结节明显强化，周围可见片状水肿带。右侧小脑半球囊实性占位性病变，考虑血管母细胞瘤，结合临床，符合 VHL 综合征累及中枢神经改变（v ～ z1）。于入院前 3 个月行右侧小脑肿瘤切除术 + 硬脑膜补片修补术。

术后病理：肿瘤血管丰富，分支血管网间见卵圆形瘤细胞呈片状增生，胞质嗜酸。病理诊断：血管母细胞瘤（z2 ～ z4）。本次入院后复查上腹部 CT 平扫 + 增强：胰腺体积明显增大，正常胰腺组织稀少，代之以大小不等囊性密度灶，周边大囊，中心小囊，边界清楚，边缘不规则，最大者横径为 3.8cm，部分囊壁、胰腺组织可见斑点状、结节状钙化灶，多期增强扫描病灶囊壁及实性部分明显强化，胰管未见扩张（z5 ～ z7）。

EUS：整个胰腺呈大小不等的囊性改变，分隔较多，边界清楚。报告结论：胰腺囊性占位：VHL。颅脑 MRI 平扫 + 增强：枕骨骨质不连贯，呈术后改变，可见内固定及较多伪影，右侧小脑半球见一小片状长 T1 长 T2 信号灶，大小约为 0.4cm×0.5cm，FLAIR 呈低信号，DWI 未见弥散受限，病灶与第四脑室相通，增强扫描病灶未见强化（z8 ～ z13）。

最终诊断：von Hippel-Lindau 综合征（累及小脑、胰腺）。

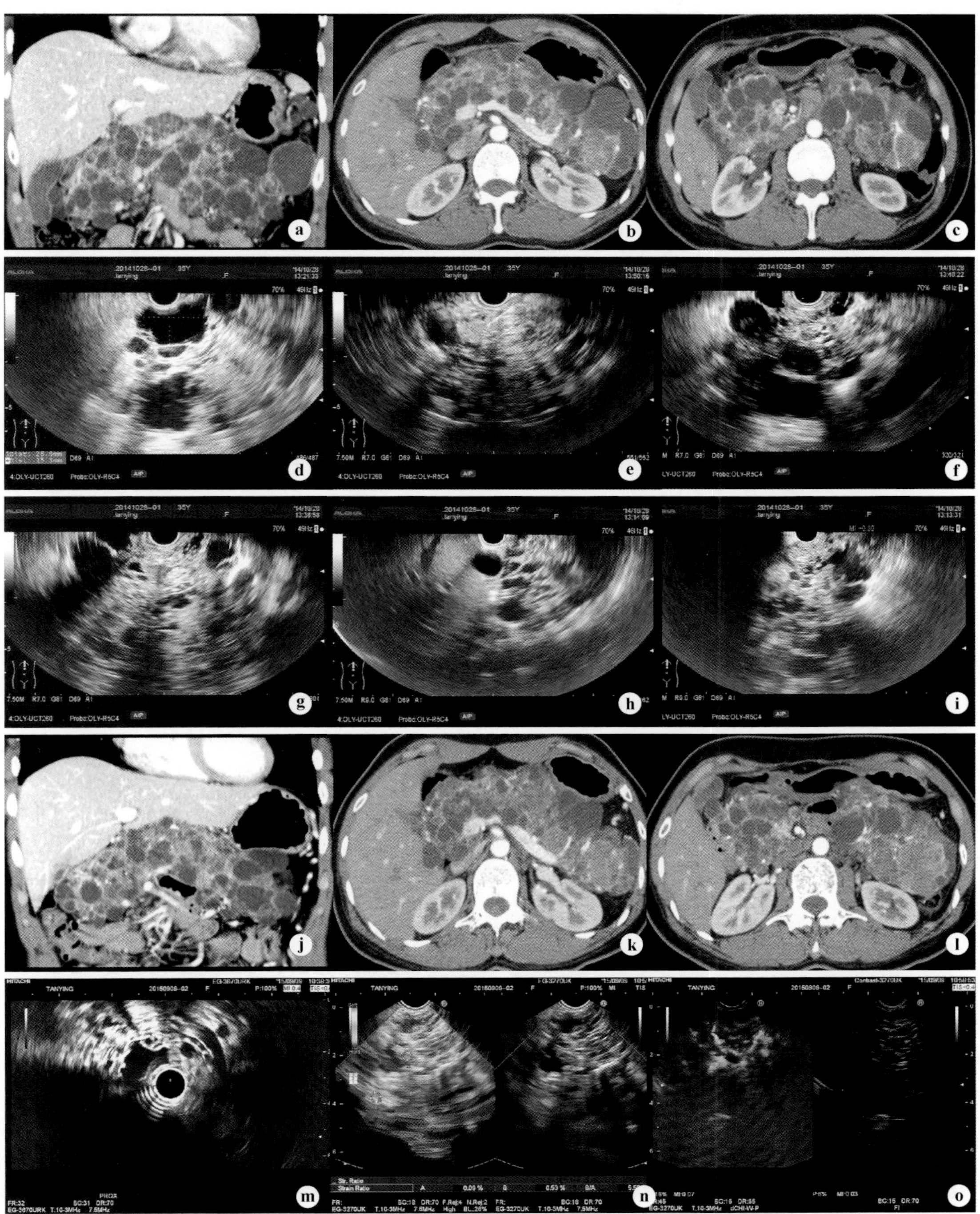

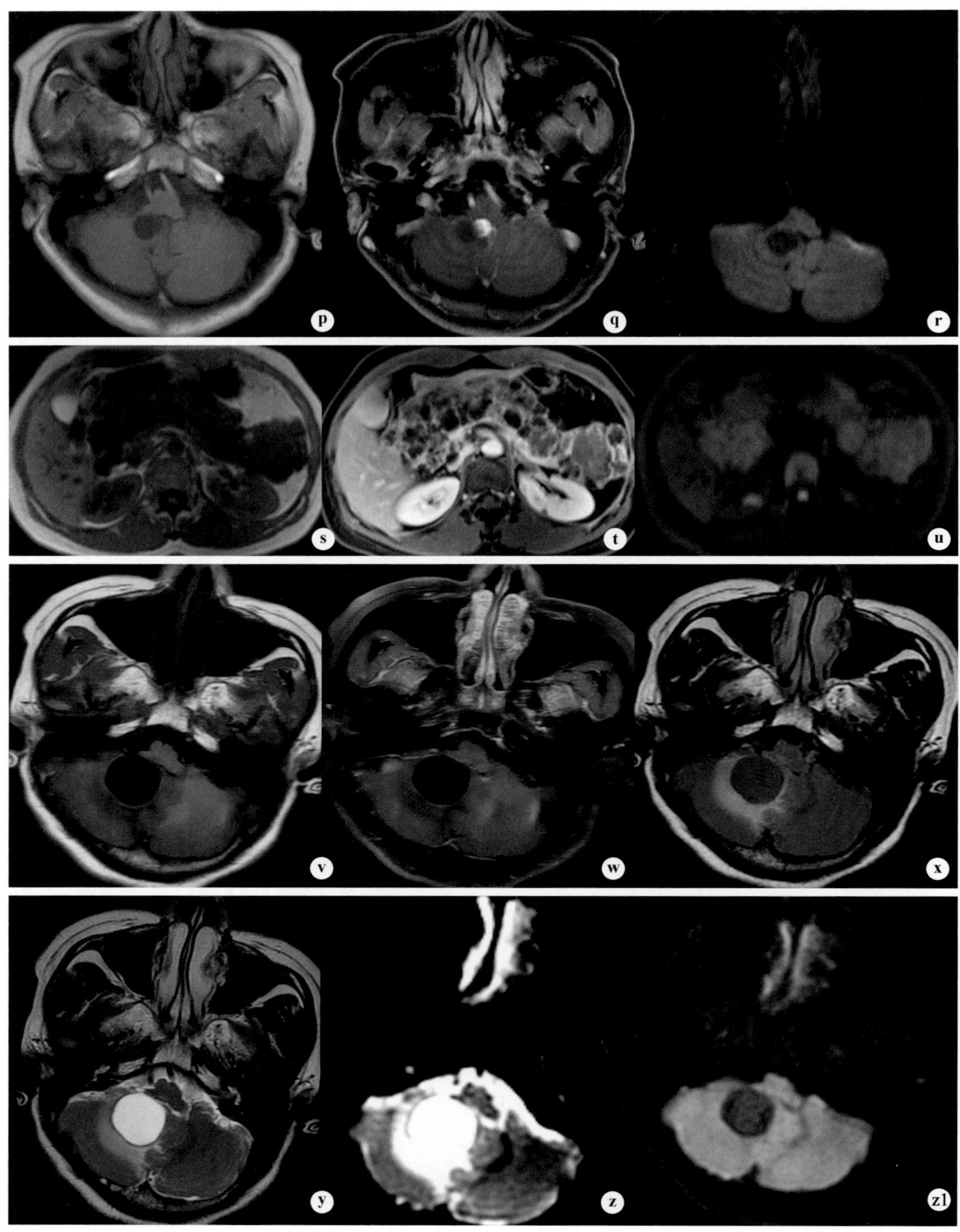
p
q
r
s
t
u
v
w
x
y
z
z1

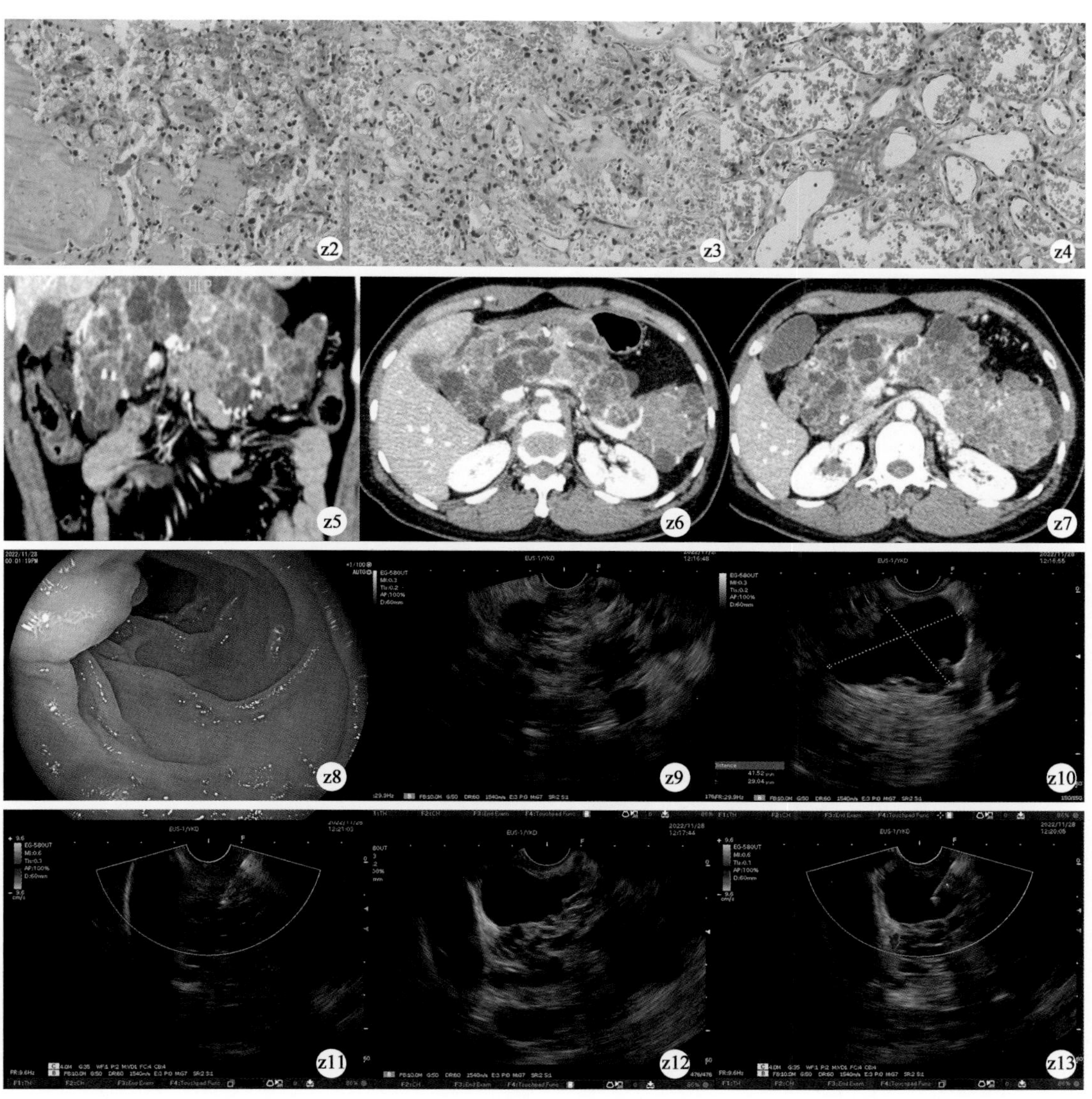

（覃山羽）

病例 2

精彩视频请扫描二维码

【病情简介】 女，58 岁。间断性右上腹痛 2 个月，伴有后背痛。

【实验室检查】 血常规、淀粉酶、血糖、肝功能、肿瘤系列、肾功能及凝血指标等均正常。

【影像学检查】 MRCP：胰腺内可见多囊状长 T2 信号影与胰管相通，考虑 IPMN。

【治疗】 机器人胰十二指肠切除术。

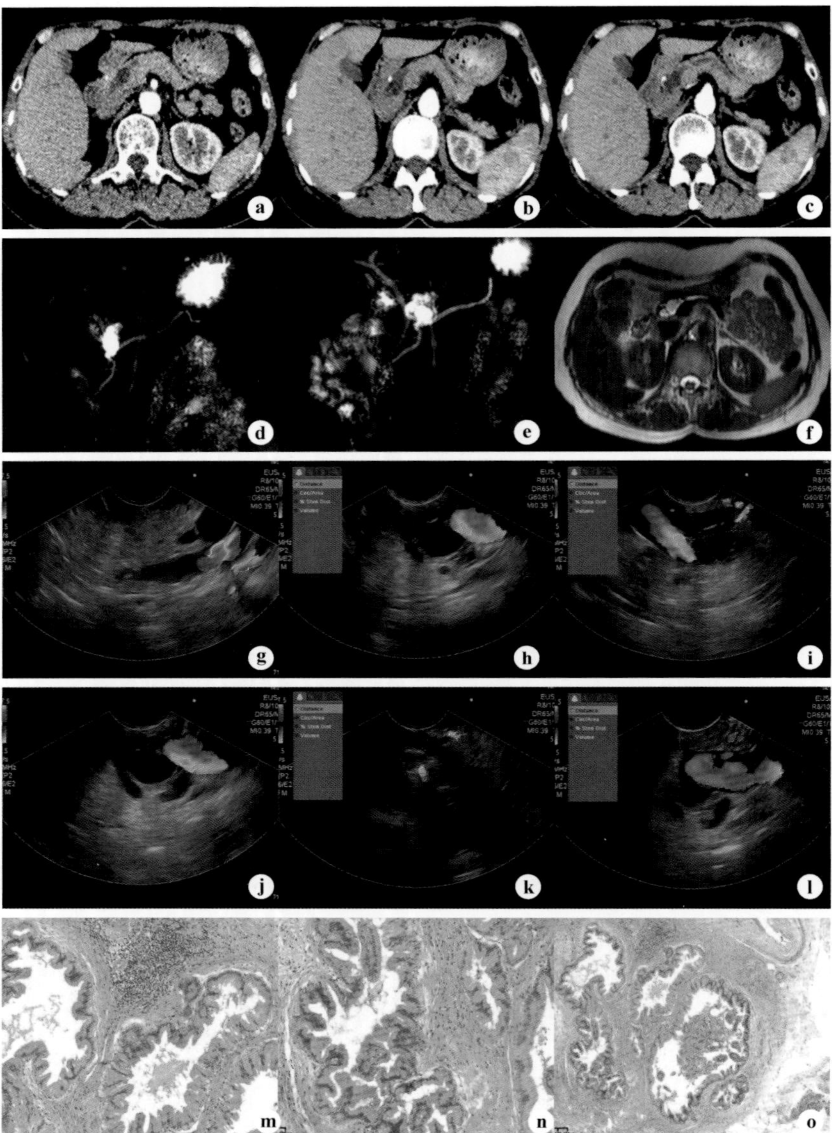

图像要点

CT：胰头区囊性低密度，后方胰管轻度扩张（a～c）。

MRCP：胆管未见明显扩张，胰腺内可见多囊状长 T2 信号影与胰管相通（d～f）。

EUS：胰头部可探及 1.8cm×1.4cm 无回声团块，壁光滑，比邻肠系膜上静脉，与主胰管相通，胰头部分支胰管可见扩张。余胰腺实质回声均匀，胰尾部胰管直径 0.4cm（g～l）。

组织病理：导管内乳头状黏液性肿瘤伴局灶中度不典型增生（m～o）。

最终诊断：胰腺导管内乳头状黏液性肿瘤（IPMN）伴低级别异型增生。

（徐洪雨）

精彩视频请扫描二维码

【病情简介】　男，66 岁。腹痛、腹胀 2 天，加重 1 天，CT 提示胰腺占位。既往胰腺囊肿 8 年余，高血压、糖尿病病史 10 年。

【实验室检查】　血常规：WBC 19×10^9/L，N % 82%；血淀粉酶 1830U/L；血糖 9.12mmol/L；肝功能、肿瘤系列、肾功能及凝血指标等均正常。

【影像学检查】　CT：胰头增大，其内可见局限性低密度影，提示胰头占位伴胰管扩张。MRCP：胰头区可见囊性长 T2 信号影，胰管扩张，最大径约为 0.7cm，提示胰头区囊性病变继发胰管扩张。

【治疗】　胰十二指肠切除术。

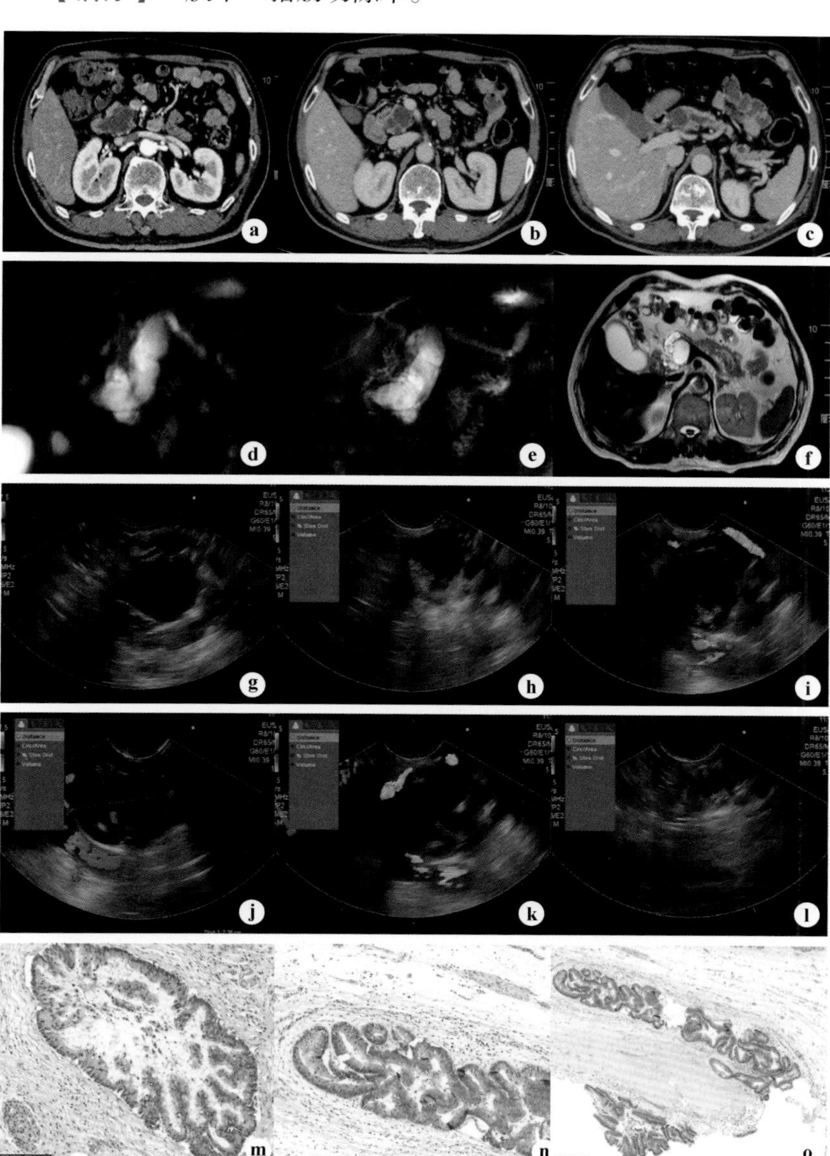

图像要点

CT：胰头增大，其内可见局限性低密度影，密度不均，边界不清，胰腺体尾部缩小，胰管扩张（a～c）。

MRCP：胰头区可见囊性长T2信号影，胰管扩张，最大径约为 0.7cm（d～f）。

EUS：胰头部见无回声团块，内部可见分隔，囊腔大小不一，较大一处囊腔为 3.3cm×2.5cm，囊壁可见多发等回声结节，较大一个大小为 0.8cm×0.5cm，囊肿与胰管相通，胰腺体部胰管直径 0.8cm，体尾部胰管壁光滑（g～l）。

组织病理：导管内黏液性上皮乳头状增生（m～o）。

最终诊断：胰腺导管内乳头状黏液性肿瘤（IPMN）伴高级别异型增生。

（徐洪雨）

病例4

精彩视频请扫描二维码

【病情简介】 女，66岁。体检发现胰腺占位5年，腹胀6个月。无烟酒嗜好，无糖尿病病史。

【实验室检查】 肿瘤学指标：CA19-9、CA242、CEA、CA125、CA724、AFP等均正常；血糖：4.54mmol/L；肝功能、肾功能正常，血常规：WBC 3.02×10^9/L，凝血指标正常。

【影像学检查】 上腹部CT增强：胰腺颈体部囊性灶，IPMN待排，胰颈部胰管结石可能，伴上游胰管轻度扩张。MRI示胰腺多发囊性灶，与主胰管关系密切。

【治疗】 腹腔镜下胰尾切除术（保留脾脏）。

图像要点

首次检查（术前28个月）：横断位动脉期、门静脉期胰腺颈部、体部多发囊性灶，增强后部分病灶边缘轻度强化。胰腺颈部点状小结石，胰腺分支胰管轻度扩张（a、b）；胰腺颈部、体部病灶T1WI低信号，T2WI高信号，分支胰管轻度扩张（c、d）；胰腺颈部、体部病灶增强后局部点状强化，与轻度扩张分支胰管关系密切（e、f）。

EUS：体部胰管内见一等回声圆形病灶，质地软，SR=7.21，大小11.1mm×10.8mm，病灶内部见血流影，近端和远端胰管直径分别为1.7mm和2.9mm；胰腺颈体部见一等回声影，局部回声略高，截面大小为10.8mm×12.2mm；主胰管从颈体部病灶旁走过，见一高回声影，后方有声影。随后穿刺，细胞学显示见胰腺腺泡细胞及嗜酸性细胞（g～l）；第二次EUS（术前25个月）：体部胰管内见一等回声圆形病灶，质地软，大小为11.0mm×9.8mm，病灶近端胰管直径2.4mm，远端胰管直径6.2mm。颈部见一等回声影，为9.9mm×8.6mm，邻近胰管内见高回声影，后方伴声影（m～o）。第三次EUS检查（术前24个月）：颈体部胰管内一侧见一高回声影，后方有声影（白箭），邻近胰腺实质成等回声改变，隐约局部稍高回声改变，范围约0.6cm×1cm，（黄箭）与胰管相通（红箭）；胰管内乳头样增生的近端胰管直径1.7mm，远端胰管扩张成囊状，大小为5.6mm×6.4mm（p～u）。第四次EUS检查（术前16个月）：胰管内乳头样增生，大小为1.23cm×0.97cm，其近端胰管直径2.2mm。余同前次检查（v～x）。第五次EUS检查（术前5个月）结果同前次检查（y～z4）。术前检查：横断面T1WI脂肪抑制，示胰腺体、尾部各见一枚囊性低信号（细箭，z5），T2WI脂肪抑制，示2枚病灶呈高信号，信号不均匀，境界清。病灶与主胰管毗邻，但未显示相通（虚箭，z6、z7），分别为增强动脉期、静脉期、延迟期横断面，示病灶无明显强化（z8～z10）。第六次EUS检查（术前）：大小为96cm×14.3cm，近端胰管直径3.8mm，远端胰管直径7.5mm；头颈部胰管直径4.2mm（z11～z16）。

术后病理：胰腺内大小不等的微囊肿，部分上皮乳头状增生（绿箭，z17）；肿瘤性上皮inhibin阳性（z18）；周边胰腺导管上皮低级别异型增生（黄箭，z19）。

最终诊断：胰腺多发性浆液性囊腺瘤（SCN），局灶导管内上皮低级别异型增生。

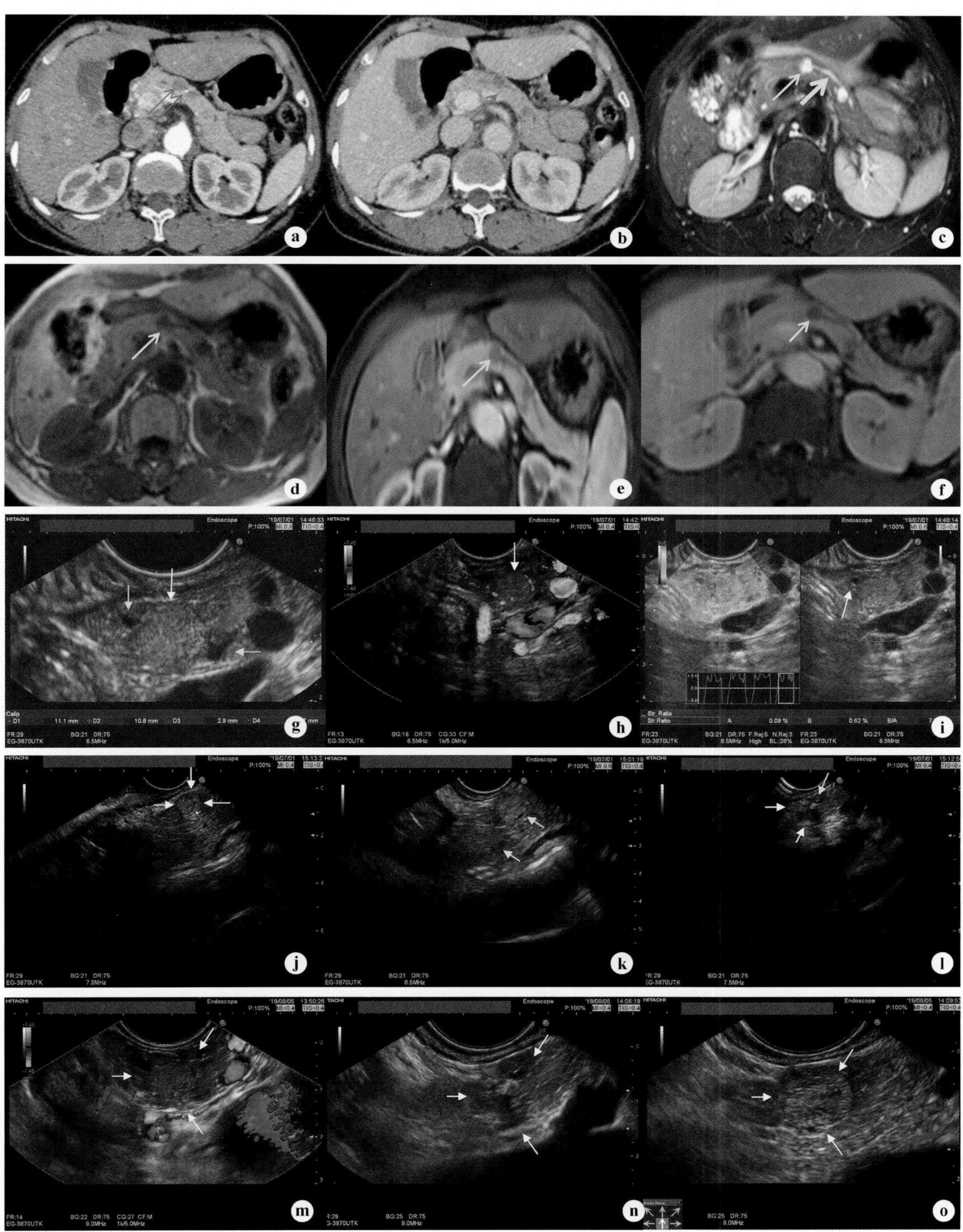
a
b
c
d
e
f
g
h
i
j
k
l
m
n
o

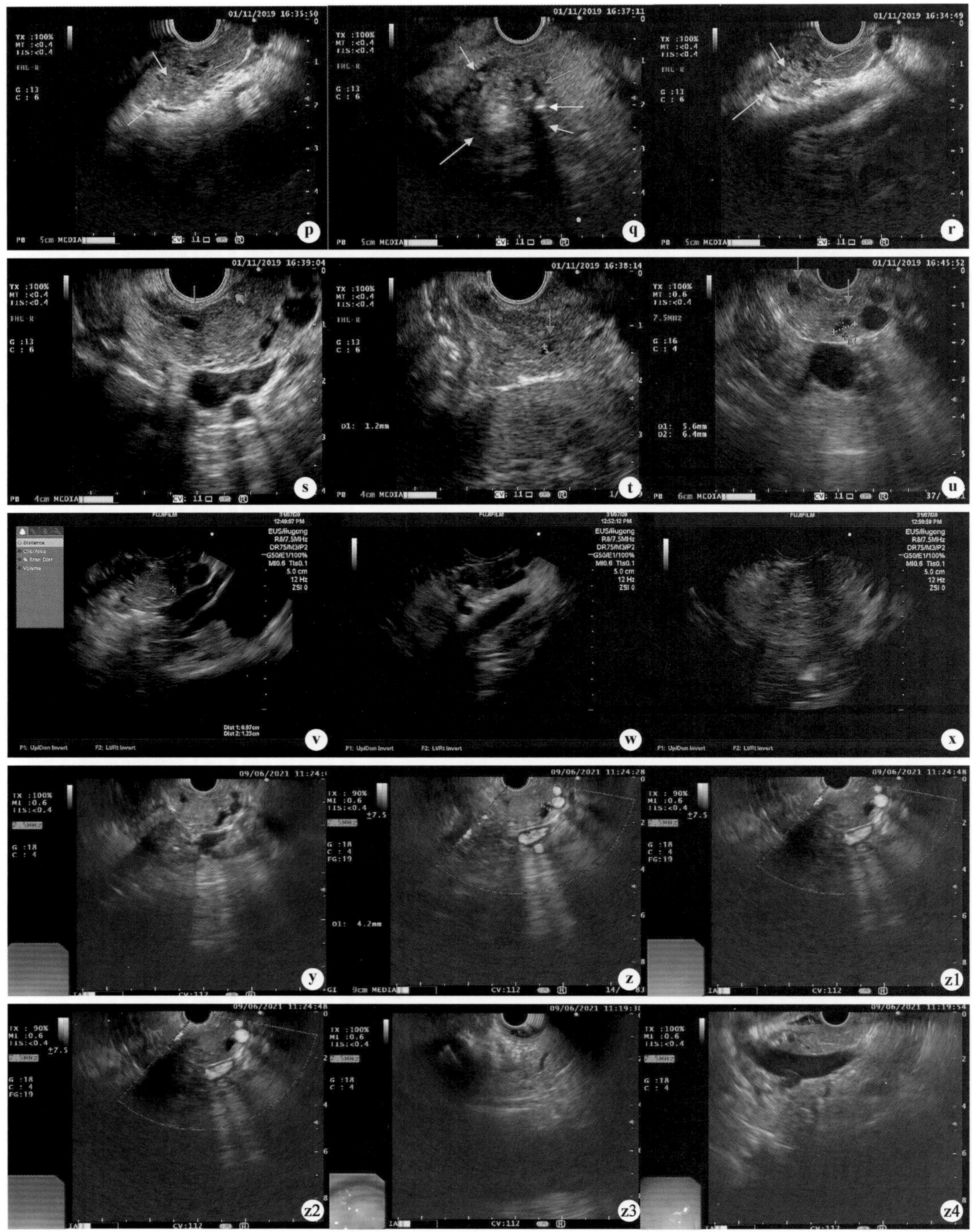

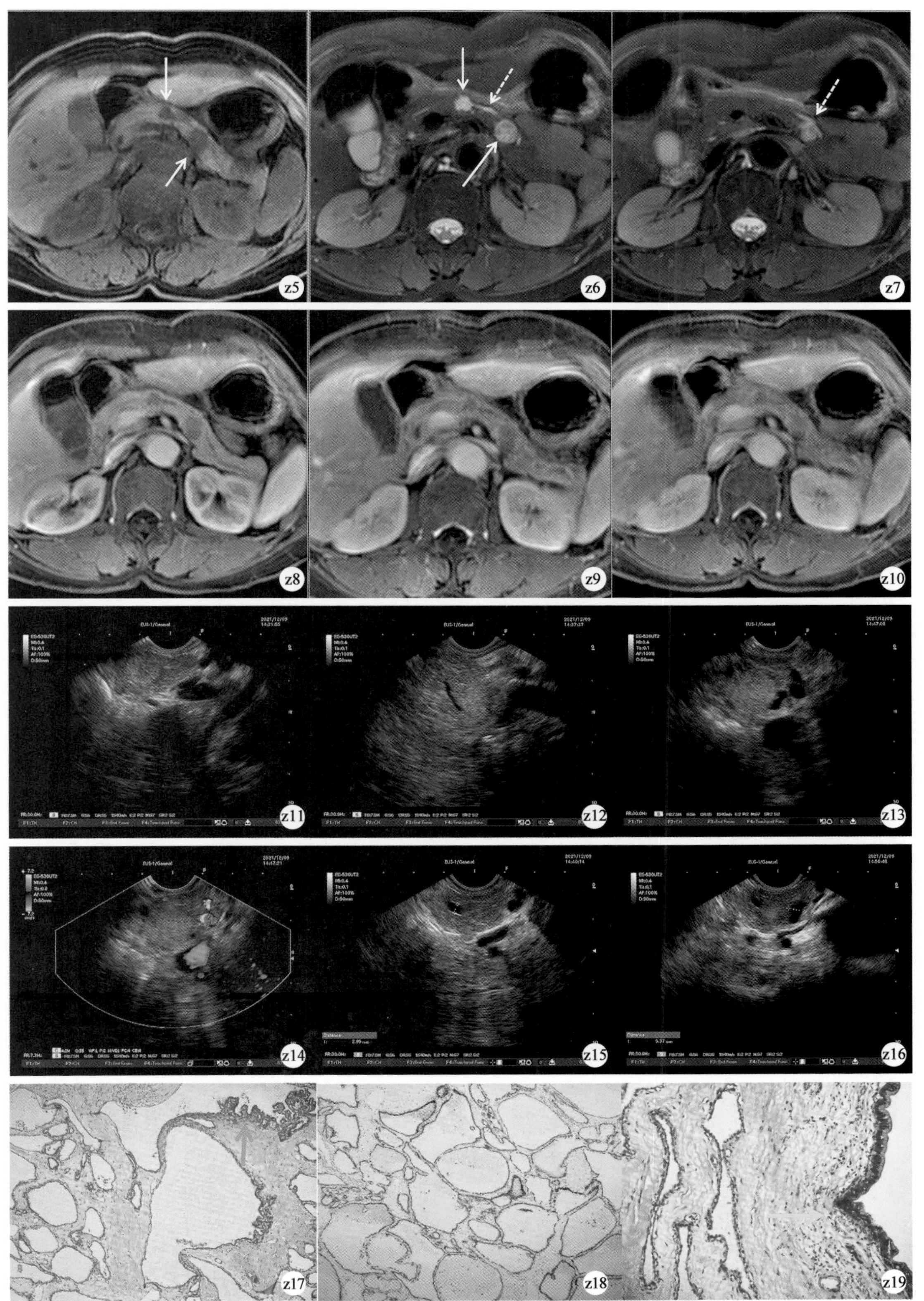

（张　蕾　王　伟　龚婷婷　陈敬贤　林　军　阎九亮　龙　江）

病例5

精彩视频请扫描二维码

【病情简介】 男，67岁。发现胰头部囊性占位5月余，余无不适。无糖尿病病史。

【实验室检查】 NSE 17.49ng/ml，余肿瘤学指标正常；ALT 81 U/L，AST 69U/L，淀粉酶：156U/L；游离脂肪酸：0.68mmol/L，余肝肾功能、血脂、血糖、IgG4指标均正常。

【影像学检查】 腹部增强CT：胰头部囊腺瘤可能。

【治疗】 胰十二指肠切除术。

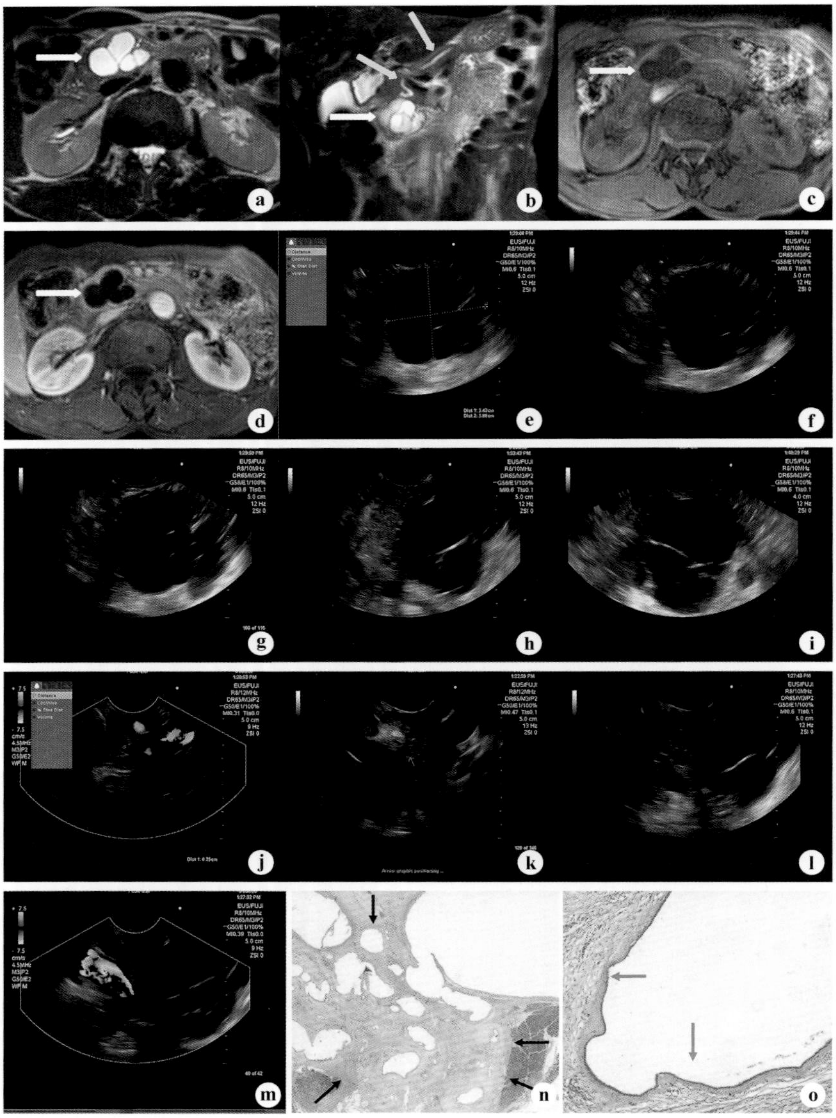

图像要点

MRI：胰头部见一枚大小约3.5cm×2.6cm的分叶状囊性信号病灶（a～c，粗白箭）。T2WI横断面序列病灶囊壁薄，腔内见数个纤细分隔，未见附壁结节（a），T2WI冠状面序列示胰头病灶压迫主胰管伴上游管腔轻度扩张（粗黄箭，b）。fsT1WI横断面序列病灶囊液呈均匀低信号（c），增强扫描囊壁及分隔轻度强化（d）。

EUS：胰腺头部见一无回声病灶，内部回声均匀，可见高回声分隔，未见附壁结节及实性成分，边界清晰，其中一个截面大小为3.88cm×3.43cm（e～i）；病灶远端胰管轻度扩张迂曲，直径为0.25cm（j）分支胰管轻度扩张（k），动态观察病灶紧邻胰管，但不与胰管相通（e～i，l）。整体胰腺实质回声正常。胆管无扩张（m），内镜下乳头未见异常。胰腺内见一囊性肿瘤（n，黑箭），囊壁由纤维组织构成（h）；囊壁内衬单层扁平或立方上皮（红箭，o）。

最终诊断：胰腺浆液性囊腺瘤（SCN）。

（病史：徐敬慈；影像：王晴柔；EUS：王 伟 龚婷婷；病理：王 婷）

病例 6

精彩视频请扫描二维码

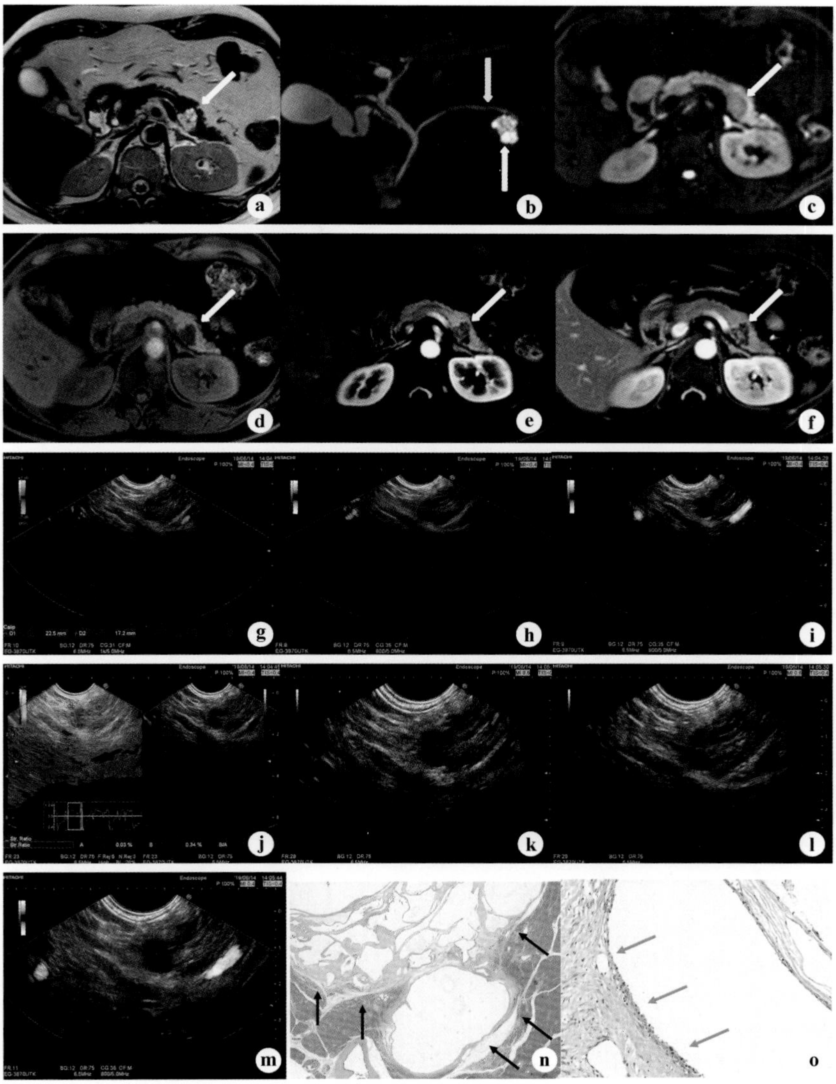

【病情简介】 男，48 岁。发现胰腺占位 2 年余。无烟酒嗜好，无糖尿病病史。

【实验室检查】 NSE 37.60ng/ml，γ-GT 123U/L。余肿瘤学指标、血糖、血脂、肝肾功能及血常规等均正常。IgG4 正常。

【影像学检查】 2 年前查 CT 提示胰腺占位，近期复查腹部 MRI 示胰腺体部占位，较前增大。

【治疗】 腹腔镜根治性胰体尾切除术 + 胰腺周围神经切除术 + 腹腔淋巴结清扫术。

图像要点

MRI：T2WI、MRCP 序列胰体部见大小约 1.8cm×1.5cm 的分叶状囊性信号灶，囊壁薄，腔内见多发细小分隔，呈蜂窝样改变，病灶与主胰管（黄粗箭）未见相通（a、b），DWI 序列病灶（白粗箭）信号不高（c），fsT1WI 平扫序列病灶（白粗箭）呈低信号（d），增强动脉期及静脉期见病灶囊壁及分隔呈进行性轻度强化（e～f）。

EUS：胰腺颈体部见低回声病灶，囊实性，血流不丰富，欠均匀，质地较软，SR=10.18，病灶边界欠清晰，其中一个截面大小为 17.2mm×22.5mm（g～m）。

术后病理：胰腺内见一多房囊性肿瘤（n），囊壁内衬单层扁平或立方上皮（o）。

最终诊断：胰腺浆液性囊腺瘤（SCN）。

（病史：徐敬慈；影像：王晴柔；EUS：王　伟　龚婷婷；病理：王　婷）

病例7

精彩视频请扫描二维码

【病情简介】 女，35岁。体检发现胰腺占位6个月。无吸烟酗酒史，无糖尿病病史。

【实验室检查】 肿瘤标志物：CA19-9＜0.8U/ml，CA242、CEA、CA125、AFP等正常，血糖：5.86mmol/L，肝功能、肾功能、血常规、凝血指标等均正常，IgG4 1.04g/L。

【影像学检查】 外院腹部MRI增强增强：胰腺体尾交界区腹侧囊性病灶，考虑胰腺黏液性囊腺瘤可能，胰腺体部背侧囊性灶，考虑胰腺囊肿可能。

【治疗】 胰腺体尾部切除术。

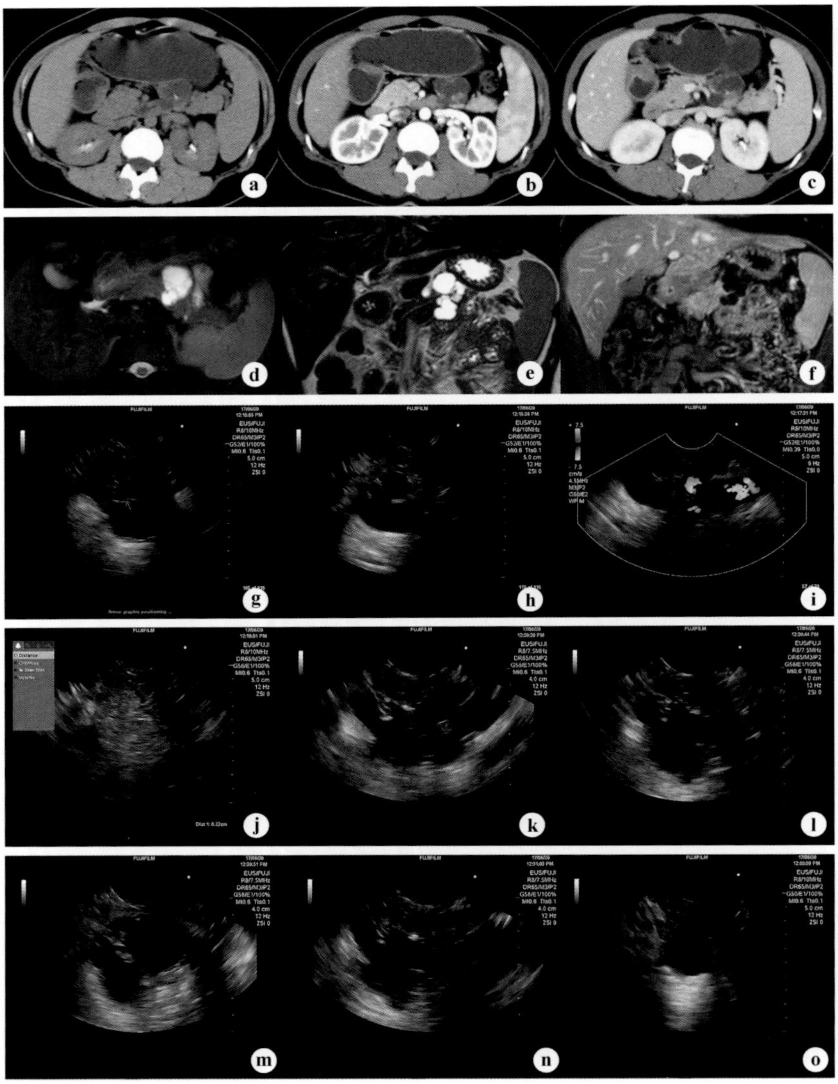

图像要点

CT：CT平扫（a）、增强动脉期（b）、门脉期（c）示：胰体部低密度灶，内部可见中央瘢痕和钙化，可见纤细分隔，轮廓呈分叶状，增强后囊壁和分割可见轻度强化。

MRI：T2WI脂肪抑制（d）、T2WI冠状面（e）、T1WI脂肪抑制增强冠状面（f）示：胰体部多囊性病灶，T2WI呈高信号，形态不规则、轮廓呈分叶状，内部可见纤细分隔和中央瘢痕，囊壁较薄，未见与胰管相通，胰管未见扩张。胰腺颈体部见一无回声占位，内部见高回声多发分隔，局部呈小囊样改变；病灶边界清晰，其中一个截面大小为3.1cm×2.89cm，与胰管无相通。颈部胰管直径为2.2mm（g～o）。出院后外院手术，病理诊断：SCN。

最终诊断：胰腺浆液性囊腺瘤（SCN）。

（林晓珠　许志伟　沈　锐　王　伟　龚婷婷　陈敬贤）

病例 8

【病情简介】 男，41 岁。体检发现胰腺占位 3 月余，中上腹偶有隐痛，余无不适。无烟酒嗜好，无糖尿病病史。

【实验室检查】 肿瘤学指标、血糖、血脂、肝肾功能、IgG4 等指标均正常。

【影像学检查】 查腹部增强 MRI 示胰尾部囊实性占位，1.6cm×1.8cm。

【治疗】 机器人胰体尾切除术＋脾切除术。

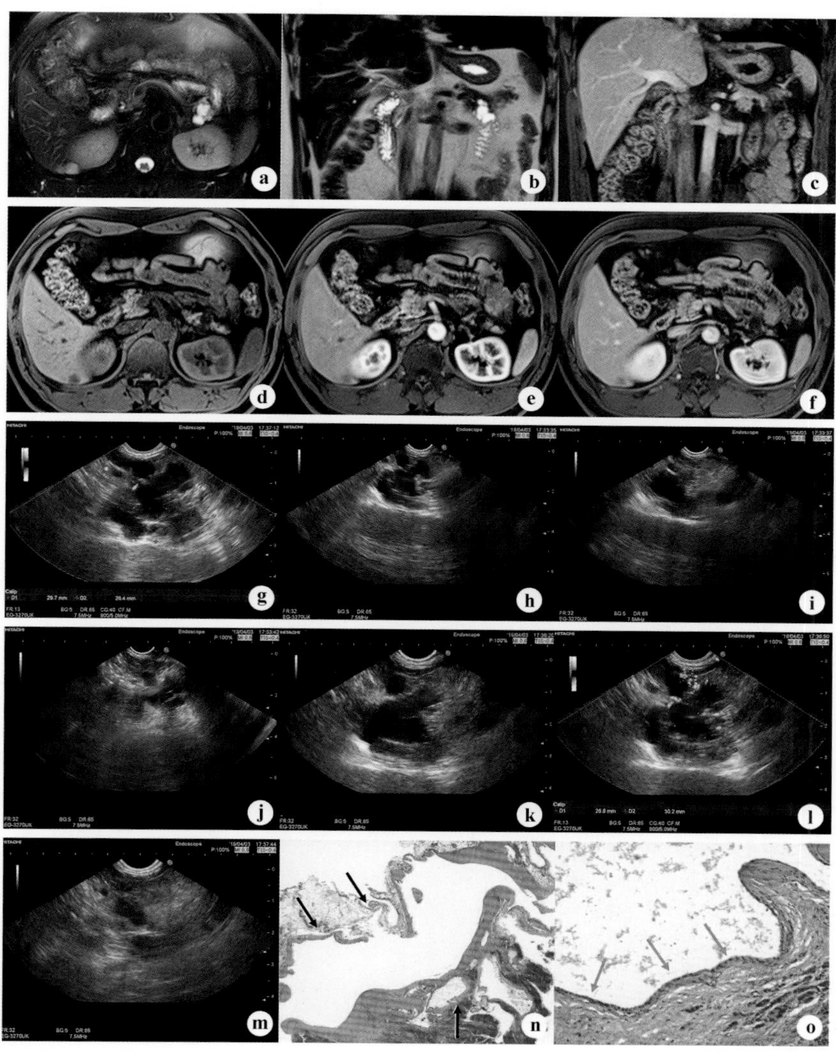

图像要点

MRI：T2WI 脂肪抑制（a）、冠状面 T2WI（b）、冠状面 T1WI 脂肪抑制门脉期（c）、横断面 T1WI 脂肪抑制平扫（d）、增强胰腺期（e）、平衡期（f）示：胰尾部异常信号灶，T2WI 呈高信号，多囊状，轮廓分叶状，T1WI 呈低信号，增强扫描囊壁及分隔略强化。

EUS：胰腺体尾部见一不规则无回声病灶，其中一个截面大小为 29.7mm×26.4mm，内部多发高低回声影，后方无声影，病灶周围回声略减低。余胰腺实质回声均匀、模糊，内部多发点状高回声，胰管显示无扩张（g～m）。

术后病理：胰腺内见一多房囊性肿瘤（黑箭），囊壁由纤维组织构成（n），囊壁内衬单层扁平（蓝箭，o）。

最终诊断：胰腺浆液性囊腺瘤（SCN）。

（病史：徐敬慈；影像：林晓珠；EUS：王　伟　龚婷婷；病理：王　婷）

病例9

【病情简介】 女，58岁。体检发现胰腺占位半月余。无烟酒嗜好，无糖尿病病史。

【实验室检查】 血常规、血糖、肝肾功能、肿瘤学指标、IgG4等均正常。

【影像学检查】 胰腺CT示胰腺占位。

【治疗】 胰体尾切除术。

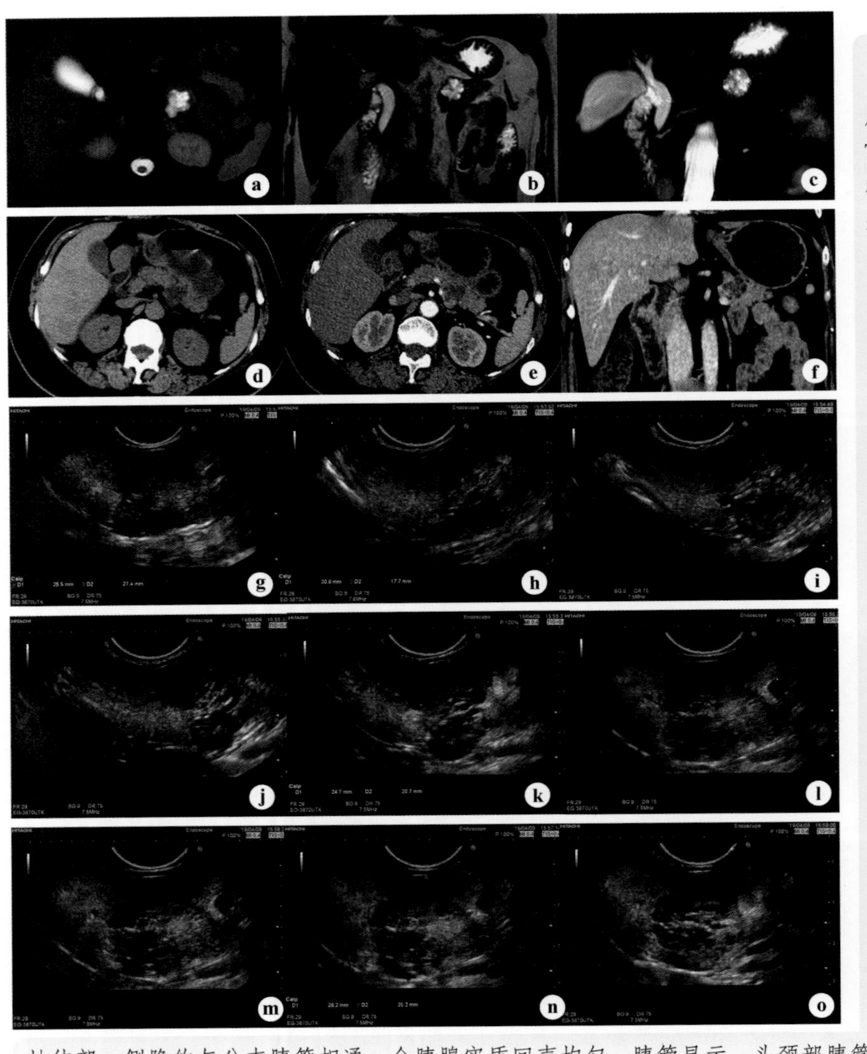

图像要点

MRI：T2WI脂肪抑制（a）、冠状面T2WI（b）、MRCP（c）、横断面CT平扫（d）、增强动脉期（e）、门脉期冠状面重建（f）示胰体部异常信号灶，T2WI呈高信号，众多微囊，轮廓分叶状，可见中央瘢痕和放射状分隔，胰管未见扩张，CT平扫呈低密度，增强扫描部分病灶、囊壁及分隔可见强化。

EUS：胰腺尾部见一无回声病灶，形态欠规则，其中一个截面大小为25.5mm×27.4mm，体部一侧内部回声欠均匀，呈蜂窝状，尾部一侧以低回声成分居多，回声较均匀，内部间有无回声结构，质地软硬不均，SR最大为38.66。病灶体部一侧隐约与分支胰管相通。余胰腺实质回声均匀，胰管显示，头颈部胰管直径2.9mm，体部胰管局部迂曲，无扩张，尾部胰管正常（g～z2）。

术后病理：胰腺内见一多房囊性肿瘤（黑箭，z3）；囊壁内衬单层扁平或立方上皮（红箭，z4）。

最终诊断：胰腺浆液性囊腺瘤（SCN）。

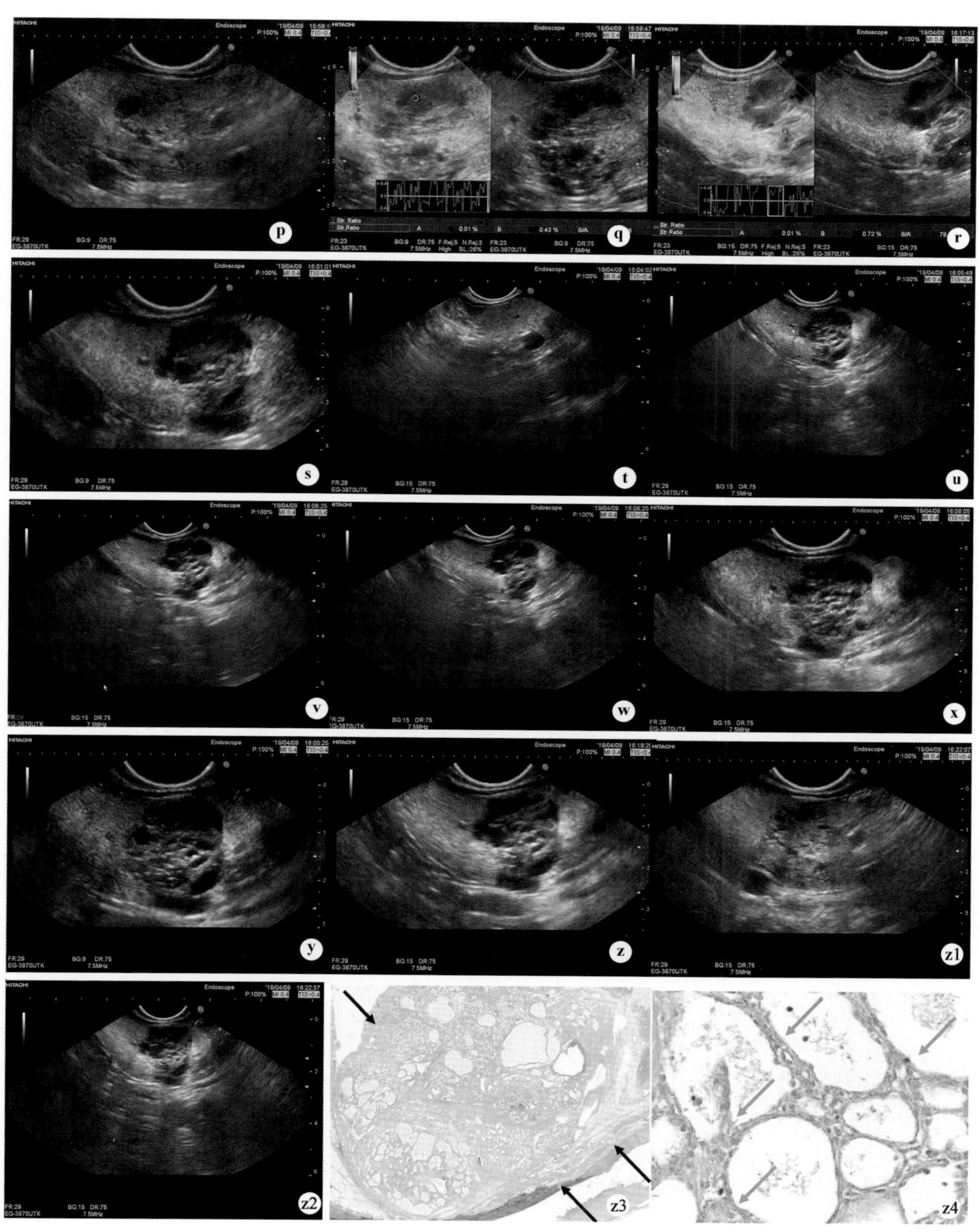

（病史：徐敬慈；影像：林晓珠；病理：王　婷；EUS：王　伟）

病例 10

【病情简介】 女，28 岁。反复上腹胀痛 5 天。外院初诊超声提示胰腺囊肿可能。无烟酒嗜好，无糖尿病病史。

【实验室检查】 肿瘤学指标：CA19-9 54.76U/ml，CEA、CA125 及 AFP 正常；血淀粉酶 349U/L，肝功能、肾功能、血糖、血常规、凝血功能均正常；囊液淀粉酶 161U/L；囊液 CA19-9 > 1000U/ml，CEA 25.98ng/ml，CA125 > 5000U/ml。

【影像学检查】 CT：胰体部占位，良性囊性病变可能。

【治疗】 胰体尾切除术 + 脾切除术。

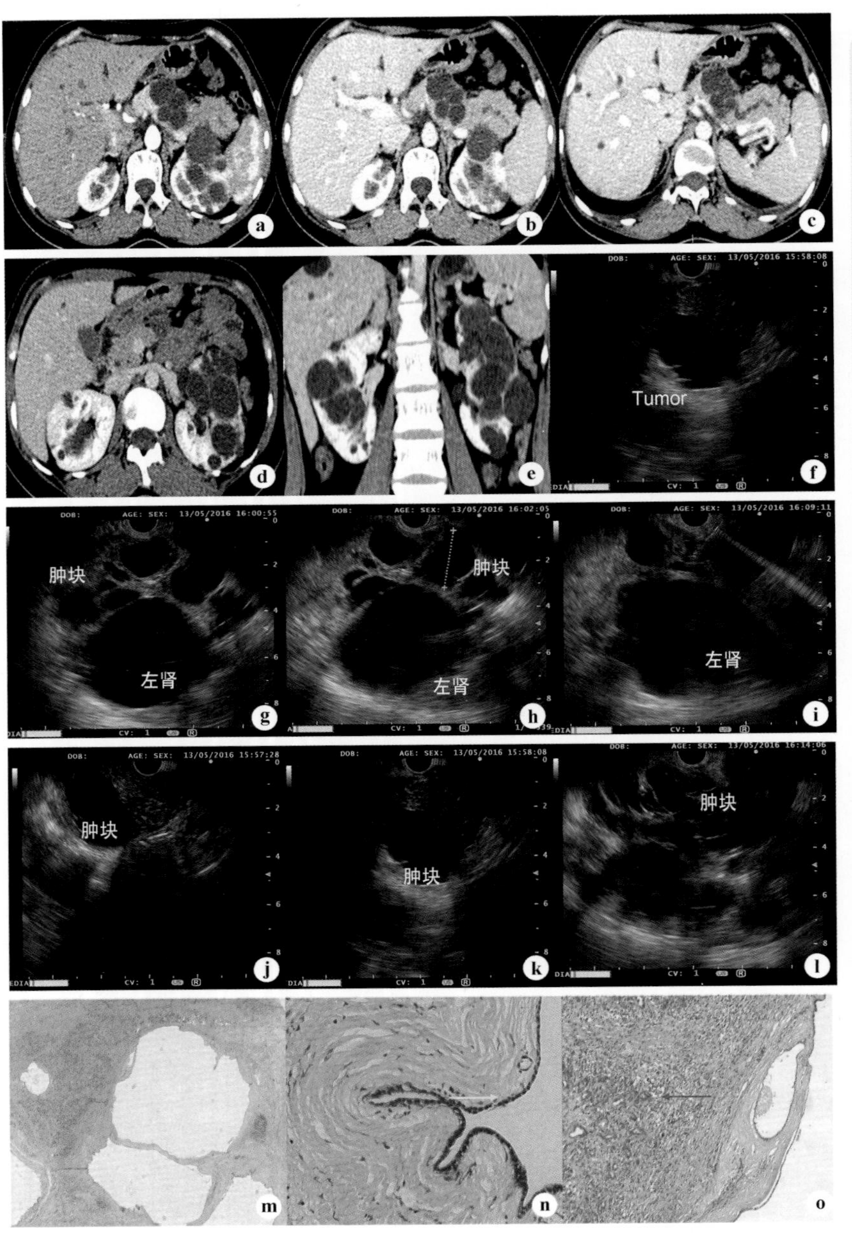

图像要点

CT：胰体多房囊性低密度影，大小约 4.2cm×2.6cm（a），增强检查囊壁及分隔强化，胰体尾主胰管轻度扩张（b、c），双肾亦可见多发大小不等囊肿（d、e）。

EUS：胰腺体尾部及左肾见多个直径大小不等的类圆形无回声区，有分隔（f～i）。超声穿刺针穿刺胰腺病灶，抽出淡黄色清亮液体。

组织病理：镜下病变呈多房囊状，囊腔大小不一（m），衬覆单层立方上皮（黄箭，n），周边胰腺腺泡萎缩（红箭），大量炎症细胞浸润（o）。

最终诊断：胰腺浆液性囊腺瘤（SCN）（巨囊型）。

（熊慧芳　祝　荫）

病例 11

精彩视频请扫描二维码

【病情简介】 女，69 岁。腹胀 10 余天，再发 1 天。10 余天前患者出现腹胀，中上腹为著，不剧，向背部放射，偶有恶心，无腹痛，未予重视未治疗，1 天前患者饱餐后腹胀明显，休息后未缓解，遂就诊。有高血压、高脂血症病史，无烟酒嗜好。

【实验室检查】 急诊淀粉酶 1657U/L；肿瘤学指标：CA19-9、CA125、CEA、CA724 等正常；空腹血糖：7.38mmol/L；肝功能、肾功能、血常规及凝血指标等均正常。

【影像学检查】 腹部 CT 平扫 + 增强：胰头部囊性占位，黏液性囊腺瘤？ IPMN？腹部 MRI：胰头部占位，囊腺瘤可能。

【治疗】 胰腺黏液性囊腺瘤切除术。

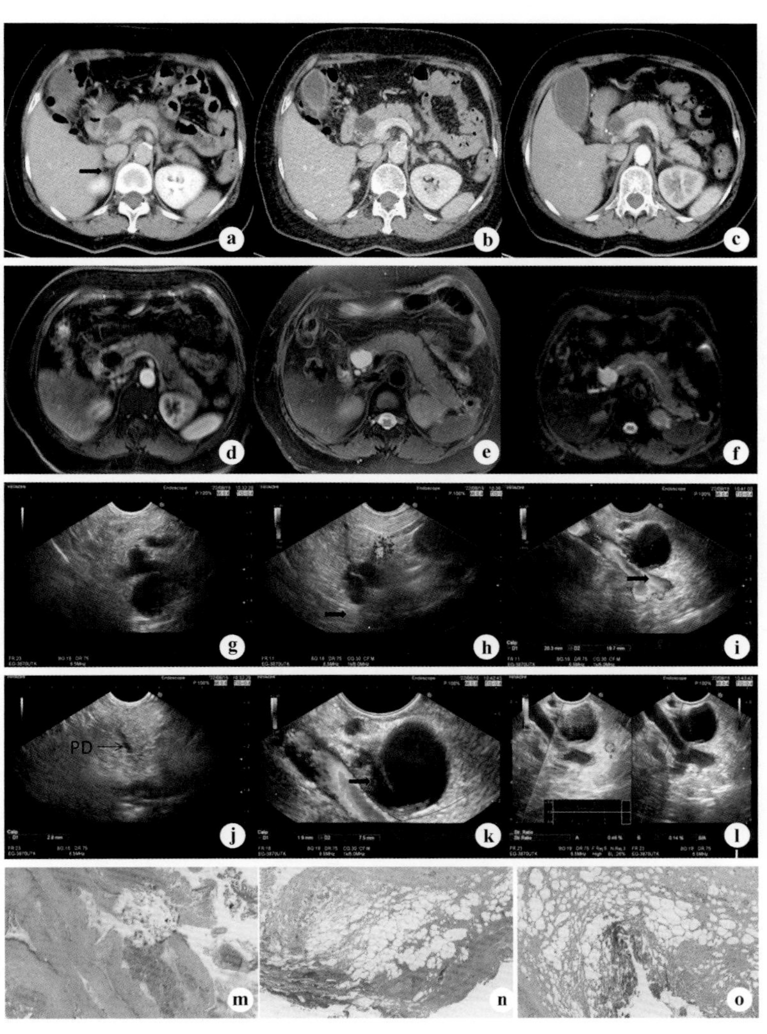

图像要点

CT：胰头部可见一大小约 22mm×17mm 类圆形囊性结节灶，边缘清楚，与主胰管相通（a、b），增强扫描示病灶内可见强化的分隔影；胰头下份可见一类圆形强化影，约 7.8mm×8.8mm，动脉期明显强化，呈快进慢出（c）。

MRI：胰头部见一异常信号影，大小约 24mm×18mm，边界清，内见分隔，在 T1WI 上呈低信号，在 T2WI 上呈高信号，在 DWI 上呈低信号，增强未见强化（d～f）。

EUS：钩突部可探及 1 个类圆形低回声团块，切面大小约 22.3mm×19.1mm，边界清，中间可见分隔，可见主胰管与之相通（g～i），胰腺头部胰管直径约 2.8mm（j），病灶内部见一壁内结节，大小约 2.1mm×7.4mm（k），CDFI 未见血流信号，弹性成像以红绿色为主，SR=0.3（l）。

术后组织病理：（胰腺囊肿）胰腺黏液性囊腺瘤伴局灶上皮增生（m～o）。

最终诊断：胰腺黏液性囊腺瘤（MCN）。

（曹曙光　蔡振寨）

病例 12

精彩视频请扫描二维码

【病情简介】 女，71 岁。纳差 1 年余加重半个月。外院增强 MRI 诊断胆总管末端环形略增厚，肝内胆管稍扩张，主胰管近端扩张，胰腺头部及体部小囊肿。无烟酒嗜好，有高血压。

【实验室检查】 血常规：HGB 93g/L；肝功能：GLB 19.4g/L，TP 63.1g/L；凝血机制五项：D- 二聚体 1.43mg/L；肾功能正常；肿瘤学指标：CA19-9、CEA、AFP 均正常。

【影像学检查】 见图像要点。

【治疗】 定期复查。

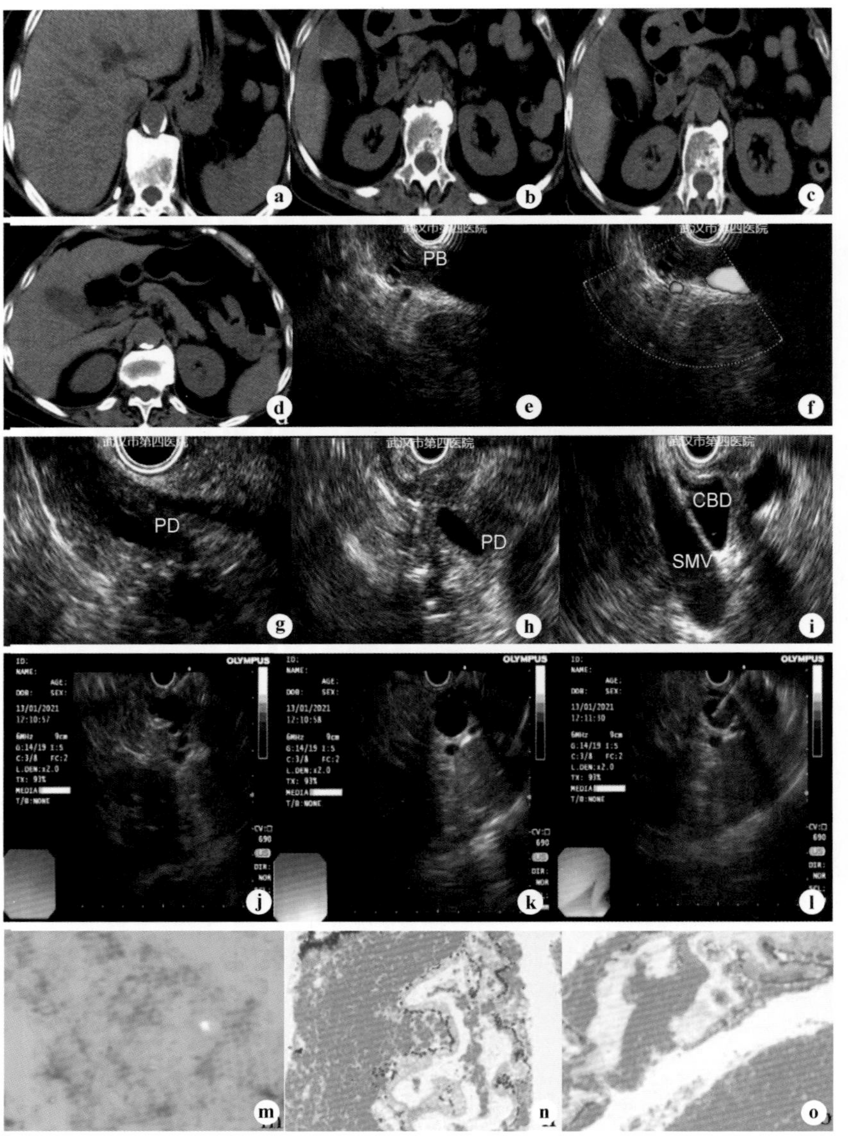

图像要点

CT：肝内外胆管及胰管稍扩张（a～d）。

EUS：胰腺体部可见一长径约 7mm 囊性灶，可见分隔，附壁可见高回声影（e、f）；胰尾部及胰头部的胰管稍扩张（g、h）；扩张的胆总管（i）；胰腺体部囊性灶行 EUS-FNA（j～l）。

细胞学病理：未见异型细胞（m）。

组织病理：黏液性囊腺瘤（n，o）。

最终诊断：胰腺黏液性囊腺瘤（MCN）。

（易姗姗　丁祥武）

精彩视频请扫描二维码

【病情简介】　女，69 岁。腹胀 10 月余。既往高血压、脑梗死病史。

【实验室检查】　血常规：HGB 111g/L。肝功能：ALB 38.4g/L。D- 二聚体：1.92mg/L。肾功能、血淀粉酶、CEA、AFP 等均正常。

【影像学检查】　CT 平扫：胰腺尾部斑片状稍低密度影；CT 增强：胰腺尾部囊性灶，需鉴别囊腺瘤及囊肿。

【治疗】　腹腔镜下胰体尾切除术 + 全脾切除术 + 腹腔淋巴结清扫术。

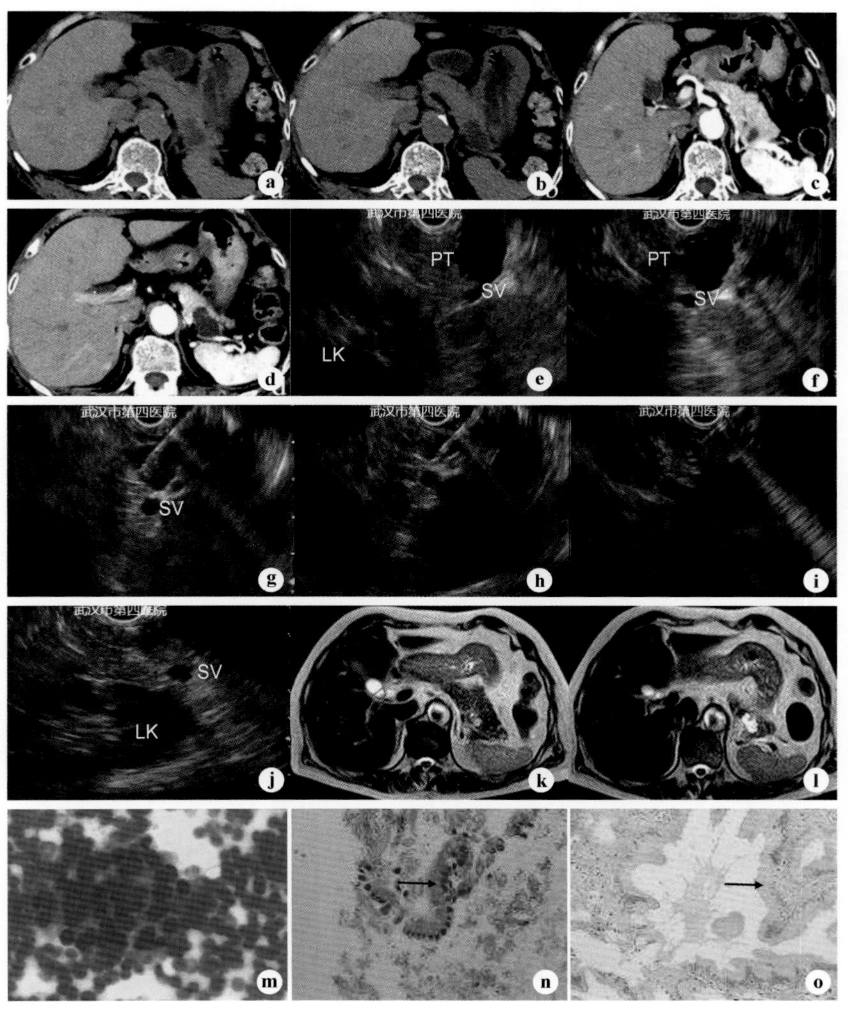

图像要点

CT：平扫胰腺尾部斑片状稍低密度影（a、b）；增强 CT 胰腺尾部可见斑片状稍低密度影大小约 1.7cm×2.7cm，增强未见明显强化（c、d）。

EUS：胰腺尾部可见大小约 2.0cm×2.5cm 无回声囊性病灶，周围可见微囊病变（e、f）；胰腺囊性病灶 19G 针 EUS-FNA 2 次（g）；穿刺抽出无色清亮液体约 3ml，病灶明显缩小（h）；囊内注射无水酒精消融（i）；囊性病变缩小（j）。

MRI：穿刺术后行 MRI 示胰尾见片状长 T1 长 T2 信号影，范围约 19mm×10mm（k、l）。

穿刺细胞：见部分腺上皮细胞（m）。

穿刺组织学：黏液柱状上皮，倾向黏液性囊性肿瘤（n）。

术后病理：黏液性囊腺瘤，局灶呈交界性黏液性肿瘤改变（o）。

最终诊断：胰腺黏液性囊腺瘤（MCN）。

（易姗姗　丁祥武）

病例 14

【病情简介】 男，62 岁。1 年前体检体表超声发现胰腺囊性占位，无腹痛、腹痛、皮肤巩膜黄染。高血压病史 6 年，糖尿病病史 9 年。2015 年行双侧甲状腺部分切除术；否认肝炎及结核等传染病史；吸烟史 30 年，20 支 / 日，否认饮酒史。

【实验室检查】 血常规、肝功能、肾功能、凝血、肿瘤标志物、IgG4 均正常。

【影像学检查】 CT：胰腺钩突部囊性占位，不除外囊腺瘤。MRCP：胰腺钩突部囊性占位，囊腺瘤？

【治疗】 腹腔镜下胰十二指肠切除术。

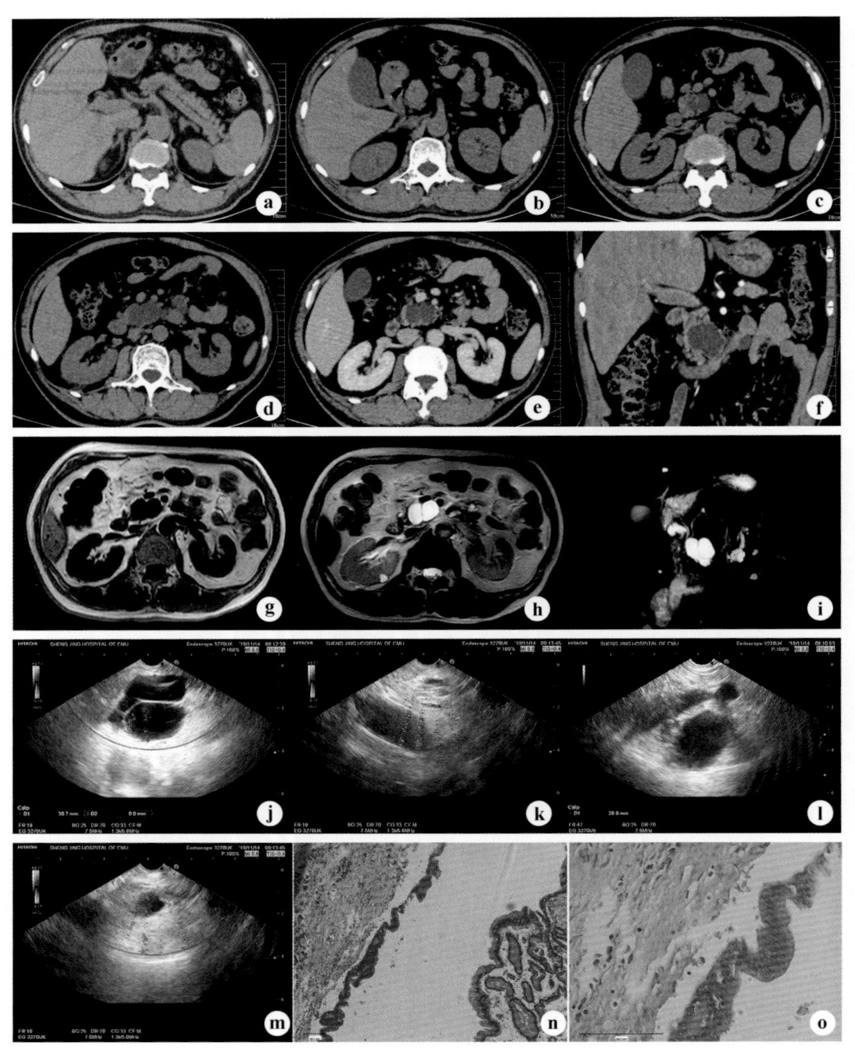

图像要点

CT：胰腺钩突部见囊性低密度灶，CT 值 9HU，边界清晰，大小约为 4.0cm×2.3cm×2.9cm，其内隐约见轻度强化的分隔影，增强扫描余部分未见明显强化（a～f）。

MRI：胰腺钩突部见囊性包块，以长 T1 长 T2 信号为主，内见分隔，大小约为 3.8cm×2.2cm×3.8cm，增强扫描囊壁及分隔明显强化，内部囊性区未见明显强化。胰管未见扩张，胰腺周围脂肪间隙清晰（g、h）。

MRCP：肝内胆管未见扩张。胆总管管径未见异常，未见梗阻及确切占位病变（i）。

EUS：胰腺钩突部见一囊性包块，超声切面大小约 30mm×27mm，内见分隔，胰胆管未见扩张，内未见异常回声（j～m）。

术后组织病理：囊壁部分衬黏液柱状上皮，局灶复层，核略大（n、o）。

最终诊断：胰腺黏液性囊腺瘤（MCN），局灶轻度非典型增生。

（王 晟）

病例 15

【病情简介】　女，67 岁。上中腹疼痛 1 天。既往高血压病史，肾结石手术史。

【实验室检查】　肝功能：TBIL 22.9 μmol/L，DBIL 7.1μmol/L，转氨酶正常。凝血机制 D-二聚体 1.01mg/L，余正常；血常规正常、淀粉酶正常。

【影像学检查】　CT：胰腺颈部低密度灶；MRI：胰管稍扩张，胰腺多发囊性灶。

【治疗】　定期复查。

精彩视频请扫描二维码

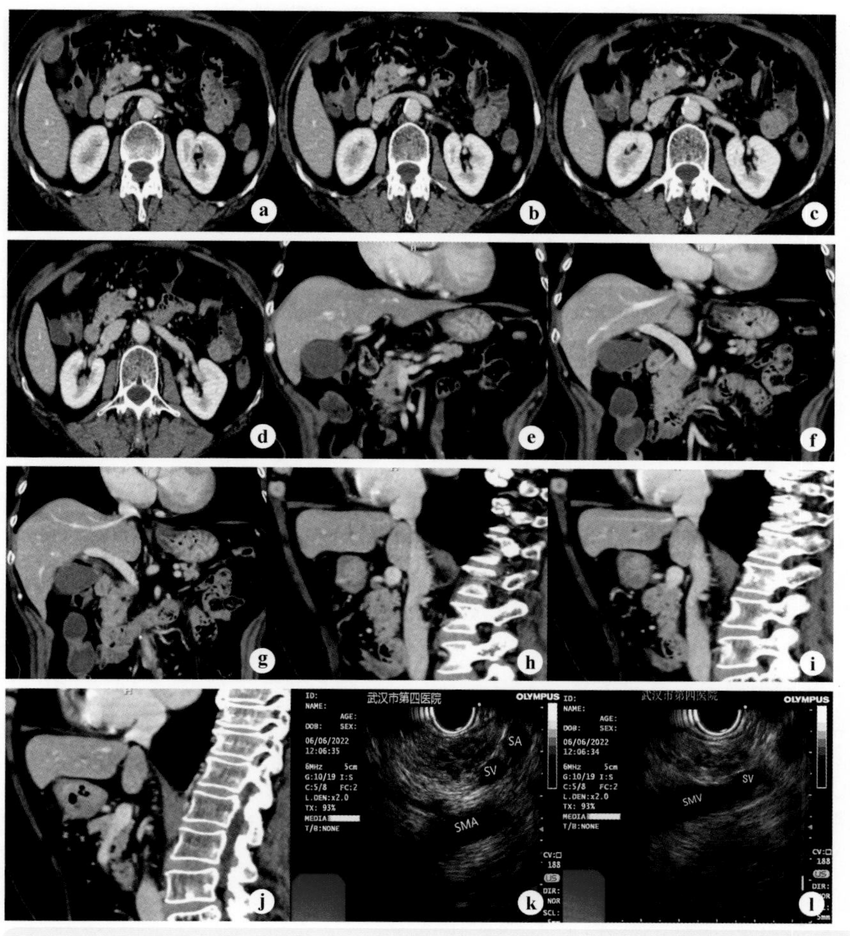

图像要点

CT：胰腺颈部胰管周围条片状低密度灶，与胰管相通，胰管稍扩张［横断面（a ～ d），冠状面（e ～ g），矢状面（h ～ j）］，需鉴别副胰管与导管内乳头状黏液瘤。

MRI：胰管稍扩张伴管腔欠光整，胰腺内胰管旁多发小囊性灶；胰管旁部分囊样影似与胰管相通，考虑导管内乳头状瘤。

EUS：胰腺颈部实质内见一低回声病灶，回声不均匀，散在条状高回声影，边界不清，切面长径约 12mm，胰体部胰管直径约 3mm（k ～ o）。对胰颈部病灶行 EUS-FNA 2 次，19G 穿刺针，负压 10ml，每次抽提 10 ～ 30 次。

病理学：细胞学涂片见大量 RBC 及少量胰腺腺泡细胞（p）。HE 染色见红染无结构的黏液样物，夹杂较多腺样结构的间皮样组织（q ～ s）。免疫组化：Calretinin（+），D2-40（+），Desmin（+），CK7（+），CK19（+），CK20（–），EMA（胰腺上皮 +），Ki-67（1%），WT-1（+），考虑为囊性组织囊性间皮瘤，另见少量胰腺腺泡组织（t ～ x）。

最终诊断：胰腺囊性间皮瘤。

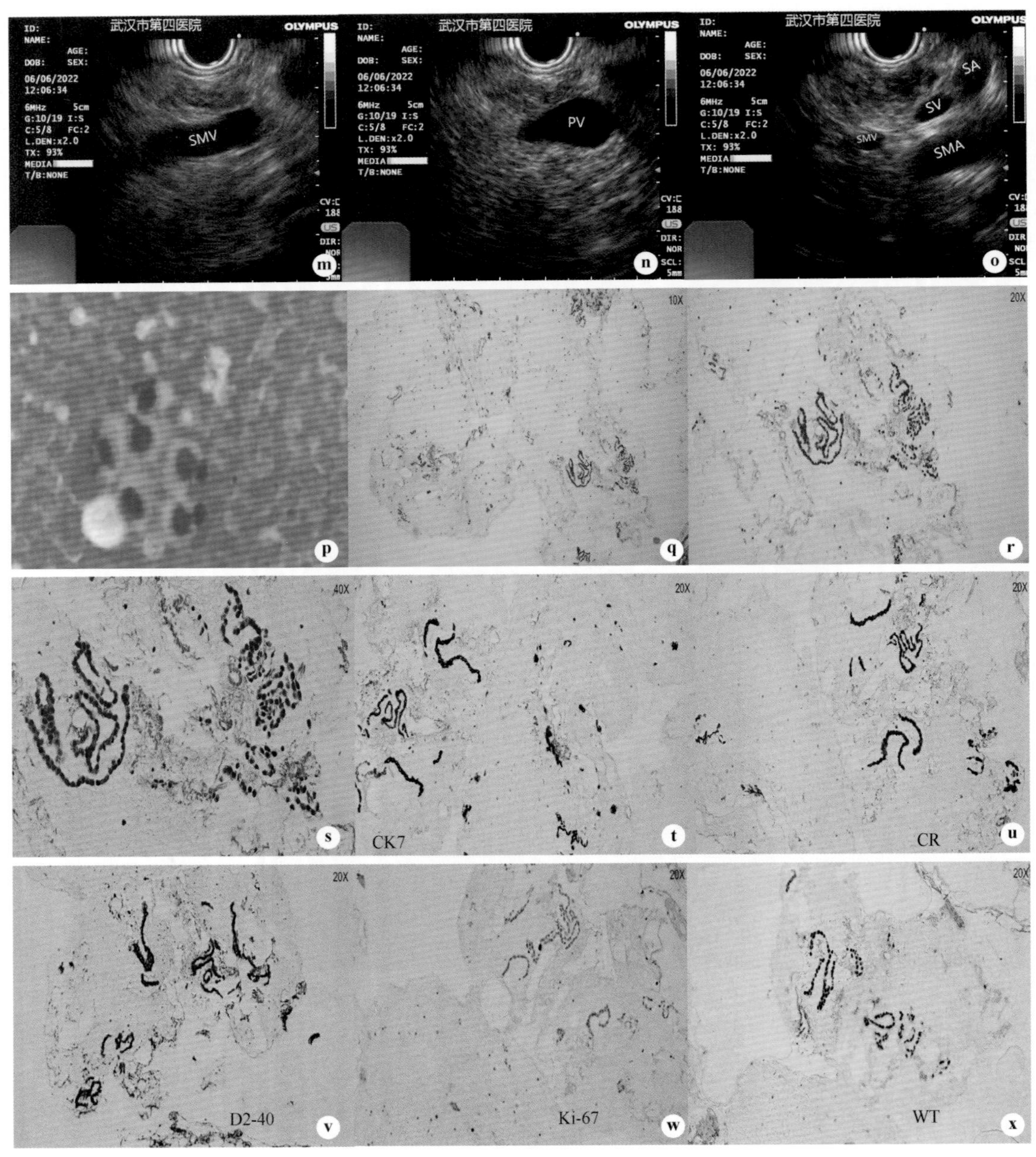
武汉市第四医院
OLYMPUS
SMV
PV
SA
SV
SMA
m
n
o
p
q
r
s
t
u
v
w
x
10X
20X
40X
CK7
CR
D2-40
Ki-67
WT

（易姗姗　丁祥武）

病例 16

精彩视频请扫描二维码

【病情简介】 男，49 岁。黄疸 1 个月，上腹胀痛 10 余天。外院初诊 CT 及 MRI 提示胰头肿块并胆道梗阻，胰腺癌可能性大。无烟酒嗜好，无糖尿病病史。

【实验室检查】 肿瘤学指标：CA19-9 42.13U/ml，CA125、CEA 及 AFP 正常；肝功能：ALT 131U/L，AST 80U/L，TBIL 197.3U/L，DBIL 140.9μmol/L，γ-GT 525U/L，AKP 442U/L，血常规、血糖、肾功能、凝血指标均正常。

【影像学检查】 MRI：胰头体积增大，排外占位可能，肝内外胆管及胰管扩张。

【治疗】 ERCP 胆管支架置入术 + 肿瘤科放化疗治疗。

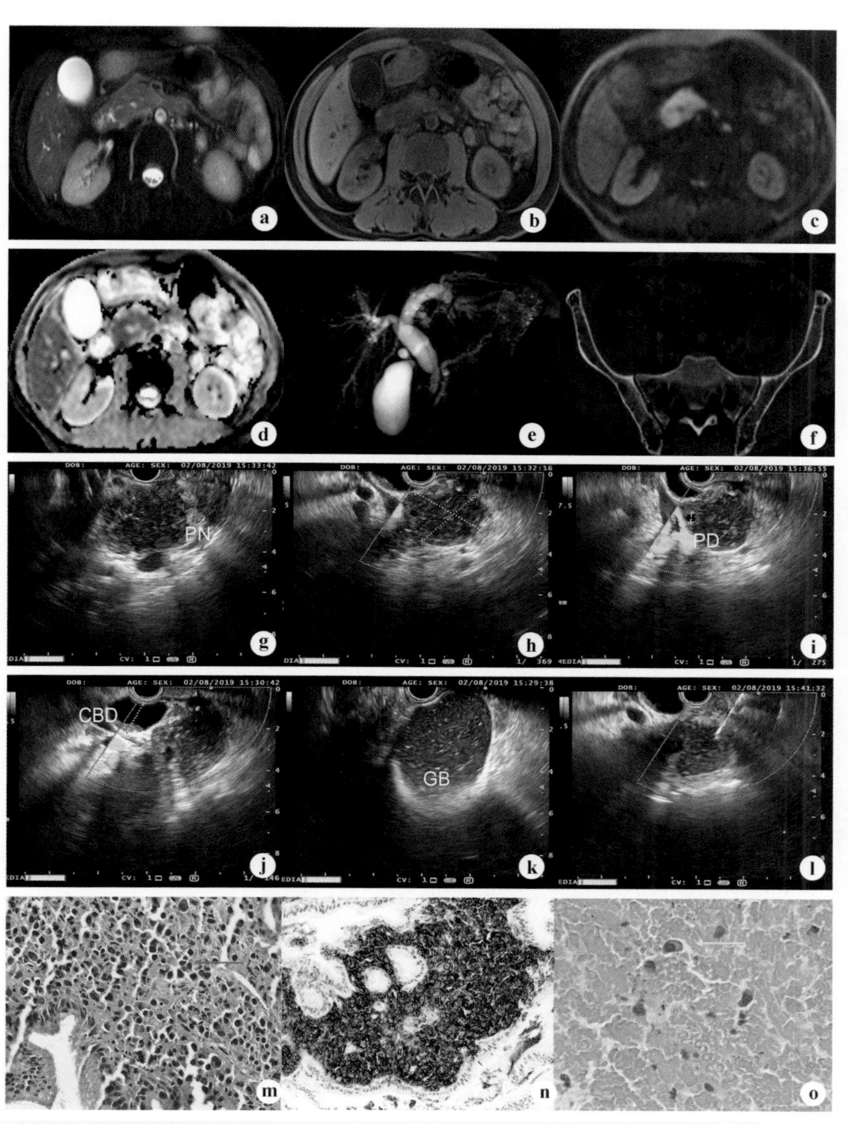

图像要点

MRI：T2WI+fs 胰头体积稍大，呈稍高信号（a），T1WI+fs 病变呈稍低信号（b），DWI 呈高信号（c），ADC 呈低信号（d），MRCP 肝内外胆管及主胰管扩张（e），CT 骨窗骨盆多骨见溶骨性骨质破坏（f）。

EUS：胰腺形态欠规则，内部回声减低、不均匀，胰头明显增大、直径约 3.0cm（g、h），胰管稍扩张，内未见强回声（i）。肝内外胆管明显扩张，最大直径为 1.5cm，内可见胆泥（j）。胆囊增大，内见泥沙样结石（k）。于胰头部进行穿刺（l）。

组织病理：十二指肠镜下见黏膜内肿瘤细胞弥漫分布，细胞体积增大，胞质丰富，核偏向一侧，呈浆样（红箭，m），免疫组化 CD38 强阳性（n）；（胰腺）镜下血凝块中见极少许胰腺腺泡，其间漂浮个别浆样细胞（n，黄箭），细胞质丰富，核增大，结合病史，可疑浆细胞骨髓瘤累及（o）。

最终诊断：继发性胰腺浆细胞瘤。

（熊慧芳　祝　荫）

病例 17

精彩视频请扫描二维码

【病情简介】 女，68 岁。因进食后呕吐半个月于 2023 年 2 月 23 日入院。半个月前患者无明显诱因出现进食后呕吐，常于进食后数分钟内呕吐，为胃内容物，无特殊气味，未见鲜血及咖啡色物质，伴反酸，嗳气，无吞咽困难，无腹痛。既往诊断 2 型糖尿病 5 年，目前口服二甲双胍、格列美脲降糖。家族史：母亲及兄弟姐妹患有 2 型糖尿病。

【实验室检查】 查肝功能：TBIL 13.95μmol/L，ALT 14IU/L，ALB 45g/L，GLB 31.6g/L，肿瘤标志物：CA 19-9 99.43U/ml，CEA 5.05ng/ml，淀粉酶 355U/L，血常规未见异常。

【影像学检查】 腹部增强 CT：胰腺头颈部多发结节状稍低，低密度灶，主胰管扩张，结合病史考虑 IPMN 可能，胰头区域轻度强化结节，必要时行 MRI 检查。

【治疗】 胰十二指肠切除术。

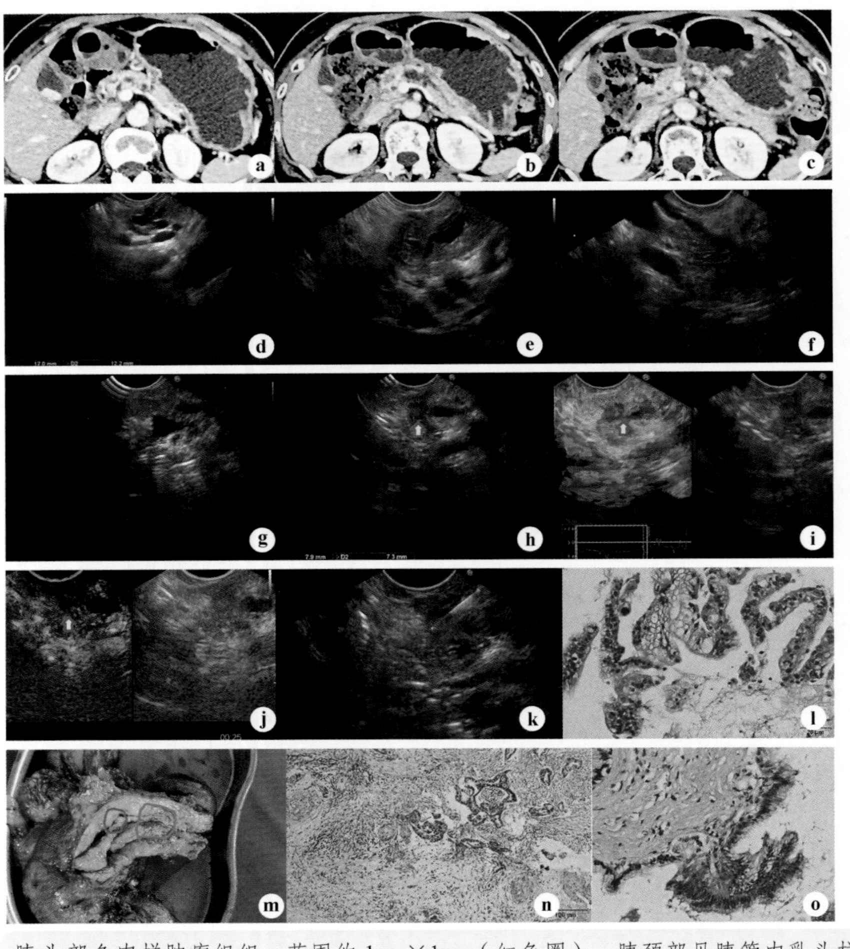

图像要点

增强 CT：胰颈体可见多个囊性占位，主胰管扩张，胰头见局部低增强结节（a～c）。

EUS：胰颈部见多个囊性结构(d)，并与主胰管相通，主胰管扩张，直径 8mm（e），胆总管不扩张（f）。胰头见胰管及分支胰管扩张（g），近壶腹部见一低回声占位，大小为 7.9mm×7.3mm，后方胰管扩张（h），弹性成像质硬，呈蓝色(i)，造影可见病灶低增强（j）。25G FNA 穿刺病灶（k），FNA 病理见异型细胞，倾向癌（l）。术中大体病理可见胰头部鱼肉样肿瘤组织，范围约 1cm×1cm（红色圈），胰颈部见胰管内乳头样结构（绿色圈），范围约 2cm×2cm（m）。

术后病理：胰头肿瘤大小为 2cm×1.0cm×0.9cm。组织学类型：中分化导管腺癌。脉管浸润：未查见。神经侵犯：查见。淋巴结：受检淋巴结 20 枚，阳性淋巴结 0 枚。病理分期（AJCC 8th）：pT1cN0Mx（n）。胰颈见囊性区域，上皮可见乳头样增生，周围见黏液分泌，符合导管内乳头状黏液性瘤（o）。

最终诊断：胰腺导管内乳头状黏液性肿瘤（IPMN）合并胰腺早癌。

（单 晶 孙晓滨）

病例18

精彩视频请扫描二维码

【病情简介】　男，45 岁。上腹部持续性胀痛 10 天。外院初诊上腹部 CT 示胰头部不规则低密度影。4 年前“胰腺炎”病史，具体原因不详，非手术治疗痊愈。无烟酒嗜好，无糖尿病病史。

【实验室检查】　肿瘤学指标：CA19-9 34.20U/ml，CEA、CA125、AFP 等正常；血糖：4.4mmol/L；D- 二聚体 1.10mg/L；肝功能、肾功能、血常规、凝血指标等均正常；IgG4 及抗核抗体均正常。

【影像学检查】　B 超：符合胰腺炎声像图；胰头部囊肿；胆囊内胆泥并胆囊炎。CT（平扫＋增强）：胰头囊性病变，考虑 IPMN；胆囊底胆囊腺肌症。MRI：胰头部囊状影，考虑 IPMN；提示胰腺炎。

【治疗】　ERCP+ 保留十二指肠的胰头切除术。

图像要点

CT：平扫胰腺头部不规则低密度影，CT 值约 13HU，大小约 2.0cm×1.4cm（a），各期均无明显增强，其右侧可见胰管，似相通（b、c）。

MRI：病灶呈囊性，大小约 1.2cm×1.9cm，长 T1、长 T2 信号，与胰管相通（d、e）。

MRCP：胰头部胰管扩张，胰体尾胰管无明显扩张，胰头段可见囊状信号影，与胰管相通（f）。

EUS：胰头段胰管扩张，走行迂曲，腔内未见明显异常回声占位（g）；胰头段分支胰管明显扩张，较主胰管更扩张，管壁隐约可见结节样增生（h）；分支胰管汇入主胰管（箭头），开口处隐约可见絮状条索飘入主胰管内（i）。

ERCP：镜下见十二指肠乳头开口松弛，吸引时呈“鱼嘴样”改变，可见胶冻样黏液自乳头开口流出（j）。ERCP 见胰头段胰管扩张、扭曲，分支胰管显影，呈囊样扩张，胰体尾胰管轻度扩张（k）。SpyGlass 见分支胰管扩张，腔内可见絮状黏液团漂浮，管壁可见黏膜异常增生，远观呈“水草样”，近观呈“鱼卵样”，腺体排列尚整齐，未见明显迂曲、异常扩张的滋养血管（l、m）。

组织病理：内镜下活检（SpyBite）游离的黏液性上皮组织，异型性不明显，不除外胰腺导管内黏液性肿瘤（n）。术后切除组织病理：胰腺导管内黏液性肿瘤，内衬乳头状黏液性上皮，细胞轻度异型，符合胰腺导管内乳头状黏液性肿瘤（IPMN）伴低级别上皮内瘤变；周围胰腺组织内胰管扩张，上皮呈低级别上皮内瘤变（轻 - 中度异型增生，o）。

最终诊断：分支胰管型导管内乳头状黏液性肿瘤（BD-IPMN）。

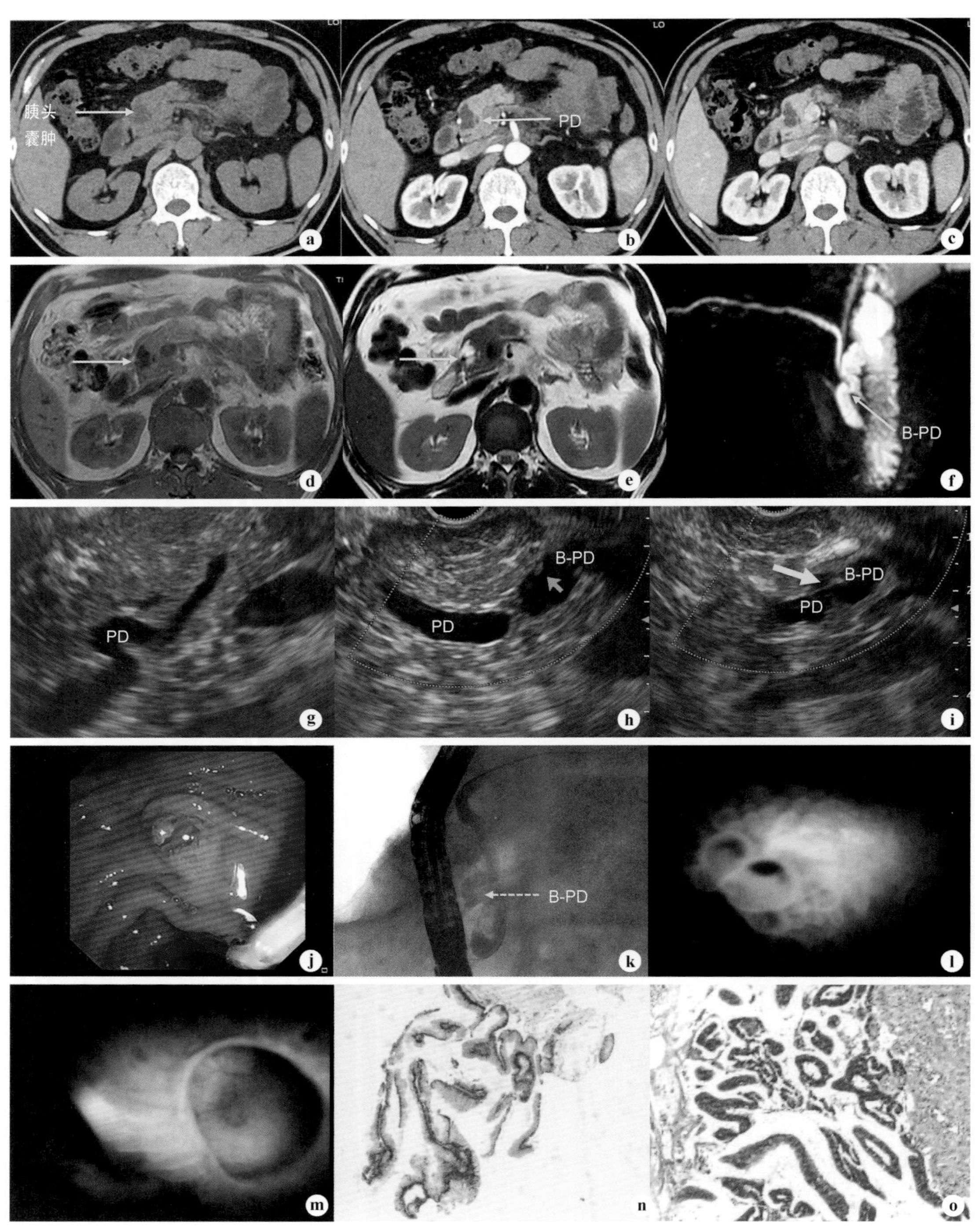

（张　明　张　铜）

【病情简介】　男，72 岁。上腹阵发性胀痛 20 余天，外院腹部 CT 提示：胰尾部囊性占位。2015 年曾患胰腺炎，否认高血压、糖尿病、心脏病病史，无烟酒嗜好。

【实验室检查】　血常规、肝功能、肾功能、凝血、肿瘤标志物均正常；血淀粉酶：158U/L；脂肪酶：113.2U/L。

【影像学检查】　CT：胰尾部占位，IPMN？ MRI、MRCP：胰尾部改变，不除外 IPMN。

【治疗】　胰尾部分切除术。

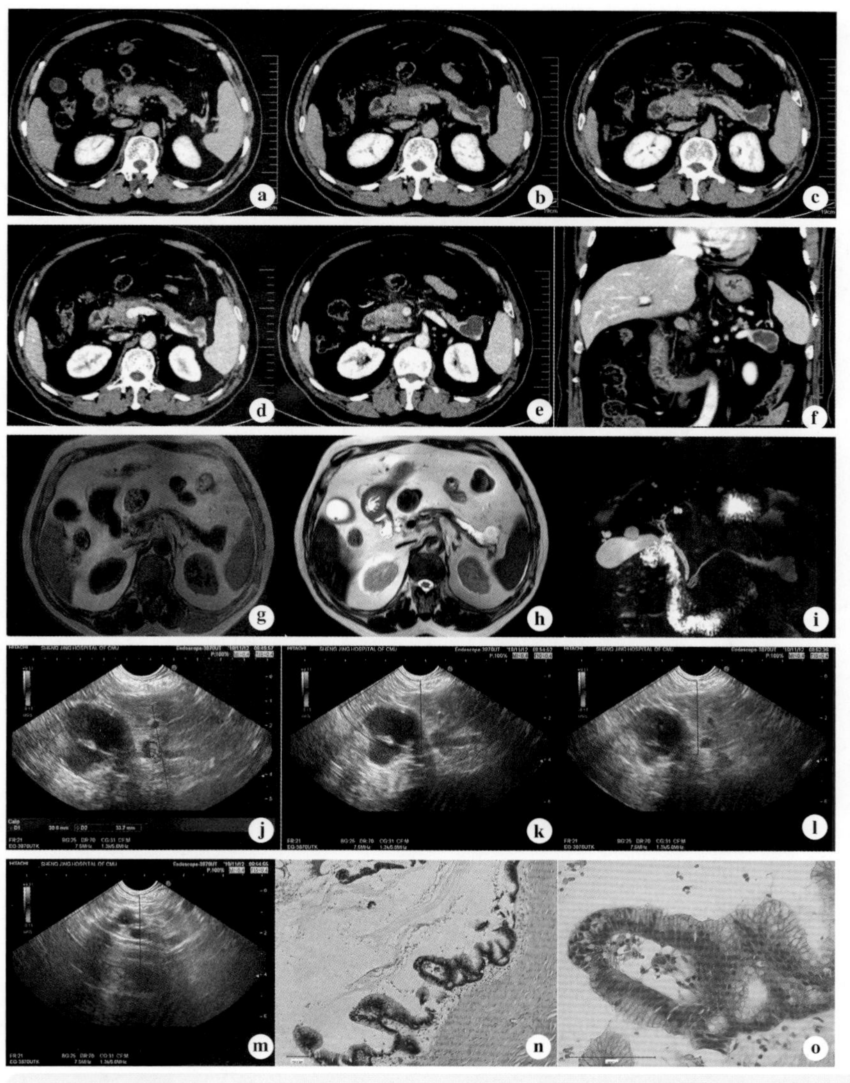

图像要点

CT：胰腺形态欠规整，胰尾部见囊性病变，其内可见分隔，增强扫描未见明显强化，最大横截面约 3.1cm×3.7cm，似与胰尾部胰管相通（a～f）。

MRI：胰腺尾部见团状长 T1 不均匀长 T2 信号影、局部分界不清，向外突出，较大者直径约 2.1cm，局部与胰体尾部扩张胰管相通。增强扫描胰尾部病灶囊性区无强化，分隔强化程度与周围胰腺实质相似，局部似见轻中度强化小结节，胰管最宽处约 1.0cm（g、h）。

MRCP：肝内外胆管未见扩张，胰体尾部胰管扩张（i）。

EUS：胰腺形态不规则，轻度萎缩，实质回声不均，胰尾部胰管扩张，直径约 7mm，胰尾下方见一囊性包块，超声切面大小约 3.0cm×3.5cm，见分隔，内见低回声团块影，包块与胰尾扩张胰管相通（j～m）。

术后组织病理：衬有黏液柱状上皮，上皮增生，核大，排列密集，腔内为黏液（n、o）。

最终诊断：胰腺导管内乳头状黏液性肿瘤（IPMN）伴低级别上皮内瘤变。

（王　晟）

病例 20

精彩视频请扫描二维码

【病情简介】　女，52 岁。体检发现 CA19-9 升高 7 年余。外院 CT 示胰腺钩突病灶，大小约 13mm，考虑 IPMN 或囊腺瘤可能。无烟酒嗜好。

【实验室检查】　CA19-9 162.3U/ml，CA242 92.8U/ml，余血常规、肝肾功能、血糖、IgG4 等均正常。

【影像学检查】　胰腺术前分期 CTA 增强：胰头钩突部 IPMN 可能。

【治疗】　胰十二指肠根治术。

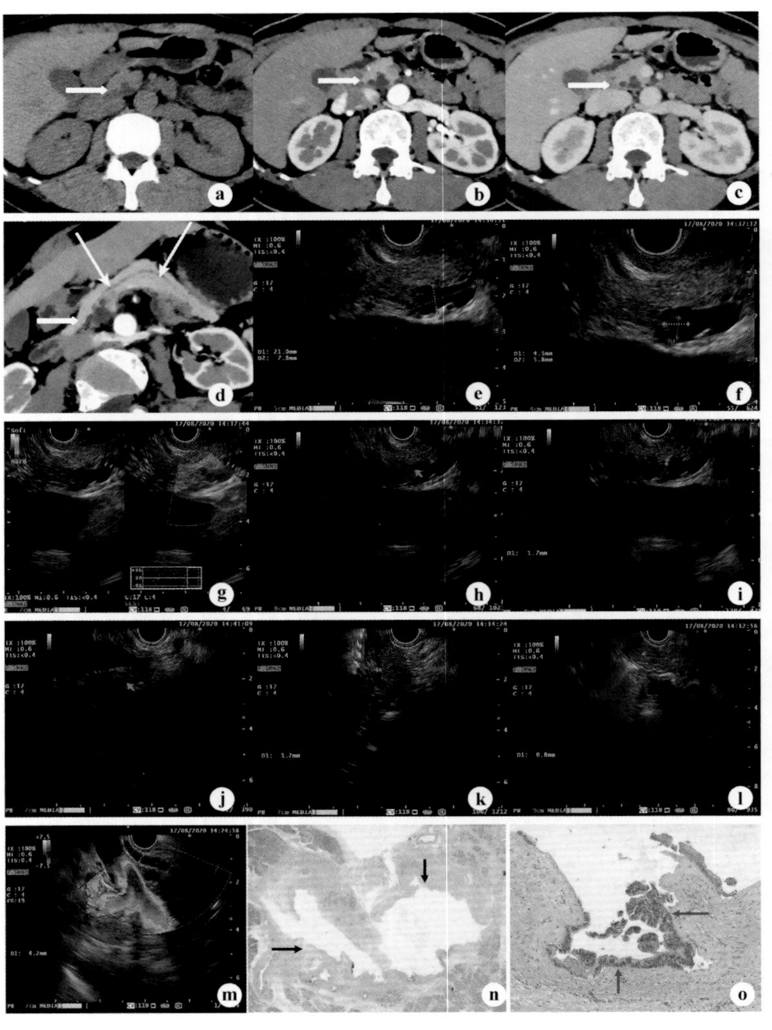

图像要点

CT：平扫及增强动脉期、静脉期图像示胰头钩突部大小约 1.0cm×0.9cm 的不规则囊性灶（a～c，粗白箭），囊壁薄，腔内见轻度强化的细小分隔，未见明显附壁结节（a～c）。增强动脉期 MinIP 重建图像主胰管（细白箭）显示，未见扩张，与胰头钩突部病灶相连（d）。

EUS：胰头见一无回声病灶，形态不规则，截面大小为 21mm×7.8mm，内部可见分隔，壁内可见低回声结节影，截面大小为 5.8mm×4.5mm，动态观察病灶与分支胰管（直径 1.7mm）相通，胰管管壁回声增强，胰头部胰管直径 1.7mm，体部胰管直径 0.8mm（e～m）。

病理：胰腺内见多处胰管扩张（n）；扩张胰管内衬黏液柱状上皮，细胞轻度异型增生（o）。

最终诊断：胰腺导管内乳头状黏液性肿瘤（IPMN）伴低级别上皮内瘤变（分支胰管型）。

（病史：徐敬慈；影像：王晴柔；EUS：王　伟　龚婷婷；病理：王　婷）

病例21

精彩视频请扫描二维码

【病情简介】 男，66 岁。间歇性上腹部疼痛一年半，进食后加重。外院腹部 CT：胰头肿大，未行病理穿刺，后至省级医院影像学检查提示：胰管结石，胰管扩张。有吸烟史，无酗酒史，无糖尿病病史。

【实验室检查】 肿瘤标志物：CA19-9 10.6U/ml，CEA 6.46ng/ml，NSE 19.5ng/ml，鳞状细胞癌相关抗原：6ng/ml，CA242、CA125、AFP 等正常；血糖：5.37mmol/L；肝功能、肾功能、血常规、凝血指标等均正常，IgG4 1.73g/L。

【影像学检查】 CT 增强：胰腺主胰管扩张伴附壁结节，考虑主胰管型 IPMN。

【治疗】 胰腺根治性切除术，胰腺管空肠吻合术，空肠 - 空肠侧侧吻合术。

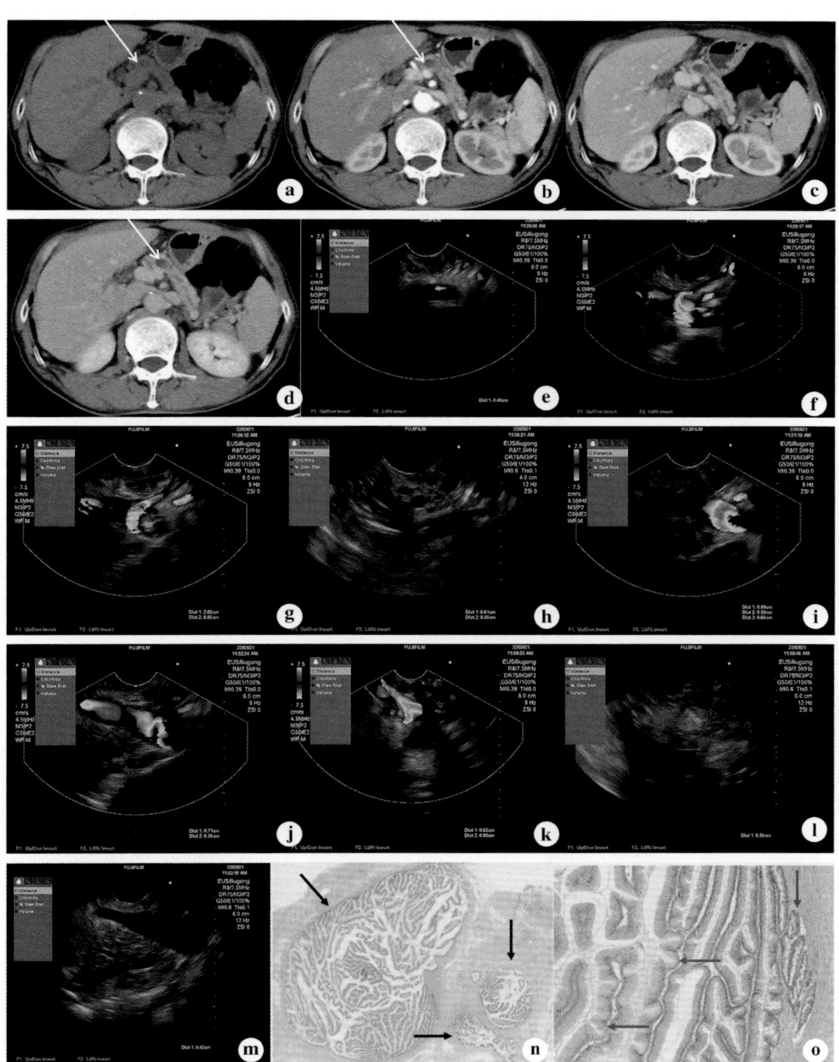

图像要点

CT：平扫、增强 CT 示胰体颈部囊性灶，上游胰管扩张，胰腺实质延迟强化明显（a～d）。

EUS：胰腺颈部见一无回声病灶，其中一个截面大小为 2.05cm×0.85cm，内部多发等及高回声影，后方无声影，最大为 0.61cm×0.45cm，边缘较清晰；病灶与主胰管相通，钩突部胰管管壁回声增强，头部、颈部胰管直径分别为 0.59cm、0.89cm，头部分支胰管扩张，最大直径为 0.42cm；体部胰管直径为 0.4cm，尾部胰管直径为 0.5cm。胆总管无扩张（e～m）。

术后病理：胰腺内多灶胰管扩张伴上皮增生（黑箭，n）；扩张胰管内上皮呈乳头状增生（红箭，o）。

最终诊断：胰腺导管内乳头状黏液性肿瘤（IPMN）伴低级别上皮内瘤变。

（朱乃懿 王 俊 王 伟 龚婷婷 王 婷）

病例22

【病情简介】 男，66岁。腹痛1个月，黄疸半个月。有吸烟饮酒史。无糖尿病病史。

【实验室检查】 血糖：7.74mmol/L，ALT 82U/L，前白蛋白：153mg/L，AST 54U/L，ALP 495U/L，γ-GT 251U/L，TBIL 134.1μmol，DBIL 68.2μmol，A/G1.09，胆汁酸：202.1μmol/L。肿瘤学指标、IgG4及血常规均正常。

【影像学检查】 上腹部MRI增强+MRCP提示胰头、钩突及颈部占位，伴胆道扩张，考虑胰腺癌。ERCP提示胰头癌伴胆道梗阻、急性胆管炎。上腹部CT考虑自身免疫性胰腺炎可能大，肿瘤性不能排除。

【治疗】 胰十二指肠根治术。

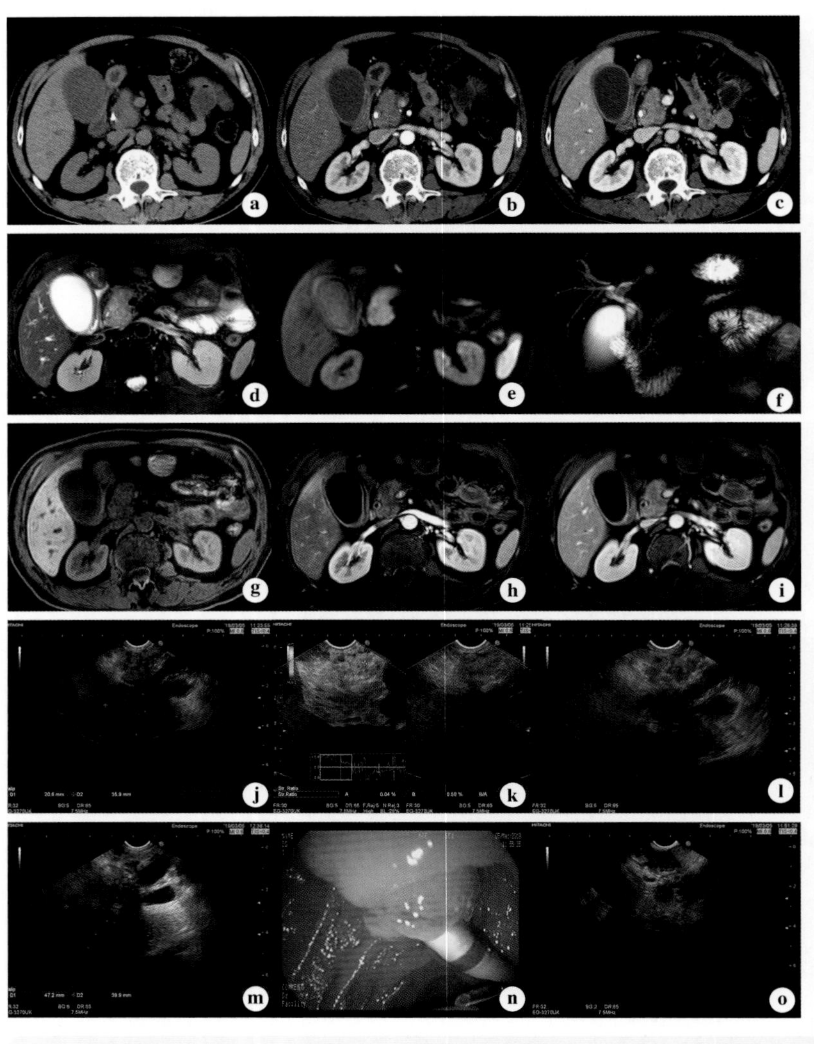

图像要点

CT：CT平扫（a）、增强动脉期（b）、门脉期（c）示：胰头肿胀，边缘模糊，增强后动脉期轻度强化、低于正常胰腺组织、略不均匀，门脉期持续稍强化，胆总管内支架置入术后、内可见高密度影。

MRI：T2WI脂肪抑制（d）、DWI（e）、MRCP（f）、T1WI脂肪抑制平扫（g）、增强胰腺期（h）、平衡期（i）示：胰头部肿胀伴信号异常，T2WI呈稍高信号，DWI信号增高，胰头部胰管局部狭窄、上游胰体尾部胰管扩张，T1WI呈等偏略低信号，增强扫描胰腺期呈轻度强化、信号低于正常胰腺组织、内部信号不均匀，平衡期持续轻度强化，胆总管下段管壁略增厚。

EUS：胰腺颈体部见一大小约39.9mm×47.2mm低回声占位（头部为20.6mm×35.9mm），边界欠规则，质地较硬，SR=62.33；颈体部胰管扩张，直径11mm，内见分布欠规则、密度较均匀的低回声结节样病灶，周围胰腺实质回声较低。胆总管下段见支架影，胆囊及胆总管管壁增厚，胆总管管壁3.5mm，胆囊壁0.5mm，腔内未见异常回声。以波士顿22G穿刺针于胰腺头颈部穿刺3针，留取少量细胞送细胞学检查。细胞涂片见异型细胞（j～z3）。

术后病理：胰腺内见胰管扩张伴胰管上皮异型增生（黑箭），其旁见异型腺体浸润性生长（红箭，z4）。

最终诊断：胰腺导管内乳头状黏液性肿瘤（IPMN）伴导管腺癌，急性胆囊炎、胆管炎，胆总管支架置入术后。

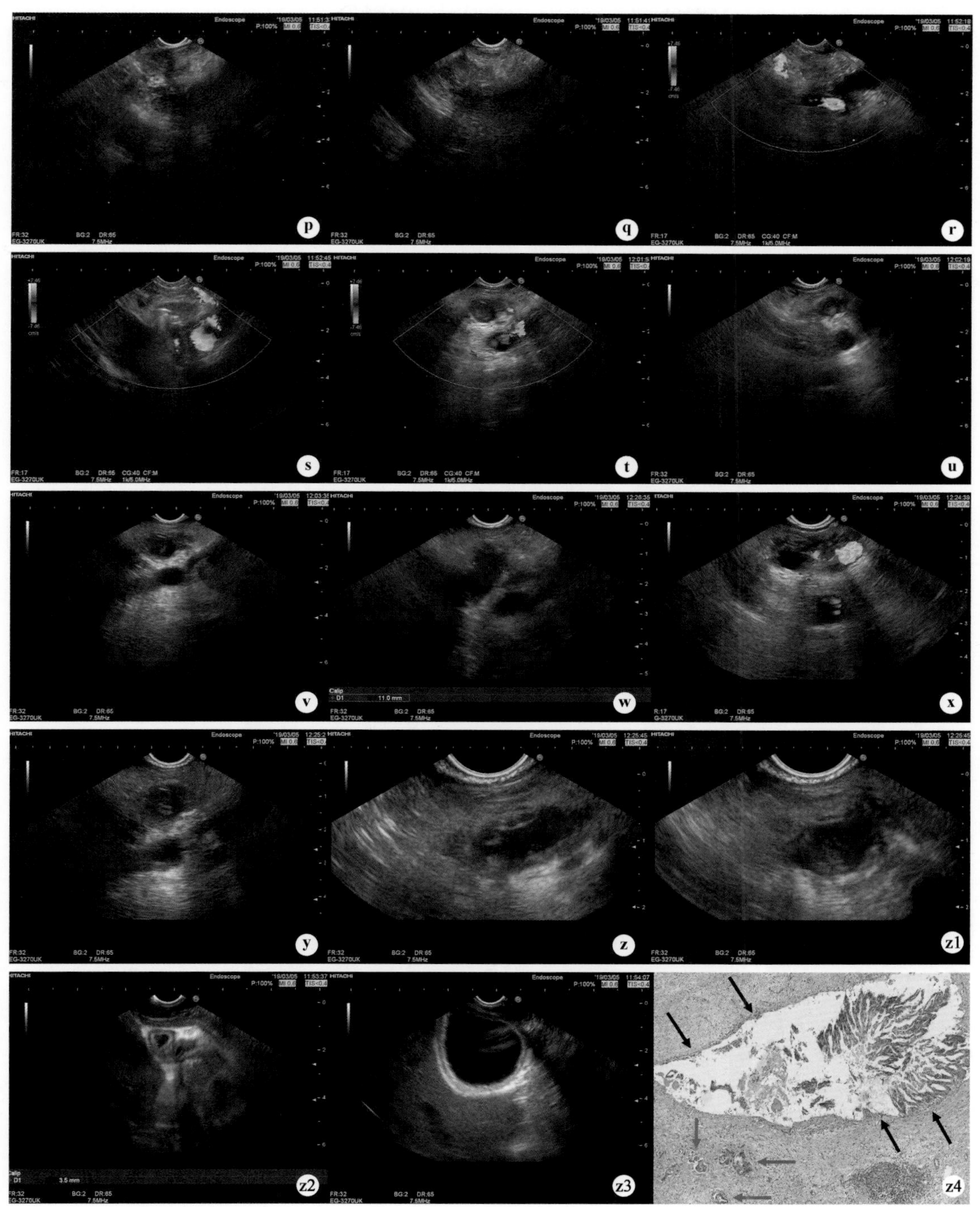

（病史：徐敬慈；影像：林晓珠；EUS：王　伟　龚婷婷；病理：王　婷）

病例 23

【病情简介】 男，61 岁。发现胰腺肿瘤 10 月余。患者 1 年前查 CT 见胰头密度略减低伴小片略低密度灶，MRI 示胰头钩突区偏囊性灶，MRCP 示胰体部囊性灶，似与主胰管相通。近期行胰腺增强 MRI 见部分病灶较前增大。

【实验室检查】 NSE 32.30ng/ml，血糖：6.12mmol/L，余肿瘤学指标、肝肾功能指标、血常规、凝血功能指标等均正常。

【影像学检查】 见图像要点。

【治疗】 胰十二指肠根治术（Child）。

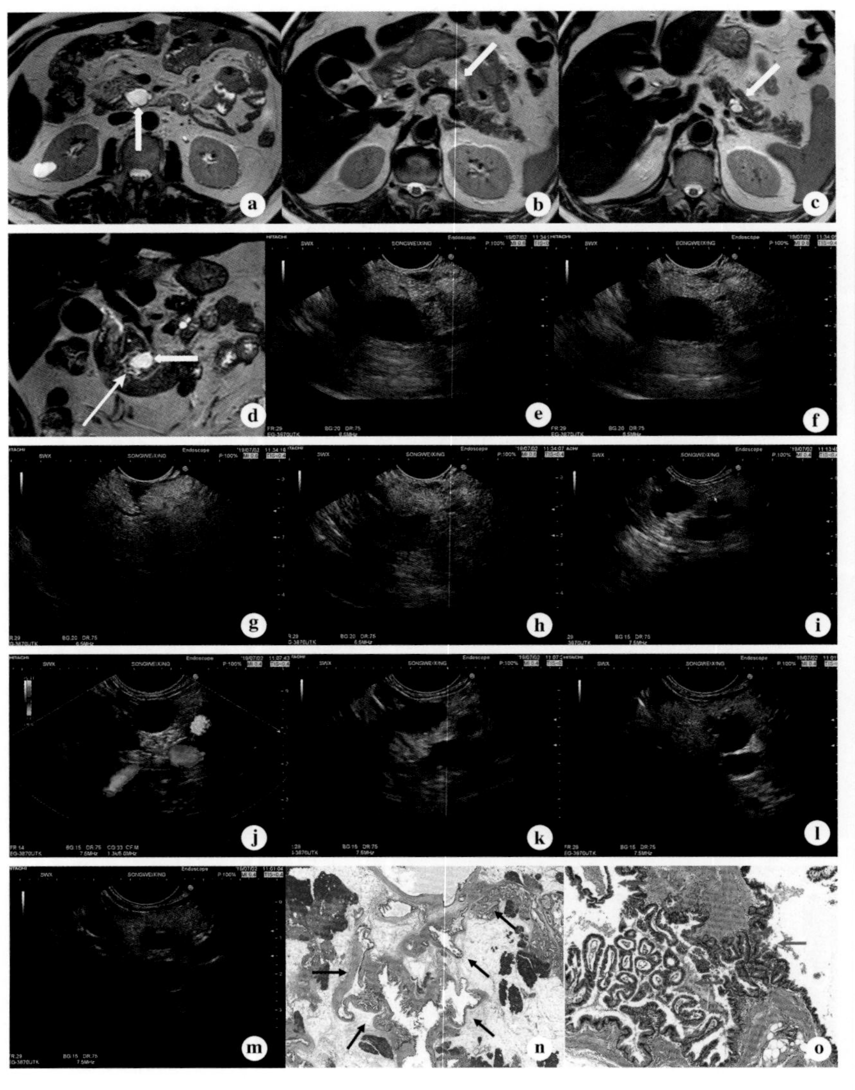

图像要点

MRI：横断面 T2W 序列胰头、体部见多枚囊性信号灶（白粗箭），形态呈类圆形或不规则，囊壁薄，部分呈单房单囊，部分囊腔内见少许纤细分隔（a～c），冠状面 T2W 序列胰头部病灶（白粗箭）与主胰管可见相通（白细箭）（d）。

EUS：胰腺钩突（17.8mm×15.8mm）、颈部（18.2mm×9.4mm）、体部（10.9mm×12.6mm）分别见 3 处无回声病灶，边缘清晰规则，内部见细长高回声分隔，病灶均与分支胰管相通（钩突：e～h；颈部：i～k；体部：l～m）。

术后病理：胰腺内见多处胰管扩张（n），扩张胰管内衬黏液柱状上皮，细胞轻度异型增生（o）。

最终诊断：胰腺导管内乳头状黏液性肿瘤（IPMN）伴低级别上皮内瘤变。

（病史：徐敬慈；影像：王晴柔；EUS：王　伟　龚婷婷；病理：王　婷）

精彩视频请扫描二维码

【病情简介】 女，72 岁。右胸隐痛 1 周。外院胃镜示十二指肠乳头增大，表面未见明显异常，活检未见明显异常。MRI 示十二指肠壶腹部结节。2 型糖尿病 10 余年。无烟酒嗜好。

【实验室检查】 肿瘤学指标：CEA 11.240ng/ml。血糖：12.44mmol/L。余肿瘤学指标、血脂、肝肾功能及血常规等均正常。

【影像学检查】 CT：十二指肠降部（近乳头区）结节，请结合胃镜病理；病变以上胆总管扩张、肝内胆管轻度扩张、胆囊炎改变。

【治疗】 胰十二指肠根治术。

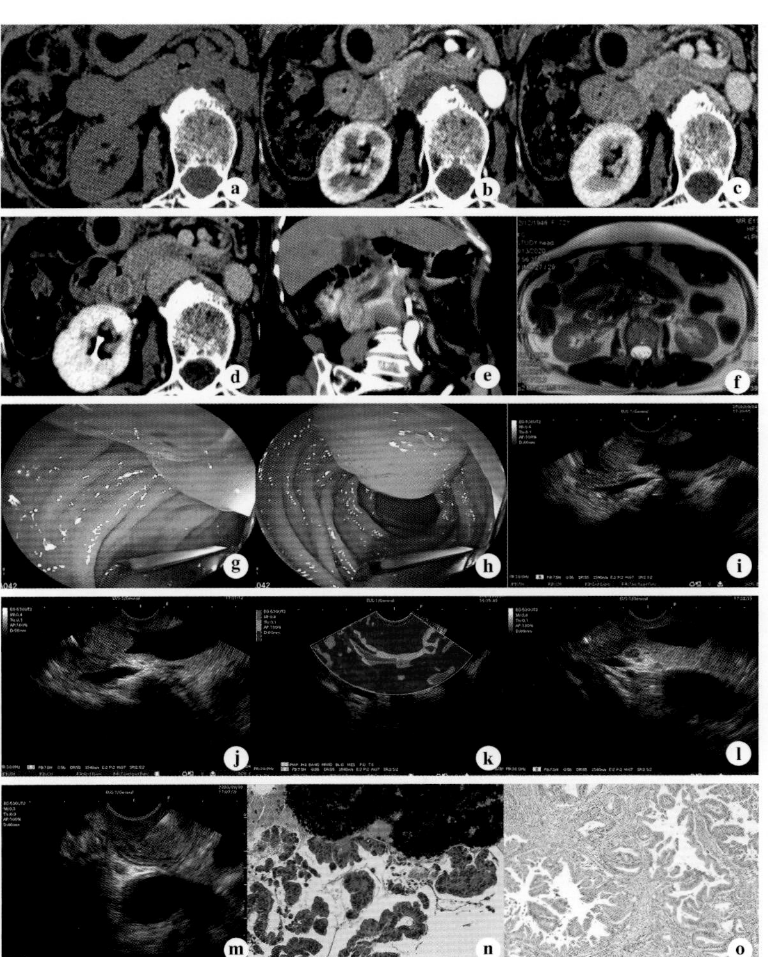

图像要点

CT：示十二指肠降部（近乳头区）见一结节灶突向肠腔，大小约 17mm×8mm，增强扫描欠均匀明显强化，其以上胆总管扩张（最宽处约 17.5mm），肝内胆管轻度扩张。邻近肠周未见明确肿大淋巴结（a～e）。

MRI：示十二指肠降部（近乳头区）见一结节灶突向肠腔，增强扫描强化程度低于局部管壁黏膜，胆总管扩张（f）。

超声胃镜（白光）：十二指肠乳头增大，表面黏膜未见明显异常（g、h）；十二指肠乳头见一类圆形不均质偏低回声，截面尚清，累及胆总管，其上胆总管扩张，最大径为 18.3mm。未见累及胰管，主胰管无扩张。未见侵及十二指肠固有肌层。弹性成像示蓝色，提示质硬。病变旁见一大小约 6.7mm×4.0mm 肿大淋巴结（L）。予 EUS-FNA。

EUS 诊断：十二指肠壶腹部低回声占位，性质待定，局部分期≤ T1b（i～m）。

EUS-FNA 病理：考虑导管内乳头状肿瘤（n）；术后病理：导管内乳头状肿瘤，高级别，伴浸润性癌，浸润至十二指肠黏膜下层（o）。

最终诊断：胰腺导管内乳头状肿瘤（ITPN）癌变。

（钟清华）

病例25

精彩视频请扫描二维码

【病情简介】 男，47岁。体检发现胰腺占位3月余。体检行彩超及上腹部增强MRI：胰腺颈部囊性占位，IPMN？黏液性囊腺癌？于外院行CT：胰头囊实性病变。无吸烟酗酒史，无糖尿病病史。

【实验室检查】 肿瘤标志物：CA19-9 8.4U/ml，NSE 41.76ng/ml，CA242、CEA、CA125、AFP等正常；血糖：4.78mmol/L；肝功能、肾功能、血常规、凝血指标等均正常，IgG4 0.41g/L。

【影像学检查】 CT：胰颈部囊实性占位，与主胰管相通，IPMN？伴恶变不除外。

【治疗】 机器人辅助下腹腔镜胰腺中段切除术、淋巴结清扫术、胰胃吻合术。

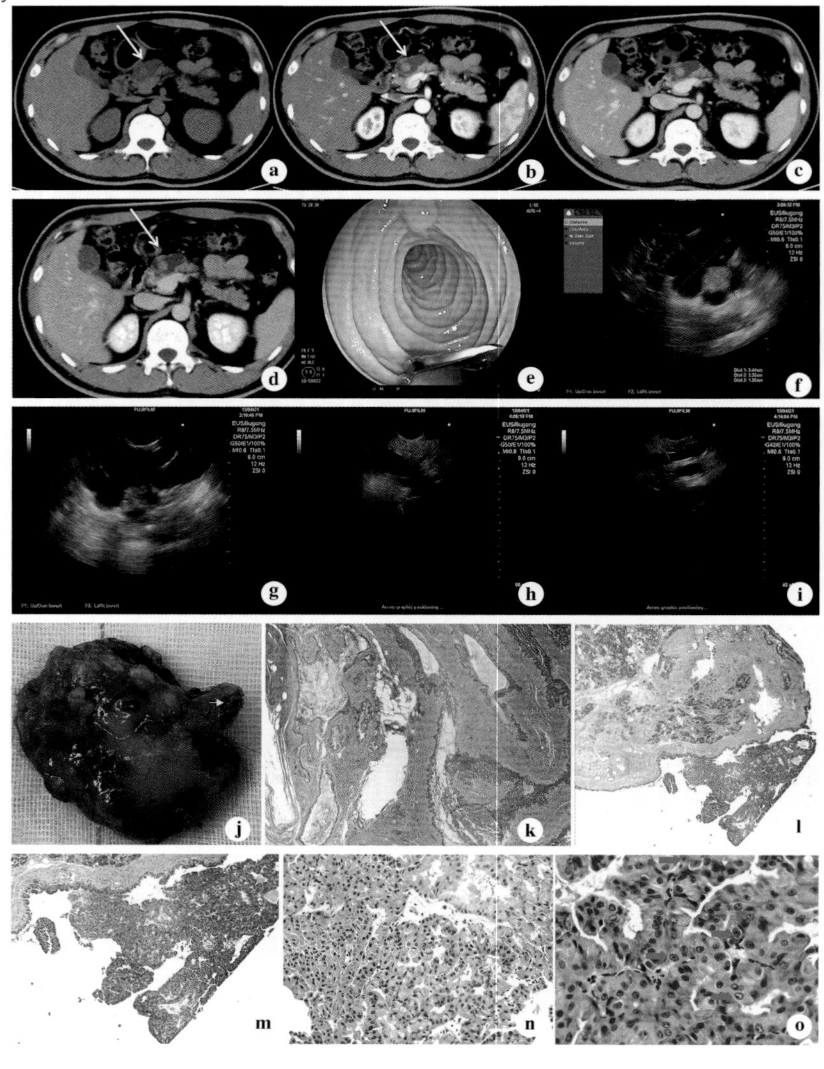

图像要点

CT：胰颈部囊实性灶，CT平扫（a）呈低密度影，增强各期（b～d）囊性灶未见强化，囊内壁结节呈轻中度均匀强化。

EUS：十二指肠乳头未见胶冻样液体流出、形态正常；超声扫查，胰腺颈部见一无回声病灶，边界清晰，欠规则，其中一个截面大小为3.44cm×3.32cm，内部见高回声分隔及等回声结节影（最大直径为1.5cm），邻近主胰管穿过病灶及PV之间，病灶与主胰管通过轻度扩张的分支胰管相通（e～i）。术后标本大体形态，乳头样凸起清晰可见（j）。

病理：病灶内多处胰管扩张（k），扩张胰管内见复杂分支状乳头形态的肿瘤伴有纤细的纤维血管轴心（l～n），乳头衬覆2～5层立方或柱状上皮，细胞高度异型，胞质富含嗜酸性颗粒细胞，核大而圆，核仁明显（红箭，o）。

最终诊断：胰腺导管内嗜酸细胞乳头状肿瘤（IOPN）。

（朱乃懿 许志伟 王 伟 龚婷婷 王 婷）

病例 26

精彩视频请扫描二维码

【病情简介】　女，64 岁。反复中上腹痛 2 年，再发 2 天。外院上腹部增强 CT 示肝内外胆管扩张，胰头部小囊影，胰管扩张。无烟酒嗜好，无糖尿病病史。

【实验室检查】　肿瘤学指标：CA 19-9 93.5U/ml；血糖：4.5mmol/L；肝功能：ALB 35g/L，ALT 77.2U/L，AST 226.74U/L，TBIL 57.2μmol/L，DBIL 32.2μmol/L，IBIL 25μmol/L；肾功能正常；血常规：WBC 2.4×10^9/L，N 1.62×10^9/L，RBC 3.14×10^{12}/L，HGB 100g/L，PLT 106×10^9/L。凝血指标：D- 二聚体 0.60mg/L。

【影像学检查】　MRCP：胰头部小囊影，考虑 IPMN。

【治疗】　保留幽门的胰十二指肠切除术。

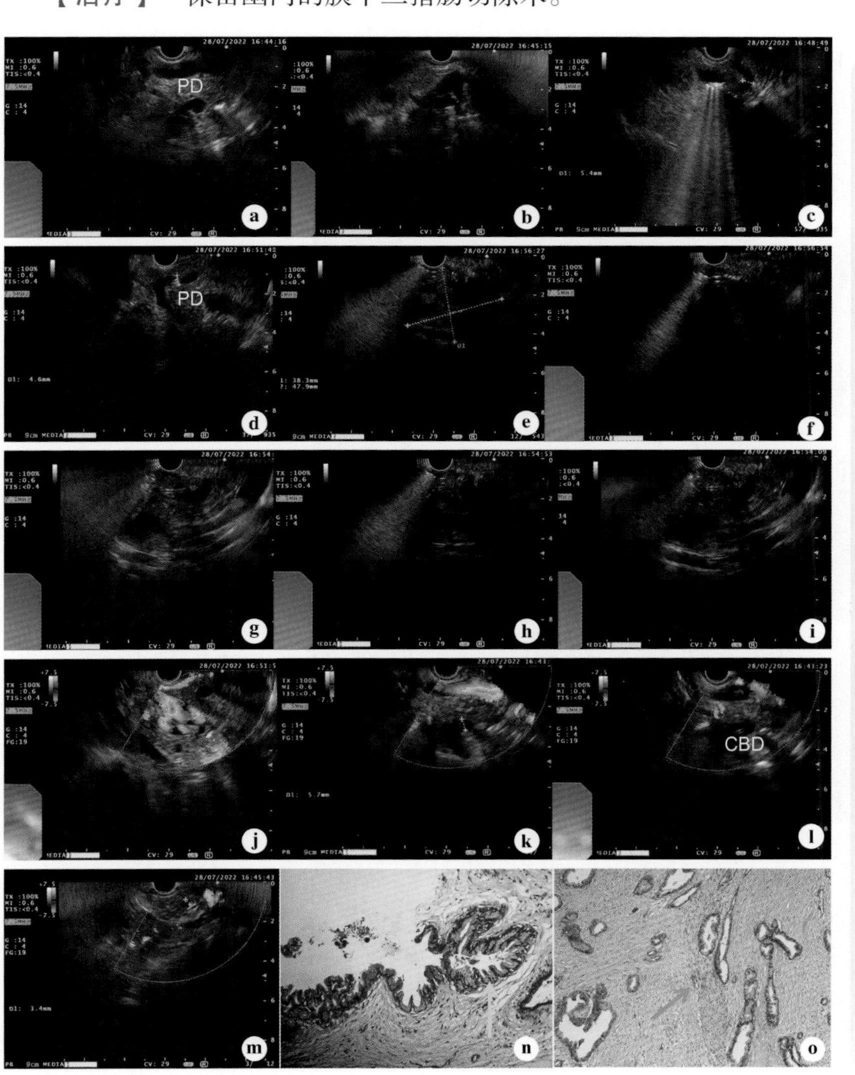

图像要点

EUS：胰管全程扩张，尾部为 3.4mm、颈部为 4.6mm，头部为 5.2mm；头颈部胰管迂曲，见等回声影、条状高回声影及支架影；头部及钩突部见一低回声影，截面大小为 38.3mm×47.9mm，胰周未见异常淋巴结影，血管未见侵犯。胆总管支架置入中，管壁光滑。左肾见一直径为 51.4mm 无回声区（a～m）。

术后病理：示胰腺导管内黏液性上皮乳头状向腔内突出（黄箭，n）；导管腺癌成分侵犯神经（绿箭，o）。

最终诊断：胰头部主胰管型导管内乳头状黏液性肿瘤（MD-IPMN）伴相关浸润性癌，浸润性成分为高分化导管腺癌。

（王　伟　蒋巍亮　林　军　阎九亮　龙　江）

第 5 章　胰腺实性及囊实性疾病

病例 27

【病情简介】　男，68 岁。上腹痛 2 月余。有吸烟饮酒史；无糖尿病病史。

【实验室检查】　肿瘤学指标：CA 19-9 91.80U/ml（≤ 28），CA50 58.40U/ml（58.4），SF 896.04ng/ml；自身抗体谱、自身抗体：抗核抗体 ANA 阳性（1 ∶ 320），余指标正常范围；IgG4 11.10g/L。肝功能：ALT 107U/L，AST 50U/L，γ-GT 881U/L，ALP 567U/L，TBIL、DBIL 均正常。肾功能、血常规、凝血指标均正常。

【影像学检查】　外院 CT 检查示胆总管明显扩张。

【治疗】　激素口服 + 随访复查。

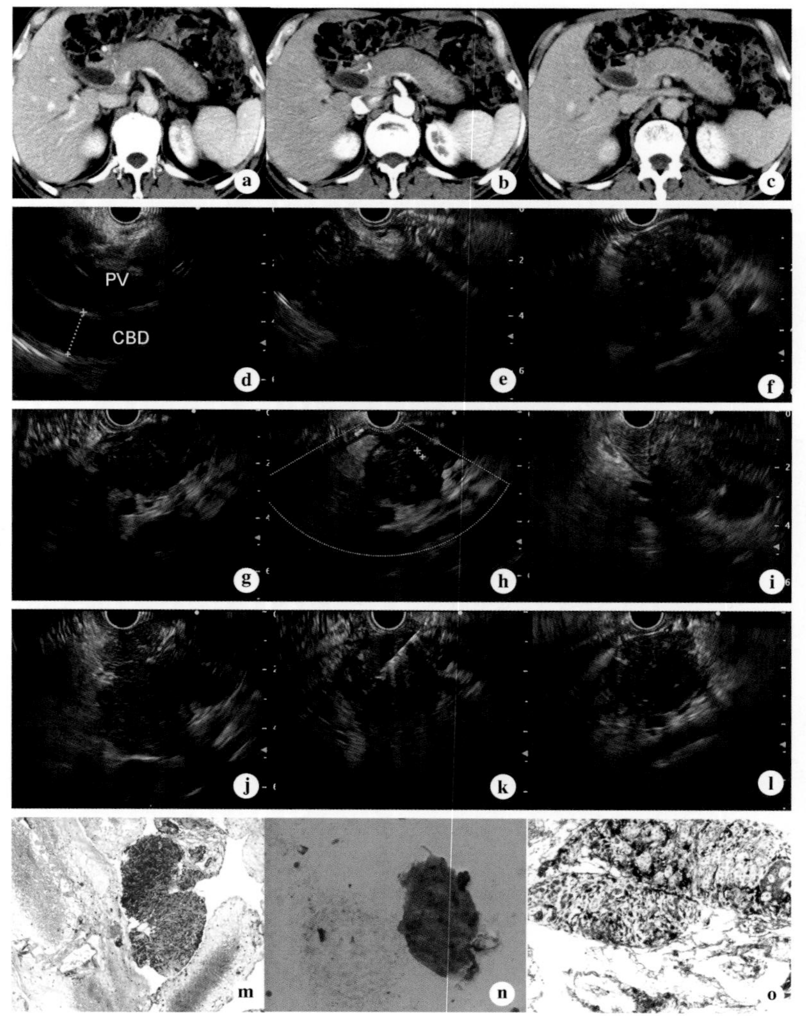

图像要点

CT：腹部增强 CT 示肝内外胆管扩张，胆总管末端截断（a ～ c）。胆囊显示不清，胰腺增粗。

EUS：胰腺实质回声低，颗粒增大，间隔回声过高，总体回声较一致，无异常增生区域，胰管不扩张，胆总管上段扩张直径最大为 14mm，肝内胆管扩张，降段观察乳头形态良好，胆汁暗黄色，壶腹部周围未见异常增生。在胃体 19G 细针行胰腺实质穿刺，取得组织和细胞液，留取病理（d ～ l）。

EUS-FNA：HE 染色可见慢性炎表现。

病理诊断：（胰腺）自身免疫性胰腺炎可能（m ～ o）。

免疫组化结果：CD3（+），CD20（+），CD138（+），κ（+），λ（+），CEA（–），CK（L）（–），Syn（散在），CD56（散在），IgG4（+），Ki-67（+），P53（–）。

最终诊断：自身免疫性胰腺炎（AIP）。

（朱苏敏）

【病情简介】 女，36 岁。发现胰腺占位 3 天。既往有糖尿病病史，10 余年前因胃癌行胃大部切除术。

【实验室检查】 肿瘤学指标：AFP、CEA、CA19-9 正常范围；自身抗体谱、自身抗体：正常。IgG4 13.90g/L。肝功能：ALT 226U/L，AST 124U/L，γ-GT1651U/L，ALP 169U/L，TBIL、DBIL 在正常范围。肾功能、血常规、凝血指标均正常。

【影像学检查】 全腹部增强 CT：胰腺弥漫性肿大，AIP？胰腺体尾部后缘密度可疑稍低及脾静脉欠清。上腹部 MRI+MRCP：①胰腺形态异常伴胰管显示不清，考虑 AIP 可能，建议结合临床实验室检查排除占位可能；②胰腺后缘异常信号，建议随访复查；③胆总管可疑小结石，继发胆道系统扩张；④胆囊多发结石；⑤肝脏多发囊肿；⑥脾大，脾内小囊肿。

【治疗】 激素治疗，随访复查。

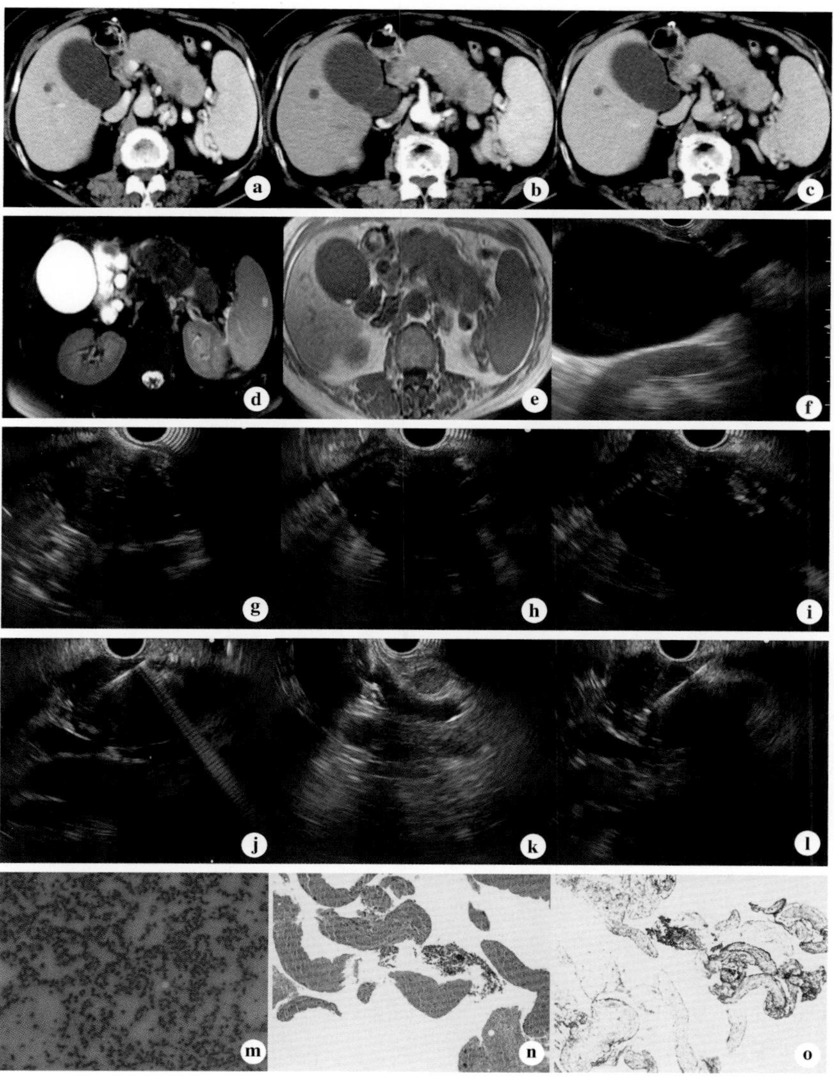

图像要点

CT：全腹部增强 CT 示胰腺弥漫性肿大。动脉期（a）、静脉期（b）及延迟期（c）未见明显强化。

上腹部 MRI+MRCP（d、e）：胰腺形态异常伴胰管显示不清，考虑 AIP 可能。

EUS：胰腺实质回声均匀，低回声粗颗粒，边缘光整，胰管局部管壁光亮，无明显扩张和扭曲，胆管不扩张，胆囊体积大，内部回声纯净（f ～ l）。EUS-FNB 穿刺病理（m、n）：大量 RBC 中见少许上皮细胞；组织学示少许胰腺腺泡上皮及纤维样组织；免疫组化（o）结果：CD138（–），κ（+），λ（+），IgG4（+），CK（L）（–），CEA（–）。

最终诊断：自身免疫性胰腺炎（AIP）。

（朱苏敏）

病例 29

精彩视频请扫描二维码

【病情简介】 男，54 岁。间断上腹痛 2 个月，发现胃脾间隙肿物 20 余天。吸烟史 20 年，无嗜酒史，无糖尿病、高血压病史。

【实验室检查】 细胞因子检测：IL-6 27.50pg/ml。肝功能、肾功能、血常规、凝血指标等均正常。

【影像学检查】 增强 CT：①胃、脾间隙多发结节影，考虑多发增大淋巴结；②胆囊结石。超声示：脾门处低回声，副脾？

【治疗】 腹腔镜腹腔肿物切除 + 胆囊切除术。

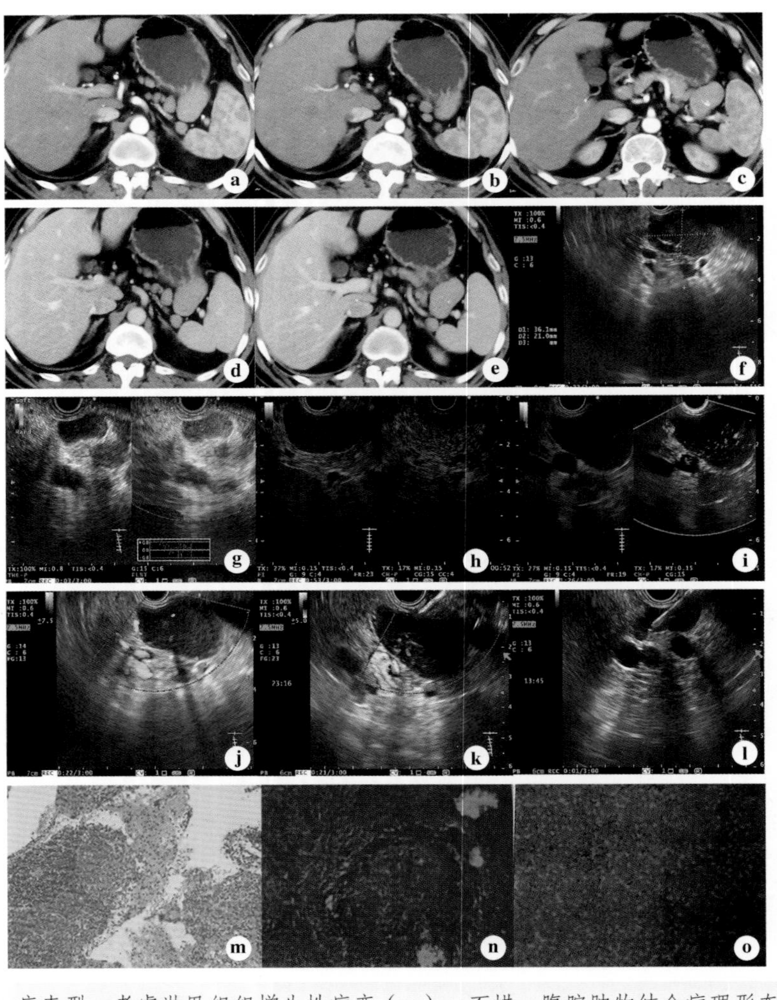

图像要点

CT：增强 CT 显示肝脏形态如常，肝内未见明显异常强化灶，胆囊内见极高密度影，胰腺、脾脏未见异常强化灶。胃、脾间隙见多发结节影，呈较均匀强化，较大者最大截面为 4.8cm×3.0cm，内见斑片状极高密度影(a～e)。

EUS：脾胃之间可见多个低回声团，边界清楚，大者约 36mm×21mm，内部回声欠均匀，可见斑点状强回声，后方伴声影，与胃壁关系尚清（f）；弹性成像提示质地较软（g）；谐波造影提示病变内部有血流信号（h、i）；肿物与脾动静脉毗邻，无压迫及侵犯（j），于胃体部超声引导下对病变进行穿刺（k、l）。

组织病理：脾胃之间肿物组织块穿刺物为结构松散的淋巴组织，结合免疫表型，考虑淋巴组织增生性病变（m）。石蜡：腹腔肿物结合病理形态及免疫表型，考虑 IgG4 相关硬化性疾病的淋巴结病，请结合临床，进一步检查血 IgG 水平（n）。免疫组化结果显示：A1 蜡块：Bcl-2（生发中心 -）、Bcl- 6（生发中心 +）、CD10（生发中心 +）、CD20（滤泡 +）、CD21（示 FDC 网）、CD3（间区 +）、CD30（散在 +）、Ki-67（生发中心高，外 8%）、CD138（+）、CD38（+）、IgG（+）、IgG4（+）、κ（+）、MUM-1（+）、CKpan（–），原位杂交 EBER（极个别细胞 +）。脾胃肿物涂片可见大量淋巴细胞，偶见体积较大的裸核异型细胞（o）。

最终诊断：IgG4 相关硬化性疾病淋巴结病。

（于廷廷　张立超　侯森林）

【病情简介】 男，60 岁。上腹隐痛不适，腰背部不适 1 个月，伴尿色加深 10 天。外院上腹部 CT 平扫：胰头钩突部占位。有糖尿病病史 1 年，长期吸烟史。

【实验室检查】 血糖：11.04mmol/L；肝功能：ALT 653U/L，AST 284U/L，ALP 549U/L，γ-GT 715U/L，CA 19-9 133.5U/ml，TBIL 127.4μmol/L，DBIL 80.1μmol/L，胆汁酸 167.4μmol/L，IgG4 3.12g/L。

【影像学检查】 外院上腹部 CT 平扫：胰头钩突部占位。

【治疗】 泼尼松口服。

病例 30

精彩视频请扫描二维码

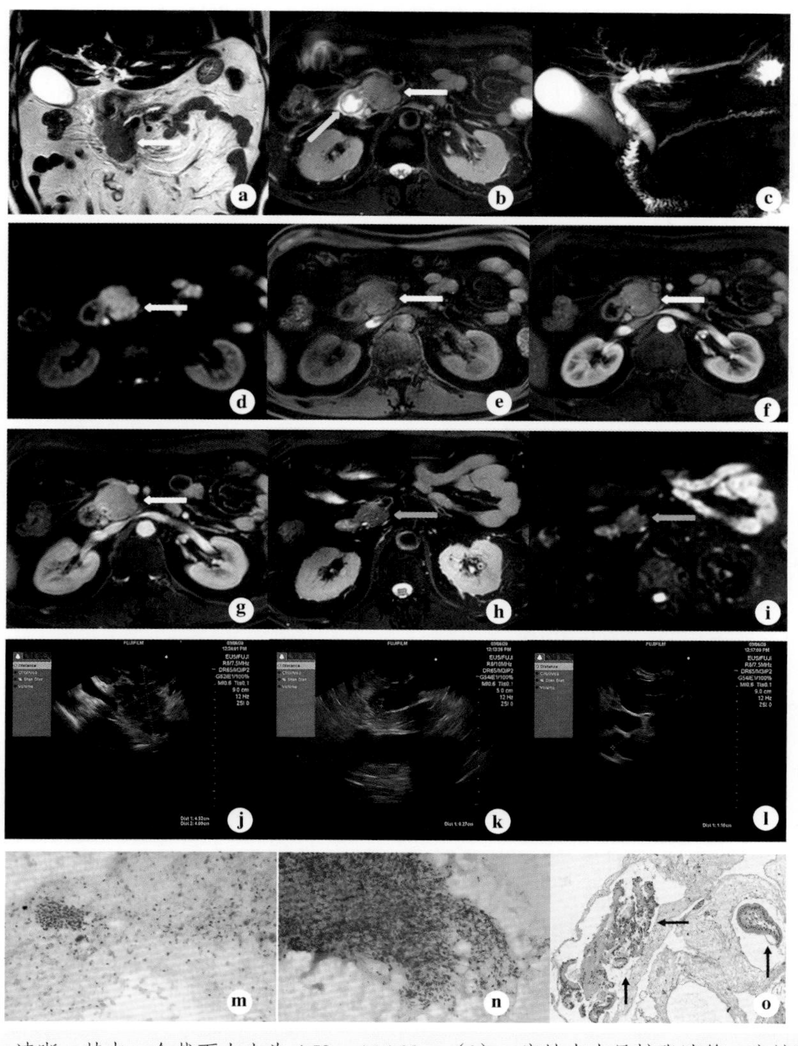

图像要点

MRI：2020 年 6 月 6 日查 MRI，T2WI 冠状面序列及 fsT2WI 横断面序列示胰头部肿大（粗白箭）、信号增高，胰体尾部萎缩，邻近十二指肠降段肠壁肿胀伴周围少量积液（粗黄箭，a、b）。MRCP 序列胰头水平胆胰管狭窄伴上游管腔扩张（c）。DWI 序列胰头部信号增高（粗白箭，d）。fsT1WI 平扫及增强动脉期胰头部（粗白箭）信号减低，静脉期呈进行性强化，信号较均匀（e～g）。

泼尼松治疗后复查 MRI（2021 年 10 月 26 日）：fsT2WI 序列胰头部（粗蓝箭）肿胀较前减轻（h），DWI 序列胰头部（粗蓝箭）信号较前减低（i）。

EUS：2020 年 6 月 3 日胰头钩突侧见一低回声病灶，内部回声欠均匀，局部呈花斑样改变，边界尚清晰，其中一个截面大小为 4.52cm×4.09cm（j）。病灶内未见扩张胰管，病灶远端胰管直径 0.27cm（k），分支胰管显示，胰管管壁回声增高。胆总管上游扩张，胆总管上段直径 1.18cm（l），整个管腔内可见较多低回声影。胰腺体颈部实质回声偏低，未见占位，尾部实质轻度萎缩。胆总管下段旁可见数个低回声淋巴结影，胆囊肿大，内部可见低回声影；于胰腺头部行 EUS-FNA，分别于十二指肠球部穿刺一针，降段穿刺 2 针。

EUS-FNA 细胞学：见少量导管上皮细胞（HE×200），细胞形态规则一致，呈单层片状排列（m）；见成团纤维细胞（n）；胰腺穿刺标本中见少量腺上皮（o）。

最终诊断：自身免疫性胰腺炎（AIP）。

（病史：徐敬慈；影像：王晴柔；EUS：王 伟 龚婷婷；病理：王 婷；细胞学：高丽丽）

病例 31

精彩视频请扫描二维码

【病情简介】 男，76 岁。黄疸、腹痛 3 个月，发热 2 天。入院诊断胆总管狭窄，给予 ERCP 内引流治疗后，黄疸症状缓解，术后 2 周再次出现尿色加深，再次行 ERCP 胆道支架更换治疗；2 天前出现寒战、发热、黄疸。无烟酒嗜好，无糖尿病病史。

【实验室检查】 肝功能：ALT 243U/L，AST 139U/L，GGT 640.6U/L，ALP 318U/L，TBIL 112mmol/L，DBIL 78.05mmol/L，CA19-9 ＞ 1000U/ml；血常规：WBC 15.9×10^9，N% 80.75%，IgG4 16.7g/L，肾功能、止凝血指标等均正常；治疗后肝功能：正常，IgG4 5.0g/L，CA19-9 17.56U/L。

【影像学检查】 MRCP（2021 年 1 月外院）：低位胆道梗阻，胰头区信号异常，胰腺信号不均，请结合临床，胆囊增大胆囊炎；CT 胰腺形态饱满，实质强化略减低，倾向自身免疫性胰腺炎；2021 年 11 月 16 日，CT：胰腺萎缩，形态正常，表面光滑，胰体尾可见低密度影，边界不清，胰管未见扩张，胰腺周围脂肪间隙清晰，双侧肾前筋膜无增厚。肝内胆管、肝总管及胆总管可见扩张，胆总管内可见小圆形稍高密度影及管影。检查意见：低位胆道梗阻，胆总管内稍高密度影

【治疗】 ERCP 及激素治疗。

图像要点

治疗后 CT：胰腺变细，胰管无扩张，提示胰腺萎缩（a ～ c）。

ERCP：狭窄段位于胆总管下段，狭窄段长度约 2.0cm，放置 8.5F 5cm 一体式塑料内支架一根于胆总管内（d、e）；MRCP 肝内胆管明显扩张；左、右肝管显示不清；肝总管局部可见、形态稍粗（f）。

EUS：胆总管壁明显均匀增厚，胆总管壁厚 0.44cm（g、h）；胰腺头部明显增大，大小为 4.5cm×4.2cm，回声明显减低，且回声不均匀，散在多处小等号状强回声，胰管未见扩张（i、j）；胆总管于胰头部狭窄、中断，其上方胆总管明显扩张，可见支架（k、l）。

组织病理：（十二指肠乳头）黏膜中度慢性炎症（m 、n）；FNA：炎症细胞浸润（o）。

最终诊断：自身免疫性胰腺炎（AIP）。

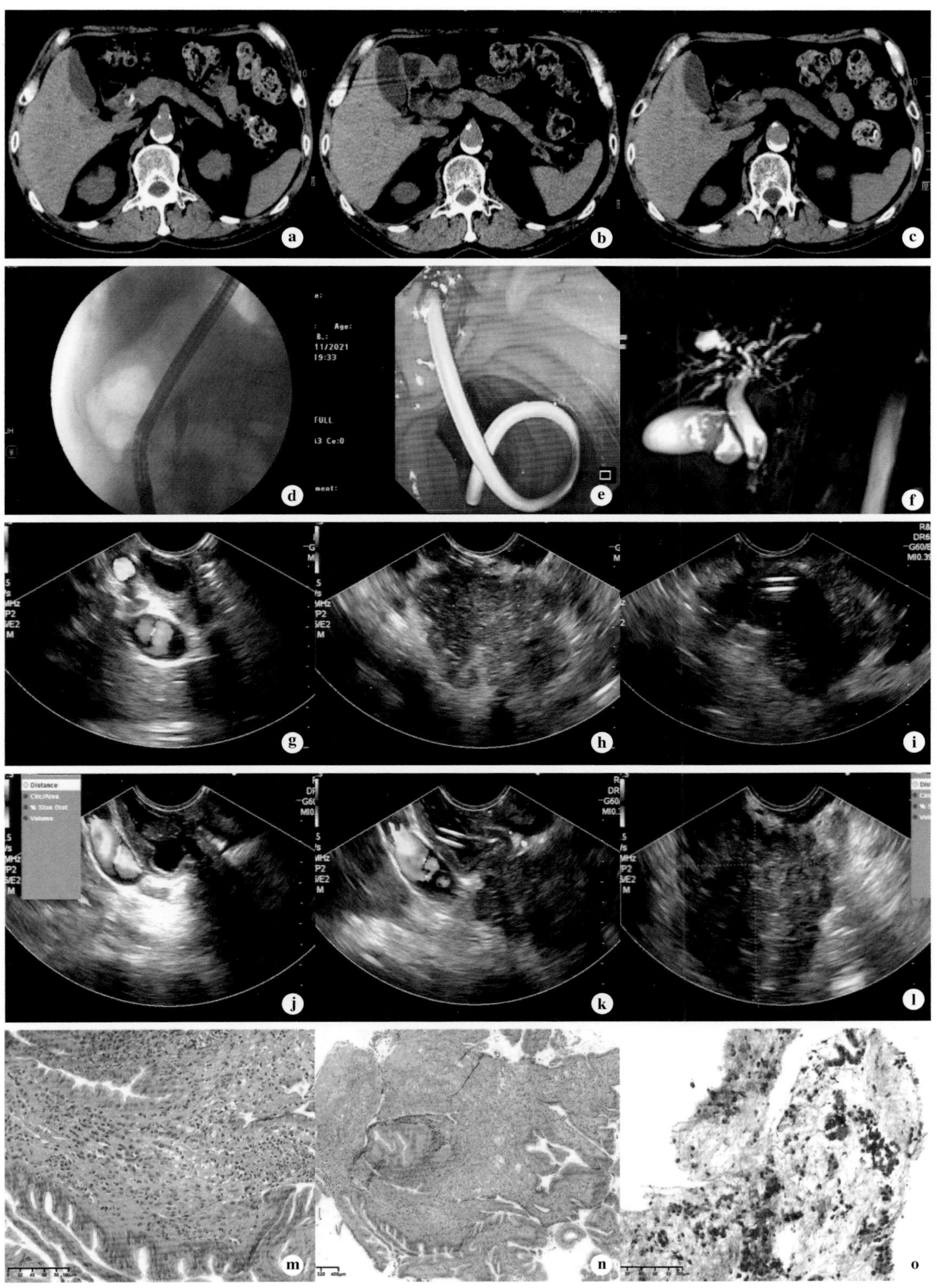

（徐洪雨）

病例32

精彩视频请扫描二维码

【病情简介】 男，41岁。腹痛半个月，黄染1周，CT提示自身免疫性胰腺炎行ERCP术并于胆总管内置入一塑料支架，6个月后患者腹痛症状再次加重，伴有发热黄染。2021年11月行胆囊切除术。

【实验室检查】 血糖：7.87mmol/L；肝功能：ALT 395U/L，AST 226U/L，TBIL 212mmol/L，DBIL 155mmol/L，GGT 1034U/L，AKP 459U/L；CA19-9 684.8U/L；IgG4 2.5g/L；血常规、肾功能、凝血指标等均正常；红细胞沉降率、CRP正常。

【影像学检查】 胰腺CT：胰腺体积增大，形态饱满，强化减低，胰管无扩张，可疑自身免疫性胰腺炎；　肝内外胆管扩张，考虑低位胆道梗阻。

【治疗】 ERCP。

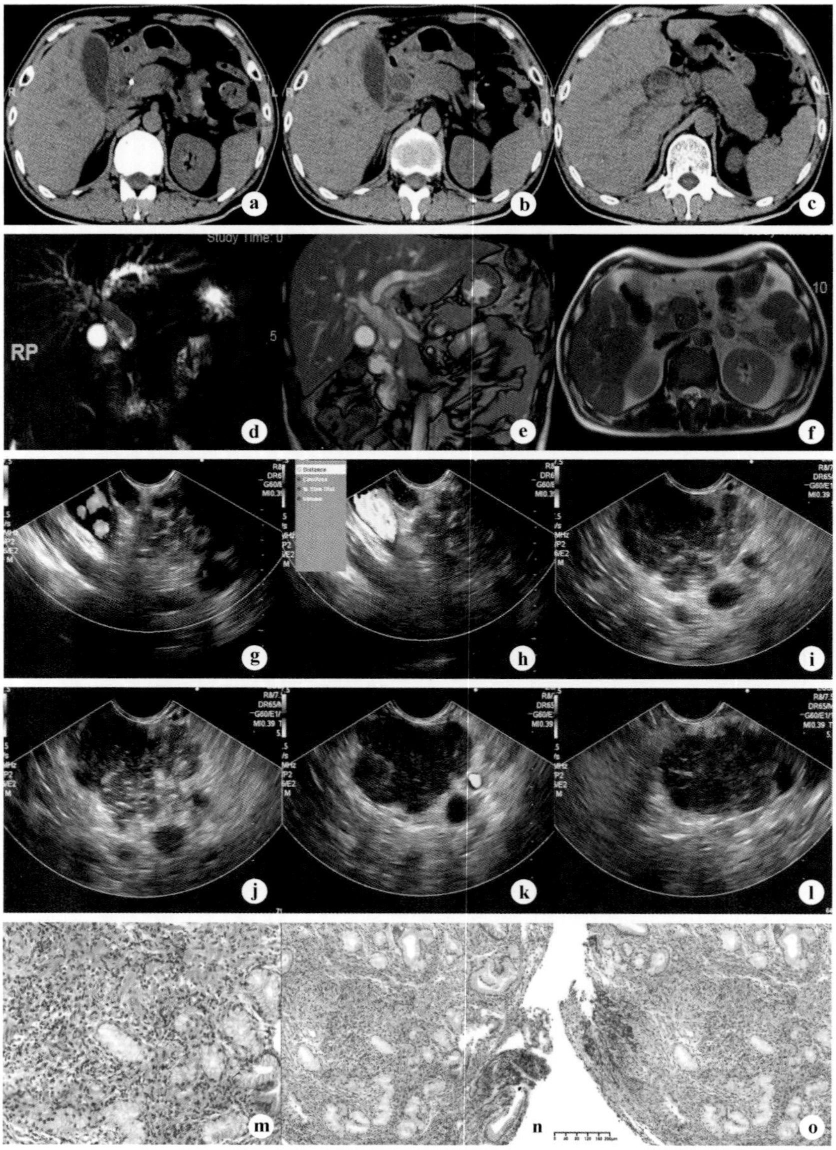

图像要点

CT：胰腺体积增大，形态饱满，强化减低，胰管无扩张（a～c）。

MRI：胆总管下段截断，肝总管、胆总管上段扩张，胆总管最大径约为1.8cm（d～f）。

EUS：胆总管于胰头部狭窄、中断，其上方胆总管扩张，直径为0.8cm，胆总管内透声不清晰（g、h）；胰腺明显增大，以胰体及胰尾为主，胰腺体部直径为2.4cm，胰腺尾部直径为1.7cm，胰管无扩张，胰腺实质回声弥漫性减低，实质回声明显不均匀，可见多发短线状强回声及小结节状强回声，最大结节为0.5cm×0.5cm（i～l）。

穿刺组织病理：（十二指肠乳头）少许浅表黏膜组织，间质淋巴细胞、浆细胞及少许嗜酸性粒细胞浸润（m～o）。

最终诊断：自身免疫性胰腺炎（AIP）。

（徐洪雨）

病例 33

精彩视频请扫描二维码

【病情简介】　女，22 岁。反复腹痛 6 年。无烟酒嗜好，无糖尿病病史。

【实验室检查】　肿瘤学指标：CA125 73.66U/ml、CA19-9、CEA、AFP 等正常；血糖、肝功能、肾功能、血常规及凝血指标等均正常；IgG4 正常。

【影像学检查】　CT：胰头颈部交界处肿块，实性假乳头状瘤首先考虑。MRI：胰腺头颈交界部肿块，实性假乳头状瘤考虑。

【治疗】　腹腔镜下胰腺部分切除术 + 胰管修补术。

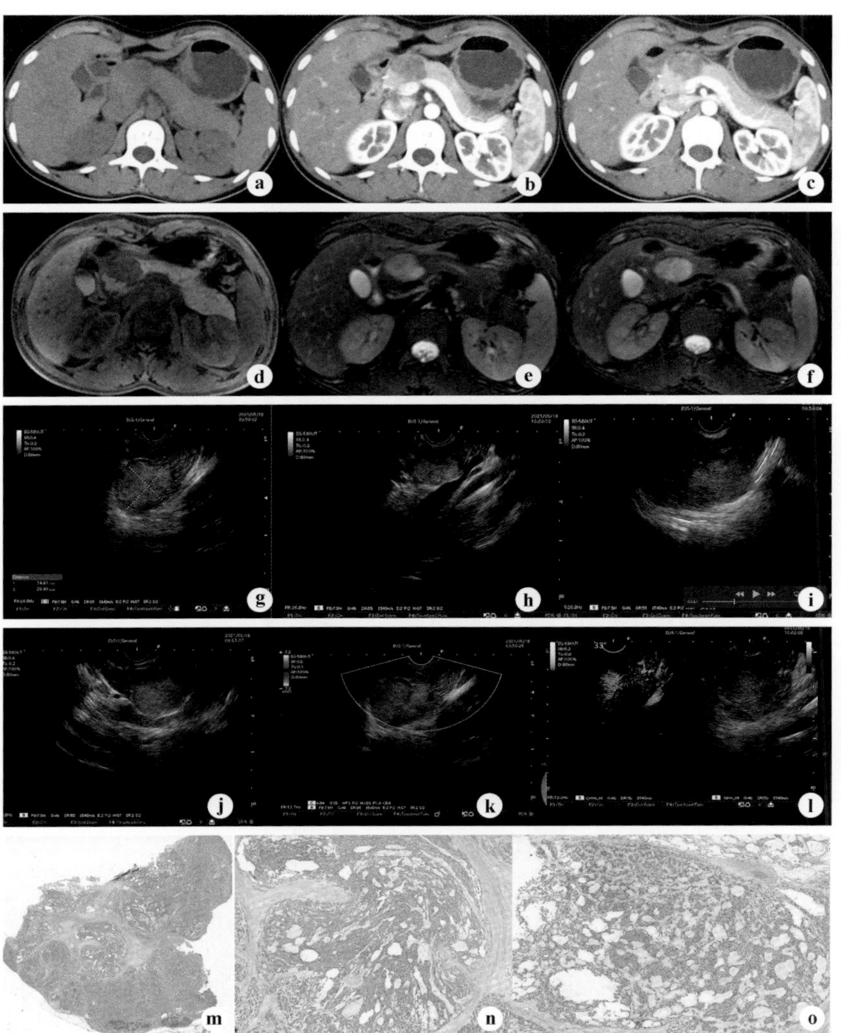

图像要点

CT：胰头颈部交界处见类圆形低密度影，约 32mm×20mm，增强扫描其内见强化结节，部分区域不强化（a～c）。

MRI：增强 MRI 示胰头颈交界部见长 T1 长 T2 信号团块影，界清，大小约 31mm×23mm，增强扫描内可见强化结节（d ～ f）；EUS：胰腺头颈部中等回声实性占位，有包膜（g～l）。

病理：大体手术病理，瘤体为 3.5cm×3.3cm×2.2cm，多发分枝状乳头状肿瘤细胞。免疫组化：AACT（+），VM（+），CD10（+），CD56（+），β-catenin（核浆 +，m～o）。

最终诊断：实性假乳头状肿瘤（SPN）。

（陈小丽　余小丽）

病例 34

精彩视频请扫描二维码

【病情简介】 女，23 岁。发现胰腺占位 4 天。无烟酒嗜好，无糖尿病病史。

【实验室检查】 肿瘤学指标：CA19-9、CEA、CA125、AFP 等正常；肝功能、肾功能、血常规、凝血指标等均正常。

【影像学检查】 增强 CT：胰腺颈部占位，伴其内钙化，性质待定，请结合临床及实验室检查。

【治疗】 腹腔镜下胰腺肿瘤切除术。

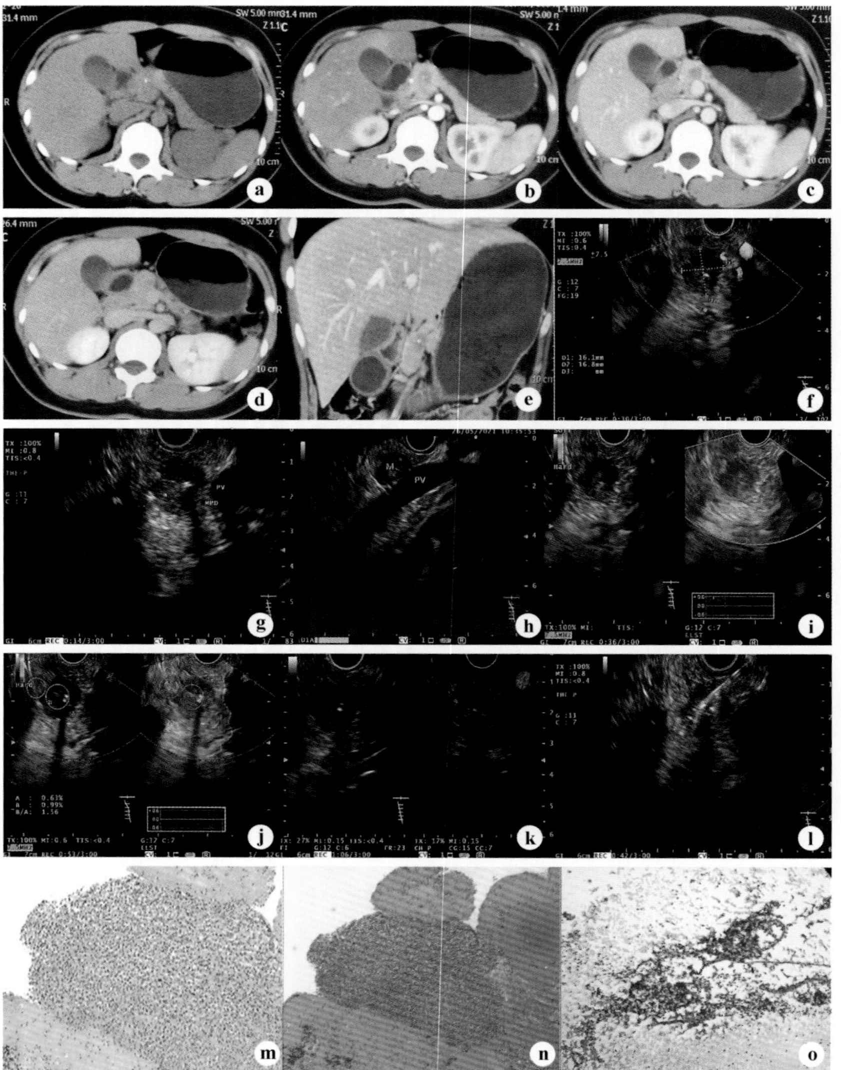

图像要点

CT：增强 CT 示胰腺形态正常，轮廓清楚，头、体、尾部比例未见异常，胰颈部可见一类圆形等密度影，边界不清，CT 值约 50HU（a），其内可见小结节样及斑点状钙化密度影（b），增强扫描病变强化程度低于胰腺强化（c），大小约 1.1cm×0. 9cm×1.3cm（前后径×左右径×上下径），CT 值分别约为 75/80/78HU，胰周脂肪间隙存在，胰管稍扩张（d、e）。

EUS：超声扫查见胰腺颈部可见低回声，边界尚清，形态不规则，内部可见钙化斑，后方伴声影，肿物紧邻肠系膜上静脉，部分似包绕胰管，胰管不扩张（f～h）。弹性成像提示肿物成蓝绿色，质地较硬（i、j），注入六氟化硫微泡后 12 秒，见肿物内造影剂充盈，较均匀（k），于胃体超声内镜引导下对肿物进行穿刺（l）。

组织病理：胰颈部肿物穿刺活检，穿刺组织可见肿瘤成分，免疫表型符合实性 - 假乳头瘤（m、n）；胰颈部肿物穿刺涂片找见肿瘤细胞。ROSE 可见肿瘤细胞（o）。

最终诊断：胰腺实性假乳头瘤（SPN）。

（于廷廷　张立超　侯森林）

精彩视频请扫描二维码

【病情简介】 女，51 岁。眼黄、尿黄、食欲缺乏、乏力 1 周。既往子宫多发肌瘤病史，服用中药治疗，具体药物不详。查体：全身皮肤、巩膜轻度黄染，右上腹压之不适。

【实验室检查】 肝功能：TBIL 57.9μmol/L，CB 30.5μmol/L，UCB 27.4μmol/L，ALT 682.0U/L，AST 659.0U/L，γ-GT 114.0U/L，淀粉酶 94.0U/L；肿瘤学指标：CA19-9 13.31U/ml，CEA 2.49U/ml，CA125 28.60U/ml；血糖：4.15mmol/L；肝炎标志物：均为阴性；自身免疫性肝病标志物：AMA-M2（–），ASMA（–），LKMA（–），ANA（–）；血常规、肾功能、凝血指标等均正常。

【影像学检查】 全腹部 CT 平扫：胰腺体低密度灶，建议增强扫描；全腹部 CT 增强：胰腺体部占位，不除外胰腺实性假乳头状瘤可能；上腹部 MRI 平扫 + 增强 +MRCP：胰腺体部占位，不除外胰腺实性假乳头状瘤可能。

【治疗】 肝功能损害考虑药物性肝炎，给予停药保肝治疗；择期外科手术切除胰腺实性假乳头状瘤。

图像要点

CT：CT 平扫可见胰腺体部见 3.1cm×2.1cm 类圆形低密度影，边界不清（a），内部成分混杂不均，以实性成分为主，实性成分平扫 CT 值约 30HU，增强后为渐进性强化，但各期强化略低于正常胰腺组织，动脉期轻度强化（b），静脉期（c）略延迟强化，与周围组织强化程度相仿，边界不清。实性成分动脉期、静脉期、延迟期 CT 值约为 40.65HU、95.38HU、74HU，内部未见出血、钙化灶。

MRI：胰腺体部见 3.1cm×2.1cm 类圆形长 T1（d）长 T2（g）信号影，呈现囊实性肿物，边界清楚，冠状位可见少许包膜（h、i），动脉期（e）轻度强化，静脉期（f）略迟强化。胰腺体尾部实质未见萎缩。

MRCP：主胰管显影良好，未见扩张。

EUS：胰腺体部见低回声灶，大小约 3.5cm×3.6cm，内部回声欠均匀，可见蜂窝样改变。边界尚清，内部血流信号不丰富，包裹主胰管，但主胰管未见扩张（j、k），多普勒成像可见病变压迫周边血管（l）。

术后组织病理：肿瘤细胞为形态均一的细胞，胞质淡染，混有大量毛细血管大小的血管（m），可形成假乳头状结构，胞质细腻，有拖尾表现，形成“蝌蚪样细胞”（n），免疫组化中 β-catenin 在细胞核 / 细胞质的表达（o）。

最终诊断：胰腺实性假乳头状瘤（SPN）。

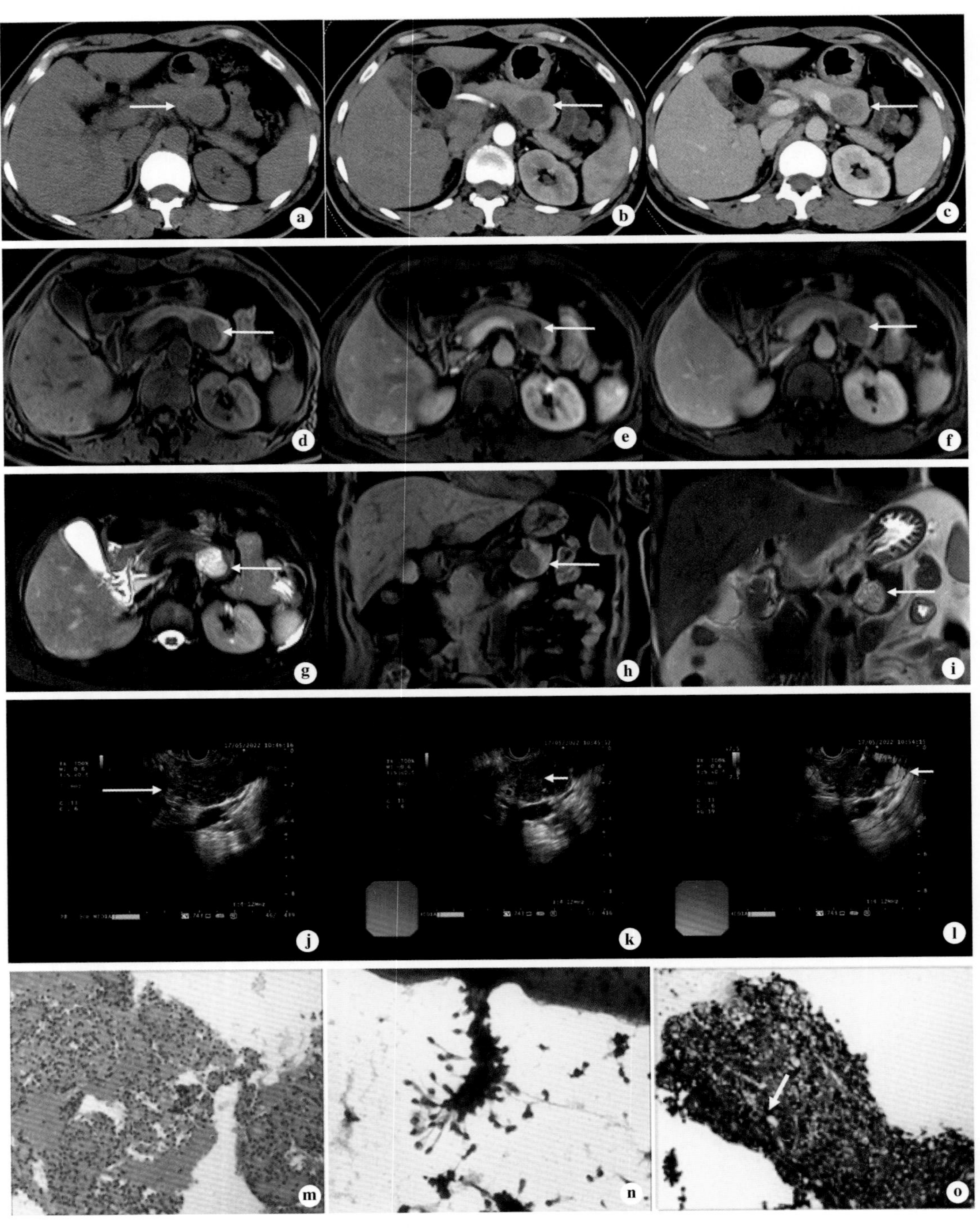

（肖炜明　邓　彬）

病例 36

精彩视频请扫描二维码

【病情简介】　男，34 岁。体检发现肝功能不良 3 天。既往无特殊病史。

【实验室检查】　肝功能：TBIL 47.5μmol/L，DBIL 18.4μmol/L，IBIL 29.1μmol/L，ALT 571U/L，AST 369U/L，γ-GT 95U/L。凝血机制：凝血酶时间 21.6 秒，余正常；血常规正常。CA19-9、CEA 正常。肝炎系列：HBsAg 阳性，HBeAb 阳性，HBcAb 阳性。

【影像学检查】　CT：胰腺头部团块伴钙化，考虑肿瘤性病变。MRI：胰头部占位，考虑良性病变可能（考虑炎性肉芽肿）。

【治疗】　胰十二指肠切除术。

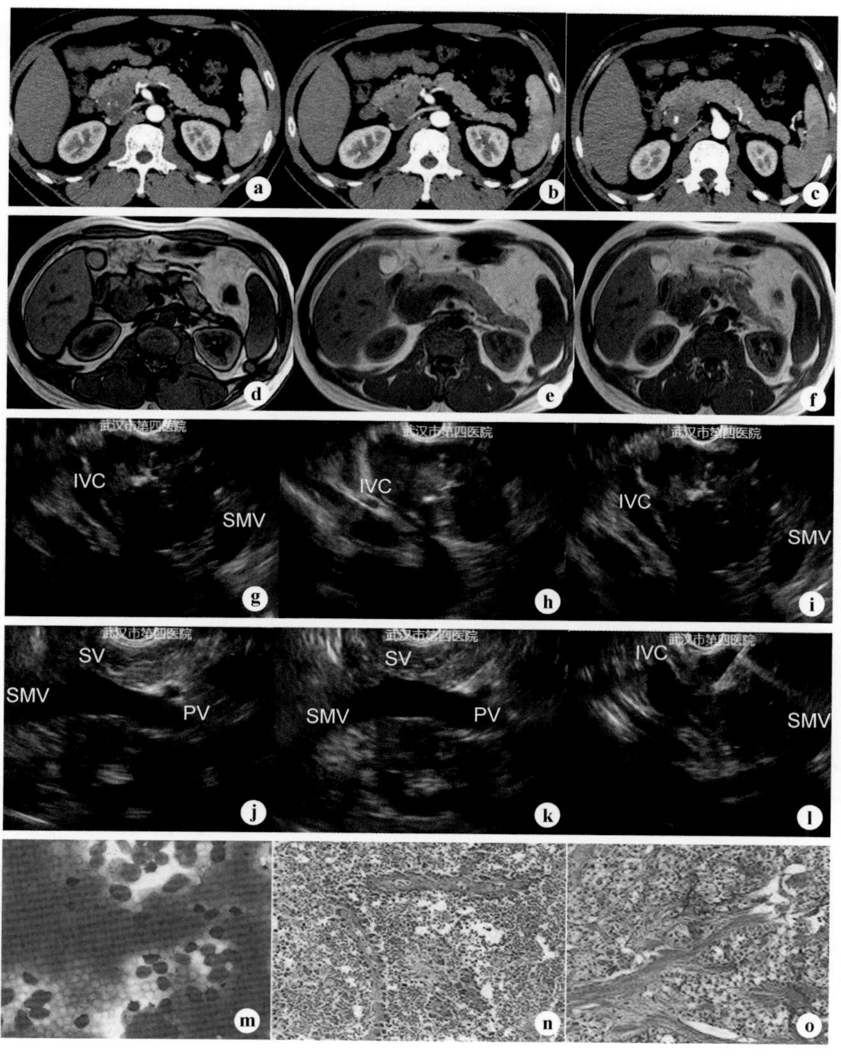

图像要点

CT：胰腺头部见欠均匀轻度强化团块，其内可见钙化，病灶边界不清，大小约 4.0cm×3.2cm（a～c）。

MRI：胰腺头部见一大小约 40mm×31mm 团块状长 T1 长 T2 信号影，DW 弥散轻度受限（d～f）。

EUS：胰头部可见一大小约 3cm×4cm 低回声团，中央可见钙化，与肠系膜上静脉紧密相连（g～k）；胰腺头部占位 19G 针经十二指肠行 EUS-FNA2 次（l）。

组织病理：穿刺细胞学见核异质细胞（m）；穿刺病理检查：呈乳头生长的上皮，细胞大小一致，未见明显核异质细胞，倾向实性假乳头状瘤（n）；术后病理：胰腺实性假乳头状瘤，镜下未见脉管、神经侵犯（o）。

最终诊断：胰腺实性假乳头状瘤（SPN）。

（易姗姗　丁祥武）

病例37

精彩视频请扫描二维码

【病情简介】 男，60岁。体检发现胰腺肿物1天。外院初诊CT提示胰头部胰岛细胞瘤。无烟酒嗜好，无糖尿病病史。

【实验室检查】 肿瘤学指标：CA19-9、CA125、CEA及AFP正常；血常规、肝功能、肾功能、血糖、凝血指标均正常；血糖：9.28mmol/L。

【影像学检查】 MRI：胰头占位性病变，考虑神经内分泌肿瘤可能。

【治疗】 外科手术治疗。

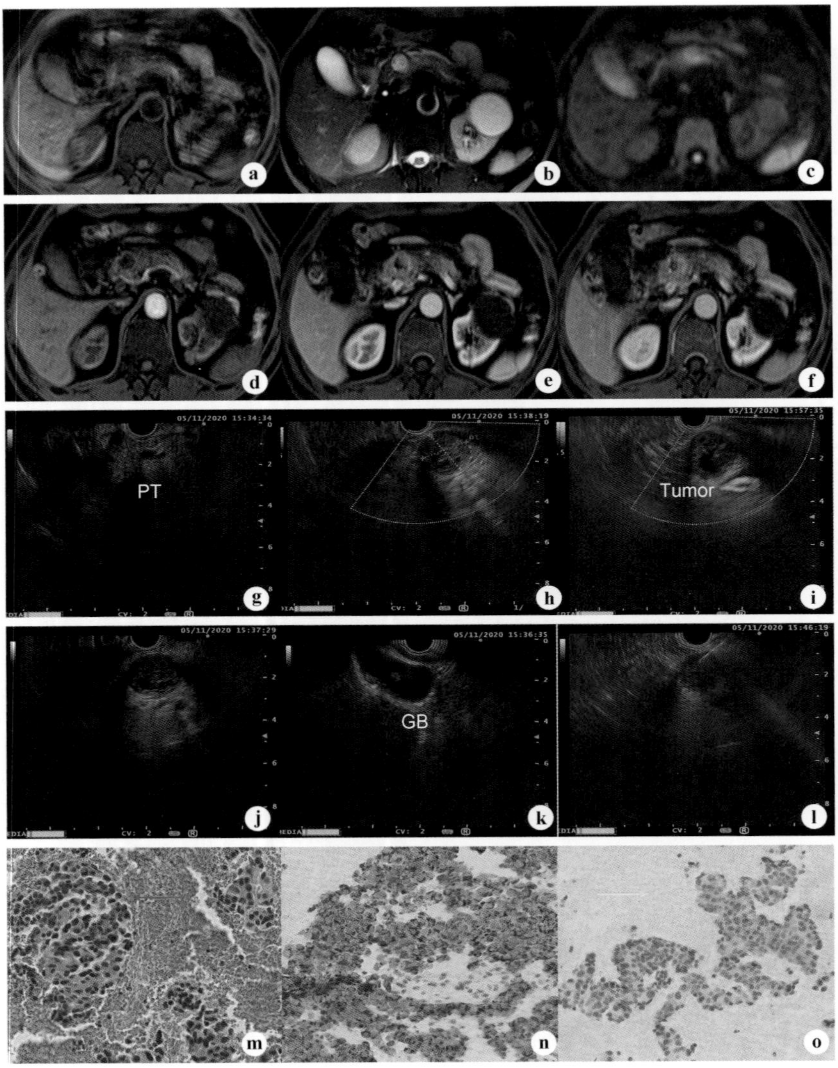

图像要点

MRI：胰颈部小结节样占位，T1WI呈稍低信号（a），T2WI呈稍高信号（b），病灶在弥散加权相上呈稍高信号（c），增强扫描呈渐进性不均匀明显强化（d～f）。

EUS：胰腺尾部回声均匀（g），胰腺头颈部见一直径约2cm圆形混杂低回声团块，内见多个小的近无回声病灶，边界清晰、内部回声欠均匀（h～j）。胆囊内见高回声影（k）。于胰腺颈部进行穿刺(l)。

组织病理：镜下血凝块中见游离肿瘤细胞（红箭）巢状或梁索状，细胞质丰富，核中等大小，染色质细腻（m）。免疫组化CgA阳性（n），胰高血糖素阳性（黄箭，o）。

最终诊断：胰腺神经内分泌肿瘤（P-NET）（胰腺胰高血糖素瘤）。

（熊慧芳　祝　荫）

病例 38

精彩视频请扫描二维码

【病情简介】 男，35 岁。近 1 年患者无诱因出现腹胀并恶心、呕吐，伴有反酸、胃灼热，自服奥美拉唑、克拉霉素、阿莫西林等药物，效果欠佳。近 1 个月上述症状加重，体重减轻 3kg。

【实验室检查】 胃泌素释放肽前体 31.0pg/ml，NSE10.30ng/ml，游离三碘甲状原氨酸：3.61pmol/L，游离甲状腺素：13.10pmol/L，促甲状腺激素：1.640μU/ml，甲状旁腺激素：92.50g/ml，甲状腺球蛋白抗体 18.30U/ml，甲状腺球蛋白：2.54ng/ml，血糖：9.4mmol/L；血常规：WBC 15.5×10^9/L，N 10.6×10^9/L，N% 68.5%，M 1.48×10^9/L，M% 9.5%，PLT 435×10^9/L；余肝肾功能及肿瘤学指标均基本正常。

【影像学检查】 胃镜检查：食管炎，慢性萎缩性胃炎，十二指肠球炎、十二指肠降段乳头对侧见直径为 0.5 ～ 0.8cm 广基隆起数枚，胃潴留，胃窦局部黏膜略粗糙，散在直径为 0.2 ～ 0.4cm 的灶状增生样改变。胃镜活检病理示：（胃窦前壁）神经内分泌瘤 G1。MRI：①胰腺内囊性占位，考虑囊肿或囊腺瘤；②胃窦部胃壁略增厚，十二指肠水平段局部可疑病灶，请结合临床；③双肾异常改变，双肾周围异常信号，结合病史，考虑肾功能不全所致；④双肾上腺异常改变，考虑小腺瘤可能；⑤腹膜后肿大淋巴结，建议观察；⑥上腹部 MRCP 未见明显异常。PET/CT（局部）：①胃壁未见高代谢，结合镜检结果；胰腺高代谢，考虑转移；腹腔淋巴结转移伴高代谢；十二指肠水平段旁结节伴高代谢，考虑淋巴结转移伴高代谢。②鞍上稍高密度肿块伴略高代谢，建议颅脑 MRI 增强检查。③双侧肾上腺高代谢，建议观察。

【治疗】 药物治疗。

图像要点

MRI：胰腺内可见类圆形囊性长 T1 长 T2 异常信号，最大横截面约 3.3cm×2.2cm，边界尚清（a），增强扫描未见明显强化，腹膜后胰颈后方、腹主动脉周围可见肿大淋巴结，大者短径约 1.0cm（a ～ f）。

EUS：胰腺内探及囊实性占位，其中一个截面大小为 17.1mm×21.0mm，囊壁尚光滑，未见明显壁结节。连续扫查可见多个液性暗区，厚分隔，不与胰管相通。

EUS-FNA：19G 穿刺针先抽取血性囊液，后抽取实性部分获得组织条送病理检查（g ～ l）。

组织病理：(胰腺穿刺活检)神经内分泌肿瘤，G1。免疫组化：202225955-A01#：CD56（+）、CgA（+）、CKpan（+）、Ki-67（+2%）、Syn（+）、TTF-1（–）、CDX2（–）、SSTR2（阳性，3+）（m ～ o）。

最终诊断：多发性内分泌肿瘤综合征（MEN）。

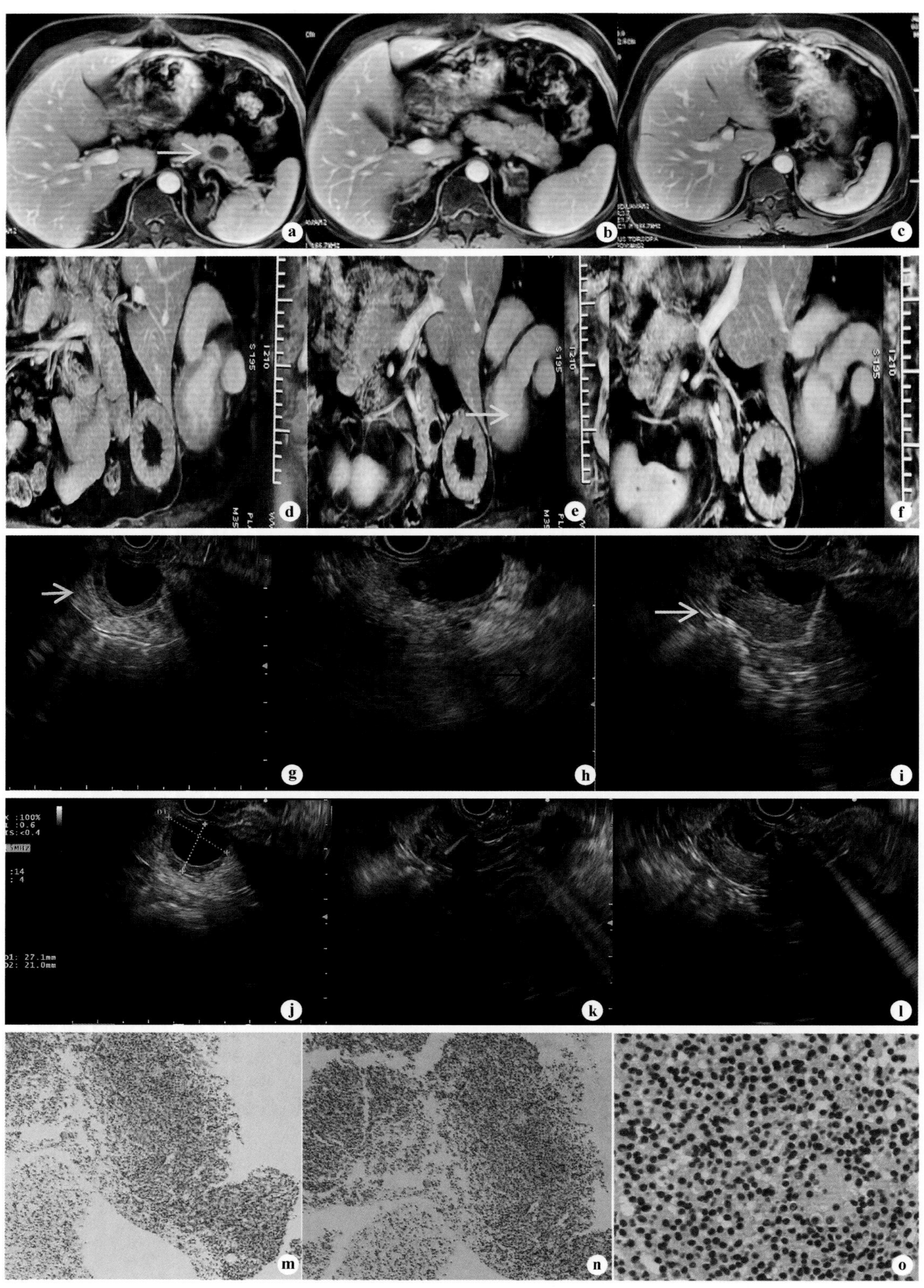

（翟会专　李增军）

【病情简介】　男，28 岁。右上腹痛数天。外院初诊 CT 提示胰腺钩突部肿块。无烟酒嗜好，无糖尿病病史。

【实验室检查】　肿瘤学指标：CA19-9 29.1U/ml，CA125、CEA 及 AFP 正常；血常规、肝功能、肾功能、血糖、凝血指标均正常。

【影像学检查】　CT：胰头区占位，邻近肿大淋巴结，拟恶性病变可能，肝内多发稍低密度影，转移可能。

【治疗】　肿瘤科化疗。

精彩视频请扫描二维码

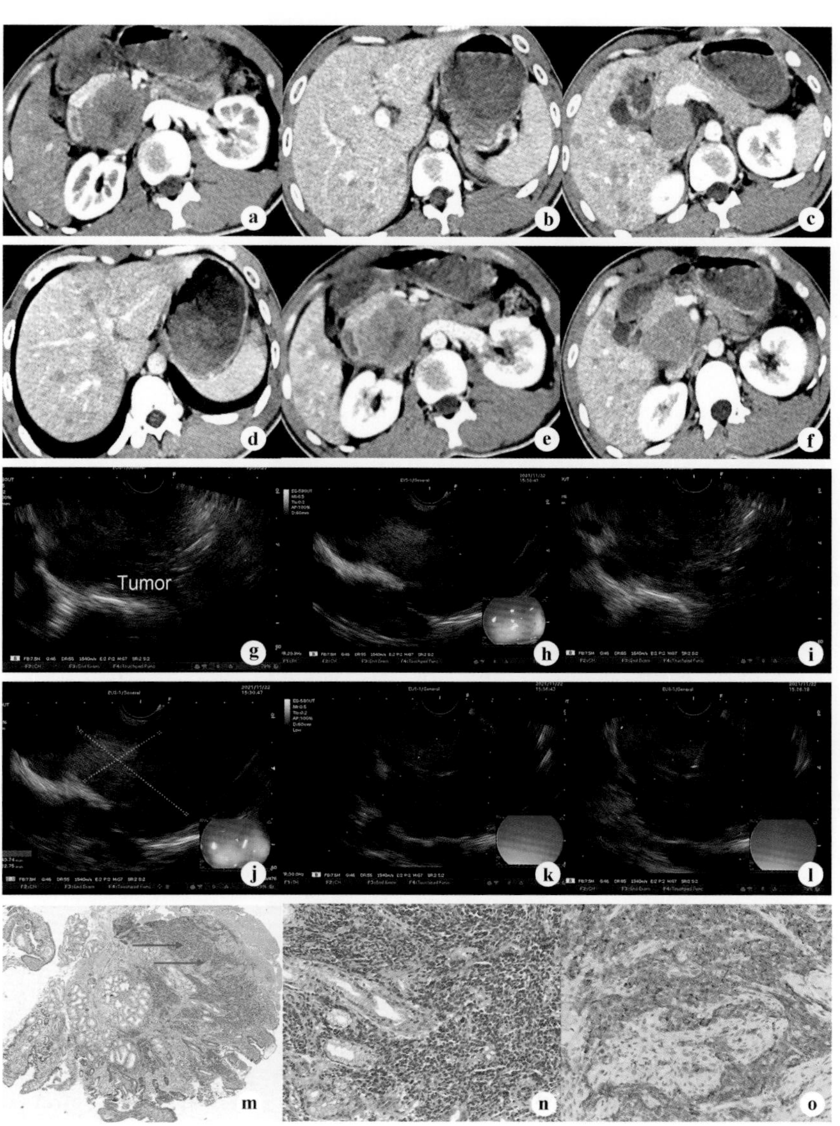

图像要点

CT：胰头钩突部乏血供肿块（a～f），增强扫描呈不均匀轻度强化，肿块后方下腔静脉明显受压变窄（b、c），主胰管未见明显扩张（f）。肝内弥漫多发轻度强化小结节影（b～f），提示转移瘤。腹主动脉前方肿大淋巴结影（c），提示淋巴结转移。

EUS：胰头低回声团块影，回声混杂，境界不清晰，胰管无扩张（g～l）。

组织病理：镜下肿瘤细胞（红箭）于黏膜内弥漫分布，部分区呈巢片状（m），细胞质少，核卵圆形或不规则，染色质细腻（n）。CgA 标记肿瘤细胞阳性（o）。

最终诊断：胰腺神经内分泌癌（P-NEC）。

（熊慧芳　祝　荫）

病例 40

【病情简介】 女，70 岁。因上腹部不适 3 个月就诊。无烟酒嗜好，无糖尿病病史。

【实验室检查】 肿瘤学指标：AFP、CEA、CA19-9 等正常。肝功能、肾功能、血常规、凝血指标正常。

【影像学检查】 见图像要点。

【治疗】 胰十二指肠切除术。

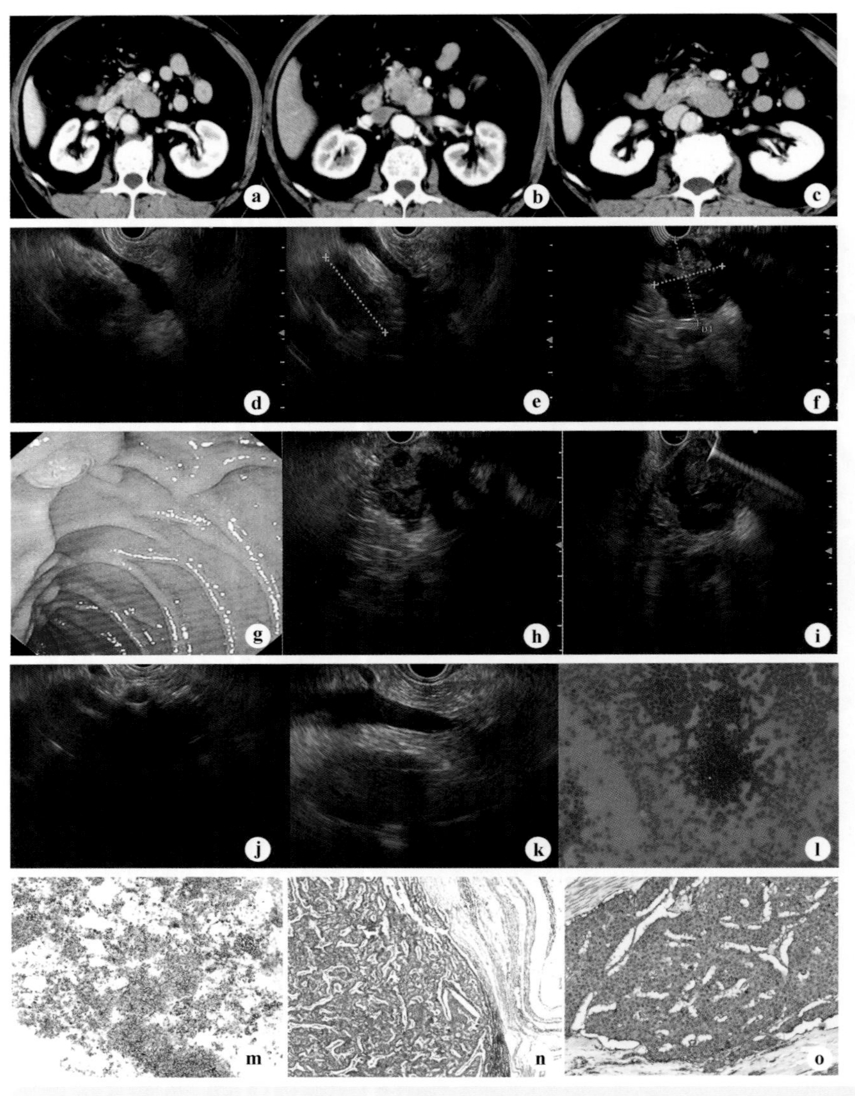

图像要点

CT：腹部增强 CT 考虑胰头占位伴腹膜后团块（a～c）。

EUS：在胃体扫查，胰腺钩突见低回声实质增生，约 3cm 大小，足突样生长，回声均匀；胆总管胰腺段未被压迫扩张，胰管不扩张，腹腔干周围未见异常淋巴结增生，降段观察乳头开口形态如常，可见钩突低回声增生，并和异常增生低回声淋巴结融合，淋巴结回声不均匀，外形欠规整，超过 3cm。25G 穿刺针在降段反复穿刺胰腺钩突增生和淋巴结样增生，取大量组织条和细胞液送病理（d～k）。胰腺穿刺涂片：见部分细胞呈重度异型增生（l）。

病理诊断：结合 HE 及免疫组化染色（m～o）结果示：高分化神经内分泌瘤，中级别，G2 级，核分裂象 6～15 个 /2mm^2，未见明确坏死，肿瘤大小约 20mm×16.5mm，局限于胰腺内，可见脉管内瘤栓及神经周围侵袭，十二指肠上、下切端及胆管切端均未见肿瘤累及，胰腺前表面、胰腺后表面、钩突、SMV 沟及胰腺断面均未见肿瘤累及。胰腺周围淋巴结（1/5）可见肿瘤转移。免疫组化结果：Syn（+），CD56（+），CgA（+），CK19（+），CDX-2（–），CEA（–），Ki-67（热区约 15%+），P53（强弱不等 +），CD34（血管 +），S-100（+），D2-40（–），Vimentin（–），β-catenin（膜浆 +），PAS（–），SSTR2（+）。

最终诊断：胰腺神经内分泌肿瘤（P-NET），G2。

（朱苏敏）

病例 41

精彩视频请扫描二维码

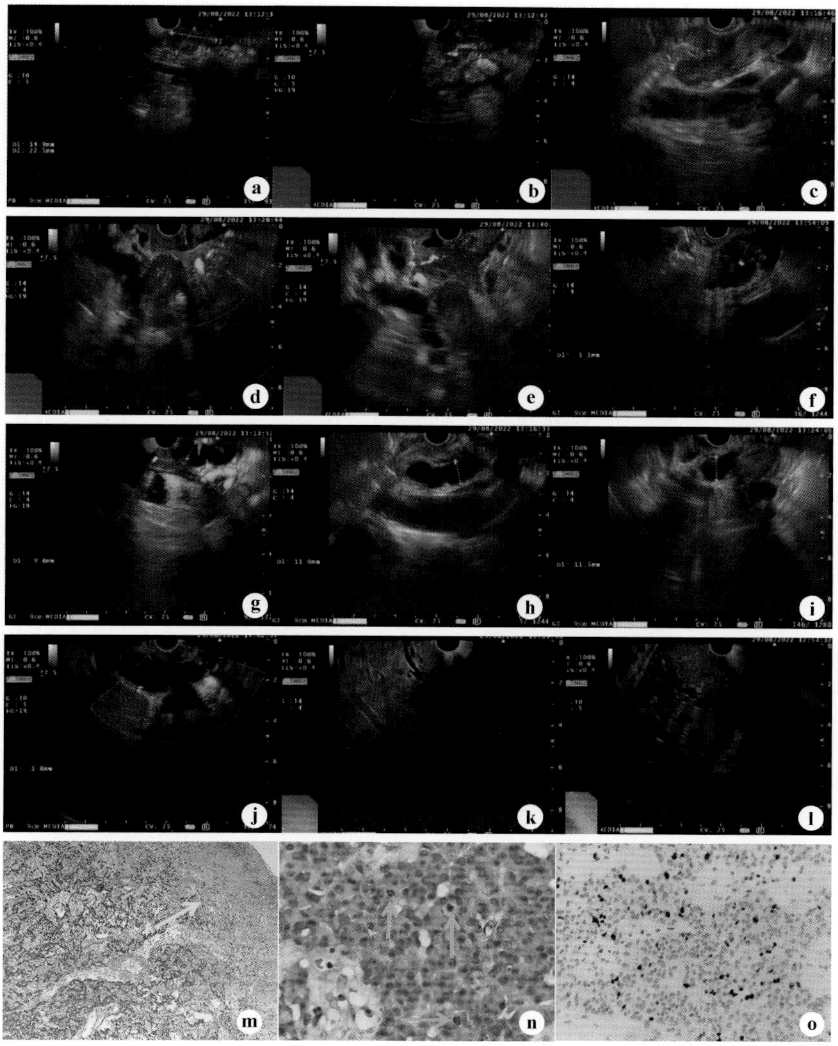

【病情简介】　女，60 岁。反复黑粪 8 个月。无烟酒嗜好，无糖尿病病史。

【实验室检查】　肿瘤学指标：CA19-9、CA242、CEA、CA125、CA724、AFP 等均正常；血糖：5.11mmol/L；肝功能：ALB 38.4g/L，余肾功能指标均正常，血常规：WBC 3.61×10^9/L；凝血指标：FBG 4.54g/L，余凝血功能指标均正常。

【影像学检查】　胃镜：十二指肠乳头肿胀，表面白色肿物覆盖。MRI（外院）：肝内外胆管轻度扩张，最宽径 11mm，十二指肠乳头区 - 胆总管下端见一结节状异常信号影。

【治疗】　十二指肠乳头瘤 ESD。

图像要点

EUS：十二指肠乳头肥大，截面大小为 22.5mm×14.9mm，与胰腺分界清晰。胆总管全程扩张、扭曲，直径为 11.5mm，管壁及胆囊壁分层清晰。肝内胆管轻度扩张扭曲胰腺实质回声偏低，内部见条状高回声影，后方无声影。胰管无扩张，胰管管壁回声增强。管壁光滑（a～l）。EUS-FNA 穿刺未见癌细胞。

ESD 术后病理：低倍镜下肿瘤细胞排列成巢团状、迷路样，血窦丰富，表面糜烂、坏死（黄箭所指部分，m），高倍镜下核分裂象约 5 个 / $2mm^2$，此视野内可见 3 个（绿箭，n），Ki-67 增殖指数约 10%（o）。

最终诊断：十二指肠乳头神经内分泌肿瘤，G2。

（张　蕾　林　军　王　伟　蒋巍亮　阎九亮　龙　江）

病例42

精彩视频请扫描二维码

【病情简介】 女，37岁。反复易饥饿感伴头晕10个月。空腹及体力劳动后出现明显饥饿感，伴头晕、乏力、视物模糊、出汗等症状。既往有胰体、胰尾多发胰岛素瘤切除术史。无高血压、糖尿病、心脏病及甲状腺疾病等病史。

【实验室检查】 肿瘤学指标：CA19-9、CEA、CA125、AFP等正常；甲状腺功能正常；胃泌素正常；血清CRH、ACTH、iPTH、生长激素、促黄体生成素、泌乳素以及血浆乳酸等均无异常；肝功能、肾功能、血常规及凝血指标等均正常；免疫球蛋白：IgA、IgM、IgG4无异常。空腹血糖波动于2～6mmol/L，症状发作时血糖最低达2.1～2.6mmol/L；餐后2小时血糖波动于6～9mmol/L（下表）。饥饿试验：（饥饿第28小时）血糖2.1mmol/L，胰岛素32.63μU/ml，C肽0.81ng/ml，胰岛素释放指数0.86。

	延长口服葡萄糖耐量试验						
	空腹	30分钟	1小时	2小时	3小时	4小时	5小时
血糖（mmol/L）	3.1	7.4	6.6	4.7	3.4	2.78	2.1
胰岛素（μU/ml）	5.15	＞500	97.11	78.23	21.23	4.04	9.42
C肽（ng/ml）	0.35	3.6	1.8	1.9	1.3	0.46	0.4

【影像学检查】 CT：胰腺术后，动脉期胰头区强化结节影，需排除肿瘤复发。上腹部MRI增强：胰腺术后改变，胰头区见一处结节，增强后异常强化，邻主胰管和胆总管，考虑胰岛素瘤可能。超声内镜：胰头部占位（胰岛素瘤？）。

【治疗】 EUS引导下无水酒精消融术。

图像要点

CT：动脉期胰头区见一类圆形强化结节影，界清，大小约1.2cm×1.2cm，CT值约204HU（a、b），静脉期及延迟期造影剂退出，与周围胰腺强化程度相似（c）。

MRI：原胰岛素瘤术后复查，胰头区见一结节紧邻主胰管和胆总管，最大直径约1.5cm，T1WI均匀低信号，T2WI上为高信号（d～f）。

EUS：胰头可见类圆形低回声团块，内部回声欠均匀，最大截面大小约15.3mm×7.9mm，边界清晰，伴不连续高回声边缘（g），病灶内及周围见散在环状血流信号（h），病变紧邻主胰管（i），超声造影后明显均匀强化显影，增强后呈快进快退型（j～k），给予超声引导下穿刺取病理（l）。

组织病理：神经内分泌肿瘤（G1），考虑胰岛素瘤（m），核分裂象：1个/10HPF，Ki-67指数：1%。明确病理后给予EUS引导下无水酒精消融术（n、o）。

最终诊断：胰腺神经内分泌肿瘤（P-NET）（胰岛素瘤）。

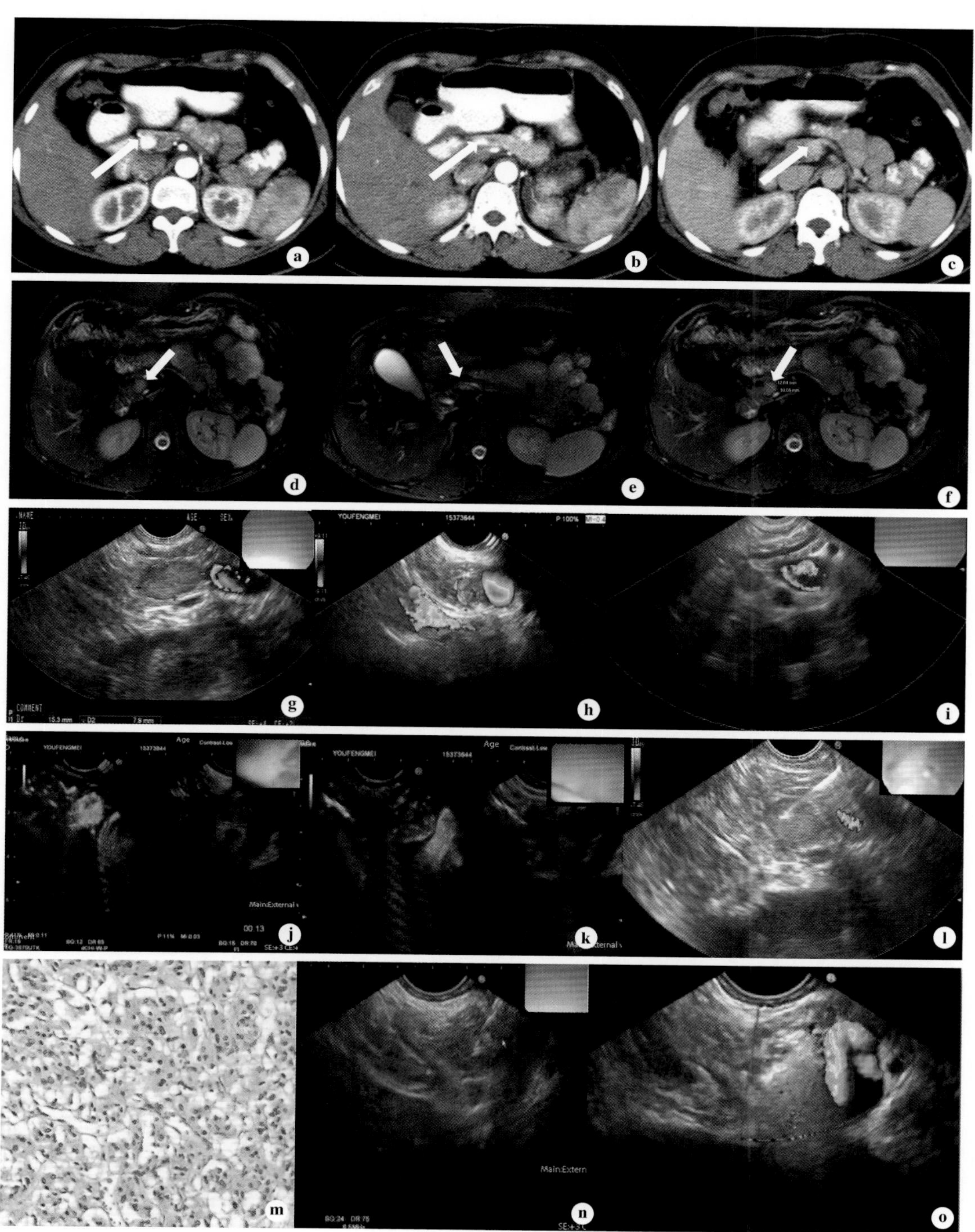
a
b
c
d
e
f
YOUFENGMEI
15373644
P:100%
g
h
i
Age
Contrast-Low
Main:External
00:13
j
k
l
m
Main:Extern
n
o

（王　雯　李达周　许斌斌　余　砾）

病例43

精彩视频请扫描二维码

【病情简介】 女，59岁。反复头晕、乏力1年。外院就诊测随机静脉血糖2.47mmol/L，进食甜食后血糖上升，头晕、乏力可缓解。无高血压、糖尿病、心脏病及脑血管疾病病史。

【实验室检查】 肿瘤学指标：CA19-9、CEA、CA125、AFP等正常；甲状腺功能正常；胃泌素正常；血清CRH、ACTH、iPTH、生长激素、促黄体生成素、泌乳素及血浆乳酸等均无异常；肝功能、肾功能、血常规、凝血指标等均正常；免疫球蛋白：IgA、IgM、IgG4无异常。空腹血糖波动于1.9～5.8mmol/L，症状发作时血糖最低达1.9～2.52mmol/L；餐后2小时血糖波动于6.0～8.9mmol/L。

【影像学检查】 上腹部MRI增强：胰头区增强后异常强化结节，考虑胰岛素瘤可能；超声内镜：胰头部占位（胰岛素瘤？）。

【治疗】 胰腺肿瘤切除术。

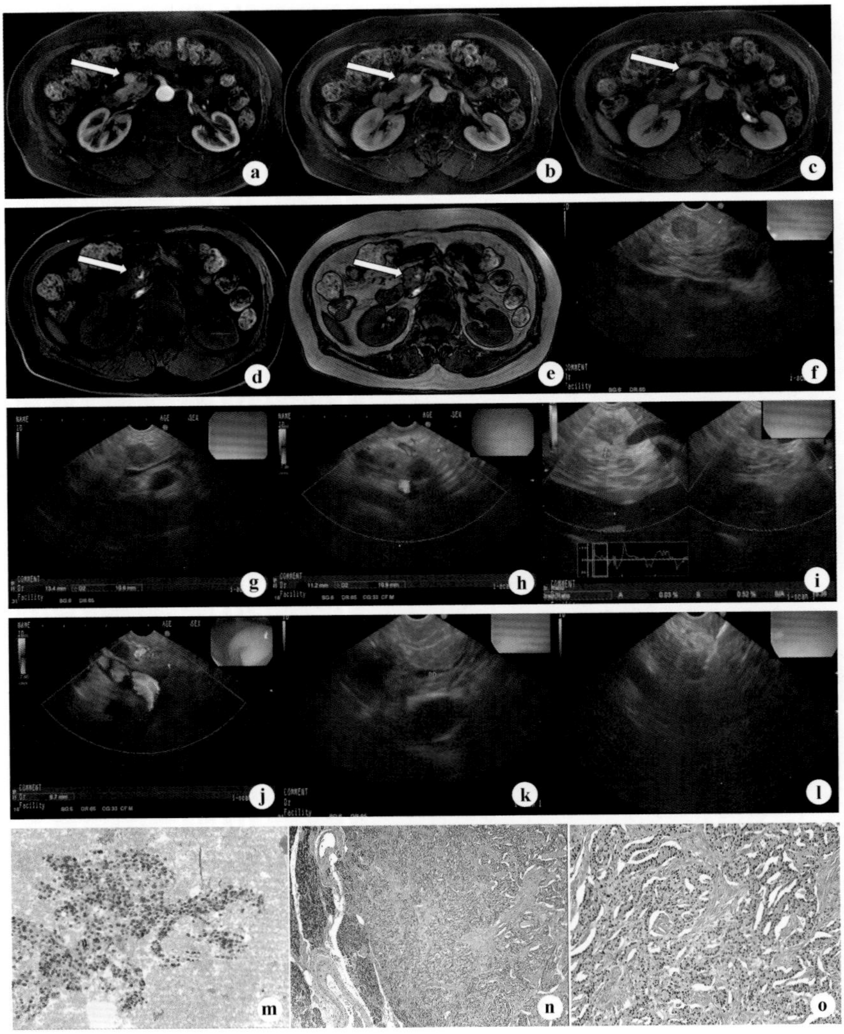

图像要点

MRI：胰头区增强后可见异常结节状强化（粗白箭），直径约1.2cm，增强后动脉期可见明显强化，延迟后强化程度减退（a～e）。

EUS：胰头部可见一大小约11.2mm×10.8mm低回声团块，回声均匀，边界清晰，彩色多普勒见少许血流（f～h），弹性成像见质地偏硬，B/A 47（i），胰管及胆管未见明显扩张（j、k），行EUS-FNA术（l）。

组织病理：胰头部肿物EUS-FNA细胞块，巢样神经内分泌肿瘤细胞（m）。胰头肿物切除标本：结合形态学及免疫组化结果支持胰岛素瘤（n、o）。

最终诊断：胰腺神经内分泌肿瘤（P-NET）（胰岛素瘤）。

（王　雯　李达周　许斌斌　余　砾）

病例 44

精彩视频请扫描二维码

【病情简介】 男，46 岁。反复发作头晕、心悸、出汗 3 年。无烟酒嗜好，无糖尿病病史。

【实验室检查】 肿瘤学指标：CA19-9、CA125、CEA 及 AFP 正常；血糖：1.55mmol/L，血清胰岛素（空腹、餐后 30 分钟，60 分钟及 120 分钟）分别为 29U/ml、253U/ml、57U/ml、47U/ml；血常规、肝功能、肾功能、凝血指标均正常。

【影像学检查】 MRI：胰尾部胰岛细胞瘤可能。

【治疗】 胰尾肿瘤切除术。

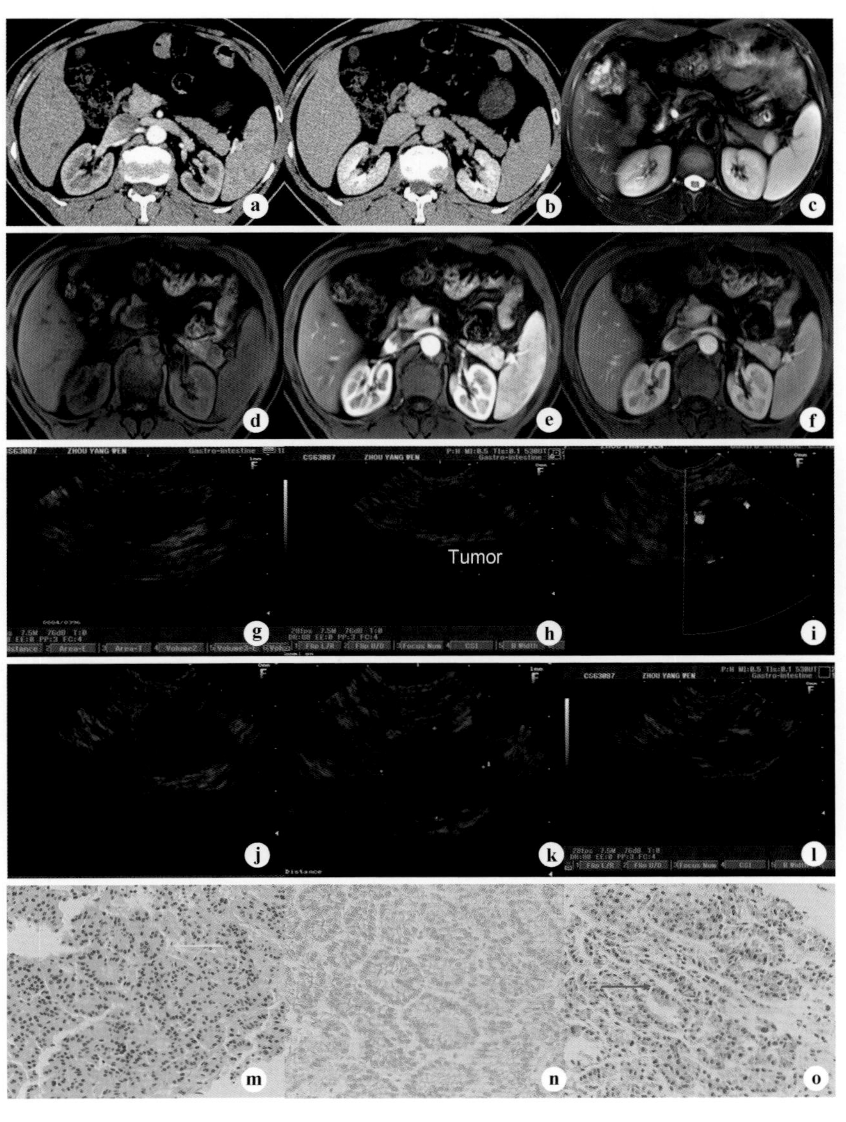

图像要点

CT：胰尾部局部稍饱满，增强扫描似见等密度结节影（a、b）。

MRI：胰尾部小结节样异常信号影，T2WI 呈稍高信号（c），T1WI 呈稍低信号（d），增强扫描呈明显均匀强化（e、f）。

EUS：胰尾部可见一直径 2cm 圆形低回声团块，边界清楚，内部回声均匀（g～l）。

组织病理：镜下肿瘤细胞呈腺样结构（黄箭），细胞形态较一致，胞质丰富，核圆形，核分裂象不易见（m）。免疫组化 CgA 阳性（n），胰岛素阳性（红箭，o）。

最终诊断：胰腺神经内分泌肿瘤（P-NET）（胰岛细胞瘤）。

（熊慧芳　祝　荫）

病例45

精彩视频请扫描二维码

【病情简介】 男，67岁。因发现低血糖伴下肢麻木3年就诊，血糖：1.98mmol/L，外院多次胰腺增强CT未见明显异常。

【实验室检查】 肿瘤学指标：CA19-9、CEA、CA125、AFP等正常；空腹血糖2.8mmol/L，ACTH及皮质醇节律正常，空腹血清胰岛素7.84μU/ml，肝功能、肾功能、血常规均正常。

【影像学检查】 胰腺增强CT未见明显异常。MRI：胰腺体尾部可疑信号改变点状影，无法定性，请结合临床。

【治疗】 腹腔镜下胰体尾切除术。

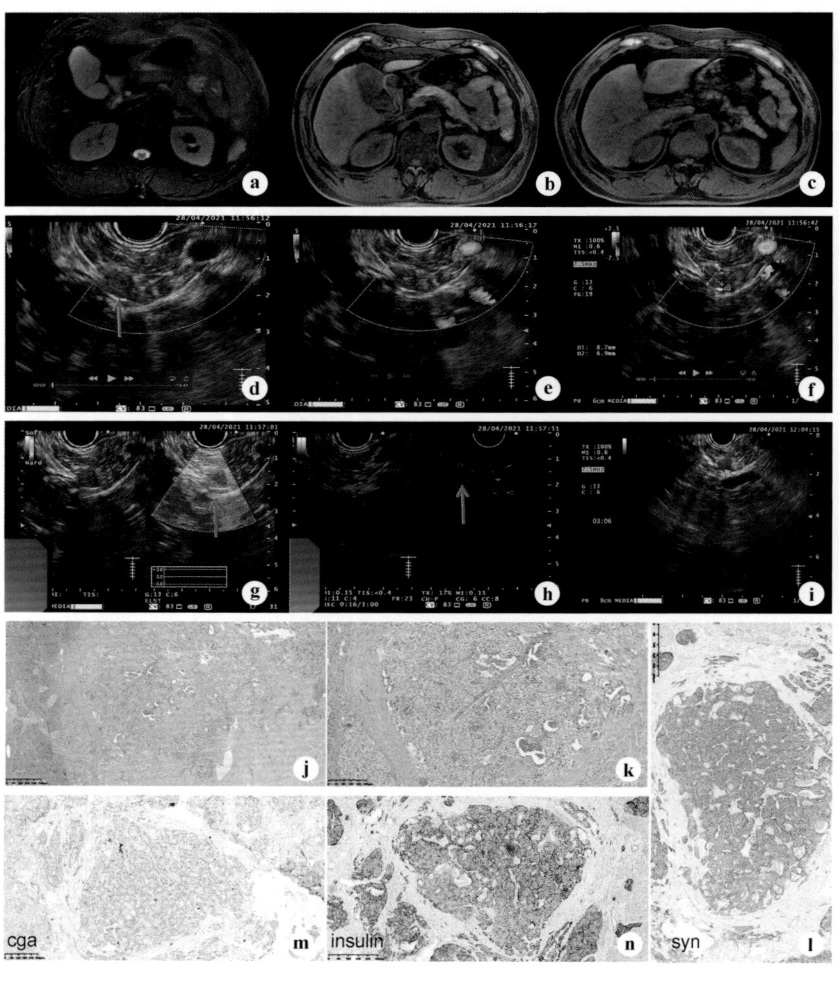

图像要点

MRI：胰腺体尾部可疑信号改变点状影，无法定性（a～c）。

EUS：胰腺体部下缘低回声团，约8mm×6mm，边界清，弹性现象蓝色调，动脉期快速强化（红箭，d～i）。

手术病理：胰腺体部神经内分泌肿瘤G1（CgA+，Syn+，Insulin+）（j～n）。

最终诊断：胰腺神经内分泌肿瘤（P-NET）（胰岛细胞瘤）。

（陈小丽　余小丽）

精彩视频请扫描二维码

【病情简介】 男，69 岁。上腹痛 2 个月，尿黄 3 天。无烟酒嗜好，有糖尿病病史 3 月余，自服二甲双胍缓释片。

【实验室检查】 肿瘤学标志：CA19-9 95.506U/ml，CEA 19.91ng/ml，AFP、CA724 正常；血糖：9.06mmol/L；肝功能：TBIL 90.2μmol/L、DBIL 57.8μmol/L、ALT 167U/L、AST 163U/L、γ-GT 1282U/L、ALP 443U/L；肾功能、血常规、凝血功能均正常。

【影像学检查】 门诊彩超提示胰腺头部占位，胆总管扩张。胸部 + 全腹部 CT 平扫 + 增强示右肺下叶恶性占位，伴肺门及纵隔多发淋巴结转移，肝右叶、胰头及右肾强化灶，均考虑转移。左叶肝内胆管及肝门部胆管轻度扩张。

【治疗】 化疗。

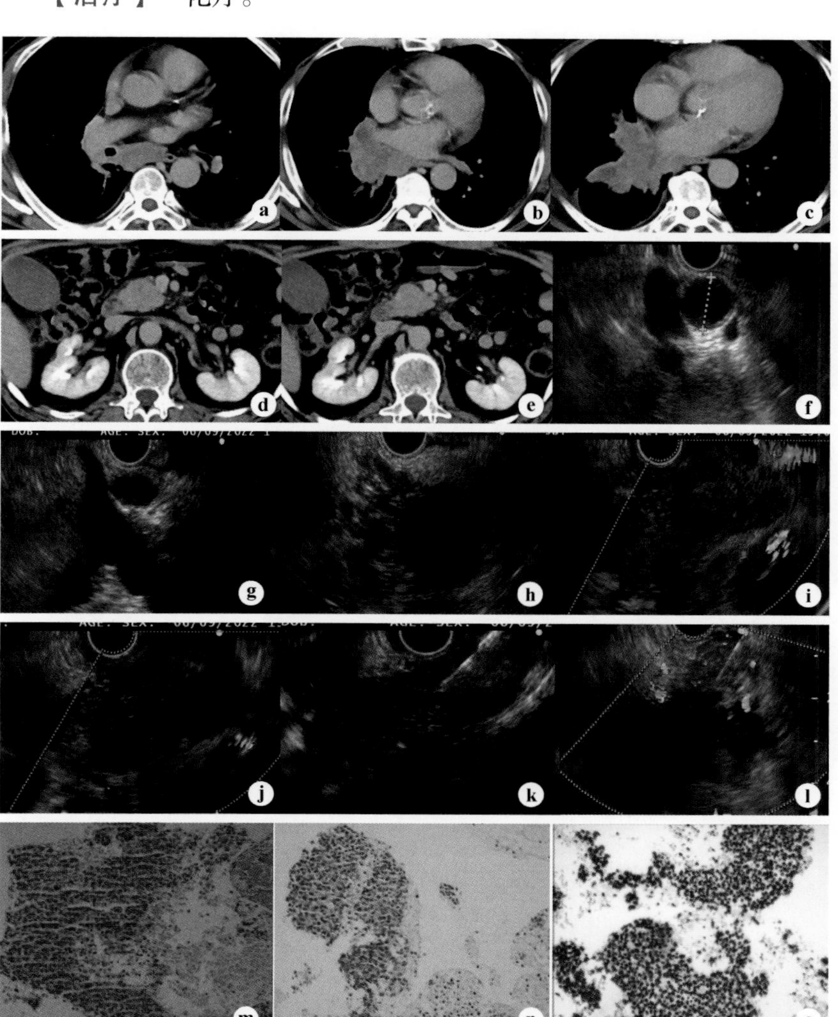

图像要点

CT：胸部 CT 右肺下叶恶性占位，伴肺门及纵隔多发淋巴结转移，大小约 9.2cm×4.8cm（a～c）。腹部 CT 示胰头轻度强化灶，边界不清，直径约 3.5cm×3.1cm（d、e）。

EUS-FNA：（纵隔及胰腺穿刺标本）肿瘤细胞：CgA（−）、SYN（个别 +）、CD56（+）、TTF1（−）、NapsinA（−）、CK7（−）、CK20（−）、Villin（+）、NUT（−）、SMARCA4（+）、CK8/18（+）、Ki-67（60%+）、P40（−）、P63（−）、CK5/6（灶 +），为恶性肿瘤，符合低分化癌，倾向低分化神经内分泌癌（m～o）。

最终诊断：胰腺、肺、纵隔神经内分泌癌。

（汤娜娜）

病例47

精彩视频请扫描二维码

【病情简介】 女，53岁。反复心悸、手抖、出汗2年。患者2019年开始反复出现低血糖及相关症状；无烟酒嗜好，无糖尿病病史。

【实验室检查】 肿瘤学指标：CA153 16.2U/ml，CA19-9、CA242、CEA、CA125、AFP等正常；血糖：5.03mmol/L；肝功能、肾功能、血常规、凝血指标等均正常。

【影像学检查】 胰腺增强MRI：胰腺尾部富血供结节，考虑胰腺神经内分泌肿瘤（胰岛素瘤？）可能。

【治疗】 腹腔镜下胰尾切除术。

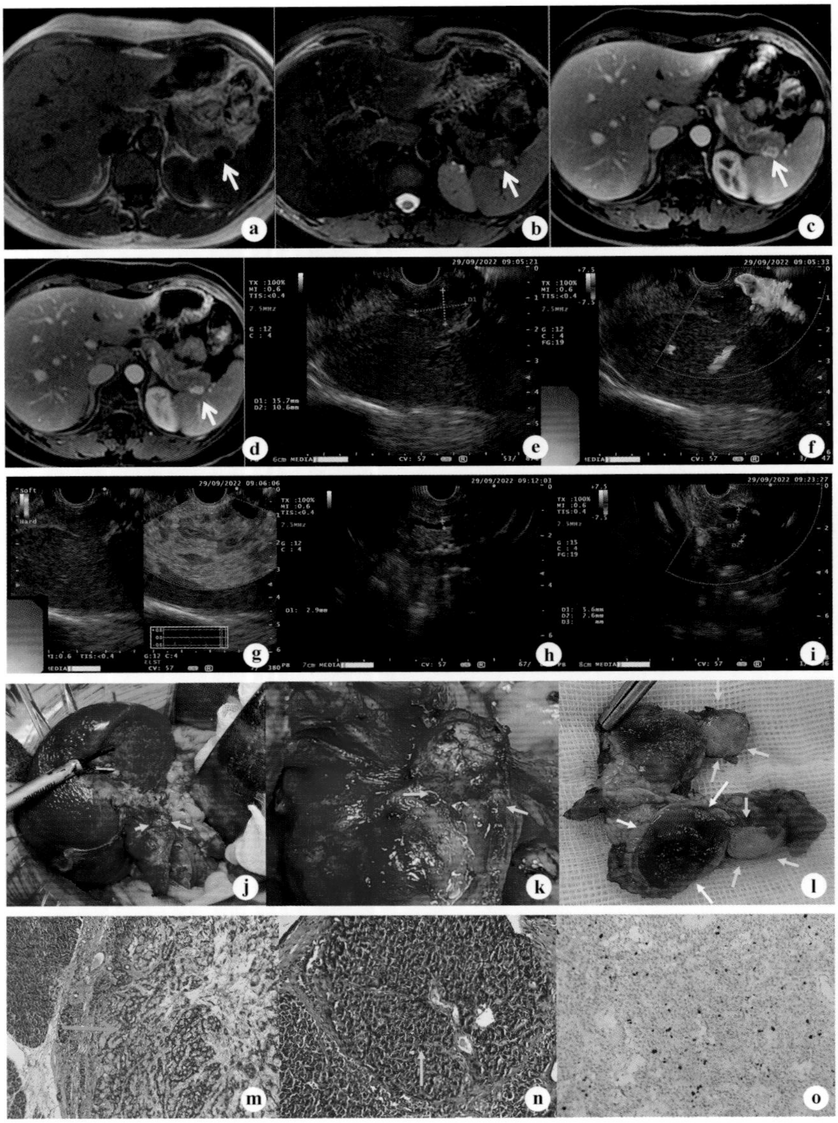

图像要点

MRI：平扫图像（a、b），T1WI显示胰腺尾部低信号病灶，边界清楚（粗箭，a），T2WI脂肪抑制序列示病灶为高信号（粗箭，b），T1WI+fs增强动脉期（c）、延迟期（d），胰体尾部病灶明显早期强化，持续向心强化。

EUS：胰腺尾部一略低回声占位，其中一个截面为15.7mm×10.6mm，血流欠丰富，质地偏硬，中央部见小无回声区，边界清晰，包膜完整。胰管胆总管走行正常，无扭曲及扩张（e～i）。术后病理：术后标本示胰岛素瘤（i～k），胰岛素瘤（白箭）旁见结节（l）。低倍镜示胰腺内肿瘤（绿箭，m），中倍镜显示肿瘤旁微腺瘤（黄箭，n），直径近1mm，热点区Ki-67增殖指数约3%（o）。

诊断：胰腺神经内分泌肿瘤（P-NETs，G1～2），伴周围多发性微腺瘤。

（张蕾 林军 王伟 蒋巍亮 臧毅 胡倍源 龙江）

精彩视频请扫描二维码

【病情简介】 男，57 岁。反复腹痛 2 年余，再发 1 天。2 年前初诊腹部增强 CT 考虑急性胰腺炎、胰腺肿瘤，腹部 CT 提示胰头增大，胰尾部稍低强化结节影，考虑肿瘤性病变，胰腺癌可能；MRI、MRCP 示胰体尾部稍萎缩，胰尾部片状异常信号；超声内镜示胰腺回声欠均匀，EUS-FNA 提示胰腺癌可能；故行胰体尾 + 脾切除 + 胆囊切除术，术后病检考虑胰腺腺癌，予以经肝脏介入化疗。吸烟 30 年，20 支 / 日；饮酒 20 年，白酒 50ml/d；无糖尿病病史。

【实验室检查】 肿瘤学指标：CA19-9 38.8U/ml，CA724，CEA、CA125、AFP 等正常；血糖：7.32mmol/L；肾功能：尿素 8.6μmol/L，肌酐 124μmol/L，余正常；肝功能、血常规、凝血指标、淀粉酶、脂肪酶等均正常。

【影像学检查】 CT：胰头肿块，考虑肿瘤性病变可能性大，胰管扩张，邻近胰腺体部萎缩，肝胃韧带多发淋巴结显示。

【治疗】 胰十二指肠切除术 + 残余胰腺切除术。

图像要点

CT：（2019 年）胰头增大（a），体尾部稍萎缩，胰尾部稍低密度结节影，大小约 17mm×15mm，边界不清，增强后呈相对低强化，考虑肿瘤性病变（b）。（2021 年）胰腺体、尾部局部缺如，胰头见混杂等密度肿块影，大小约 26mm×24mm，边界不清（d），增强扫描后强化程度低于邻近胰腺组织，胰管扩张，邻近胰腺体部萎缩，增强扫描后见增多血管影、右肾见小圆形稍低密度影。肝胃韧带及腹主动脉旁见多发淋巴结（e）。

MRI：（2019 年）胰体尾部稍萎缩，胰尾部片状 DWI 略高信号（c）。

超声内镜：（2019 年）胰腺头部增大，所见回声尚均质。胰腺体尾部缩小，回声欠均质，胰尾可见一类圆形混合低回声占位（f、g）。（2021 年）超声内镜：胰腺尾部缺如，胰腺体部萎缩，胰管显著扩张，约 1.1cm，胰头可见一类圆形混合低回声病灶，切面大小约 2.5cm×3.1cm，其内可见片状无回声区域，肝门区可见多发低回声结节（h～k）。

组织病理：（2019 年）EUS-FNA：血块中见破碎的异型腺体，倾向于癌；术后病理：（胰腺）中 - 低分化腺癌，（脾脏及胰腺切缘）未见癌累及。免疫组化：CK7（+），CK8（+），CK19（+），CK18（+），CK20（−），S100P（±），MUC1（−），Ki-67 10%（+）。（2021 年）EUS-FNA：胰头见散在异型腺体，符合腺癌。

术后病理：胰腺混合性神经内分泌肿瘤（G1）- 导管腺癌（低分化，神经内分泌肿瘤约占 10%，低分化导管腺癌约占 90%），十二指肠乳头、胰腺切缘及十二指肠切缘未见肿瘤累及。胰腺及十二指肠交界处脂肪自检淋巴结见癌转移（1/6），（腹腔）淋巴结未见癌转移（0/14），免疫组化：Syn 部分（+），CgA 部分（+），Ki-67 神经内分泌肿瘤＜ 2%（+）、导管腺癌约 30%（+），CK19 部分（+）。肿瘤病理（l），神经内分泌肿瘤部分（m），腺癌部分（n），CgA 染色（o）。复诊 2019 病理：混合性神经内分泌肿瘤（G1）/ 导管腺癌（中低分化）。

诊断：胰腺混合性神经内分泌瘤（G1）/ 导管腺癌（低分化）。

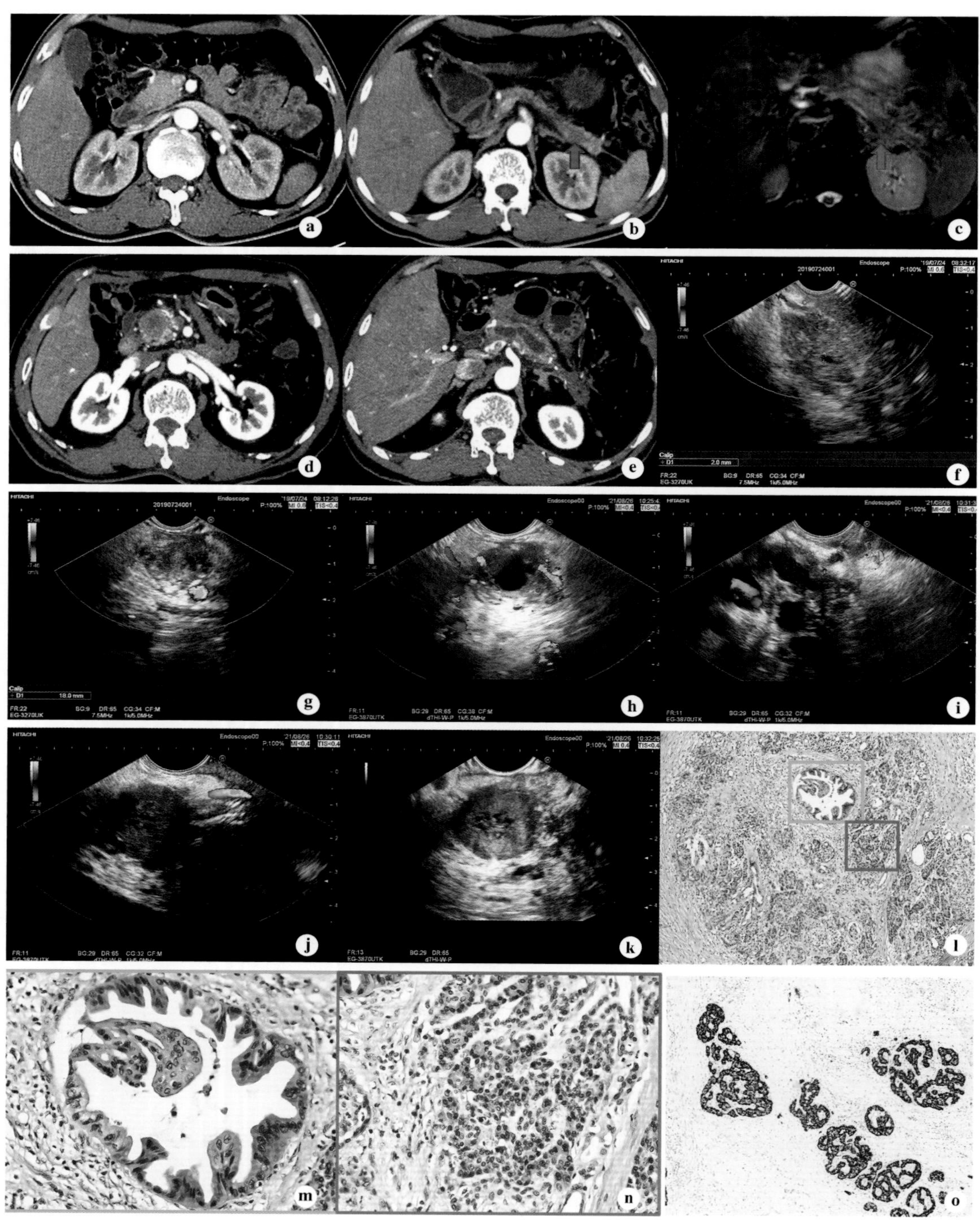

（邓　亮　詹　珂）

精彩视频请扫描二维码

【病情简介】 男，74 岁。上腹部不适 1 个月。无烟酒嗜好，无糖尿病病史。

【实验室检查】 CEA 5.25ng/ml，细胞角蛋白：19 3.08ng/ml；余肿瘤学指标、血糖、血脂、肝肾功能、血常规及 IgG4 等均正常。

【影像学检查】 外院查上腹部增强 CT 提示胰腺钩突占位，内见小点状钙化灶，增强后不均匀强化，胰管未见明显扩张。

【治疗】 根治性胰腺十二指肠切除术伴腹腔淋巴结清扫。

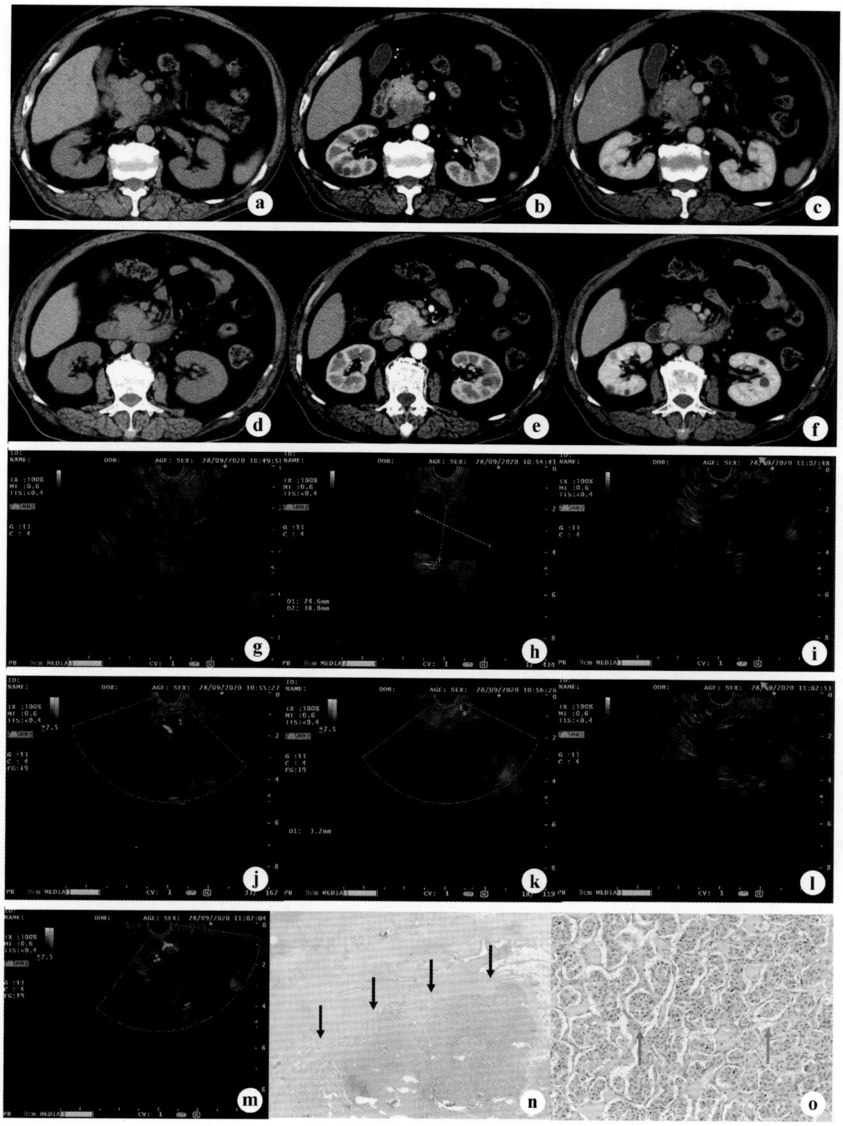

图像要点

CT：平扫（a、b）、增强动脉期（c、d）平衡期（e、f）：胰头偏后部部见一边界不清的软组织结节，平扫呈等密度，增强后动脉期病灶上部强化不明显、呈相对低密度（c），病灶下部可见较明显强化、呈高密度（d），平衡期病灶上部呈不均匀轻度强化（e），病灶下部呈较均匀等密度（f）。

EUS：胰腺头部近钩突见一低回声病灶，内部回声欠均匀，混有部分无回声区，见血流分布，边界欠清晰，其中一个截面大小为 38.8mm×24.6mm。邻近颈部胰管直径 1.2mm，颈体部胰管直径 3.2mm（g～m）。

术后病理：胰腺内肿瘤组织呈巢片状分布（黑箭，n），肿瘤细胞呈器官样排列，周围富于血管（红箭，o）。

最终诊断：胰腺神经内分泌瘤（P-NET）。

（病史：徐敬慈；影像：林晓珠；EUS：王　伟　龚婷婷；病理：王　婷）

病例 50

【病情简介】 男，34 岁。体检发现胰腺占位 2 周。外院 CT 示胰尾部 39mm×33mm 囊实性占位。

【实验室检查】 NSE 24.35ng/ml，余肿瘤学指标、肝肾功能指标、血糖、血常规、IgG4 等均正常。

【影像学检查】 胰腺术前分期 CTA 增强：胰尾部 SPN 或 NET，接触 / 压迫脾动静脉；胰头部脂肪浸润。

【治疗】 机器人辅助下胰体尾 + 脾切除术。

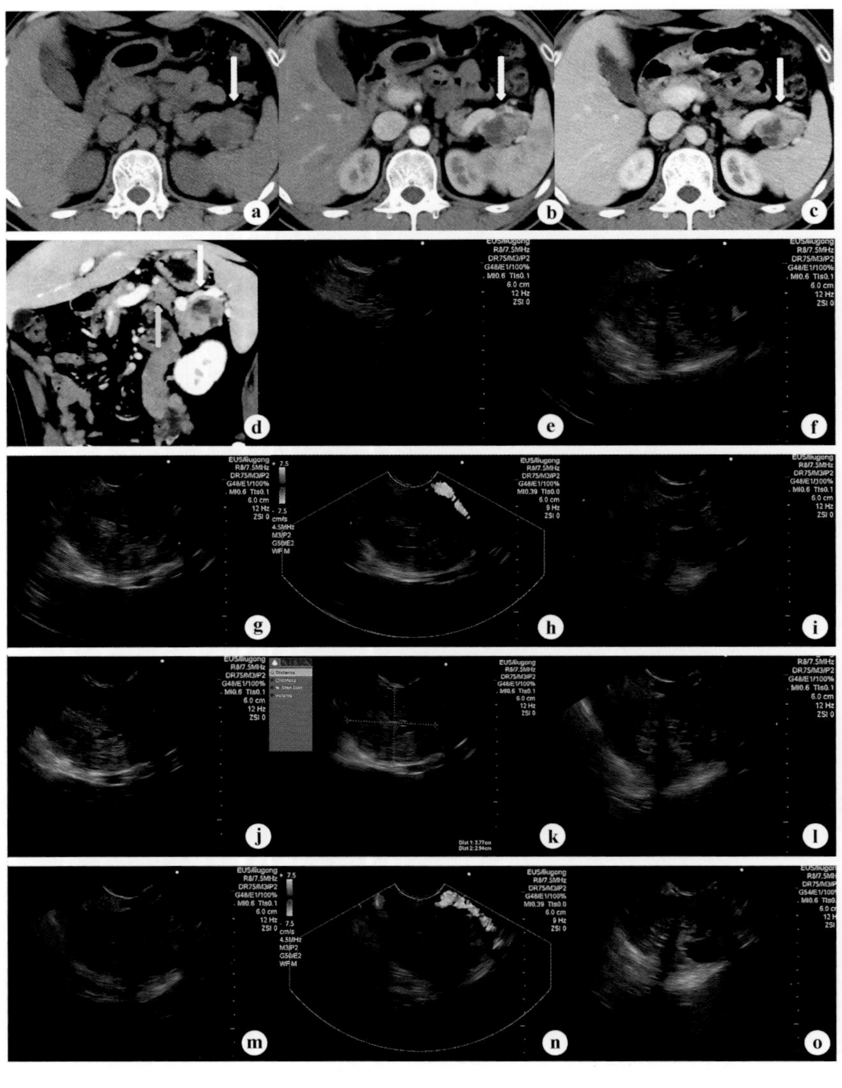

图像要点

CT：胰尾部见大小约 3.6cm×3.4cm 的囊实性肿块（粗白箭），实性成分平扫 CT 值约 35HU（a），增强后呈进行性强化，实性成分动脉期、静脉期 CT 值分别为 88HU、98HU，病灶内见斑片状无强化低密度区（b、c）。增强静脉期斜冠状面重建图像示病灶邻近脾静脉受压、管腔变扁，病灶实性成分密度高于下游胰腺实质（粗黄箭，d）。

EUS：于胰腺尾部及脾门处见一低回声病灶，内部回声疏松欠均匀，中央混有条片状无回声区，乏血供，病灶包膜完整，大小约 3.77cm×2.94cm，与胰管不相通，周边血管无侵犯，周围未见肿大淋巴结影（e～z1）。

术后病理：胰腺内肿瘤组织呈巢片状分布，富于血管（黑箭，z2）；肿瘤细胞形态温和（z3）；肿瘤细胞表达神经内分泌标记嗜铬粒蛋白 A（z4）。

最终诊断：胰腺神经内分泌瘤（P-NET）。

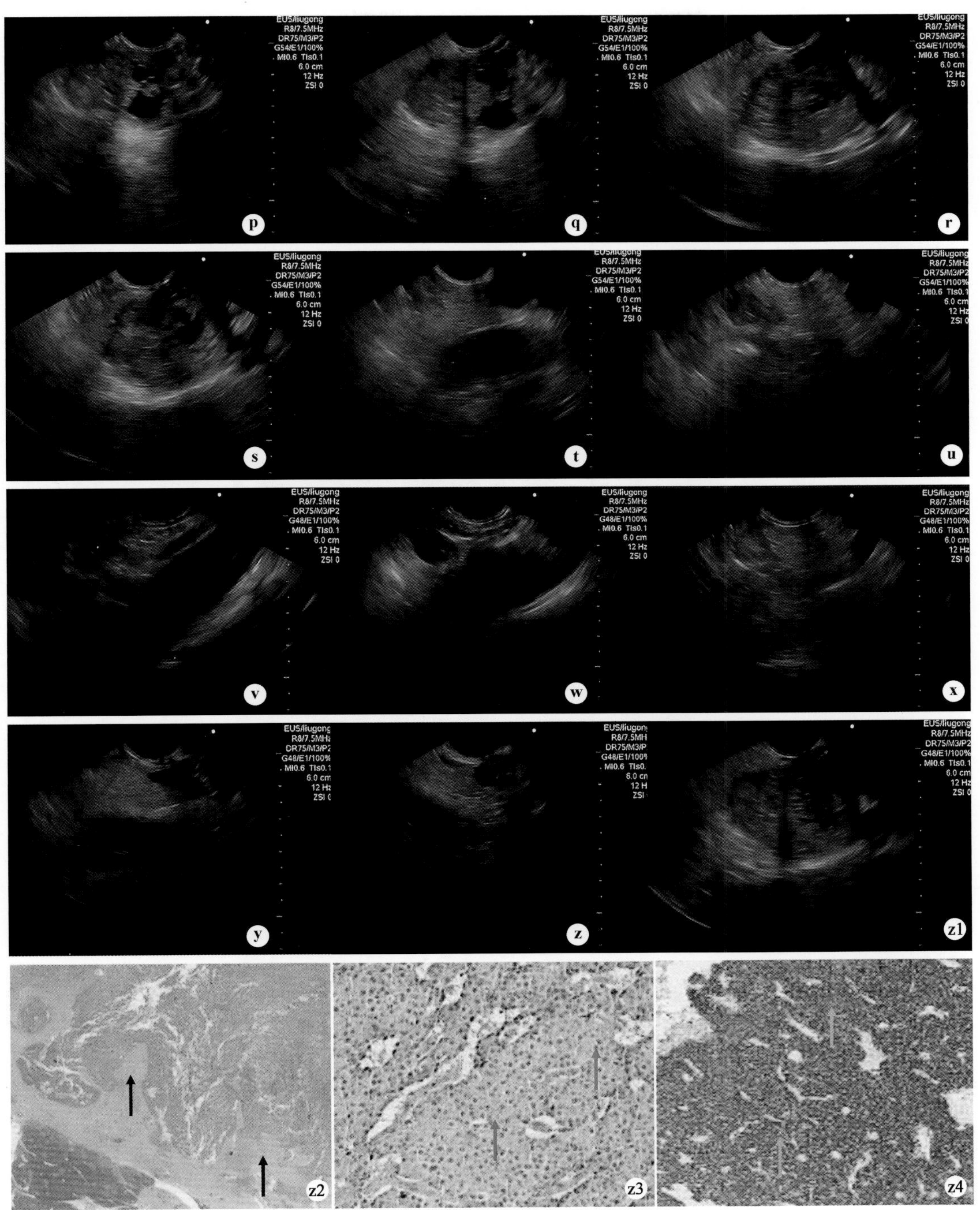

（病史：徐敬慈；影像：王晴柔；EUS：王　伟　龚婷婷；病理：王　婷）

病例 51

精彩视频请扫描二维码

【病情简介】 男，42岁。6天前当地医院体检彩超发现胰头区低回声占位，肝硬化。无烟酒嗜好，无糖尿病史。父亲因鼻咽癌去世。

【实验室检查】 肿瘤学指标：CA19-9、CEA、AFP、CA125、AFP异质体正常；空腹血糖：4.61mmol/L；肝功能、肾功能、血常规、凝血指标均正常。

【影像学检查】 胰腺增强MRI：胰头部见一不规则形浸润性病灶，边界欠清，范围约3.2cm×2.1cm×2.8cm，呈等稍长T1、等及稍长T2信号，DWI呈高信号，增强后轻中度不均匀强化，胰管呈截断样狭窄，其远端胰管稍扩张，最宽约0.7cm。MRI诊断：①胰头部占位性病变合并胰管扩张，为胰腺癌可能性大，其他待除。②上腹膜后多发小及稍大淋巴结。③肝硬化并再生结节。

【治疗】 根治性胰十二指肠切除术（Whipple手术）。

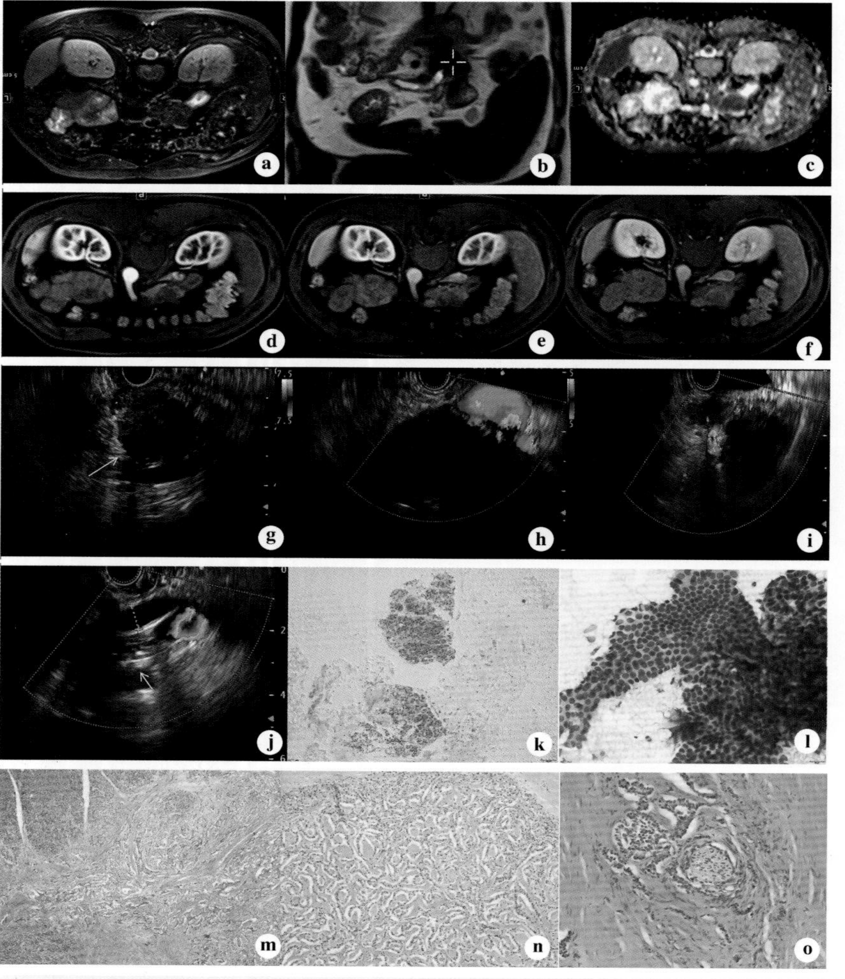

图像要点

MRI：T2WI示胰头部软组织肿物（a），冠状位T2WI示胰头部肿物伴主胰管扩张，胰体部胰腺实质萎缩（b）。ADC示胰头部肿物弥散受限（c），增强MRI示胰头部动脉期（d）轻度强化，门静脉期（e）及延迟期（f）渐进性强化。

EUS：胰头部见一低回声病变，大小约2.7cm，边界不规则，后方胰管扩张约7mm，弹性成像质地硬（g～j）。

组织病理：胰头穿刺组织病理送检见少量纤维渗出物、少量胰腺腺泡、少量慢性炎症细胞（k）。胰头穿刺细胞学检查：见小蓝圆细胞，核浆比高，染色质细腻，核呈胡椒面样伴核异质（l）。外科组织病理：镜下示肿瘤形态、大小一致，排列呈断带样、假腺样，间质硬化、玻璃样变（m、n），肿瘤包绕神经（o）。

诊断：胰腺神经内分泌瘤（G2），侵及胰腺被膜、周围脂肪组织及神经，未见明确脉管内瘤栓。

最终诊断：胰腺神经内分泌瘤（P-NET，G2）。

（邓万银　郑家垚）

精彩视频请扫描二维码

【病情简介】 男，37 岁。因间断黑粪伴头晕乏力 2 月余，加重 1 周入院。既往肺结核病史。无烟酒嗜好，无糖尿病病史。

【实验室检查】 肿瘤学指标：CA125、CA19-9、CEA、AFP 均正常；肝功能：ALT 8U/L，AST 15U/L，CHE 3700U/L；血常规：RBC 2.01×10^{12}/L，HGB 40g/L，PLT 419×10^{9}/L；肾功能、凝血指标等均正常。

【影像学检查】 腹部 CT：胰头区占位性病变；腹部 MRI：右中腹部分叶状肿块，肿块与胰头关系紧密，与十二指肠降部亦分界不清。

【治疗】 化疗 + 胰十二指肠切除术。

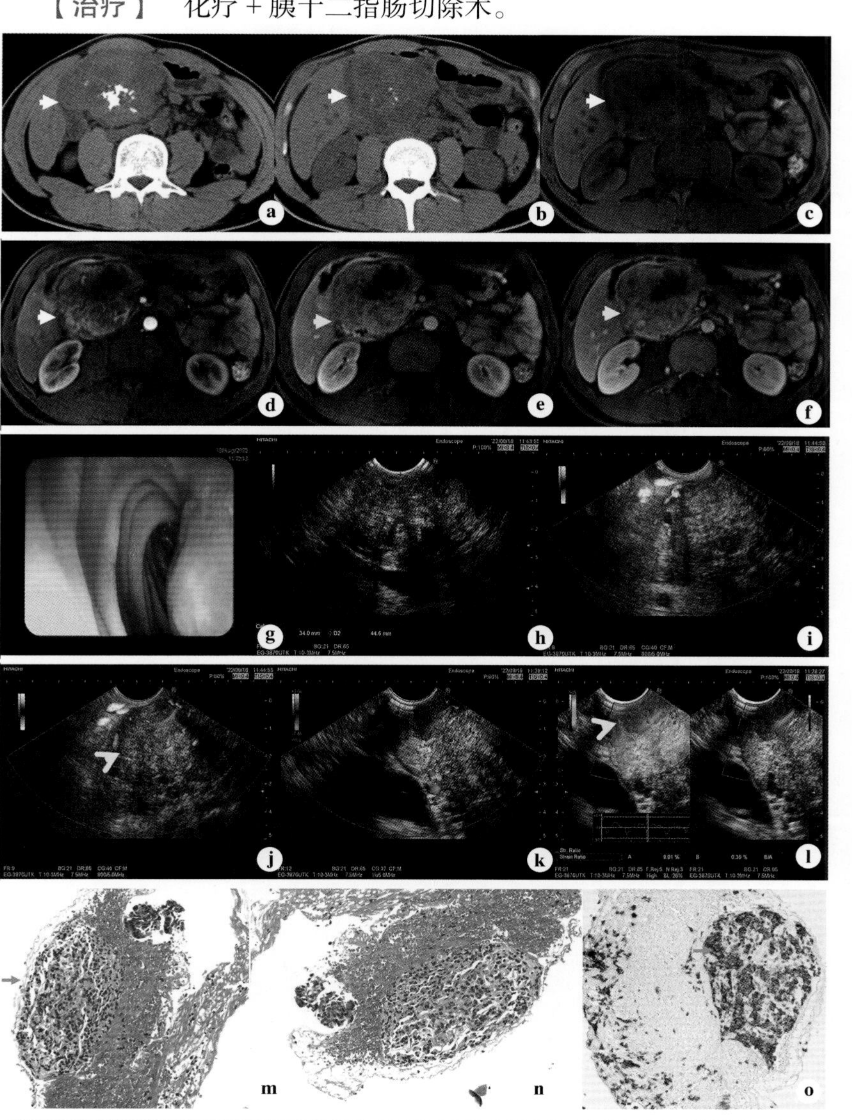

图像要点

CT：平扫示胰头见一不规则软组织密度肿块，大小约 7.4cm×6.6cm，密度不均，内见斑块状低密度坏死区及钙化灶（a、b）。

MRI：平扫见胰头肿块 T1WI 呈等低信号（c），增强扫描肿块动脉期呈不均匀明显强化(d)，门脉期及延迟期呈持续延迟强化（e、f），病灶中央见星芒状未强化灶。内镜下提示十二指肠降部巨大肿物（g）。

EUS：胰腺头颈部可见一巨大混杂回声病变、切面大小 44.6mm×34.0mm、内部血流中等、弹性成像质地硬，主胰腺管未见扩张；探头置入十二指肠，可见十二指肠降部偏上巨大结节样肿物、质地脆、易出血，超声扫描可见混杂回声病变、血流中等、弹性成像质地硬、和胰腺相连（考虑胰腺来源外压降部浸润），病灶浸润肠系膜上静脉，门静脉未见累及（h ～ l）。

术后组织病理：局灶见少许异型细胞。免疫组化：（H223954-4）PCK（+）、Syn（–）、CD（–）、CD31（–）、SMA（–）、Desmin（–）、CD30（–）、ALK（–）、Ki-67（10%+）（m ～ o）。

最终诊断：胰腺神经内分泌瘤（P-NET，G2）累及十二指肠降部。

（何朝晖）

病例 53

【病情简介】 男，68 岁。体检发现胰腺占位性病变半月余。否认吸烟酗酒史，有糖尿病病史。

【实验室检查】 肿瘤学标志物：CA19-9 6.1U/ml，CA242、CEA、CA125、AFP 等正常，血糖 8.92mmol/L，HbA1c 8%，肝功能、肾功能、血常规、凝血指标等均正常，IgG4 0.73g/L。

【影像学检查】 外院上腹部 CTA：肝右叶前段外带小占位，肝小血管瘤首先考虑；胰腺颈部占位，考虑胰腺癌可能性大。

【治疗】 胰体尾切除术。

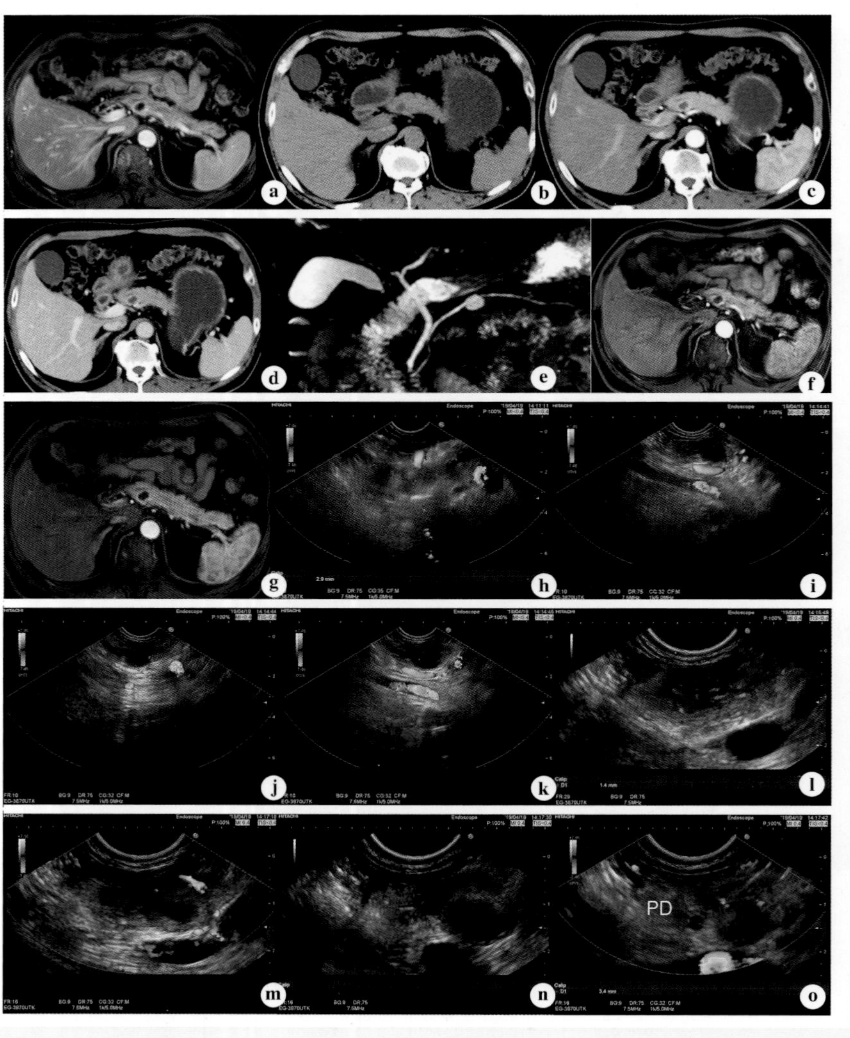

图像要点

胰腺术前分期增强 CTA：胰腺颈部见一低密度囊性病灶，大小 1.8cm×1.6cm，增强后病灶囊性成分未见强化，动脉期呈环形强化，门脉期显示明显，延迟期等密度影。胰头部少许气体影；主胰管显示，胰管未见截断及扩张，病灶处胰管呈受压改变（a～d）。

术前分期增强 MRI：胰腺颈部一 1.4cm×1.2cm 类圆形病灶，囊性，壁厚，腔内未见分隔或附壁结节影；囊液呈 T1 低、T2 高信号；增强后囊壁呈持续性明显强化（e～g）。

EUS：胰腺颈体部见一无回声病灶，大小为 12.3mm×8.2mm，内隐约见少许絮状物，周围实质回声减低，累及范围 13.6mm×19.5mm，质地较硬，SR：47.33～55.66；胰管穿过病灶，直径 1.2～1.4mm；邻近胰管直径 4.1mm，头颈部胰管直径 3.1mm，头部胰腺实质回声略低，胆管胰管无扩张，管壁回声增强，未见异常占位（h～z1）。

术后病理：胰腺内见一肿瘤性结节（黑箭，z2），肿瘤细胞形态温和，富于血管（红箭，z3），肿瘤细胞表达神经内分泌标记嗜铬粒蛋白 A（蓝箭，z4）。

最终诊断：胰腺神经内分泌瘤（P-NET）。

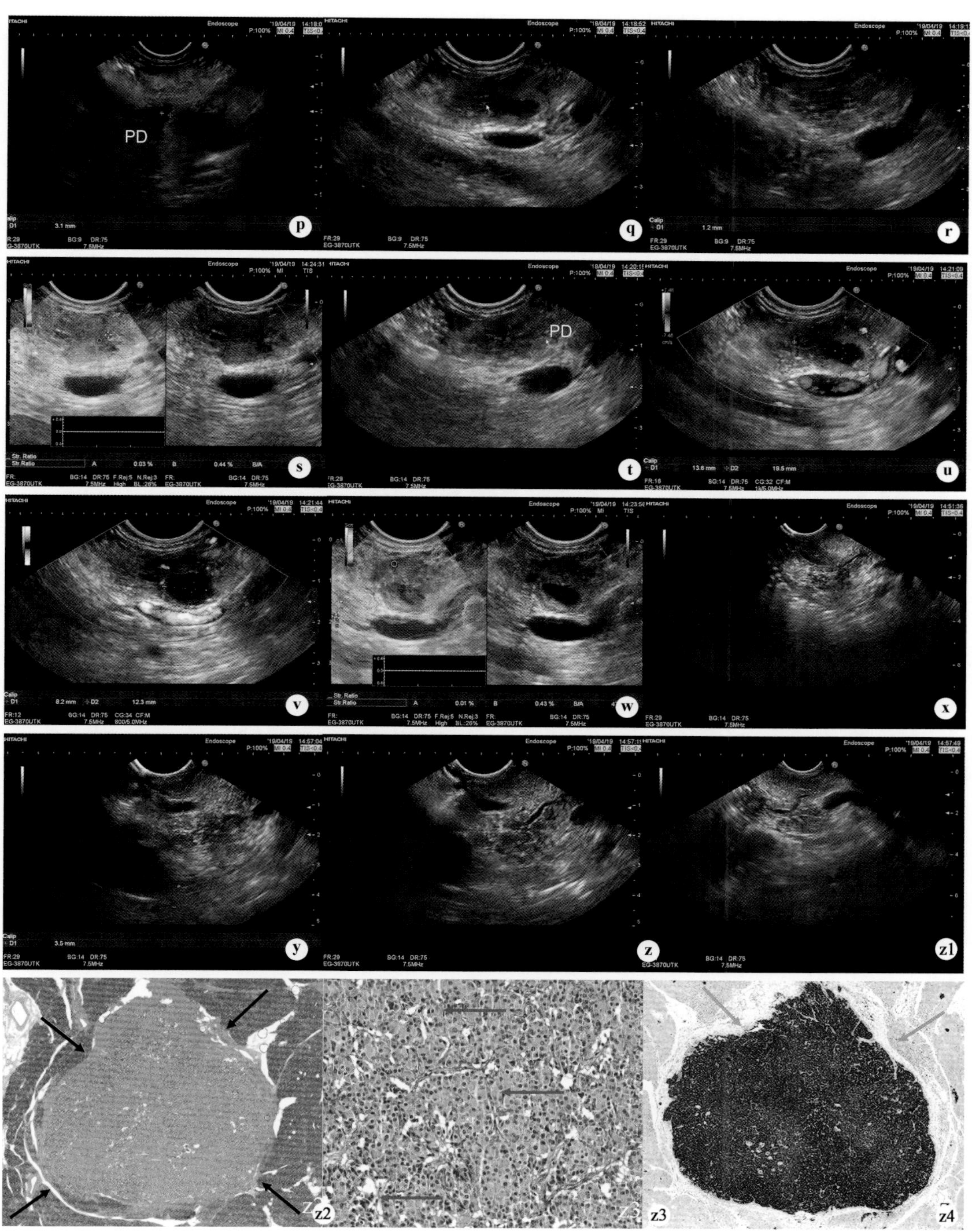

（徐敬慈　许志伟　沈　锐　王　伟　龚婷婷　王　婷）

病例54

精彩视频请扫描二维码

【病情简介】 男，22岁。学生。发现低血糖半年余。患者6个月前晨起呼之不应，进食后症状缓解，2个月前晨起未进食，行走时出现晕厥伴意识丧失，查空腹血糖：2.2mmol/L，静脉注射葡萄糖后症状好转出院，后患者低血糖症状反复发作，均于进食或静脉补充葡萄糖后好转。无烟酒嗜好，无糖尿病病史。

【实验室检查】 胰岛素水平：78.25μU/ml（＜24.9μU/ml）C-肽：6.85ng/ml（＜4.4ng/ml），血糖：2.44mmol/L（3.6～6.1mmol/L），肝肾功能、肿瘤标志物、甲功三项、胰岛素样生长因子、生长激素、皮质醇激素、胰岛素抗体、胰岛细胞抗体、性激素6项等未见明显异常。

【影像学检查】 胰腺灌注CT未见明显异常，胰腺增强MRI：胰腺尾部显示稍饱满，请结合临床及其他检查。

【治疗】 拒绝免疫组化协诊及进一步治疗，随访中。

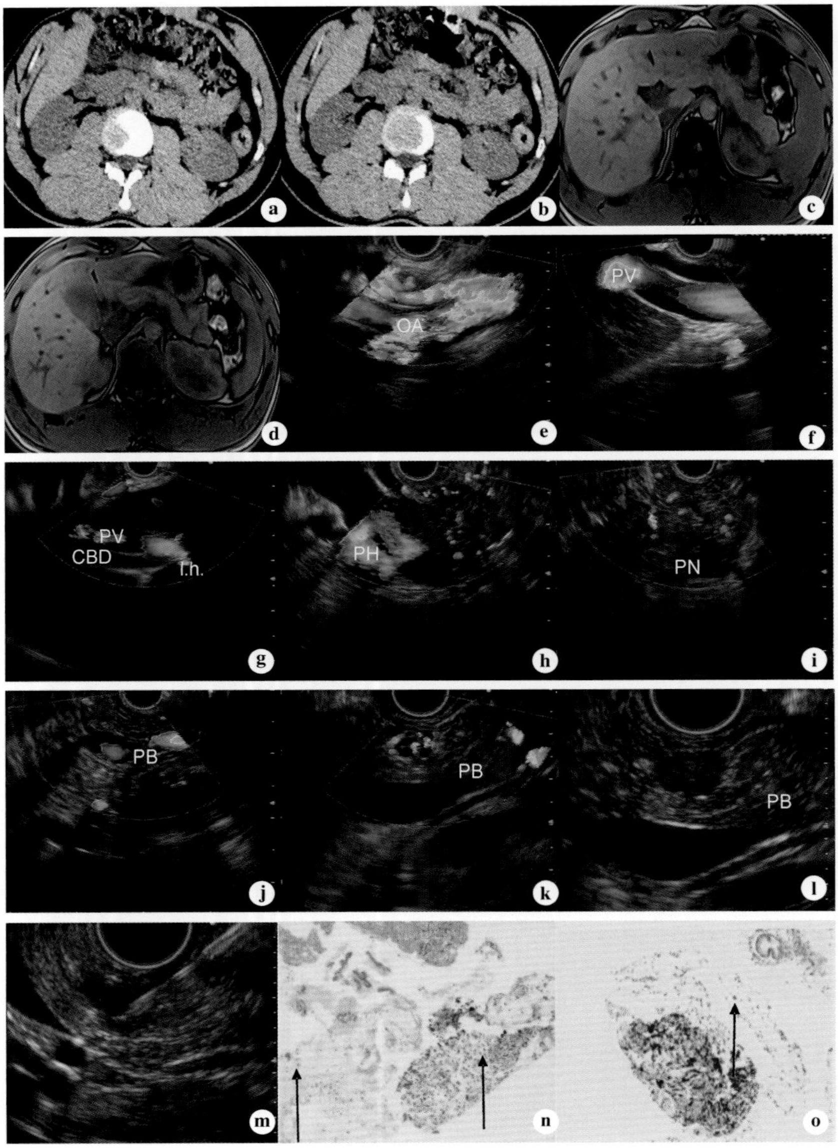

图像要点

CT：胰腺灌注CT示胰腺形态可，连续多期动态扫描胰腺实质内未见异常强化灶，胰腺头颈体尾部灌注均匀，未见明显异常灌注征象（a、b）。

MRI：胰腺增强MRI示胰腺尾部稍饱满，信号未见明显异常，胰管未见扩张。注入造影剂后增强扫描：未见明显异常强化信号影（c、d）。

EUS：胰腺形态尚规则，胰管及胆总管无明显扩张，于胰体尾部可见一类圆形低回声占位（k、l），大小约9.0mm×8.5mm，边界清晰，边缘呈高回声，内部回声均匀，多普勒下可见点片状血流信号，于超声内镜实时引导下穿刺送检（e～m）。

组织病理：可见较一致的小圆细胞（n、o），符合神经内分泌肿瘤，建议免疫组化协诊。

最终诊断：胰腺神经内分泌瘤（胰岛细胞瘤）。

（郭长青 刘 萍）

精彩视频请扫描二维码

【病情简介】 女，54 岁。反复头晕、四肢乏力 6 年余。目前出现精神不集中、反应迟钝等症状。2013 年发作时当地医院查血糖值为 2.28mmol/L，诊断为低血糖，此后反复出现类似症状，近 2 个月次数频繁，多于夜间发作。

【实验室检查】 肿瘤学指标：CA19-9、CA242、CEA、CA125、AFP 等正常；肝功能、肾功能、血常规、凝血指标等均正常；血糖低于 2.8mmol/L 时同步检查胰岛素、C 肽等生化指标，计算胰岛素释放指数（见下表）。

	血糖（mmol/L）	C 肽（ng/ml）	胰岛素（mIU/L）	皮质醇（nmol/L）	生长激素（ng/ml）	胰岛素释放指数
第一次	2.19	1.15	19.33	78.58	30.54	0.49
第二次	1.33	2.24	14.53	212.59	1.04	0.6
第三次	2.42	2	10.32	326.41	1.07	0.23

【影像学检查】 CT：双肾上腺、胰腺 CT 平扫 + 增强，均未见明显异常；MRI：胰腺尾部异常信号影，考虑神经内分泌肿瘤。

【治疗】 静脉全麻下行超声内镜引导下胰岛素瘤无水乙醇消融治疗。术后患者无腹痛、发热等不适，监测夜间空腹血糖值波动在 3.8 ～ 9.2mmol/L，术后复查 OGTT 试验并同步检测胰岛素，结果显示血糖及胰岛素较术前明显好转。

图像要点

CT：增强 CT 双肾上腺、胰腺均未见明显异常（a ～ c）。

MRI：胰腺尾部异常信号影，考虑神经内分泌肿瘤（d ～ f）。

EUS：胰腺尾部等回声占位，周边可见低回声晕，大小约 12.4mm×9.3mm，彩色多普勒显示病灶周边见环状血流信号。超声造影病灶增强早于周边正常胰腺组织，呈高增强，增强时间持续约 1 分 40 秒，后期呈等增强（g ～ j）。超声内镜引导下胰岛素瘤无水乙醇消融治疗后病变组织分界模糊，周边低回声晕不明显，血供较治疗前减少（k ～ l）。

组织病理：纤维渗出物中可见巢团状实性细胞（视野上方是正常胰腺腺泡，下方是肿瘤细胞），细胞形态较为一致，胞质丰富，颗粒状，细胞核染色质细腻，未能找到核分裂象（m，HE×40）。鉴于以上结构形态，做了特异性神经内分泌标记：Syn（+）；CgA（+）；CD56（–）（n、o）；Ki-67 细胞阳性率小于 1%。

最终诊断：胰腺神经内分泌瘤（P-NET），G1。

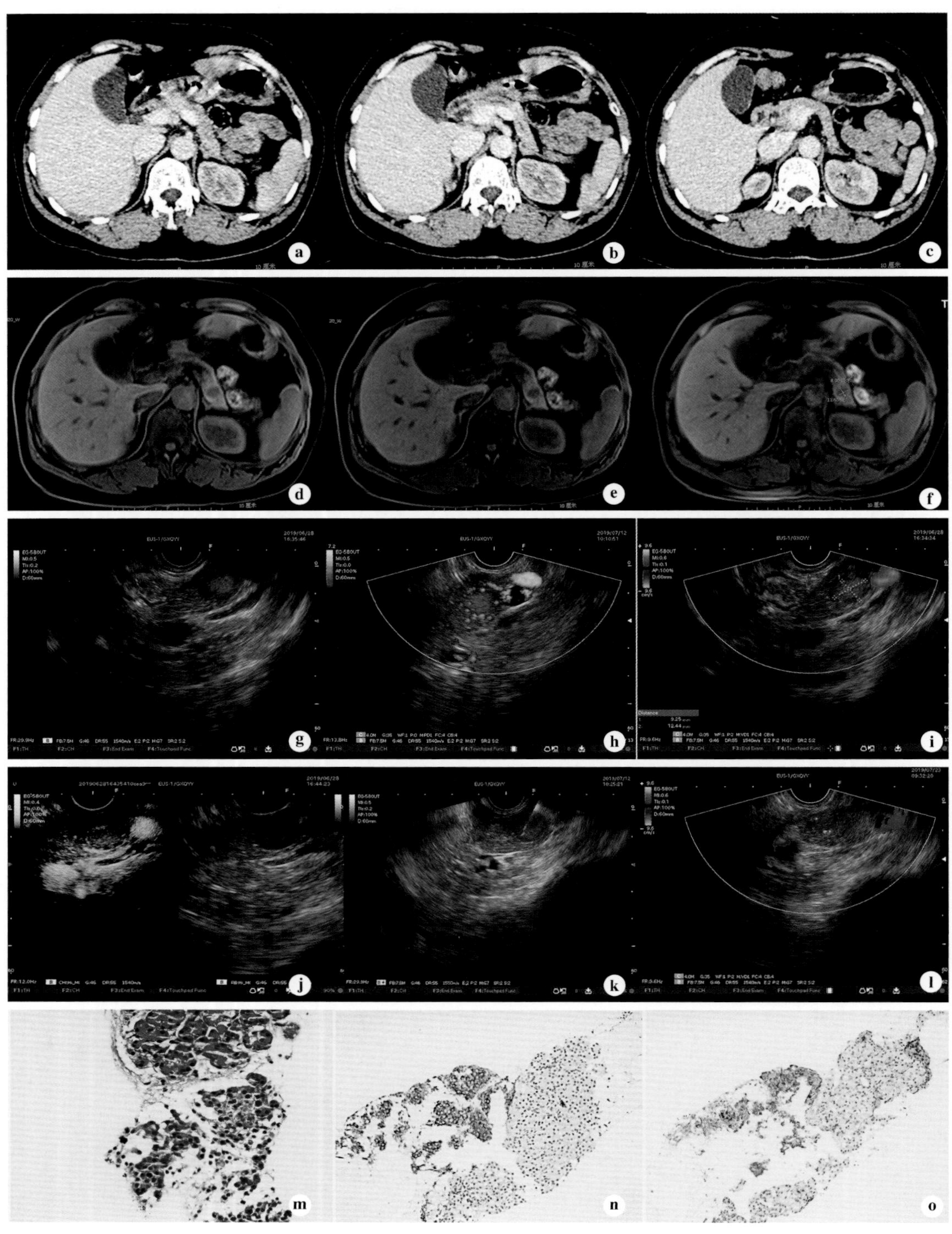

（易 楠）

精彩视频请扫描二维码

【病情简介】　男，49 岁。间断腹痛 8 月余，发现胰尾肿物 1 月余。门诊 CT 示胰体部增大伴低密度影，可疑肝脏散在低密度，十二指肠球部软组织影，胰腺组织？胃壁似增厚。MRI 示胰腺尾部病变，考虑胰腺癌可能性大；考虑肝多发转移瘤；脾静脉后方结节，淋巴结转移可能。无烟酒嗜好，无糖尿病病史。

【实验室检查】　肿瘤学指标：CA19-9，CEA、CA125、AFP 等正常；血糖：7.97mmol/L；肝功能、肾功能、血常规、凝血指标等均正常。

【影像学检查】　CT：胰体部增大伴低密度影，可疑肝脏散在低密度，十二指肠球部软组织影，胰腺组织？胃壁似增厚。

【治疗】　化疗。

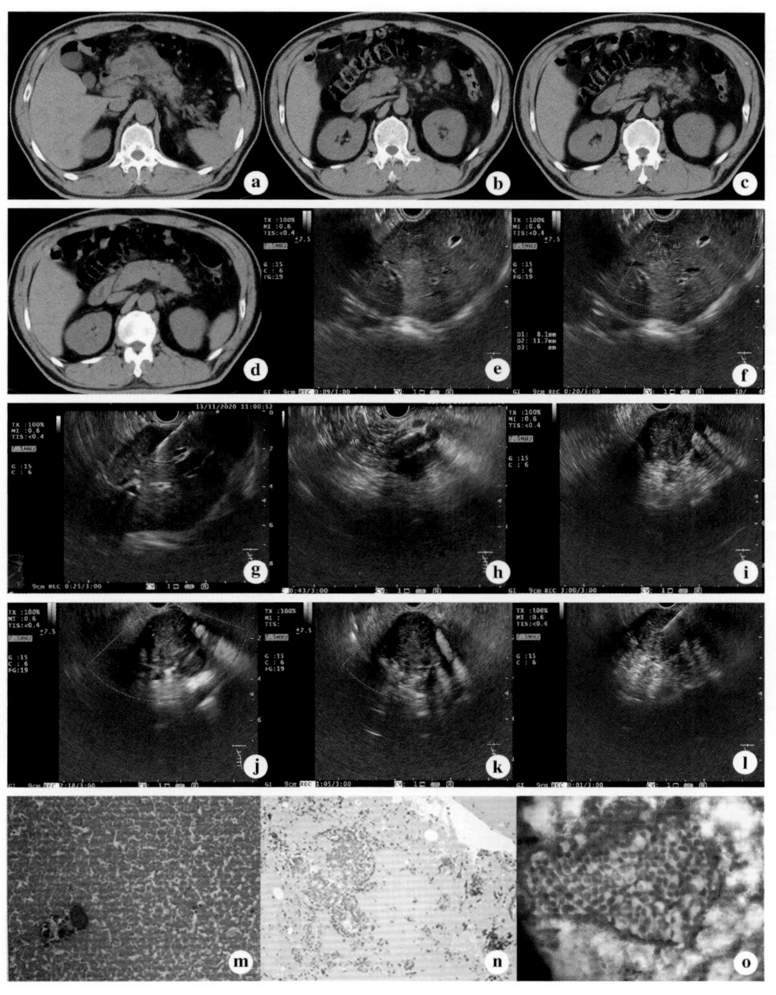

图像要点

CT：胰体部增大伴低密度影（a、b），可疑肝脏散在低密度，十二指肠球部软组织影，胰腺组织？胃壁似增厚（c、d）。

EUS：肝左叶可见多个稍高回声团，内部回声不均匀，内部可见血流信号，大者约 1.5cm×1.4cm（e、f）。对肝左叶肿物进行穿刺（g）。胰腺头部胰管不扩张（h），胰体部可见低回声实性团块，大小约 39.7mm×26.5mm，边界尚清晰，外形不规则，其内回声欠均匀，可见少量血流信号，肿物与脾静脉关系密切（i～k）。于胃体部超声引导下对胰腺低回声组织团块进行穿刺（l）。

组织病理：胰体尾部肿物活检可见少许异型细胞团，结合免疫表型显示为神经内分泌来源肿瘤，穿刺组织较少，考虑神经内分泌瘤（n）。肝转移灶组织活检可见少许肝组织及异型细胞团，结合免疫表型考虑神经内分泌瘤（m）。ROSE 可见核深染、异型细胞（o）。

最终诊断：胰腺神经内分泌瘤（P-NETs），肝多发转移。

（于廷廷　张立超　侯森林）

病例 57

精彩视频请扫描二维码

【病情简介】 女，52岁。发现胰腺占位3年。上腹部增强CT：胰头部饱满，密度不均。腹部增强MRI：胰腺颈体交界可疑异常信号，伴上段胰管扩张，远端胰腺实质萎缩。

【实验室检查】 NSE 22.23ng/ml，TBA 10.6μmol/L，余血常规、肝肾功能、血糖血脂及IgG4、凝血功能指标、肿瘤学指标等均正常。

【影像学检查】 胰腺术前分期增强CTA：胰颈体交界处结节，伴胰管截断、阻塞性胰腺炎，神经内分泌肿瘤？导管腺癌？ PET/CT：胰腺体颈部局灶性代谢稍增高伴远段胰管扩张，考虑恶性病变。

【治疗】 胰十二指肠切除术。

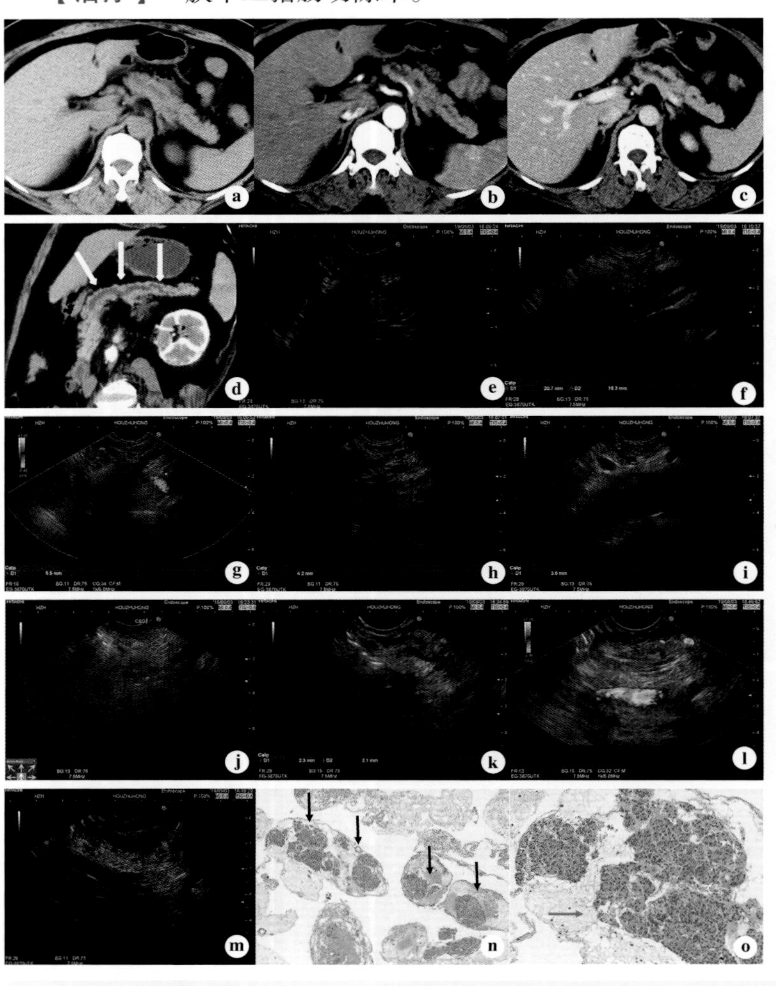

图像要点

CT：首次入院，CT平扫及增强图像示胰腺轻度萎缩，动脉期胰腺实质轻度强化、密度不均匀，静脉期胰腺实质进一步强化，胰周脂肪间隙仍清晰（a～c）。增强动脉期MinIP重建图像示胰颈体尾部主胰管节段性扩张（粗白箭），胰颈部管径最宽处约5.8mm（d）。

EUS：胰腺头颈部见一实性等回声病灶，回声均匀，质地较软，内部呈轻度花斑样改变，血流不丰富，其中一个截面为20.7mm×16.3mm，边缘尚清晰，头部胰管直径2.3mm，头颈部直径为5.5mm，体部和尾部胰管直径分别为4.2mm和3.6mm。于头颈部行EUS-FNA（e～m）。

穿刺病理：胰腺穿刺组织中见多灶胰腺组织（n）及胰腺腺泡组织（o）。

诊断：胰腺穿刺标本内见少许胰腺组织，细胞形态温和，未见明确肿瘤成分。

10个月后EUS复查，示胰腺头颈部等回声病灶增大，其中一个截面大小为2.88cm×2.97cm，血流不丰富，头颈部胰管直径0.97cm，并可见分支胰管，直径0.26cm，颈体部胰管直径0.69cm（p～t）。3周后查PET/CT，示胰腺颈部局部代谢稍增高，SUV_{max}2.9，远端胰管扩张，恶性病变不除外（u、v）。行胰十二指肠切除术，术后病理示肿瘤组织边界不清，呈浸润性生长，破坏胰腺腺泡（w、x，星号处为正常胰腺腺泡成分，黄线左侧为肿瘤区域）；肿瘤组织呈条索状分布，间质纤维组织增生（可能质地稍硬，y），肿瘤细胞形态温和，异型性不明显（z）；免疫组化：肿瘤细胞神经内分泌标记CgA阳性（z1，箭头处示残留的胰岛），肿瘤细胞神经内分泌标记SYN阳性（z2，箭头处示残留的胰岛），肿瘤细胞神经内分泌标记CD56阳性（z3、z4），Ki-67约5%，提示为神经内分泌瘤，G2。

最终诊断：胰腺神经内分泌肿瘤（P-NET），G2。

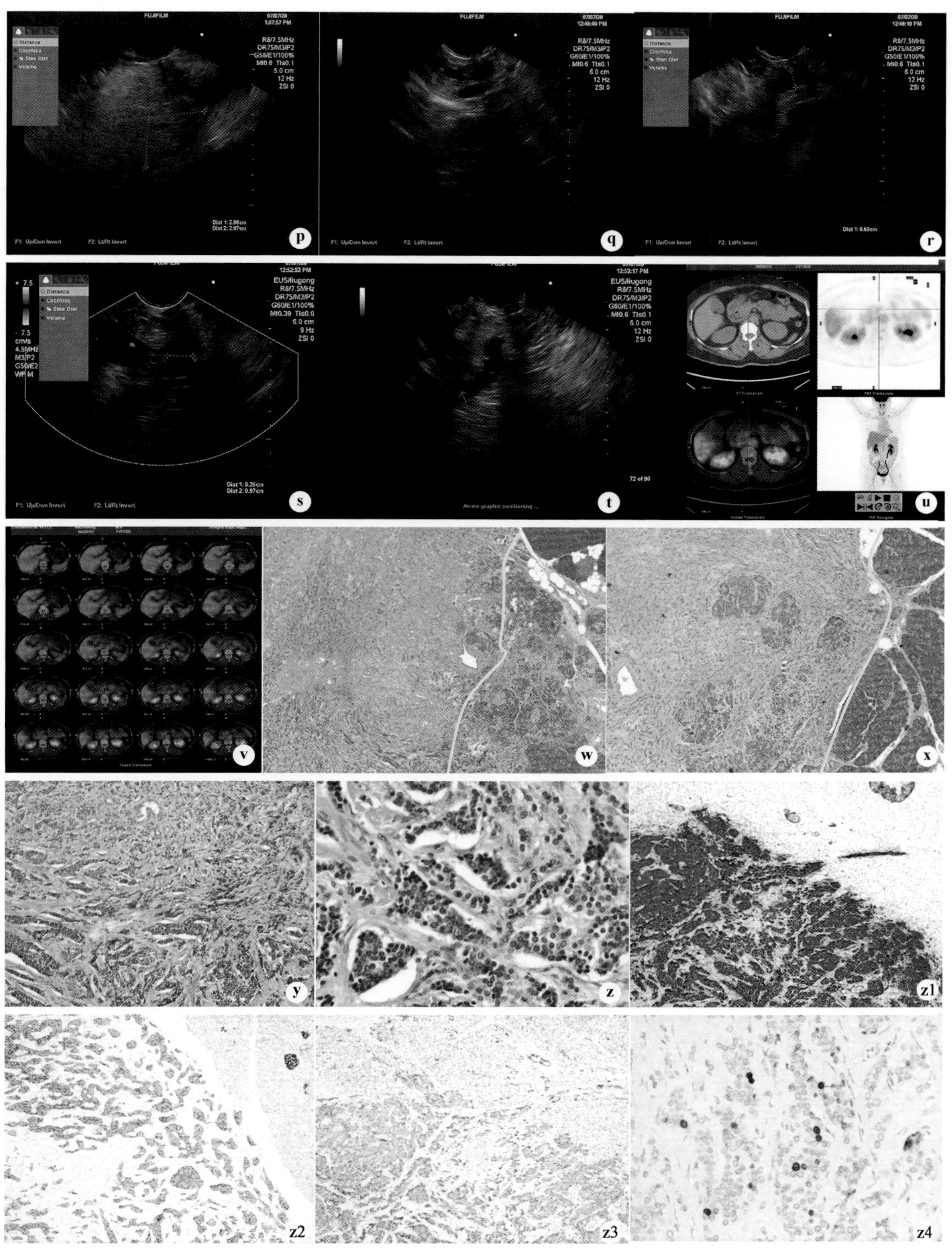

（病史：徐敬慈；影像：王晴柔；EUS：王　伟　龚婷婷；病理：王　婷）

病例58

精彩视频请扫描二维码

【病情简介】 女，81岁。间断意识丧失、腹泻6年。既往史：肋骨骨折病史；个人史：无不良嗜好；家族史：否认家族病病史；查体：右上腹轻压痛。

【实验室检查】 血常规：WBC 8×10^9/L，HGB 133g/L，PLT 172×10^9/L；血生化：ALT 74U/L，AST 34U/L，TBIL 18.4μmol/L，ACTH 4.7pmol/L，皮质醇 92μg/L，TP 66g/L，ALB 36.9g/L，血糖 2.7mmol/L。肿瘤指标：AFP 4.2ng/ml，CEA 2.6ng/ml，CA125 21.9U/ml，CA19-9 6.8U/ml。

【影像学检查】 MRI：胰腺颈部高增强、类圆形异常信号，胰管未见明显扩张。

【治疗】 超声内镜引导下胰岛细胞瘤无水酒精消融术。

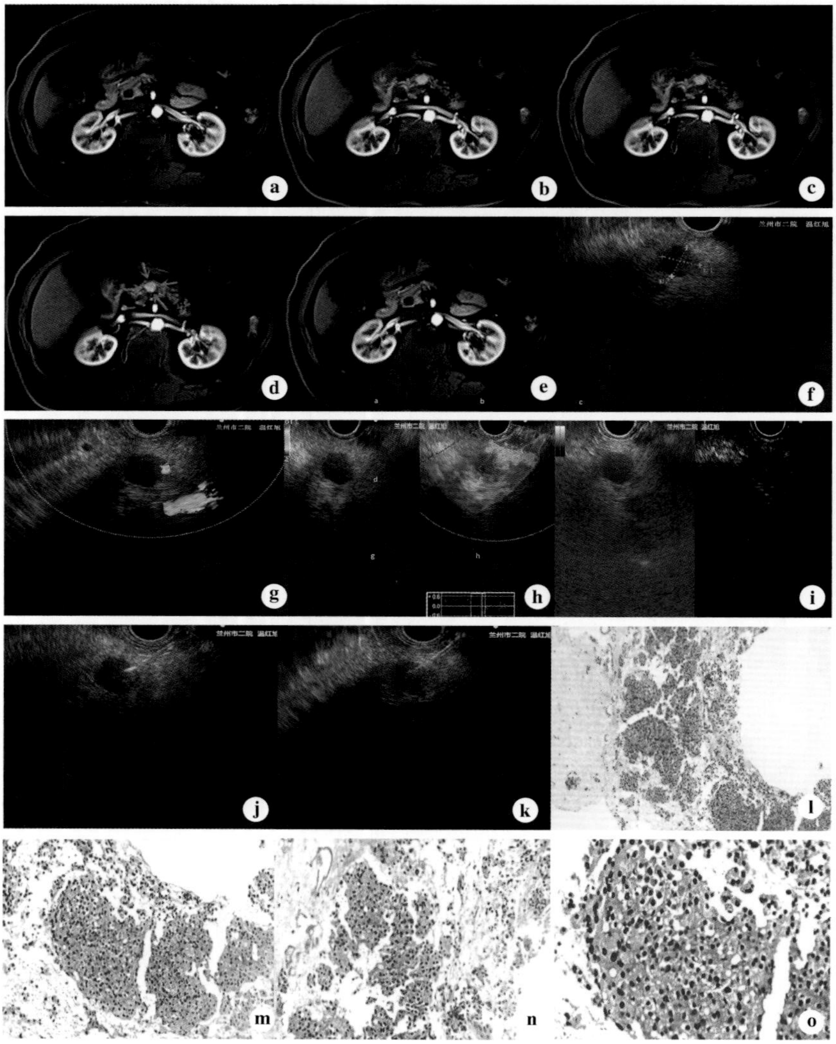

图像要点

MRI：胰腺颈部类圆形病灶，大小约1.0cm×1.0cm，增强扫描呈明显增强，强于周围胰腺组织，胰管未见明显扩张，周围未见肿大淋巴结（a～e）。

EUS：胰腺颈部类圆形低回声病变，直径约9mm，多普勒显示可见血晕环，弹性成像病变区域呈深蓝色，超声造影呈高增强，19G穿刺针穿刺活检（f～k）。

穿刺组织病理：CgA（+）、Syn（+）、CD56(+)、S-100(−)，Ki-67（0），见l～o。

最终诊断：胰腺神经内分泌肿瘤（P-NET）（G1，胰岛细胞瘤）。

（温红旭）

病例 59

精彩视频请扫描二维码

【病情简介】 男，51 岁。上腹疼痛间断发作 4 个月。外院 CT 提示肝脏多发占位，胰尾占位。既往史和家族史无特殊。

【实验室检查】 肿瘤学指标：CA19-9、CEA、CA125、AFP 等正常；肝功能 GGT 254U/L；肾功能、血常规、凝血指标等均正常。

【影像学检查】 CT：胰尾部占位，伴肝内多发转移；增强 MRI：胰腺尾部肿块（2.9cm×2.7cm），胰腺癌可能；肝脏多发占位（最大 8.0cm×7.4cm），考虑转移。

【治疗】 TAE 介入栓塞肝内病灶，长效奥曲肽，肌内注射，20mg/4 周，抑制肿瘤生长。

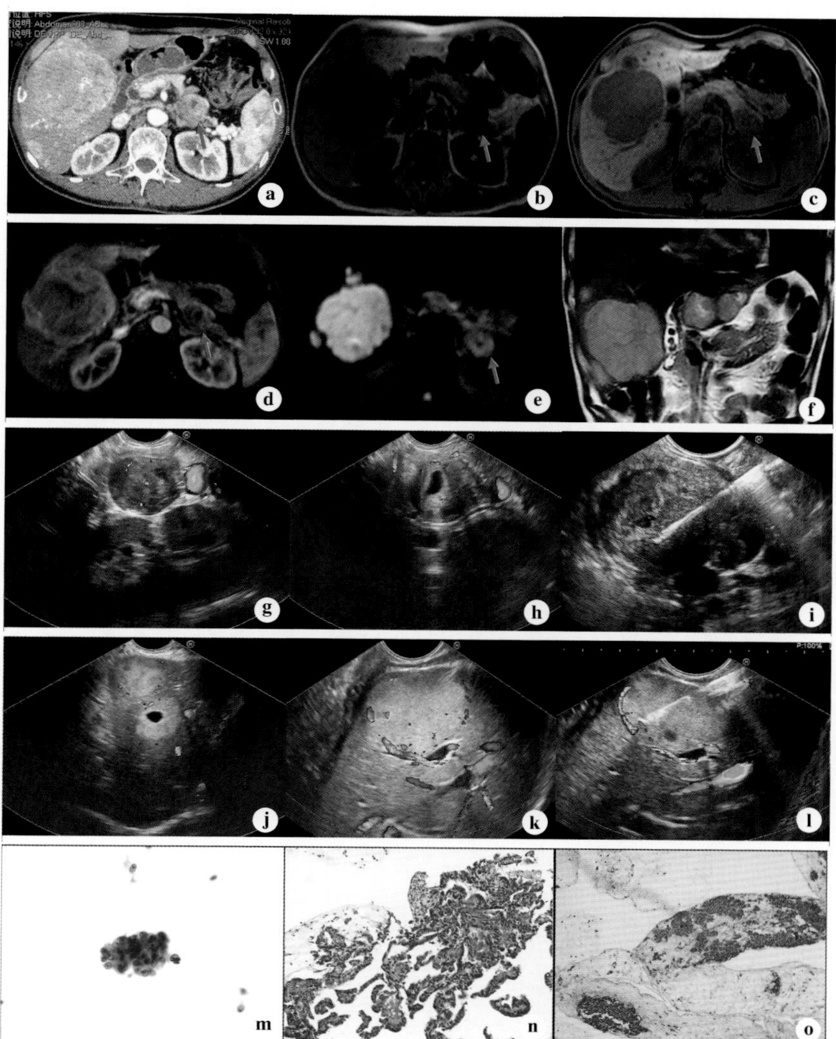

图像要点

CT：胰尾部肿块，边缘强化明显，考虑胰腺癌（红箭），肝内多发转移灶（a）。

MRI：胰腺尾部肿块（2.9cm×2.7cm，红箭），T1、T2 均显示为低信号，动脉期边缘强化明显，呈现持续强化现象，肿块 DWI 与正常胰腺组织相比表观扩散系数轻度升高，胰腺癌可能；肝脏多发占位（最大 8.0cm×7.4cm），强化快进快出，考虑转移（b～f）。

EUS：胰腺尾部可见一类圆形低回声占位，大小约 2.8cm×3.0cm，其内可见片状无回声坏死区域，彩色多普勒显示散在点片状血流信号，胰管未见明显扩张，胆管未见扩张（g、h）。肝脏左叶可见多发大小不等的类圆形高回声占位，较大约 2cm×2.5cm，彩色多普勒显示多发点片状和边缘环形血流信号（j、k）。采用 22G 穿刺针于肝左叶占位穿刺 2×20 次（l），再于胰腺尾部占位穿刺 2×20 次，获得组织碎片和组织条（i）。

细胞学检查：肝脏、胰腺恶性肿瘤，细胞形态偏小（m）。

组织病理：肝脏、胰腺神经内分泌肿瘤（G2）。免疫组化：肝脏、胰腺 CK（+）、Syn（+）、CgA（+）、CD56（+）、Ki-67 5%（+），CD20（－），CD3（－）。H&E（n），CgA（o）。

最终诊断：胰腺神经内分泌肿瘤（P-NET）（G2）伴肝内多发转移。

（邓　亮　詹　珂）

病例60

精彩视频请扫描二维码

【病情简介】 男，30岁。10天前当地医院体检彩超发现胰腺占位，恶性肿瘤待排。

【实验室检查】 肿瘤学指标：AFP、CEA、CA125、CA19-9等正常；空腹血糖、肝功能、肾功能、血常规、凝血指标均正常。IgG4：1.26g/L。

【影像学检查】 腹部CT：胰体部肿胀，周围多发结节团块状、结节状软组织密度影，考虑恶性肿瘤可能。胰腺MRI平扫+增强：胰体部及邻近胰尾见不规则团块状占位性病灶，横断位大小约7.4cm×4.4cm，内部信号不均，呈稍长T1、稍长或长T2，DWI呈高信号，ADC呈低信号，增强后不均匀明显强化；邻近上腹膜后多发肿大淋巴结，部分与胰腺病灶融合、分界不清；余胰尾部稍萎缩，胰管扩张。MRI诊断：胰体部及邻近胰尾部占位，胰腺癌可能，合并上腹膜后淋巴结转移可能性大。

【治疗】 外院行化疗治疗。

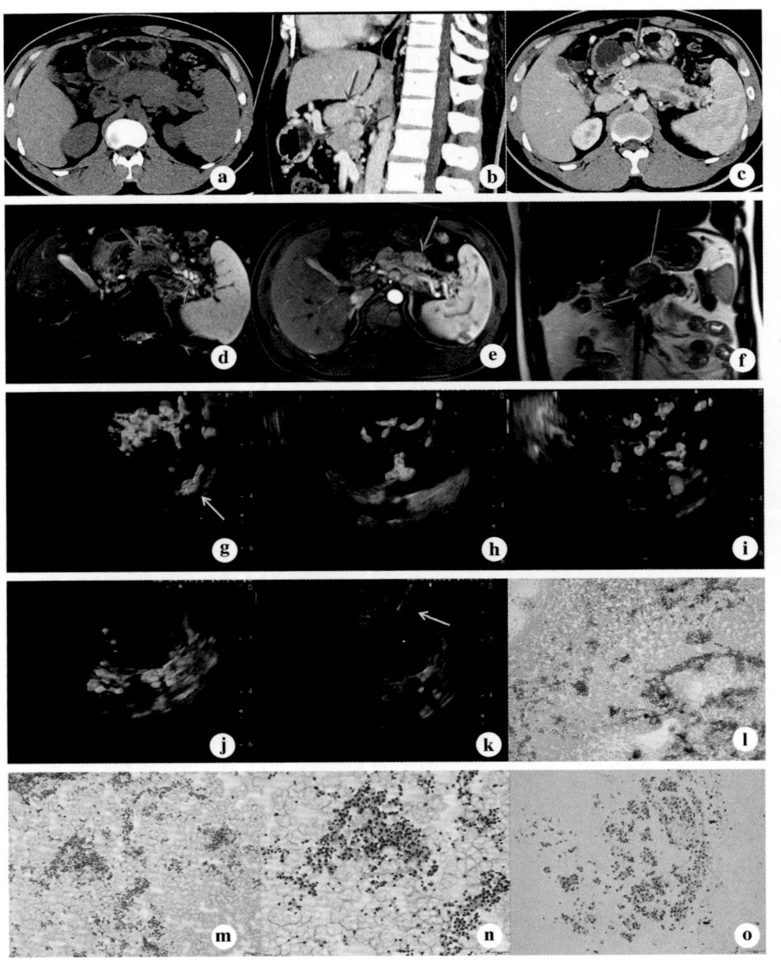

图像要点

CT：示胰体部肿胀（a、b），肝门区胰腺附近可见肿大淋巴结（b），肿物周围血管迂曲扩张（c）。

MRI：T2WI-fs示胰体部及邻近胰尾见不规则团块状占位，远端胰管扩张（d），增强后呈不均匀明显强化（e），邻近上腹膜后见多发淋巴结肿大，部分与胰腺病灶融合、分界不清（f）。

EUS（g～k）：胰头至胰体见不规则低回声改变，胰头部区域血流信号丰富血管穿行，其中可见肠系膜上静脉内肿瘤侵及，胆总管管壁不规则增厚，胰体部见不规则低回声团块，周边血管包绕，其旁见类圆形影，考虑淋巴结可能。胰腺穿刺细胞学检查见小蓝圆细胞，核质比高，染色质细腻，核呈胡椒面伴核异质（l～n）。胰腺穿刺组织病理学：送检纤维素性渗出物中见上皮样细胞，失黏附，细胞较一致，部分细胞核偏位，细胞轻-中度异型性，考虑：①胰腺实性-假乳头状肿瘤；②神经内分泌肿瘤（o）。

最终诊断：胰腺神经内分泌肿瘤（P-NET）。

（邓万银　黄小杰）

精彩视频请扫描二维码

【病情简介】 女，63 岁。主因食欲缺乏 10 天入院。外院查腹部彩超：胰头旁低回声结节。既往高血压病史 10 年，平时血压控制可；否认糖尿病及其他传染性疾病。

【实验室检查】 肿瘤学指标、血常规、血糖、肝功能、肾功能、凝血指标等均正常。

【影像学检查】 腹部 CT：胰颈部软组织密度影。

【治疗】 随访复查。

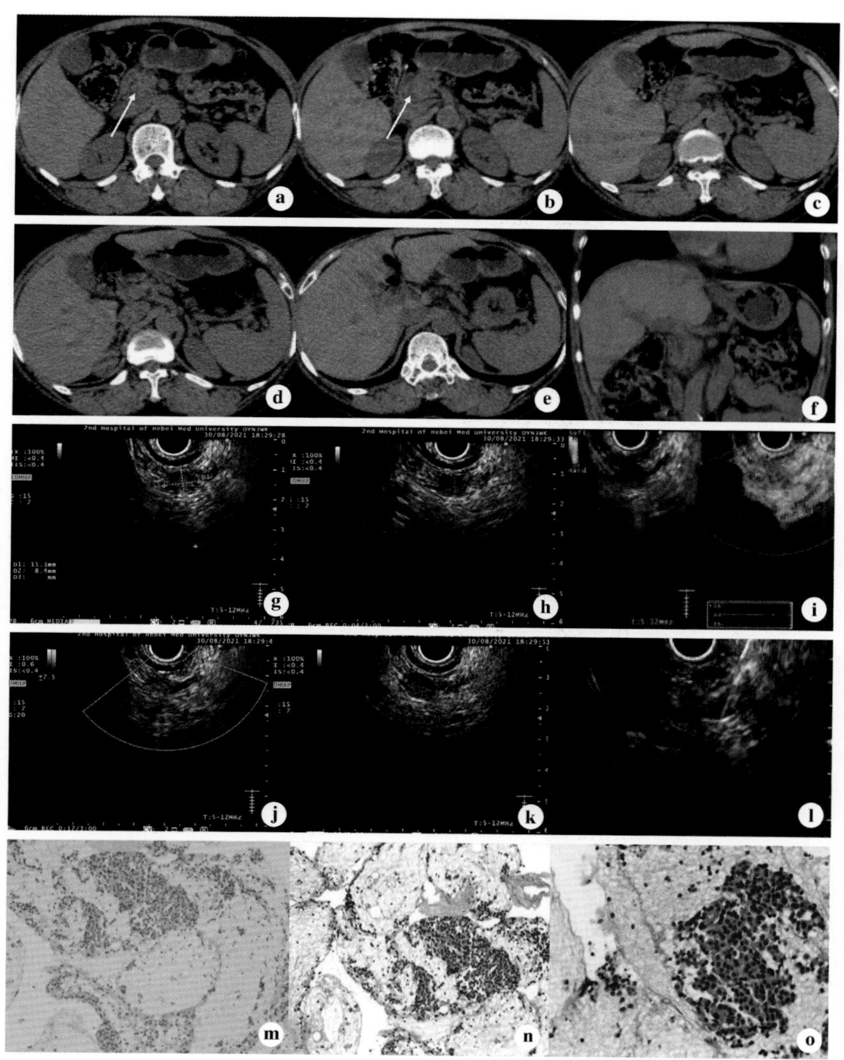

图像要点

CT：胰腺颈部软组织密度影（a～f）。

EUS：胰腺颈部前方的低回声病变，其中一个截面大小为 11.3mm×8.4mm，血流不丰富，质地较软（g～k）。行 EUS-FNA（l），胰颈组织穿刺活检送检少许穿刺组织可见肿瘤细胞，结合免疫表型，符合神经内分泌瘤（m～o）。

免疫组化结果显示：CD56（–）、CgA（+）、CK19（–）、Ckpan（+）、Ki-67（+3%）、NSE（–）、Syn（+）。

最终诊断：胰腺神经内分泌肿瘤（P-NET）。

（张　卫　张立超　侯森林）

病例 62

精彩视频请扫描二维码

【病情简介】　男，33 岁。阵发性腹部绞痛 7 天余。外院腹部 CT 及 MRI 均提示双侧肾上腺头区腹膜后结节，大小约 3.6cm×3.0cm，胰腺、肝内、左肾多发囊腔，考虑 VHL 综合征。有 10 年吸烟史，20 支 / 天，偶有饮酒；无糖尿病病史。

【实验室检查】　肿瘤学指标：CA19-9、CA724、CEA、AFP 等正常；血糖：6.32mmol/L；肝功能、肾功能、血常规、凝血指标等均正常；去甲肾上腺素、香草苦杏仁酸、儿茶酚胺正常。

【影像学检查】　PET/CT：胰腺多发囊实性结节、双侧肾上腺结节、骶 2 椎体前方系膜类圆形低密度结节影，代谢活性不同程度增高，以胰头及胰尾部明显，左心室多个局限性代谢活性增高灶，以上考虑肿瘤性病变可能。头颅 MRI：未见明显异常。

【治疗】　对症镇痛治疗。

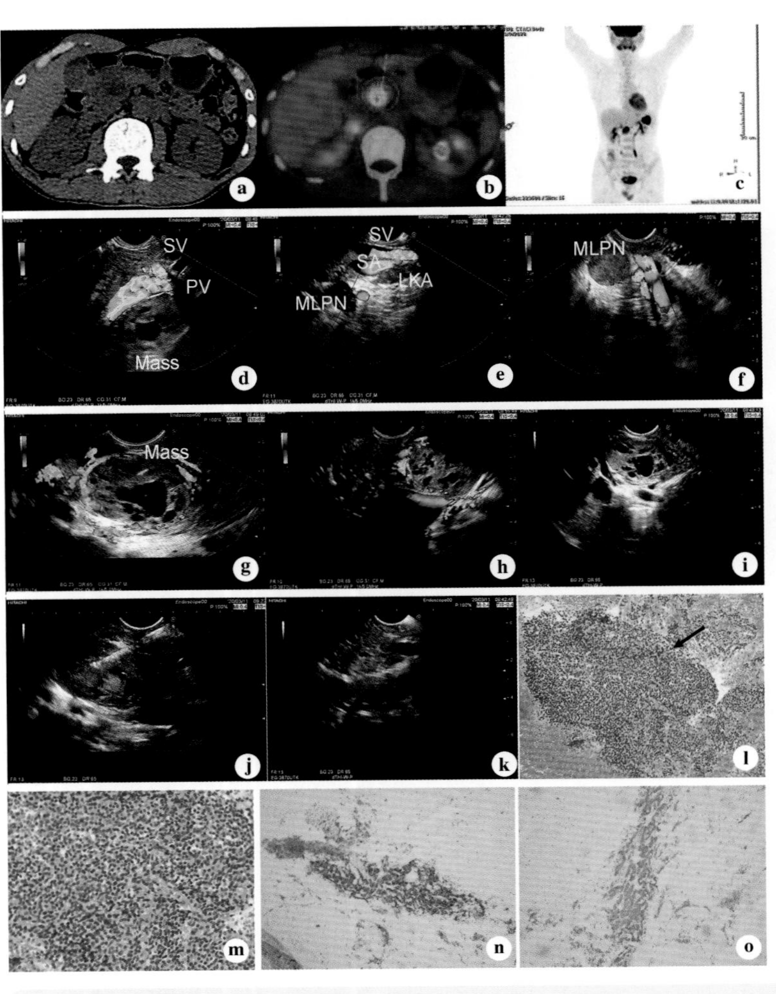

图像要点

PET/CT：胰腺多发囊实性改变，以胰头及胰腺尾部明显，较大者大小约 3.3cm×3.9cm，PET 显示胰头、胰尾部较大结节放射性摄取增高，SUV_{max} 值为 30.2。左肾可见类圆形低密度影，直径约 1.9cm，PET 未见放射性摄取增高。双侧肾上腺类圆形低密度影，大小约 2.1cm×1.7cm，1.2cm×1.0cm，PET 显示放射性摄取增高，SUV_{max} 值为 5.4。骶 2 椎体前方系膜类圆形低密度结节影，左心室多个局限性代谢活性增高灶（a～c）。

EUS：胰头区可见一大小约 4.2cm×2.6cm 类圆形低回声结节，其内可见片状无回声区域，彩色多普勒显示肿块周边有大量血管包绕；左肾上腺低回声增大，边缘不完整；肝门区可见一大小约 2.2cm×1.8cm 类圆形低回声结节。胰腺尾部可见散在大小不等的囊性病灶（d～k）。

组织病理：（胰头）血凝块中散在小团细胞巢（黑箭，l），结合免疫组化符合神经内分泌肿瘤（m）。免疫组化提示 CgA（+）（n），Syn（+）（o），CK（+），EMA（+），CD56（+），Ki-67 ＜ 1%（+），SSTR2 弥漫强（+）。

最终诊断：胰腺神经内分泌肿瘤（P-NET）（G1）伴双侧肾上腺、肝门淋巴结转移。

（邓　亮　詹　珂）

精彩视频请扫描二维码

【病情简介】　男，55 岁。体检发现右下肺占位 1 周。患者 1 周前体检胸部 CT 示“肺 CA 可能”，门诊复查 CT 示“肺 CA 并多发转移？胰腺癌多发转移待排”。无特殊不适。为求进一步诊治住院治疗。吸烟 40 余年，1 包 / 日，偶饮酒。确诊糖尿病 1 周，现胰岛素降糖治疗。

【实验室检查】　肿瘤学指标：CEA 7.6ng/ml，CA 19-9 正常；血糖 9.86mmol/L；肝功能：TBIL 14.4μmol/L，CB 5.4μmol/L，ALT 9.6U/L，AST 8.1U/L。血常规、肾功能、凝血指标等均正常。

【影像学检查】　胸部 + 胰腺 CT 平扫增强：①右下肺肿块，右肺门及纵隔多发增大淋巴结，累及右中肺动脉分支、右下肺动脉；②胰头及钩突部多发占位性病变，并胰周多发肿大淋巴结：转移瘤？③左侧输尿管上段结石、输尿管炎，左肾结石。支气管镜检查：导航联合 EBUS-GS，于右下叶背支外亚段支亚分支探及一偏心团块影，大小约 17.0mm×6.3mm，取病检（病理结果回报：肺小细胞癌）。

【治疗】　定期化疗联合靶向治疗。

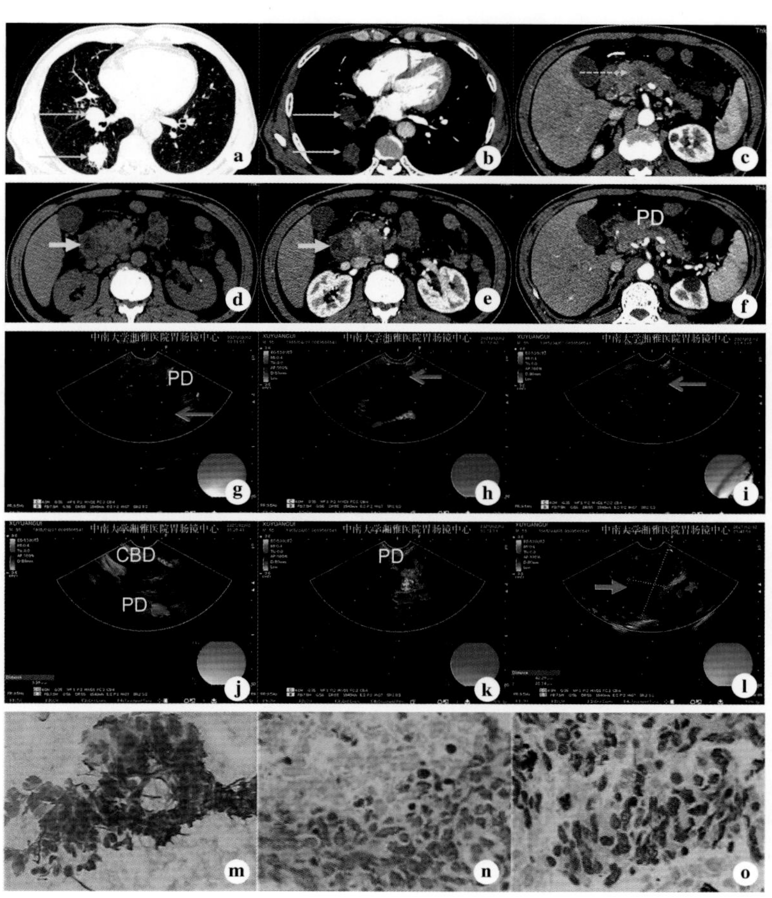

图像要点

CT：右下肺肿块，右肺门及纵隔多发增大淋巴结（a、b，黄箭），累及右中肺动脉分支、右下肺动脉。胰头及钩突部肿大，见多发稍低密度结节、肿块（c，黄虚箭），大者位于钩突部，较大层面大小约 35mm×28mm，增强后病灶呈轻度环形强化（d、e，黄粗箭）；主胰管扩张，宽约 6mm，胰周见渗出灶（f），邻近十二指肠壁水肿增厚。

EUS-FNA：扫查胰腺头、颈部可见多发低回声肿块，边界清，较大者大小约 26mm× 30mm，胆管内径约 9.9mm（g ～ j，红箭），胰管约 3.8mm（k），胆囊肿大，纵隔可见不规则淋巴结肿大，切面大小约 40mm× 20mm（l，红粗箭）。

组织病理：胰腺颈部穿刺涂片检见重度核异质细胞（m）。胰腺穿刺组织见分化差的癌，结合免疫组化及病史考虑肺小细胞癌转移（n、o）。免疫组化：Syn（+），P53（+），Ki-67（+90%），CA19-9（–），IMP（+），S100P（–），LCA（–），CK–Pan（+）。

最终诊断：肺癌（右下叶小细胞癌，累及肺动脉，并胰腺转移）。

（李　乾　严　璐）

病例 64

【病情简介】 女，43 岁。腹痛 2 月余，自感脐周疼痛呈束带样，向后背部放射。外院查胰腺增强 CT：胰颈体部 MT 可能，胰周及腹膜后多发肿大淋巴结。PET/CT：食管下段管壁增厚，腹膜后肿块，均见 FDG 高代谢。否认吸烟酗酒史，无糖尿病病史。

【实验室检查】 肿瘤标志物：CA19-9 12.5U/ml，SCC 20.3ng/ml，CA242、CEA、CA125、AFP 等正常，WBC 3.5×10^9/L，血糖 6.08mmol/L，肝功能、肾功能、凝血指标等均正常，IgG4：0.66g/L。

【影像学检查】 见图像要点。

【治疗】 综合非手术治疗。

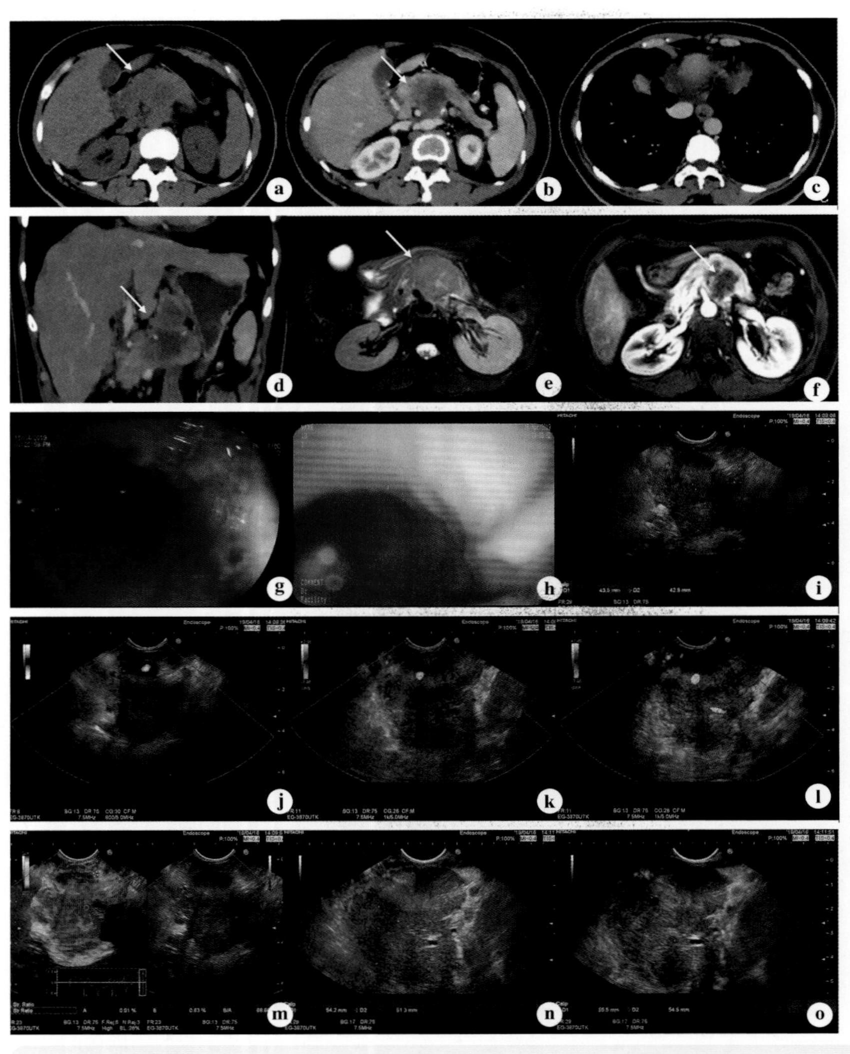

图像要点

CT：胰体后方略低密度肿块（a）；增强 CT 胰体后方肿块影（b），部分区域稍低强化，部分区域无强化，胰尾实质未见明显萎缩。增强延迟期食管下端管壁不均匀增厚伴强化（c），贲门下方及腹膜后淋巴结增大融合（d）。

MRI：T2WI 示胰腺后方稍高信号肿块影（e），邻近胰管无扩张，MRI 增强静脉期肿块不均匀明显强化，与胰腺实质分界不清（f）。

胃镜：距门齿 33 ～ 38cm 食管左前壁表面糜烂充血，占管腔约 1/3 周（g）。食管活检鳞状细胞癌。

EUS：胃体部见一低回声病灶，向颈部头部钩部蔓延，其中一个截面为 55.5cm×54.5cm，边缘呈蟹足样生长，质地硬，SR=68.66，侵犯或包绕 PV、SA、PV、SMA 及腹腔干，周围多发淋巴结影。尾部回声尚均匀，胰管无扩张（h ～ y）。以 COOK22-3 穿刺针于病灶部位穿刺三针（z、z1），细胞学见多量肿瘤细胞，提示胰腺鳞癌（z2、z3），穿刺组织内（z4）见巢状异型细胞（黑箭），中央可见角化（红色圆圈）。

诊断：胰腺穿刺标本内见低分化癌伴鳞化。

最终诊断：食管鳞状细胞癌胰腺转移。

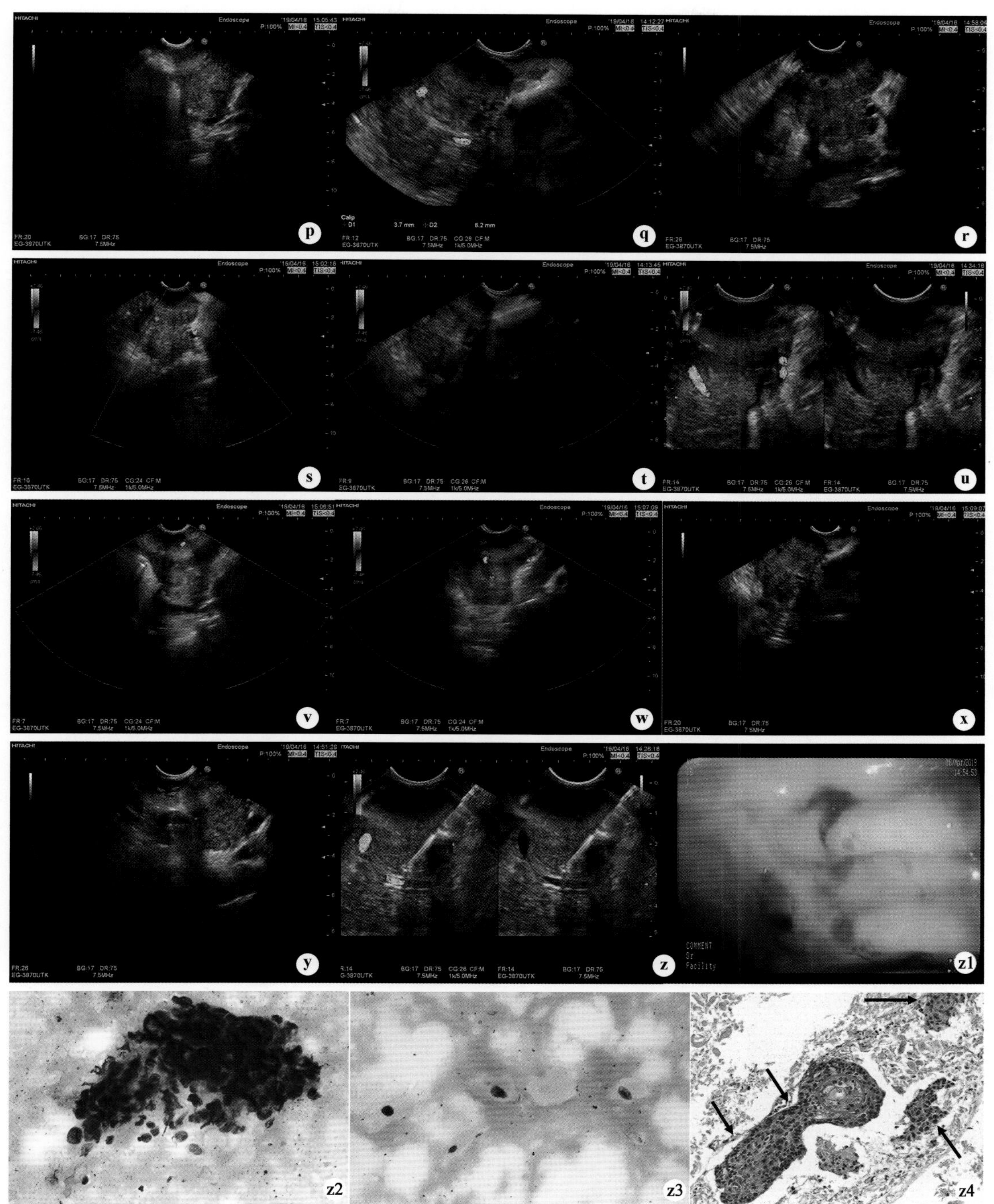

（徐敬慈　刘渠凯　王　伟　龚婷婷　王　婷　高丽丽）

病例 65

【病情简介】 女，48 岁。间断上腹隐痛 1 年余，曾于当地医院行胃镜检查示胃角黏膜下隆起，慢性非萎缩性胃炎，并口服药物治疗，症状时有反复。后于我科住院治疗。既往体健。

【实验室检查】 肿瘤学指标：CA19-9、CA125、CEA、CA153、AFP 均正常；血糖、肝功能、肾功能、血常规、凝血指标等均正常。

【影像学检查】 超声内镜：胃角黏膜下层、固有肌层病变低回声病变。

【治疗】 胃角黏膜下隆起内镜下挖除术（ESE）。

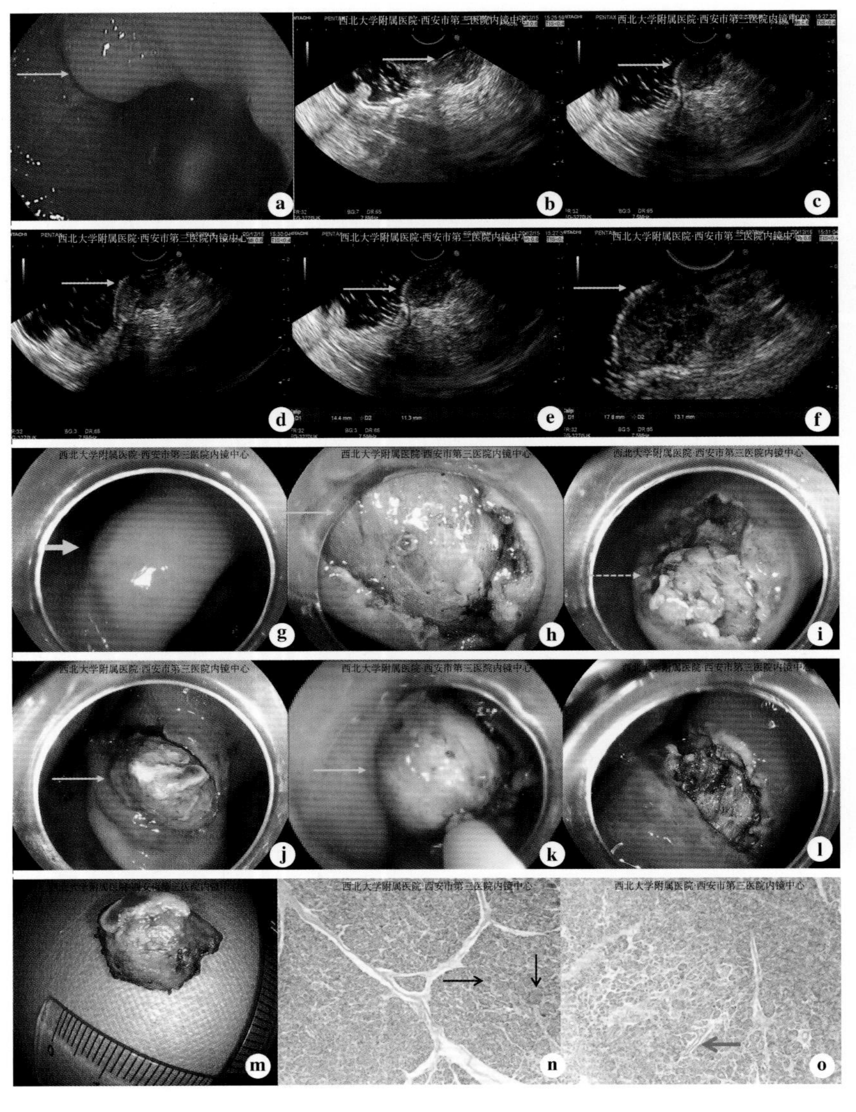

图像要点

超声内镜：胃角可见一隆起，表面光滑（a），超声扇扫显示胃壁管壁层次清晰，病变起源于固有肌层，呈低回声，内部回声不均匀（b～f），可见血流信号，截面大小为 14.4mm×11.3mm（e），弹性成像呈黄绿色。行 ESD 切除（g～m）。

术后组织病理：黏膜间质内淋巴细胞、浆细胞浸润，黏膜下层见腺泡（n，黑箭）及胰腺导管（o，红箭）。

最终诊断：胃角黏膜下隆起（异位胰腺）。

（王 芳 张 超）

精彩视频请扫描二维码

【病情简介】 男，41 岁。皮肤巩膜黄染 1 个月。1 个月前行腹部 MRCP 提示胰头占位引起梗阻性黄疸，给予胆管金属支架和胰管塑料支架置入术。吸烟 10 年，20 支 / 日，已戒烟 1 年，饮酒 10 年，已戒酒 1 年，无糖尿病病史。1 年前因右肺下叶肿瘤行右肺下叶切除术 + 淋巴结清扫，病理提示小细胞癌，淋巴结阴性，术后规律行 EP 方案（依托泊苷 + 奈达铂）化疗 6 个周期。

【实验室检查】 肿瘤学指标：CA19-9 554.4U/ml，CA242 72.8U/ml，CEA、CA125、AFP 等正常；血糖：8.87mmol/L；肝功能、肾功能、血常规、凝血指标等均正常，IgG4 0.63g/L。

【影像学检查】 CT 示胰头部占位，考虑胰头癌，伴周围淋巴结转移，肠系膜上静脉上端受侵。MRI：胰头占位，考虑恶性肿瘤性病变，胰头周围多发肿大淋巴结。MRCP：肝内外胆管扩张呈软藤样改变，胆总管胰腺段管腔突然狭窄、截断。PET/CT：右肺下叶及相应支气管未见显示，右下肺门区条状金属影，右肺癌术后改变；胰头肿块伴胆总管末端、主胰管近端截断征，伴上游肝内外胆管及主胰管扩张，考虑恶性肿瘤；胰头及胰体周围多发肿大淋巴结，以胰头区周围明显，考虑转移。

【治疗】 对症镇痛治疗。

图像要点

CT: 1 年前，右下肺门区可见一团块状软组织密度影，大小约为 5.9cm×3.5cm（红箭，a），考虑肿瘤。肺癌术后 1 年，胰头肿块，胆总管末端、主胰管近段截断，伴上游肝内外胆管及主胰管扩张，考虑恶性肿瘤性病变，胰头周围、肠系膜上动脉旁及肝胃间隙多发淋巴结、部分增大，考虑转移可能（b）。

MRI：肝内外胆管扩张呈软藤样改变，胆总管胰腺段管腔突然狭窄、截断。胰头增大见异常信号结节影，范围大约 2.1cm×2.2cm，呈稍长 T1 稍长 T2 信号，DWI 高信号，ADC 低信号，远端胰管轻度扩张。胰头周围见多发肿大淋巴结，较大者约 1.4cm×1.6cm（红箭，c）。

MRCP：肝内外胆管扩张，胆总管胰腺段管腔突然狭窄、截断。胰管轻度扩张（d）。

PET/CT：1 年前，右肺占位，代谢活性增高，考虑恶性肿瘤，胰腺未发现明确代谢活性增高（e）；肺癌术后 1 年，胰头肿块伴胆总管末端、主胰管近端截断征，伴上游肝内外胆管及主胰管扩张，代谢活性增高，考虑恶性肿瘤；胰头及胰体周围多发肿大淋巴结，以胰头区周围明显，代谢活性增高，考虑转移（f）。

EUS：胰体尾部实质回声尚可，胰腺颈体部胰管扩张，约 4.5mm；胰腺钩突 - 胰头可见一低回声不规则占位性病灶，切面大小约 40mm×36mm，腹膜后、第一肝门区可见大量大小不等的低回声结节，最大约 22mm×26mm，部分发生融合，彩色多普勒显示无血流信号（g～j）。

细胞学检查：淋巴结内见异型细胞，考虑小细胞恶性肿瘤（k），免疫组化：CK5/6 少许（+），P40（−），P63（−），CK7（−），MapsinA（−），TIF-1（−），CD56（+），CgA（+），Syn（+），Ki-67 70%（+）。结合免疫组化结果，符合小细胞癌（k，l）。

组织病理：淋巴结穿刺提示神经内分泌癌（m～o）。免疫组化：Syn（+）（m），CD56（+），Ki-67.70%（+）（n），EMA（−），CK（+），Bc1-2 弱（−），CyclinD1（−），C-ayc（−），CD23（−），CD43（−），Bc1-6（−），CD3（−），MUM-1（−），CD10（−），CD20（−）。

最终诊断：小细胞肺癌术后胰腺、腹膜后淋巴结转移。

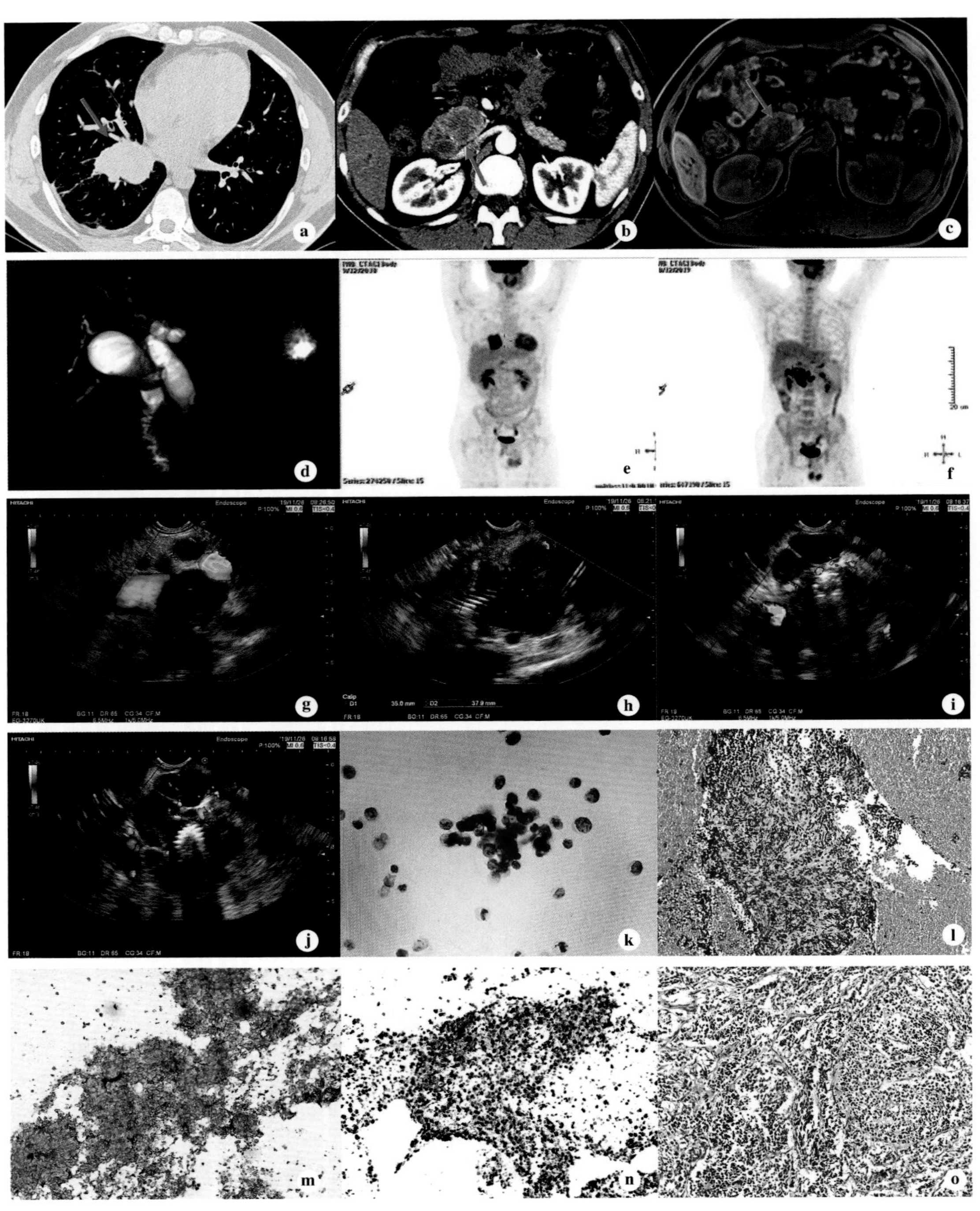

（邓　亮　詹　珂）

病例 67

精彩视频请扫描二维码

【病情简介】　女，62 岁。中上腹痛 3 个月，无黄疸。当地医院查腹部 CT：中上腹腹膜后多发淋巴结肿大，胰头钩突部或十二指肠水平段病变待排。无烟酒嗜好，无糖尿病病史。

【实验室检查】　肿瘤学指标：NSE 17.9（0 ～ 16.3）ng/ml，AFP、CEA、CA19-9、CA153、CA72-4、CA125、SCC、细胞角蛋白 19 片段、人附睾蛋白 4 均正常。血超敏 CRP53mg/L，T-SPOT.TB：弱阳性；红细胞沉降率 110.0mm/h。血肝肾功能、血常规正常。

【影像学检查】　CT 示十二指肠壁不规则增厚，后腹膜间隙及盆腔多发肿大淋巴结，部分累及胰头钩突部，腹盆腔积液，考虑十二指肠癌伴腹腔多发淋巴结转移、部分累及胰尾钩突可能，结核待除外，建议进一步检查。

【治疗】　抗结核治疗。

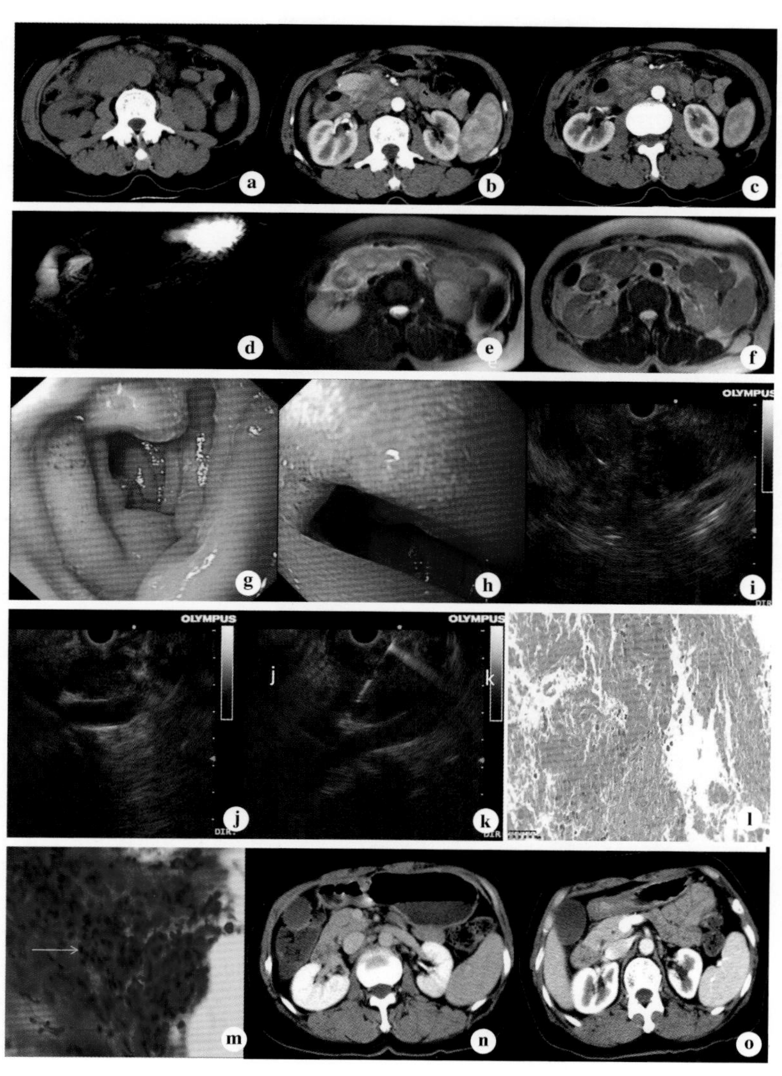

图像要点

CT：十二指肠壁不规则增厚，后腹膜间隙及盆腔多发肿大淋巴结，部分累及胰头钩突部（a ～ c），

MRCP：胰管、胆总管均无扩张，可见胰头部占位，十二指肠壁增厚（d ～ k）；超声内镜穿刺病变质软。

组织病理：可疑类上皮细胞和多核巨细胞，结核不能除外，组织学胰腺穿刺见少许坏死组织；特殊染色：抗酸染色未找到抗酸杆菌，PAS 未找到真菌（l、m）。

胃镜活检：十二指肠水平部黏膜慢性炎症（活动性）伴糜烂，并见肉芽组织。请结合临床。特殊染色：抗酸染色未找到抗酸杆菌。PAS 未找到真菌。予以异烟肼 0.3g，利福平 0.45g，乙胺丁醇 0.75g，吡嗪酰胺 1.5g 抗结核治疗，以上各药每天 4 次，患者腹痛症状很快消失，治疗 1 个月后复查 CT 提示胰腺、十二指肠壁较前明显好转（n）；治疗 4 个月后复查 CT 见胰腺形态基本症状，未见占位（o）。

最终诊断：胰腺结核。

（朱晚林）

病例68

精彩视频请扫描二维码

【病情简介】 男，59岁。反复右上腹阵发性疼痛1月余。外院初诊腹部CT见肝脏弥漫性低密度灶，转移性病变可能。吸烟20年，10支/支，无饮酒嗜好；无糖尿病病史。

【实验室检查】 肿瘤学指标：CA19-9 24008.0U/ml，CA724 265.2U/ml，CEA 107.4ng/ml，CA125、AFP等正常；血糖：7.32mmol/L；肝功能、肾功能、血常规、凝血指标等均正常。

【影像学检查】 CT：胰头区稍低密度肿块影，增强后呈相对低强化，考虑肿瘤性病变，胰腺癌可能性大，肝内弥漫多发稍低密度结节及肿块影，考虑转移。

【治疗】 药物保守治疗。

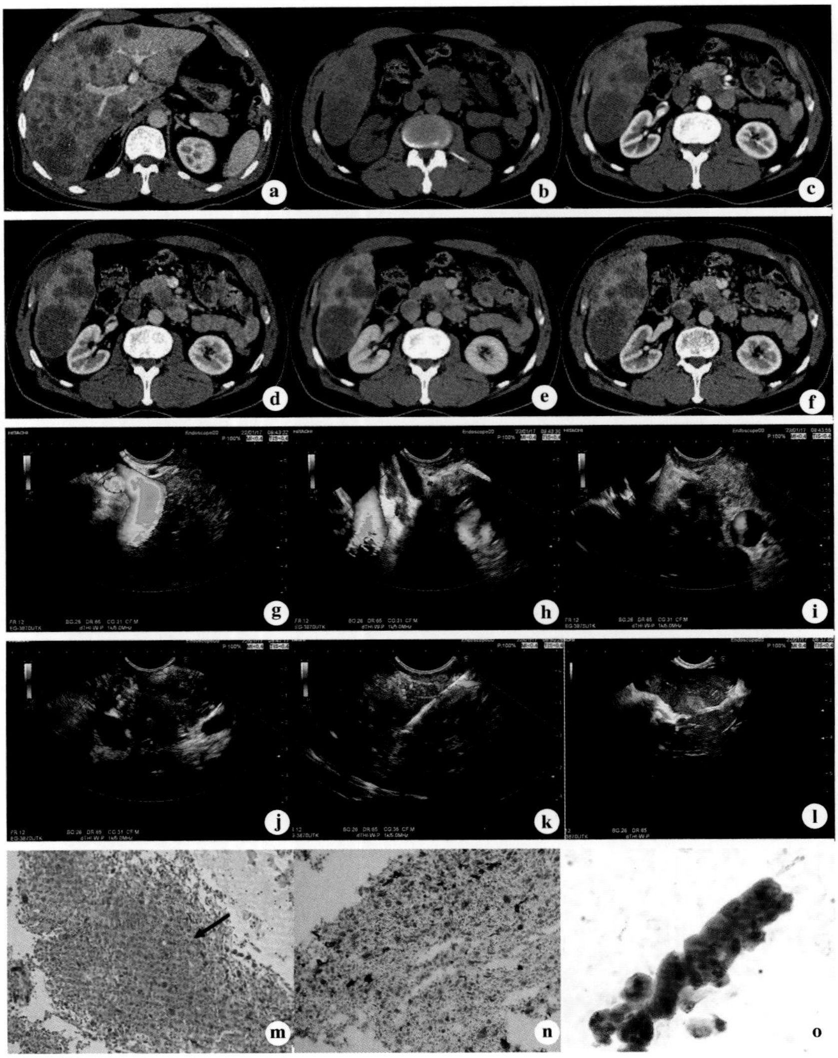

图像要点

CT：肝内弥漫多发稍低密度结节及肿块影，增强后轻度强化（a）。胰头区稍低密度肿块影，范围约为2.4cm×2.5cm，边界欠清，增强后呈相对低强化，周围多发小淋巴结影（红箭，b～f）。

EUS：胆总管约8mm，下段与胰头占位相邻，但未累及，胰管未见明显扩张，胰头区域可见一大小约3.1cm×2.3cm混合低回声包块，边缘锯齿状改变，彩色多普勒显示无血流信号，病灶与胰管、胆管均相邻。腹腔内胰周可见多发低回声结节，最大约1.6cm×0.8cm，肝内可见多发大小不等的类圆形稍高回声病灶，切面大小约9mm×10mm（g～l）。

组织病理：胰头组织内见恶性肿瘤组织，肉瘤化癌（黑箭，m），EMA染色弱阳性（n）。细胞学：找到癌细胞，腺癌可能（o）。

最终诊断：胰腺肉瘤化癌。

（邓 亮 詹 珂）

精彩视频请扫描二维码

【病情简介】　女，58 岁。体检发现胰腺占位 1 周余。外院初诊上腹部 MRI：胰头后部错构瘤可能，脂肪肝，胆囊结石，双肾囊肿。无烟酒嗜好。2 型糖尿病病史 8 年余，口服二甲双胍 1 片（1 天 2 次）+ 达格列净 1 片（1 天 4 次）治疗。

【实验室检查】　肿瘤学指标：CA19-9 51.00U/ml，CA242、CEA、CA125、CA724、CA50、CA153、AFP 等正常；血糖：16.96mmol/L；血常规：HGB 146.00g/L，RBC 4.44×10^{12}/L，PLT155 $\times10^{9}$/L，WBC5.05 $\times10^{9}$/L。肝功能：TP 54.67g/L，ALB 28.10g/L，GLB 26.57g/L，A/G 1.06，pre-ALB 139.10mg/L，TBIL 12.30μmol/L，DBIL 3.30μmol/L，IBIL 9.00μmol/L，TBA 0.90μmol/L，ALT 28.20U/L，AST 39.68U/L，AST/ALT 1.41，γ-GT 31.78U/L，ALP 85.10U/L，LDH 234.80U/L，GLDH 8.11U/L；肌酐：66.30μmol/L，尿素：4.30mmol/L，尿酸：221.00mmol/L。D- 二聚体：0.65mg/L，余凝血指标等均正常。

【影像学检查】　CT：胰头后缘良性含脂结节，请结合临床。脂肪肝。双肾囊肿。胆囊结石。

【治疗】　胰头切除术（腹腔镜术转开腹术）。

图像要点

CT：多期 CT 增强（a、b）及增强冠状位重建（c、d）示胰腺萎缩，胰腺钩突区见小片脂肪密度影（细箭），胰腺实质内未见异常强化灶，胰管未见扩张。

EUS：胰腺钩突部后方一偏低回声区，其中一个截面为 23.8mm×18.4mm，质地较软，内部回声较均匀，无血流影，边缘欠清晰。胰腺包膜欠完整，乳头侧胰管及胆总管直径分别为 3.7mm 和 2.8mm；颈部胰管直径 2.0mm（e ～ m）。

术后病理：淋巴结结构完整（n），淋巴结内扩张的淋巴窦（黄箭）及淋巴滤泡（绿箭，o）。

最终诊断：胰腺下缘淋巴结反应性增生。

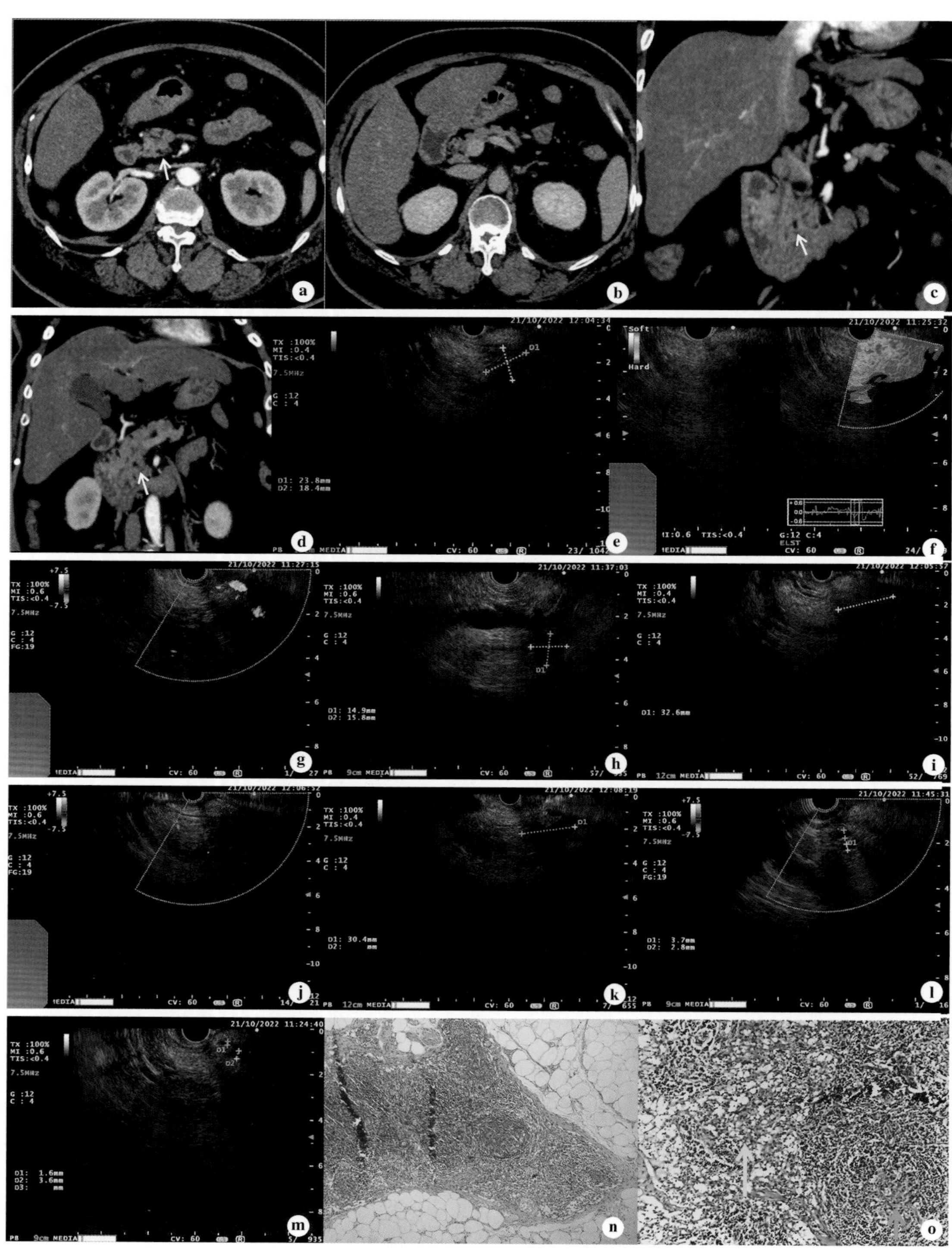

（张　蕾　林　军　王　伟　蒋巍亮　董金斌　胡倍源　龙　江）

【病情简介】 男，65 岁。皮肤黄染 10 天，余无不适。外院行腹部 MRI 增强示胰腺头部及钩突部占位，CA19-9 51.4U/ml。吸烟，无嗜酒。

【实验室检查】 CA19-9 61.8U/ml，ALT 487U/L，AST 264U/L，ALP 1079U/L，γ-GT 1147U/L，TBIL 112.3μmol/L，DBIL 56.1μmol/L，A/G 0.24，TBA 24.0μmol/L，IgG4 1.86g/L。

【影像学检查】 腹部增强 MRI：胰腺头部及钩突部占位。

【治疗】 随访。

图像要点

CT：平扫图像示胰头部（白粗箭）形态肿胀（a），增强动脉期胰头部（白粗箭）强化轻度减低、密度稍欠均匀，门脉期进一步强化（b ～ c）。

MRI：fsT2W 序列胰头部（白粗箭）及胰体尾部（蓝粗箭）形态肿胀、信号弥漫性轻度增高，胰周见少量渗出积液（d ～ f），DWI 序列胰头部信号增高（白粗箭，g），fsT1W 序列胰头部信号不均匀减低（白粗箭，h），MRCP 序列胆总管胰头段（黄粗箭）管腔呈“鸟嘴样”狭窄，其上游肝内外胆管扩张（i）。

首次 EUS：胰腺头部低回声占位，内部回声欠均匀，边界清晰，截面大小：4.06cm×2.97cm，血供缺乏。胰头部胰管直径约 0.2cm。胆总管上游扩张，直径 1.08cm，胆总管壁轻度对侧增厚，胰腺段狭窄。余胰腺颈部、体部胰腺实质肿大，呈均匀低回声改变，包膜完整，内部胰管无扩张扭曲，直径 0.1cm。胆囊稍肿大，囊壁可见多枚高回声影，后方无声影，大小约 3mm。胰头颈部 EUS-FNA（j ～ u），细胞学示导管上皮细胞区域（箭头）细胞黏附性好，排列紊乱，细胞核增大，核膜不规则（下方显示的是正常导管上皮细胞）（v）；胰腺穿刺组织内见少量上皮样细胞，局部腺泡样结构（黑箭），未见肯定恶性证据（w）。3 个半月后第 2 次 EUS：胰腺头部低回声占位，内部回声较前均匀，边界清晰，截面大小为 4.6cm×3.14cm，血供较前丰富，质地较硬。胰头部胰管直径约 0.24cm；余胰腺颈部、体部胰腺实质肿大，呈均匀低回声改变，包膜完整，内部胰管无扩张扭曲，直径 0.14cm。胆总管上游扩张，直径 1.36cm，胆总管壁对称性增厚，以第 2 层低回声增厚为主，壁厚约 0.28cm。胆囊稍肿大，壁增厚，腔内可见较多中等回声“泥沙样”改变；胰头颈部行 EUS-FNA（x ～ z18）。

细胞学：细胞排列稍拥挤，部分细胞核重叠，细胞轻度异形；胰腺穿刺组织内见少量上皮样细胞（黑箭），未见肯定恶性证据（z19）。之后随访 2 年半，无黄疸，无不适，未口服激素。

最终诊断：肿块型胰腺炎，慢性胆总管及胆囊炎，胆囊“泥沙样”结石。

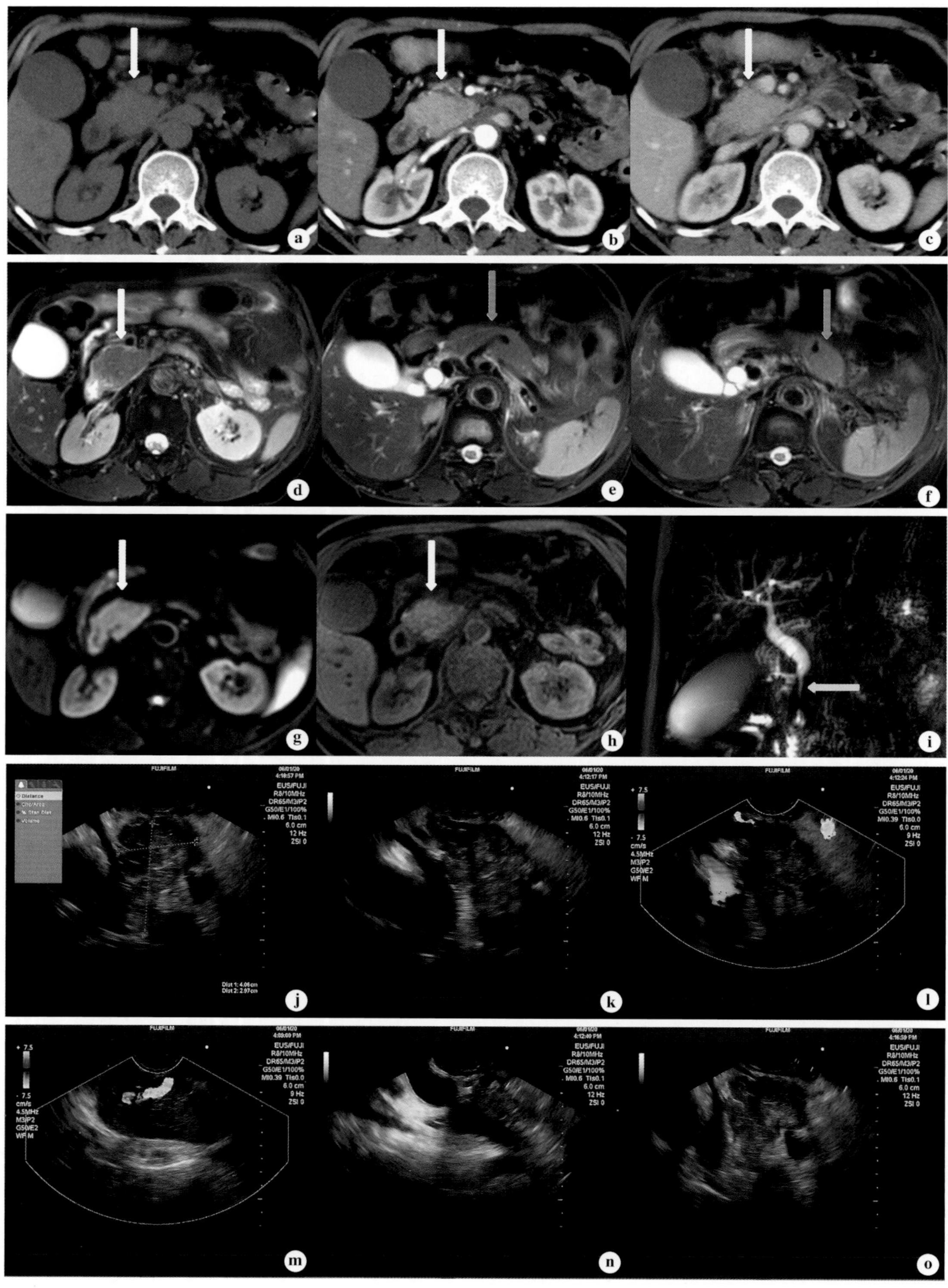
a
b
c
d
e
f
g
h
i
j
k
l
m
n
o

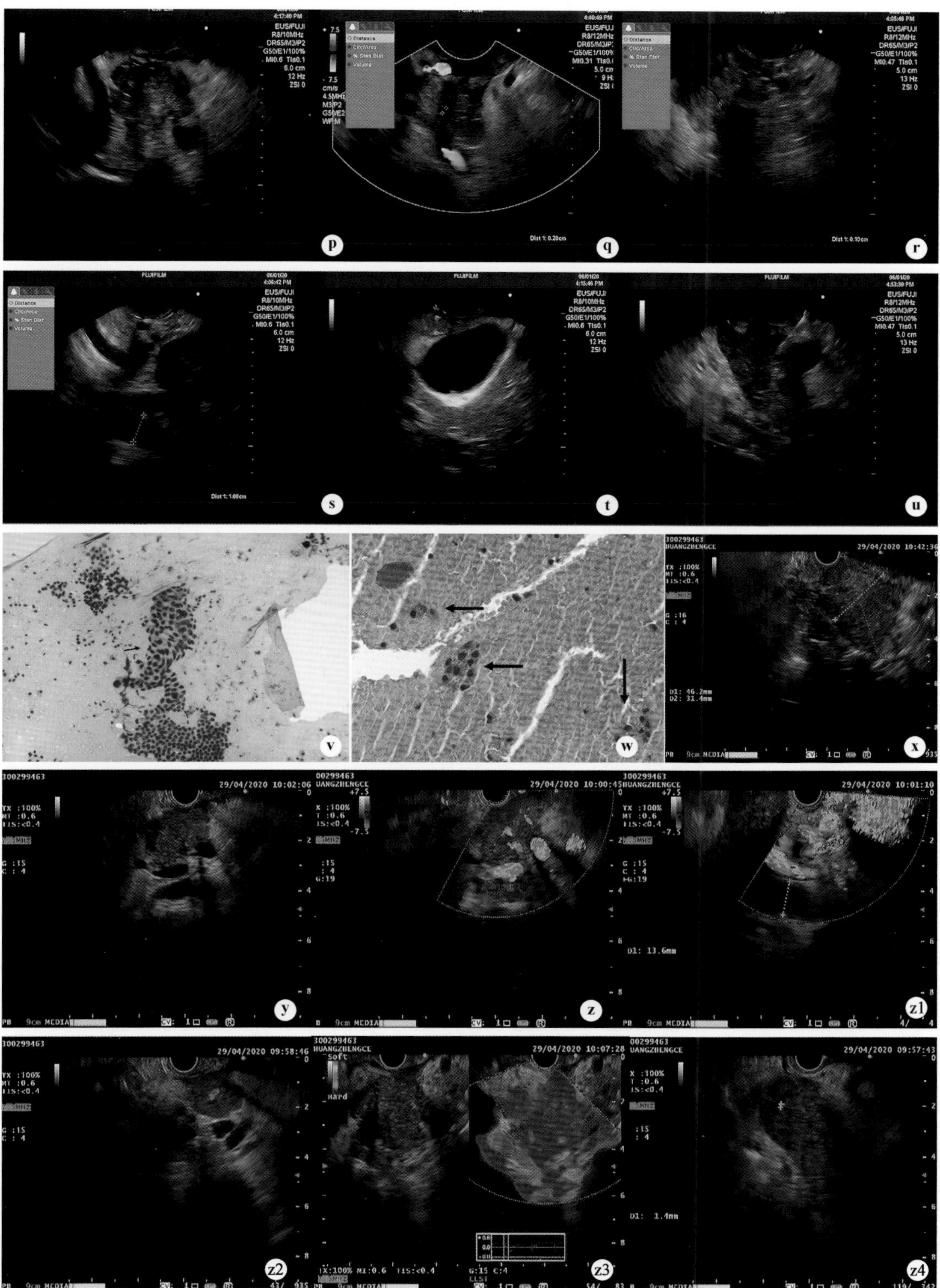

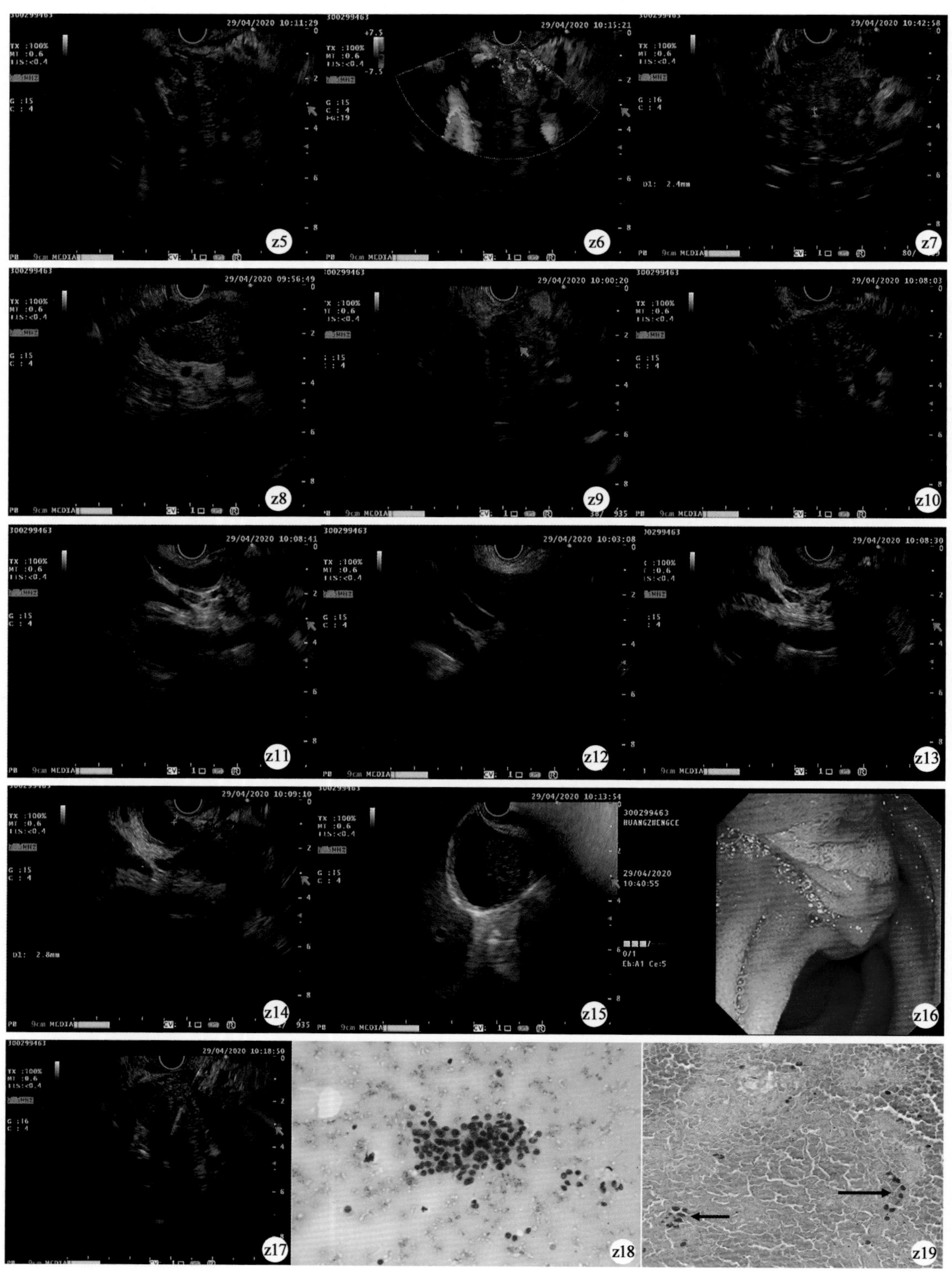

（病史：徐敬慈；影像：王晴柔；EUS：王　伟　龚婷婷；病理：王　婷；细胞学：高丽丽）

病例 71

精彩视频请扫描二维码

【病情简介】 男，56 岁。上腹痛 6 个月。患者 6 个月来无明显诱因出现上腹阵发性隐痛，每次持续 1 小时，夜间为甚，可耐受，余无特殊不适，外院考虑胰腺炎，治疗后无明显好转。吸烟 20 余年，30 支 / 日；无饮酒嗜好。无糖尿病病史。

【实验室检查】 肿瘤学指标：CEA、CA 19-9 均正常；血糖：7.42mmol/L；肝功能：TBIL 11.8μmol/L，CB 2.9μmol/L，ALT 13.6U/L，AST 20.4U/L。肝病酶学：AKP 138U/L，GGT 19.6U/L。血常规、肾功能、凝血指标、IgG4 等均正常。

【影像学检查】 腹部盆腔 CT 平扫增强：胰头部钩突等密度灶由胰十二指肠下动脉分支供血，局部胰管截断，胰周、腹膜后、肝门及脾门多发增大淋巴结，胰腺癌可能性大。PET/CT：胰头肿块灶，糖代谢不均匀增高，延迟显像糖代谢进一步增高，FAPI 显像示胰腺 FAP 蛋白表达弥漫性增高；肝门区、肝胃间隙、脾门区及腹膜后区多发糖代谢及 FAP 蛋白表达增高淋巴结：多为炎性病变，建议治疗后复查。

【治疗】 予以解痉、镇痛、调脂护肝等对症处理后患者腹痛症状好转，嘱定期复查。

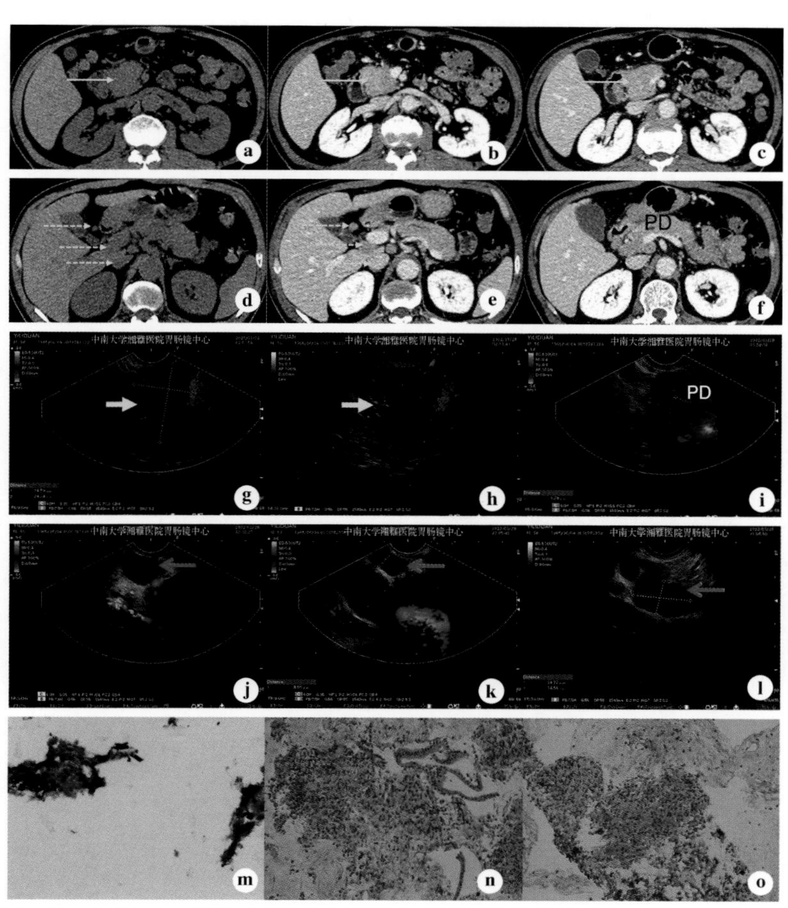

图像要点

CT：胰头部钩突可见不规则等密度灶，范围约 46mm×38mm，平扫 CT 值约 43HU，增强后动脉期 CT 值约 88HU，病变强化稍低于周围胰腺组织，病变边界不清，周围脂肪间隙稍模糊（a～c，黄箭），可见多发增大淋巴结，较大者短径约 19mm（d、e，黄虚箭），胰头部胰管截断，近段胰管可见，宽约 2mm（f）。腹膜后、肝门及脾门可见多发增大淋巴结。

EUS-FNA：扫查胰腺头部钩突侧可见一稍低回声肿块，边界欠清，大小约 35mm×24mm（g、h，黄粗箭），胆管内径不宽，胰头部胰管直径约 3.8mm（i），胰周及肝门区可见多发肿大淋巴结，较大者约 24mm×15mm（j～l，红箭）。

组织病理：胰腺穿刺涂片及液基细胞学见少量炎症细胞，未见肿瘤细胞（m）。胰腺钩突部占位穿刺组织见少量胰腺组织，间质纤维组织增生伴炎症细胞浸润，考虑慢性胰腺炎（n、o）。

最终诊断：沟槽性胰腺炎。

（李　乾　严　璐）

病例 72

精彩视频请扫描二维码

【病情简介】 男，52 岁。上腹痛 3 年，皮肤巩膜黄染 15 天。患者 3 年前饮酒后出现中上腹痛，反复绞痛，伴右肩背部放射痛，偶恶心、呕吐，外院就诊考虑胆总管结石合并胆管炎、急性胰腺炎，对症支持治疗后好转，患者拒绝手术治疗。半个月前腹痛加重，伴皮肤巩膜黄染，CT 示胰胆管扩张，性质待定，慢性胰腺炎。吸烟 40 年，50 支 / 日；饮酒 40 年，具体量不详。无糖尿病病史。

【实验室检查】 肿瘤学指标：CEA 正常，CA 19-9 37.86U/ml；血糖：11.67mmol/L；肝功能：TBIL 221.6μmol/L，CB 133.3μmol/L，ALT 137.1U/L，AST 78.6U/L。肝病酶学：AKP 404.4U/L，γ-GT 228.1U/L。血常规、肾功能、凝血指标等均正常。

【影像学检查】 胰腺 CT 平扫增强：胰腺钩突部占位性病变，胆总管胰腺段截断，远端胰管、肝内外胆管明显扩张，病变由胰十二指肠上动脉供血，恶性可能大，胰腺癌？MRI：胰头异常信号灶，胆总管胰腺段截断，肝内外胆管扩张、胰管不同程度扩张：恶性可能。

【治疗】 根治性胰十二指肠切除术 + 胆囊切除术。

图像要点

CT：胰腺钩突部见一大小约 38mm×33mm 肿块灶，内见多发钙化结节，增强后密度强化（a、b，黄箭），相应胆总管胰腺段截断（c，黄虚箭），远端胰管、肝内外胆管明显扩张，胆总管最宽径 26mm，内未见明显异常密度灶及异常强化灶，胆囊明显增大（d、e）。

MRI：胰头可见稍短 T1 稍短 T2 信号灶，最大截面约 23mm×12mm，边界欠光整，增强后不均匀随时间逐步明显强化（f、g，红虚箭）。胆囊增大，壁不厚并未见强化。

MRCP：胰管不同程度扩张，主胰管内径约 16mm。肝内外胆管不同程度扩张，胆总管内径约 22mm，胆总管下段截断（h）。

EUS-FNA：扫查胰头部可见一不均质低回声肿块，内部可见钙化灶，边界欠清，大小约 32mm×25mm（i、j，黄粗箭），胆总管内径约 15.0mm，可见胆泥淤积（k），胰管不规则扩张约 6.2mm（l），胰头胰管直径达 14mm，胰管壁可见钙化灶（m）。

组织病理：胰腺占位穿刺活检组织见少量胰腺腺泡组织，伴少许炎症细胞浸润，未见肿瘤依据。手术后大体标本病理：胃、十二指肠胰腺联合切除标本见胰头间质纤维组织增生伴炎症细胞浸润，符合慢性胰腺炎，部分导管上皮增生，灶性显高级别异型增生（n、o）；胃、十二指肠、胰腺切缘未见特殊；送检第 8 组淋巴结反应性增生（4 枚）。免疫组化：CEA（−），CK-Pan（+），P53（−），Ki-67（少数 +）。

最终诊断：肿块型慢性胰腺炎，胰腺组织增生（部分灶性显高级别异型增生）。

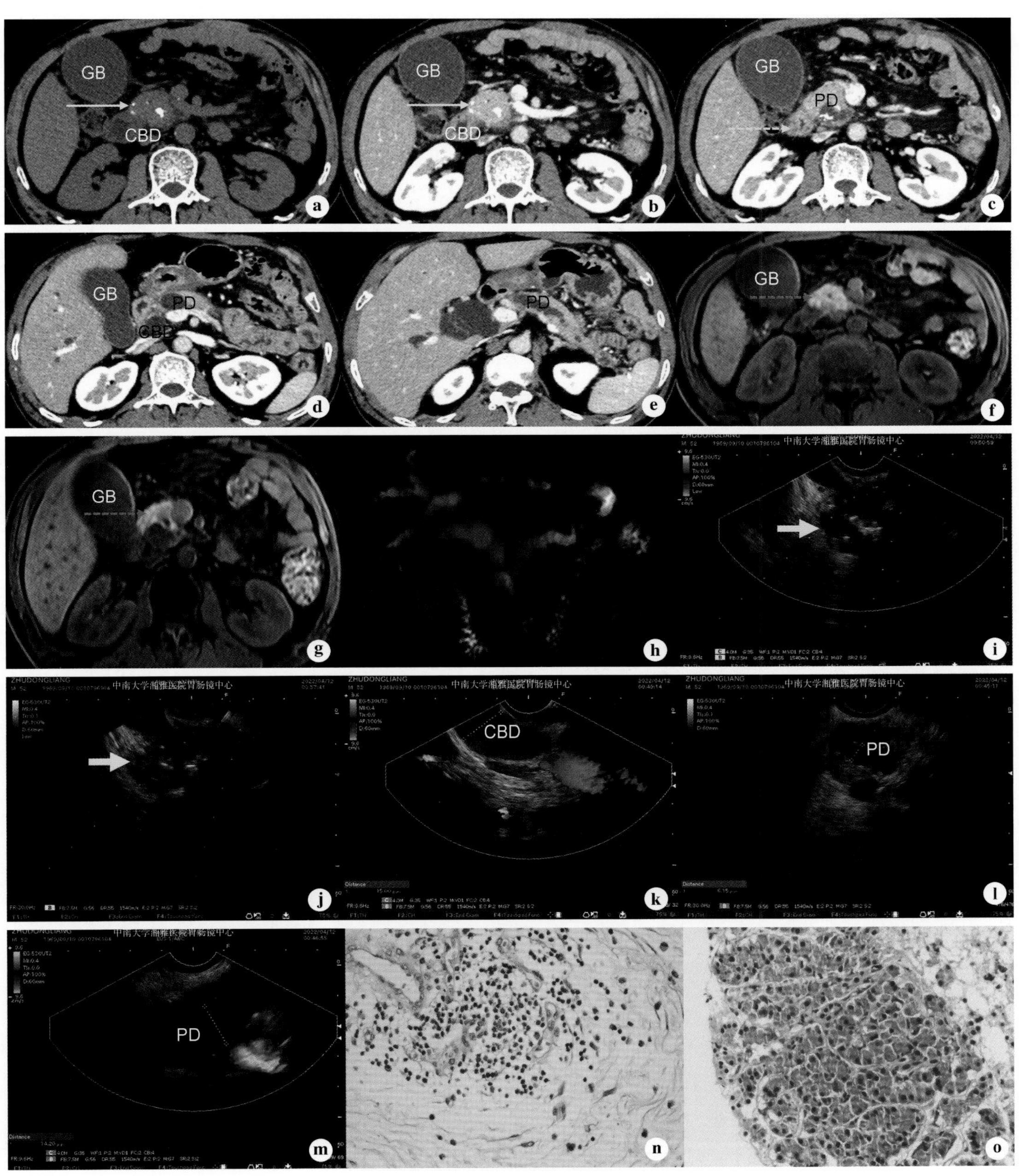

（李　乾　严　璐）

病例 73

精彩视频请扫描二维码

【病情简介】 男，38 岁。上腹不适 5 年余，上腹部疼痛 1 月余。外院 CT 增强、肝脏增强 MRI、PET/CT 均提示胰腺头部恶性病变，肝内多发转移，门静脉主干癌栓。无烟酒嗜好，无糖尿病病史。

【实验室检查】 癌胚抗原 9.38ng/ml，CA125 53.2U/ml，CA19-9 > 19370U/ml，CA242 > 200U/ml；肝功能：ALT 206U/L，AST 152U/L，ALP 656U/L，γ-GT 1086U/L，TBIL 44.0μmol/L，DBIL 17.0μmol/L，A/G 1.15，TBA 51.3μmol/L。

【影像学检查】 外院腹部 CT 增强提示胰腺头部占位，考虑胰头癌累及门静脉伴肝内转移。肝脏 MRI 增强提示胰腺钩突癌伴门静脉栓子形成，肝内多发转移；PET/CT 见胰腺钩突区软组织影，代谢活跃，考虑恶性病变；肝内多发转移，门静脉主干癌栓；外院 EUS-FNA 结果阴性。

【治疗】 保肝等营养支持治疗（出院后外院行“开腹手术”，术中诊断胰腺癌伴肝脏多发转移，未行手术切除，4 个月后离世）。

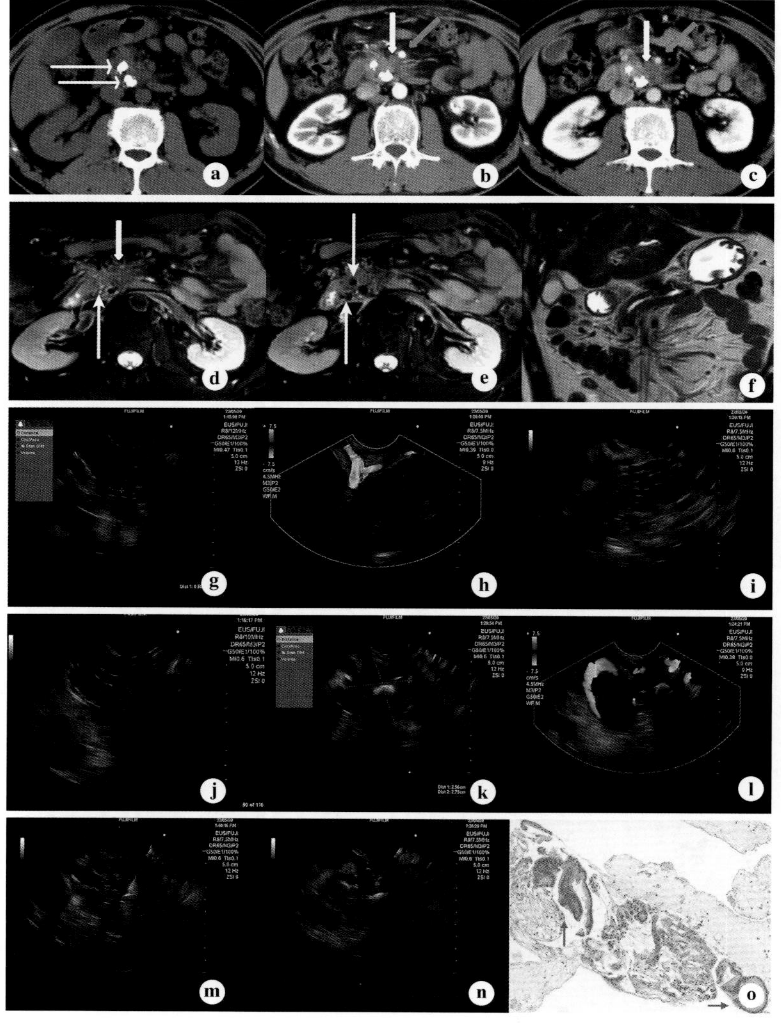

图像要点

CT：平扫图像胰头部见高密度胰管结石及钙化灶（细白箭），胰头钩突部增大（a）；增强动脉期及静脉期图像胰头钩突部可见轻度进行性强化的软组织结节（粗白箭），接触肠系膜上动脉（粗蓝箭，b、c）。

MRI：fsT2WI 横断面序列胰头钩突部见边界不清的稍高信号结节（粗白箭），胰头部主胰管及多个分支胰管扩张伴管腔内低信号结石显示（细白箭，d、e）；T2WI 冠状面序列示病灶上游主胰管扩张（f）。

EUS：胰腺钩突部低回声病灶，其中一个截面大小为 2.56cm×2.75cm，内部见点状及条状高回声影，后方伴声影，体尾部胰管均匀扩张，局部管壁回声增强，行 EUS-FNA（g～n）；穿刺标本病理示胰腺穿刺标本内见少量破碎、游离腺体，细胞轻、中度不典型（黑箭），考虑上皮源性肿瘤性病变（o）。

最终诊断：慢性胰腺炎癌变。

（病史：徐敬慈；影像：王晴柔；EUS：王　伟　龚婷婷；病理：王　婷）

病例 74

【病情简介】 男，71 岁。上腹部疼痛 2 月余。外院初诊腹部 CT、MRI、PET/CT 示肝总管 - 胆总管上段显示不清、肝内胆管扩张：肿瘤性病变不能除外，胰头增大，腹腔多发淋巴结肿大。行经皮肝内胆管穿刺引流。体表超声定位腹腔淋巴结穿刺，病理示少量淋巴细胞。超声胃镜引导下腹腔淋巴结穿刺，病理见少量异型细胞，倾向腺癌。

【实验室检查】 肿瘤学指标：CA19-9 108.6U/ml，CA125 2372U/ml，CEA 5.7μg/L、CA153 277.4U/ml；肝功能：ALP 647U/L，γ-GT 246U/L，TBIL 34.9μmol/L，DBIL 17.9μmol/L，血常规、肾功能、凝血功能、IgG4 等均正常。

【影像学检查】 PET/CT 示胆总管显示欠清，相应区域斑片状代谢轻微增高伴肝内胆管轻度扩张，肿瘤性病变难以除外，右侧心膈角区、肝胃间隙、肝门胰头周、肠系膜区、腹主动脉走行区及左侧髂总血管旁多发淋巴结显示，部分轻度肿大、代谢增高，提示转移可能。体表超声：腹腔见低回声结节团，大小约 20mm×18mm。

【治疗】 经皮肝内胆管穿刺引流，静脉营养支持治疗。

精彩视频请扫描二维码

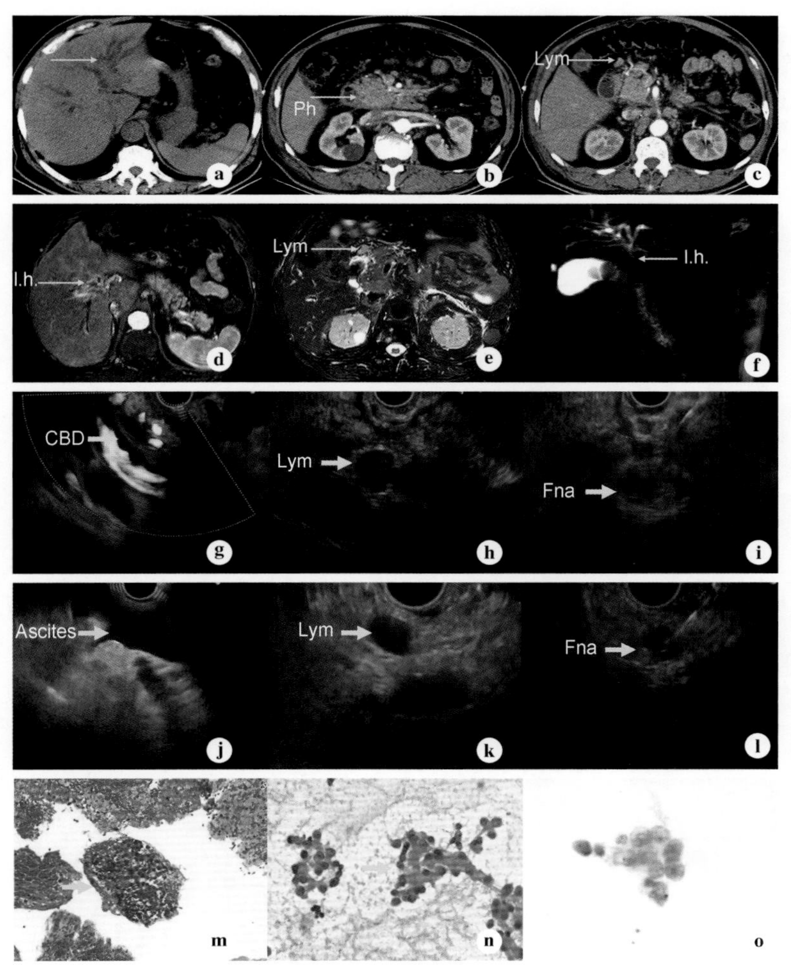

图像要点

CT：胰头形态偏大，胰周见絮状渗出，增强后胰腺内未见明确异常强化影，腹腔系膜区见絮状渗出影，系膜区、胰头周及腹膜后见多发淋巴结显示，部分肿大，大者直径约 19mm，肝内胆管扩张（a ～ c）。

MRI：肝门区胆管壁偏厚伴强化、肝总管 - 胆总管上段显示不清、肝内胆管扩张：肿瘤性病变不能除外，腹腔及后腹膜多发淋巴结肿大（d ～ f）。

EUS：胰头未见明显异常回声。超声胃镜在十二指肠扫查，腹腔可见数个大小不等的不均匀低回声椭圆形结节，相互融合。在胃腔扫查，腹腔可见一大小约 0.8cm 低回声椭圆形结节（g ～ l）。

穿刺组织病理：见少许异型细胞巢（m、n），少量异型细胞，倾向腺癌（o）。

最终诊断：淋巴结转移性腺癌。

（王　雷　潘　杰　潘　达）

病例75

精彩视频请扫描二维码

【病情简介】 男，65岁。左上腹疼痛不适2个月。外院B超示胆囊炎并胆囊内结石，脾中部实质性占位，性质待查。

【实验室检查】 肿瘤学指标：CEA 402.7ng/ml，CA19-9 ＞ 1000U/ml，CA242 ＞ 200U/ml，CA50 ＞ 500U/ml，CA125 195.3U/ml；凝血系列：凝血酶原时间14.6秒，D-二聚体：6.86μg/ml；血常规：HGB108g/L；肝肾功能等未见明显异常。

【影像学检查】 增强CT：脾脏及胰尾区占位，考虑：脾脏血管内皮肉瘤伴局部破裂，并侵犯胰腺尾部，胰腺癌侵犯脾脏，肝右叶转移，腹盆腔广泛转移，左侧肾上腺受侵可能。MRI：①脾脏占位，考虑恶性病变，血管内皮肉瘤可能，邻近胰腺体尾部受侵；②脾包膜下异常信号灶，考虑肿瘤破裂后种植性转移；③肝脏异常信号灶，考虑转移瘤。

【治疗】 化疗。

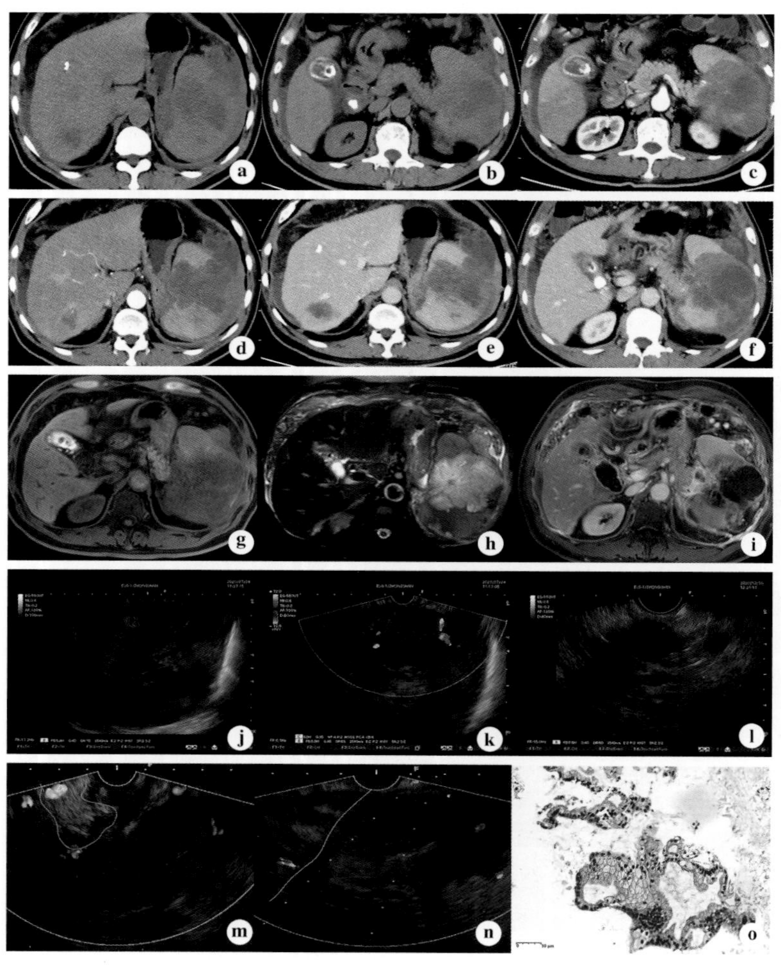

图像要点

CT：肝右叶见斑片样低密度影，形态不规则，约22mm×42mm，增强扫描呈轻度强化（a、d、e），胆囊内见数枚结节样致密影（b、c），脾脏增大，其内见不规则低密度影，局部与胰腺尾部、左侧肾上腺分界欠清，增强扫描实性成分渐进性轻度强化（a～f）。

MRI：脾脏体积增大，轮廓欠规则，实质内见不规则形T1WI低、T2WI高病灶，累及范围约69mm×98mm×111mm，脾门增大，邻近胰腺体尾部受侵，脾脏异常信号灶呈渐进性填充式强化（g～i）。

EUS：脾门和胰尾间见局部低回声灶，血流信号不明显（j～l）。蓝线区域内为正常胰腺组织，右下方为脾脏（m）；白色曲线为胰腺和脾脏的分界线，病灶位于白线右侧的脾脏内，穿刺部位为绿色引导线处的脾内病灶（n）。

组织病理：HE染色，考虑腺癌（o）。诊断：胰腺腺癌。

最终诊断：脾转移性腺癌。

（胡端敏　包　闰）

精彩视频请扫描二维码

【病情简介】 女，68 岁。胃息肉行内镜下治疗发现胃癌 10 天，皮肤巩膜黄染 1 天。无烟酒嗜好，无糖尿病病史，口服中药史。

【实验室检查】 肝功能：AST 701U/L，ALT 955U/L，ALP 637U/L，γ-GT 921U/L，TBIL 98μmol/L，DBIL 89μmol/L，ALB 48g/L；肿瘤指标：CA19-9 2.01U/ml，CA242 1.53U/ml，CA50 4.29U/ml；CEA 3.02ng/ml，CA125 52.70U/ml。

【影像学检查】 CT：胰头钩突占位，考虑恶性肿瘤，胰腺癌可能大，胰管、肝内外胆管扩张、胆囊增大。

【治疗】 综合治疗。

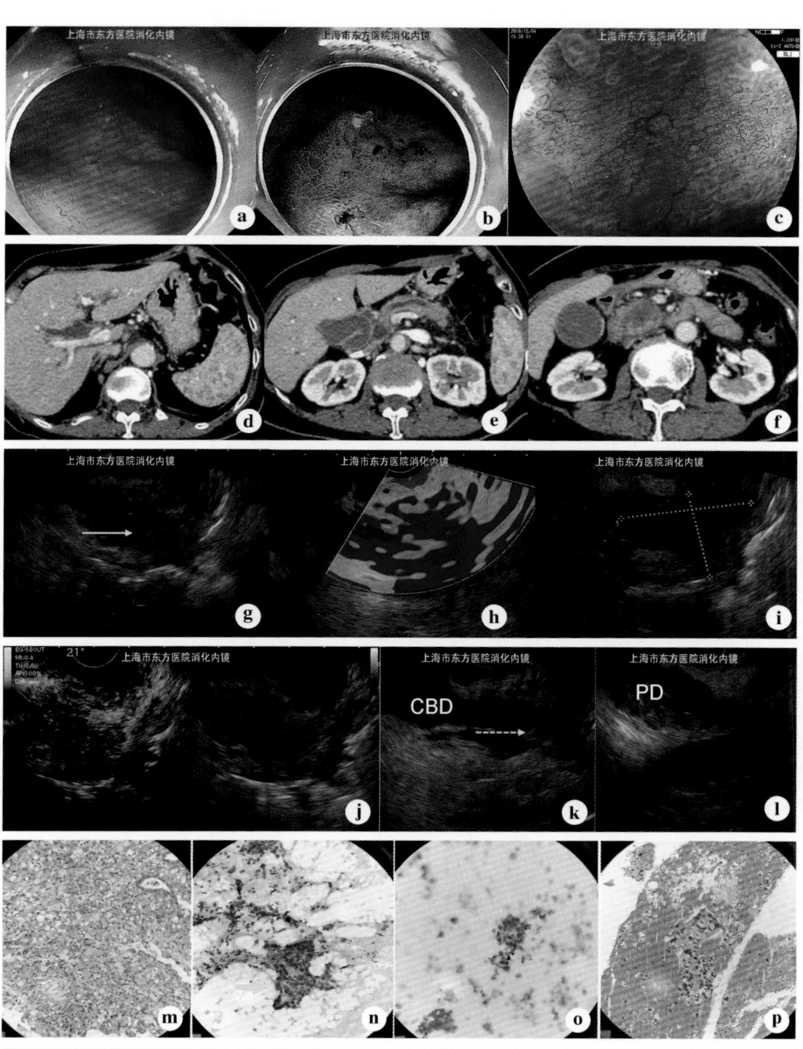

图像要点

胃镜：胃体上后壁可见大小约 2.0cm 的黏膜粗糙、糜烂，图像增强内镜（image-enhanced endos-copy，IEE）可见边界，放大内镜检查（magnifying endoscopy，ME）-IEE 可见螺旋形花纹（corkscrew pattern，CSP）的血管，即微小血管相互结合疏松，分别爬行，呈螺旋样（a～c）。

CT：胰腺头部及钩突增大，局部见团块状软组织影，增强后轻度强化，呈相对略低密度，胰管轻度扩张，肝内胆管扩张（d～f）。

EUS：胰头部可见一大小约 3.3cm×2.3cm 低回声团块，边界欠清，弹性成像成蓝色，声学造影可见轻度增强，累及胆总管下段，胆总管扩张，内径约 1.8cm，以 22G Procore 穿刺针在超声内镜实时引导下穿刺入病变，缓慢回提，负压穿刺 2 次，穿刺点无明显出血（g～l）。

病理：胃镜活检见低分化腺癌伴印戒细胞癌（m）；涂片及液基细胞见增生的腺上皮细胞，部分细胞中 - 重度异型，考虑为肿瘤细胞（n、o）；组织病理见少量腺样上皮组织，有异型细胞，考虑腺癌（p）。

最终诊断：胃癌合并胰腺腺癌。

（曹　佳）

病例 77

精彩视频请扫描二维码

【病情简介】 女，57岁。上腹胀痛1个月，皮肤、巩膜黄染1周。外院CT提示胰腺炎、脂肪肝、左肾囊肿。无烟酒嗜好，无糖尿病病史。

【实验室检查】 肿瘤学指标：CA19-9 718.20U/ml，CEA、CA125、AFP等正常；肝功能：TBIL 253.91μmol/L，DBIL 148.00μmol/L；肾功能、血常规、凝血指标等均正常；IgG4 0.63g/L。

【影像学检查】 CT：考虑胰头区占位，恶性病变可能性大，胰周少许渗出，胰管稍扩张。MRI：胰尾部少量渗出，胰腺炎？

【治疗】 腹腔镜胰十二指肠切除术。

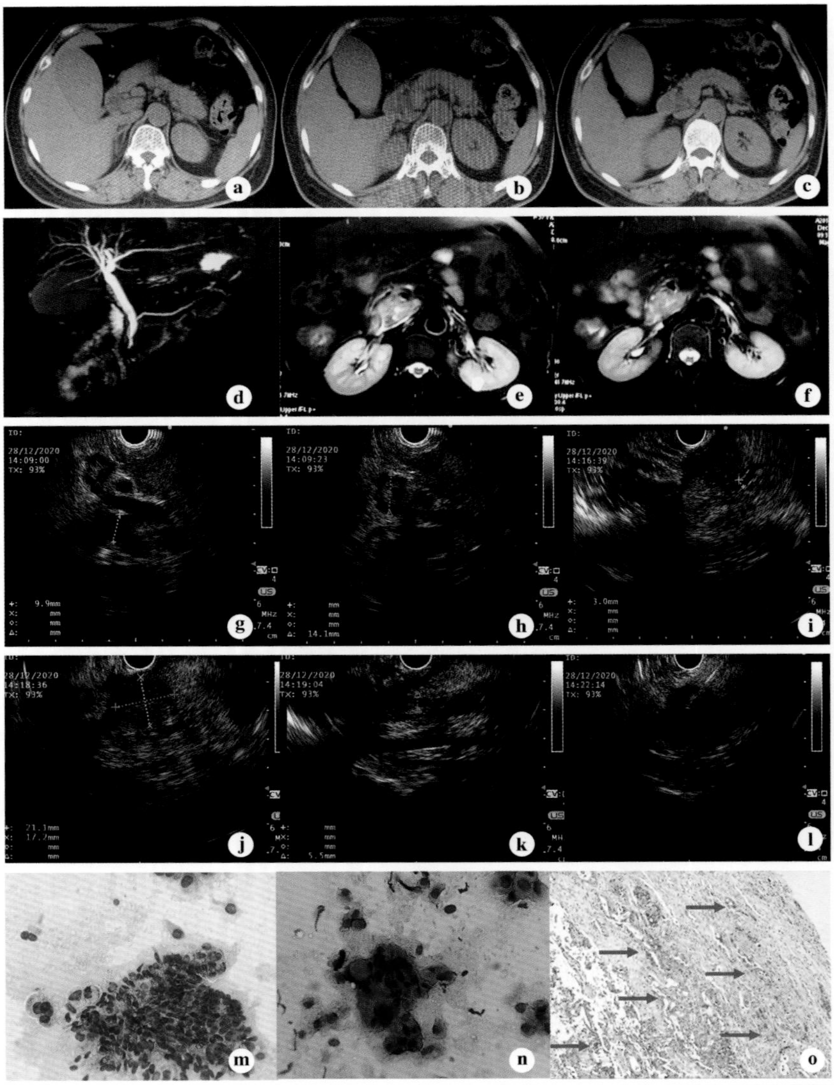

图像要点

CT：胰头区可见低回声病变，恶性病变可能性大（a～c），胰周少许渗出，胰管稍扩张。

MRI：胆总管下端可见狭窄，胆胰管走行未见明显异常（d、e），胰尾部少量渗出，胰腺炎？（f、g）。

EUS：超声扫查示胆管扩张，直径约9.9mm，其内未见异常回声（g）。肝动脉旁边可见淋巴结，边界欠清，内部回声不均匀，长径约14.1mm（h），胰管不扩张，直径约3mm（i），壶腹部可见一低回声，大小约21mm×17mm，内部未见血流（j）。胆总管下段长约2.5cm管壁增厚，最厚处约5.5mm，与壶腹部病变分界欠清（k），于十二指肠降部对壶腹部病变进行穿刺（l）。

穿刺细胞涂片：可见核大深染的异型细胞，可见癌细胞（m～n）。术后病理：胰头触及质硬区，范围约3cm×2.5cm×2cm，胰腺组织内见较多异型腺体浸润性生长（o），中-低分化，侵及胆总管管壁及胰腺周围脂肪组织，神经侵犯（+），脉管内见癌栓。

最终诊断：胰腺导管腺癌（PDAC）。

（于廷廷　张立超　侯森林）

病例 78

精彩视频请扫描二维码

【病情简介】 男，58 岁。上腹部疼痛伴腰背部不适 6 月余。外院初诊 PET/CT 检查示胰腺占位性病变。无烟酒嗜好。2 型糖尿病病史 3 年余，平素血糖控制可。

【实验室检查】 肿瘤学指标：CA724 20.77U/ml、CEA 6.09ng/ml、CA19-9 17.10U/ml，CA153、CA125、CA242、CA50、AFP 等正常。血糖：5.19mmol/L；血常规：HGB 137.00g/L、RBC 4.53×10^{12}/L、PLT 247×10^9/L、WBC 3.66×10^9/L。肝功能：TP 62.63g/L、ALB 37.40g/L、GLB 25.23g/L、A/G 1.48、pre-ALB 335.40mg/L、TBIL 6.30μmol/L、DBIL 1.20μmol/L、IBIL 5.10μmol/L、TBA 1.80μmol/L、ALT 25.50U/L、AST 37.41U/L、AST/ALT 1.47、γ-GT53.66U/L、ALP 60.00U/L、LDH 133.00U/L、GLDH 4.38U/L。肾功能：肌酐 62.00μmol/L、尿素 4.05mmol/L、尿酸 259.00mmol/L。凝血指标等均正常。

【影像学检查】 CT: 胰颈部 MT 可能，包绕腹腔干及其分支近段，脾静脉局部受侵可能。腹主动脉粥样硬化。

【治疗】 静脉输液港置入化疗（方案：吉西他滨 1.6g+ 白蛋白紫杉醇 200mg，d1、d8，每 3 周为 1 个疗程）。

图像要点

CT：增强动脉期示胰头颈交界区小片低强化区（a），病灶包绕腹腔干动脉，累及肝动脉和脾动脉起始部（b），胰腺体尾部胰管轻度扩张（c），最大密度投影（MIP）重建示腹腔干分叉处狭窄（d），表面容积重建（VR）示脾动脉起始部明显狭窄（e），门脉期多平面重建示脾静脉汇入门静脉处狭窄（f）。

EUS：胰腺头颈部近肝门一低回声病灶，乏血供，质地硬，边缘不规则，其中一个截面为 21.6mm×29.3mm，包绕 CHA、SA 及 CTA，累及 PV、SMV 及 SV。13 组处见多枚淋巴结影，边缘整齐，内部回声均匀，其中最大一个截面大小为 12.1mm×7.5mm（g～m）。行 EUS-FNA，细胞学示大量 RBC 内见小块导管上皮组织（n），高倍镜显示细胞有轻度不典型性（o）。

最终诊断：胰腺癌。

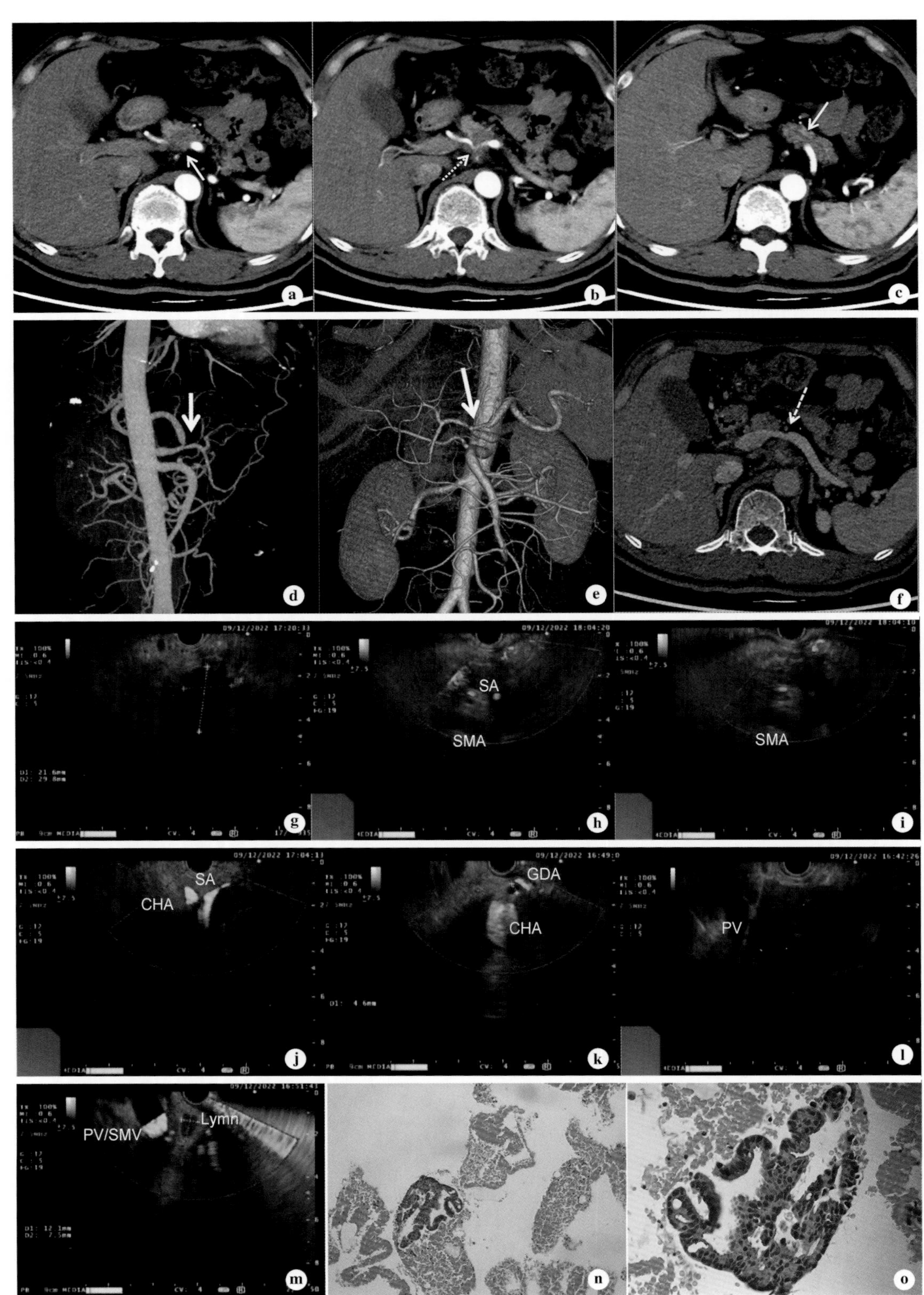

（张　蕾　林　军　王　伟　蒋巍亮　董金斌　亓子豪　龙　江）

精彩视频请扫描二维码

【病情简介】　女，75 岁。反复上腹隐痛 2 月余，呈持续性，可自行缓解。上腹部增强 CT：胰头钩突部软组织影，胰周、肠系膜根部肿大淋巴结，脂肪密度增高。腹部增强 MRI：胰头癌伴周围淋巴结转移可能性大。

【实验室检查】　CA19-9 151.1U/ml，CA242 44.1U/ml，NSE 20.66ng/ml，白介素 -6 3.67pg/ml，血糖：7.29mmol/L，HbA1c 7.1%。

【影像学检查】　胰腺术前分期 CTA 增强：胰头部导管腺癌，侵犯十二指肠球部，胰头周围少许渗出；胰腺术前分期 MRI 增强：胰头部导管腺癌伴胰颈体尾部阻塞性炎症，侵犯胆总管下段、十二指肠；胰周、肠系膜间隙多发淋巴结转移。

【治疗】　胰十二指肠切除术。

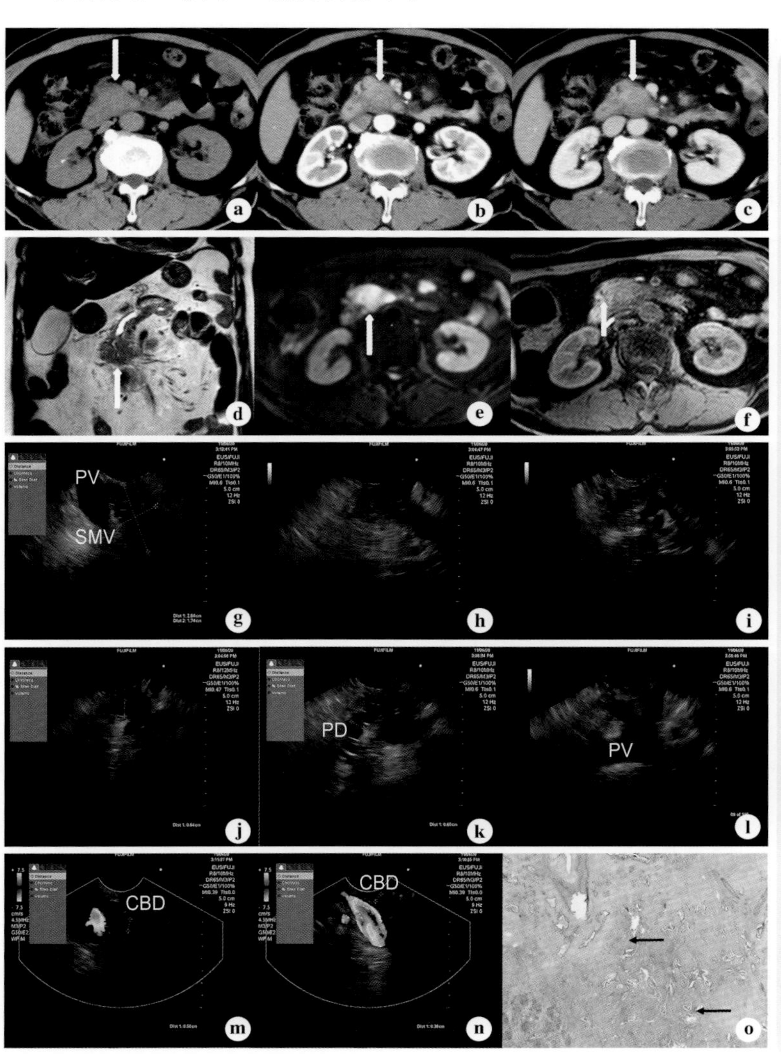

图像要点

CT：胰头部见边界不清的软组织病灶（粗白箭），平扫呈等密度（a），增强后呈不均匀轻度进行性强化(b、c)。

MRI：T2WI 冠状面序列示胰头部病灶呈稍高信号，相应水平主胰管中断伴上游管腔扩张，胰体尾部萎缩(d)，DWI 序列胰头部病灶呈高信号（e），fsT1WI 序列胰头部病灶呈低信号（f）。

EUS：胰腺头部钩突侧见一低回声病灶，内部回声欠均匀，边界不清，截面大小为 2.84cm×1.74cm，病灶侵犯 SMV 及 PV 起始部，病灶后方胰管明显扩张，直径 0.5 ～ 0.6cm，呈软藤征样改变，胆总管下段不扩张，直径 0.38cm。病灶周边未见明显肿大淋巴结。胰体部实质轻度萎缩，胰尾实质未见异常（g ～ n）。

术后病理：胰腺基本结构被破坏，异型腺体浸润性生长（黑箭），间质纤维组织增生（o）。

最终诊断：胰腺导管腺癌（PDAC）。

（病史：徐敬慈；影像：王晴柔；EUS：王　伟　龚婷婷；病理：王　婷）

病例 80

精彩视频请扫描二维码

【病情简介】 男，52 岁。20 天前突发左上腹部胀痛，伴左后背酸胀感，疼痛为间歇性，可自行缓解。外院上腹部增强 MRI：胰腺体部病变，胰腺癌伴周围小淋巴结转移考虑，局部脾静脉闭塞，侵犯动脉可能。

【实验室检查】 CA125 61.0U/ml，CA19-9 188.5U/ml，γ-GT 71U/L；余肝肾功能、血糖、血常规正常。

【影像学检查】 胰腺术前分期 CTA 增强：胰体部 MT，拟 PDAC，脾动静脉受累，胰源性门静脉高压；肝内多发低密度灶，拟转移，右肝内胆管轻度扩张、管壁增厚。

【治疗】 根治性胰体尾切除术 + 胃部分切除 + 胰周神经切除术 + 淋巴结清扫 + 空肠营养性造口。

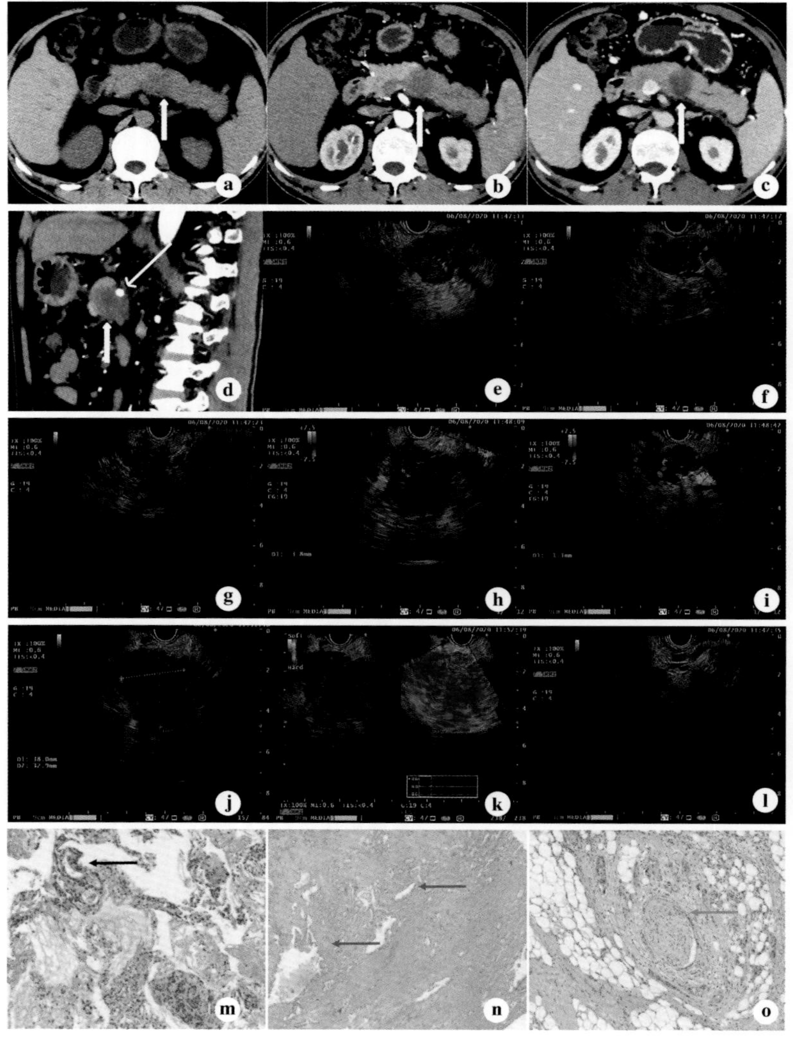

图像要点

CT：胰体部见大小约 3.0cm×2.7cm 的软组织肿块（粗白箭），边界不清，平扫呈稍低密度（a），增强动脉期及静脉期病灶呈轻度进行性强化伴远端阻塞性胰腺炎（b、c）。增强动脉期矢状面重建图像示病灶包绕脾动脉（细白箭，d）。

EUS：胰腺体部见一低回声病灶，回声欠均匀，边界欠清晰，截面大小为 38.0mm×32.0mm，病灶内见扩张胰管，直径 3.8mm；胰体尾部胰腺实质呈花斑样改变，胰管直径约 1.4mm，管壁回声增高。胰头钩突部实质未见异常。胆总管无扩张，血管无侵犯。

CE-EUS：有中等灌注。弹性成像提示病灶质地硬，行 EUS-FNA（e～l）。胰腺穿刺组织内见异型腺体（m）；手术标本中见胰腺内肿瘤组织呈浸润性生长，肿瘤细胞排列成不规则的腺样结构（n）；异型腺体侵犯神经（o）。

最终诊断：胰腺导管腺癌（PDAC）。

（病史：徐敬慈；影像：王晴柔；EUS：王 伟 龚婷婷；病理：王 婷）

【病情简介】 女，66 岁。体检发现胰腺占位 10 天。二维超声见胰体部偏低回声团。上腹部强化 CT 示胰体部占位性病变，胰腺癌可疑。既往“2 型糖尿病、高血压、冠心病、冠脉支架置入术”。

【实验室检查】 肿瘤学指标：CA19-9、CA242、CEA、CA125、AFP 等正常；血糖：5.5mmol/L；肝功能、肾功能、血常规、止凝血指标等均正常；IgG4 正常。

【影像学检查】 腹部超声：胰体部可见大小约 2.2cm×1.4cm 囊实性包块，边界尚清晰。超声造影：胰腺囊实性肿物，考虑恶性肿瘤。

【治疗】 胰十二指肠根治术。

精彩视频请扫描二维码

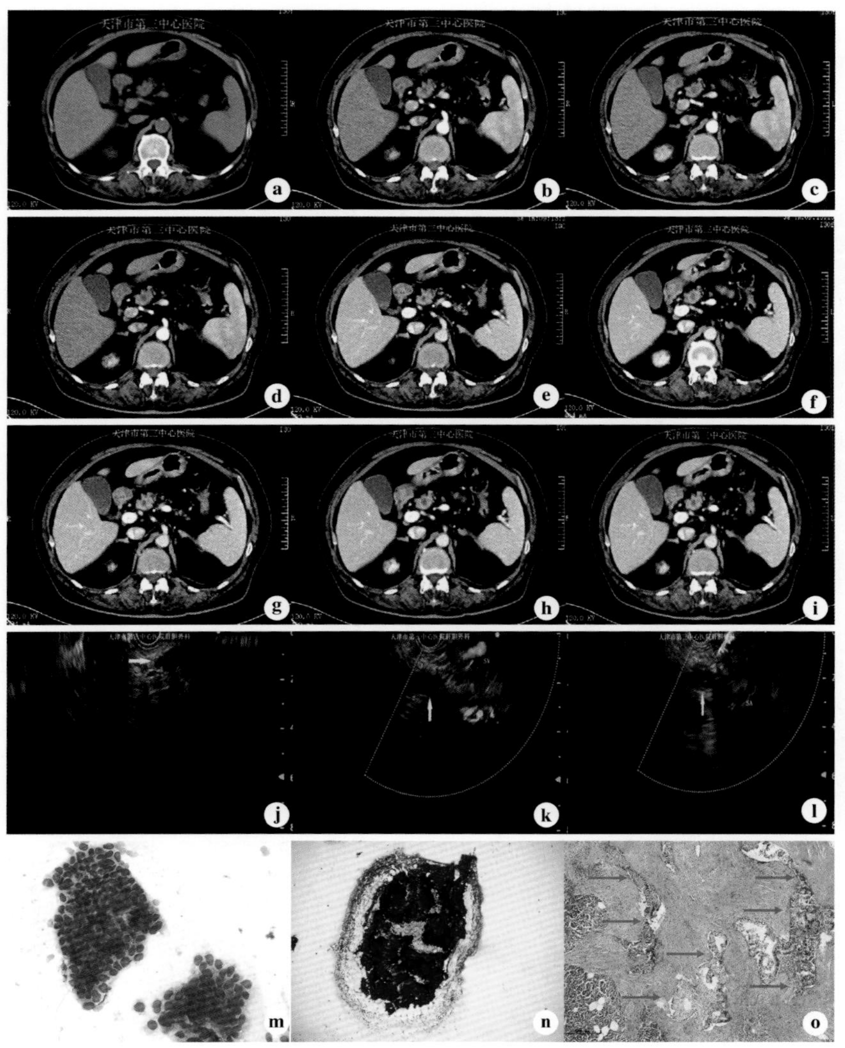

图像要点

CT：平扫，于胰颈体交界处似可见稍低密度结节（a）；动脉期胰颈体交界处结节无明显强化，边界欠清（b～d），静脉期及延迟期病灶边缘呈中等延迟强化，病变大小约 1.6cm×2.2cm（e～i）。

EUS：于胰颈部可见一低回声囊实性团块，所见范围最大约 22.7mm×17.6mm，毗邻肠系膜上静脉，无侵犯及压迫，考虑恶性肿瘤（j～l）。

现场快速细胞病理判读（ROSE）：细胞核增大，拥挤重叠，核膜不规则，染色质分布不均（m），同时可见脉管内大量异型细胞填充，提示血管侵犯（n）。

穿刺组织病理：胰腺组织内见较多异型腺体浸润性生长（o）；术后组织病理：胰腺导管腺癌（最大径 2cm），高分化，见神经及血管侵犯。免疫组化：CK7（+）、CK19（+）、S-100（神经+）、CD34 血管（+）、Ki-67 增殖指数约 40%。送检淋巴结未见转移癌。

诊断：胰腺导管腺癌（PDAC）。

（白 彧）

病例 82

精彩视频请扫描二维码

【病情简介】 男，74 岁。上腹部疼痛 3 个月。体重减轻 10kg。无烟酒嗜好，无糖尿病病史。

【实验室检查】 CA19-9 308.1U/ml，CA242 66.8U/ml，SF 407.2ng/ml，转铁蛋白：1.70g/L，TP 56g/L；余肿瘤学指标、血糖、血脂、肝肾功能、血常规及 IgG4 等均正常。

【影像学检查】 外院查 CA19-9 158U/L；腹部增强 CT：十二指肠降段内侧壁占位。PET/CT 提示十二指肠降段内侧占位。MRI 提示十二指肠降部良性疾病可能大，异位胰腺不除外。入院前 2 周 2 次 EUS 检查，胰腺均未见异常，其中第二次 EUS 检查提示腹膜后少许淋巴结。

【治疗】 根治性胰腺次全切除术（胰体尾 + 脾脏）。

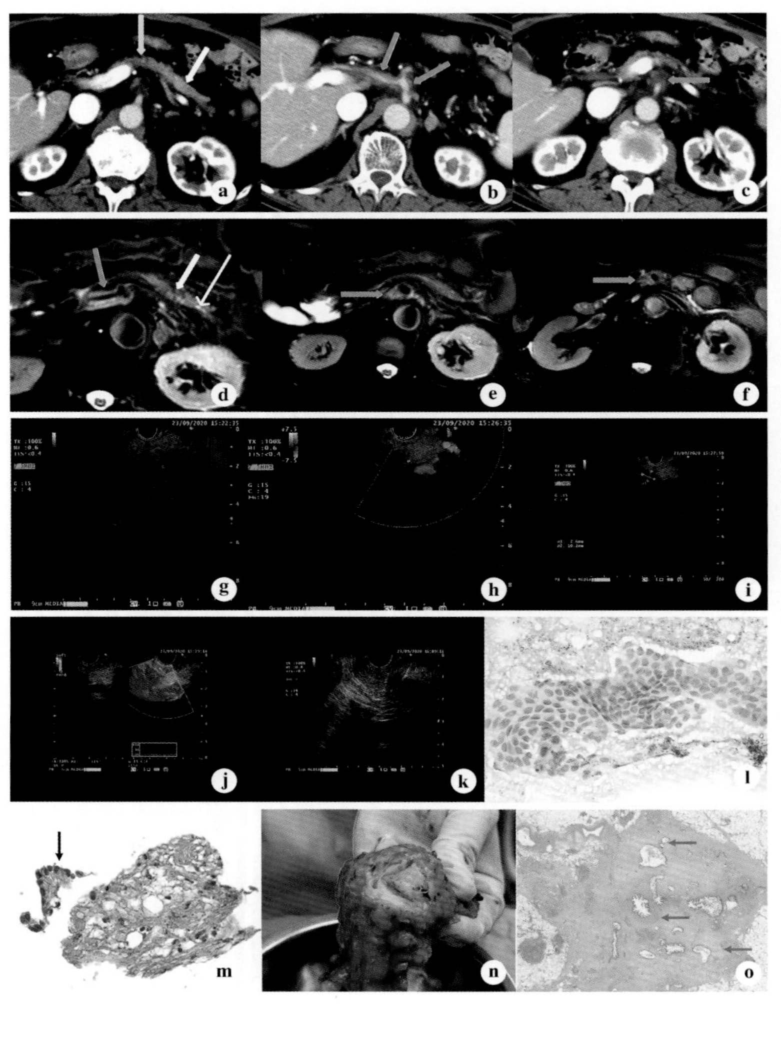

图像要点

CT：增强静脉期图像示胰体尾部实质强化相对明显（粗白箭），密度略高于胰颈部实质（粗黄箭，a），腹腔干、肝总动脉、肠系膜上动脉周围环绕增厚软组织影（粗蓝箭，b～c）。

MRI：fsT2WI 序列胰体尾部实质信号增高（粗白箭），主胰管节段性轻度扩张（细白箭），肝总动脉、肠系膜上动脉周围环绕稍高信号软组织影（粗蓝箭，d～f）。

EUS：胰腺体部追踪胰管，见一低回声病灶，边界欠清，内部回声欠均匀，其中一个截面为 10.2mm×7.6mm，病灶一侧为主胰管，直径约 1.4mm。家属要求穿刺，遂于该病灶处行 EUS-FNA 3 针。同时，胰腺头部可见一低回声小淋巴结显影（g～l）；胰腺穿刺细胞学及组织内见极少量游离的异型细胞及异型腺体（l、m）；手术标本（n）中见胰腺内肿瘤组织呈浸润性生长，肿瘤细胞排列成不规则的腺样结构（o）。

最终诊断：胰腺导管腺癌（PDAC）。

（病史：徐敬慈　王　俊；影像：王晴柔；EUS：王　伟　龚婷婷；细胞学：高丽丽；病理：王　婷）

病例83

精彩视频请扫描二维码

【病情简介】 女，54 岁。上腹部隐痛 1 个月。1 个月前患者无明显诱因出现上腹部隐痛持续数分钟可缓解，偶伴腰背部放射痛，无恶心、呕吐，无腹胀、腹泻，当地医院行上腹部增强 CT 提示胰腺饱满，边缘模糊，周围少许渗出性病灶，主胰管轻度扩张，胰头密度不均匀。患病以来，精神食欲可，体重无明显减轻。既往高血压 2 年多，长期服用硝苯地平缓释片。2 天多前查随机血糖 17mmol/L，糖化血红蛋白 10.4%。

【实验室检查】 血常规未见异常；肝功能：TBIL 20.17μmol/L，GLB 28.7g/L，ALT 49U/L，ALP 161.9U/L，GGT 271.5U/L；血清淀粉酶 119U/L，脂肪酶 445U/L；CA19-9 117U/ml。

【影像学检查】 腹部增强 CT：胰尾缩小，主胰管及分支胰管扩张，梗阻部位大致位于胰头钩突区，且见明显强化小结节，占位可能性大。增强 MRI+MRCP：胰头占位，多考虑肿瘤性病变（神经内分泌肿瘤？其他？）。主胰管迂曲，扩张，副胰管显示。胆总管胰腺段纤细，局部显示不清。

【治疗】 胰十二指肠切除术。

图像要点

CT 增强：胰颈至胰尾主胰管全程扩张，胰头主胰管截断（a、b）。

MRCP：可见主胰管在胰头部截断（c）。EUS：胰颈至胰尾主胰管全程扩张（d、e），胰头部分支胰管及副胰管扩张（f），胰头壶腹部主胰管不扩张，可见局部截断，后方主胰管扩张，截断区域似见低回声占位，大小 7mm（g），弹性成像质硬，呈蓝色（h），造影可见病灶增强同周围组织，消退较快（i）。25G FNA 穿刺病灶（j），ROSE 查见异型细胞（k），FNA 病理查见异型细胞，考虑腺癌（l）。术中大体可见胰头部鱼肉样肿瘤组织，范围约 0.7cm（红色圈）（m）。

术后病理：胰头肿瘤大小，最大径约 0.7cm（镜下大小）；组织学类型为中分化导管腺癌；淋巴结：受检淋巴结 21 枚，阳性淋巴结 0 枚；病理分期（AJCC 8th）：pT1bN0Mx（n、o）。

最终诊断：胰腺导管腺癌（PDAC）。

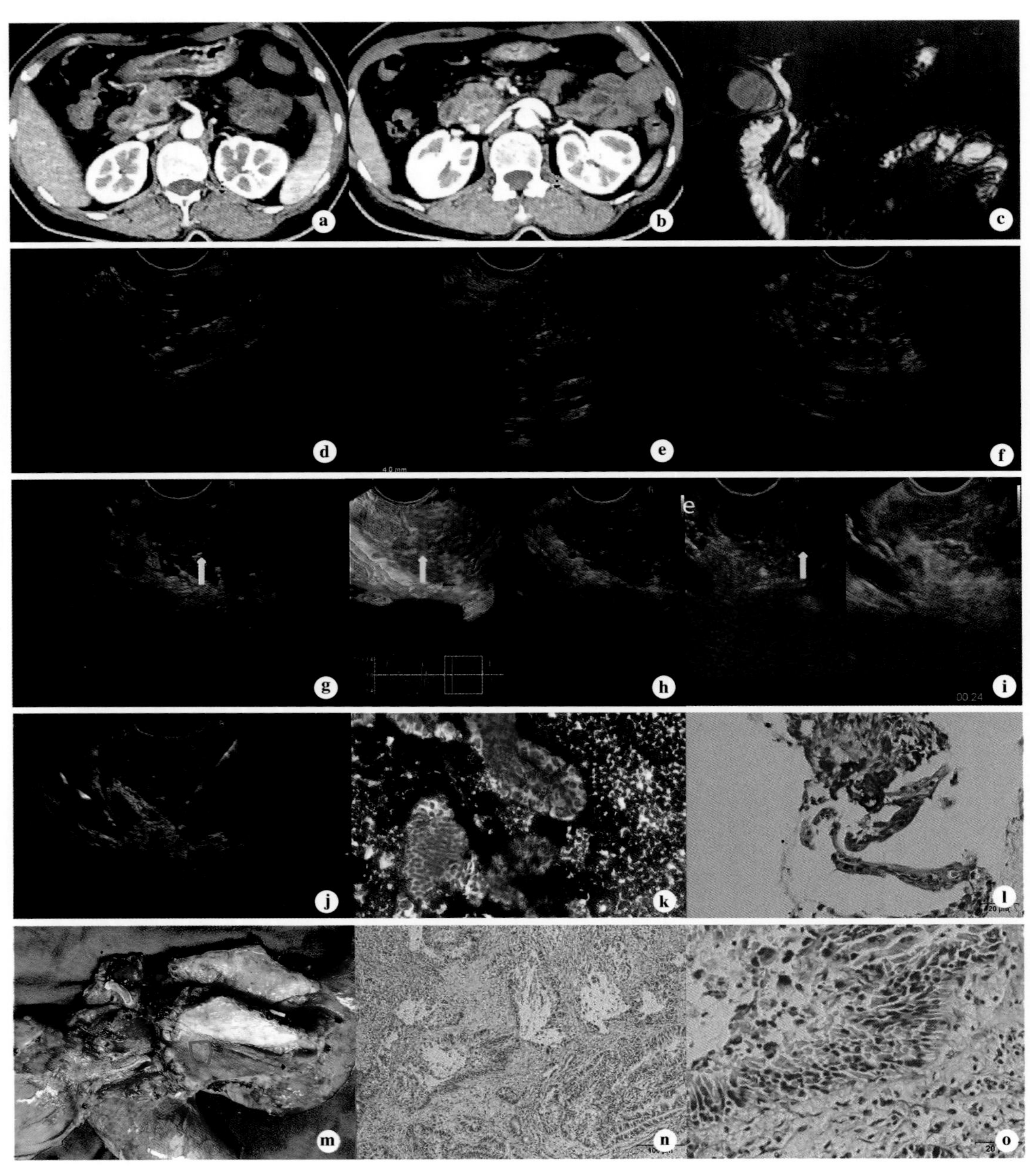

（单　晶　孙晓滨）

病例 84

精彩视频请扫描二维码

【病情简介】　女，80 岁。反复上腹部疼痛 1 月余，为持续性胀痛，无发热、畏寒、恶心、呕吐、黑粪、便血、皮肤巩膜黄染等。急诊上腹部平扫 CT 提示胰尾部胰管稍扩张。既往高血压病史，无糖尿病病史。

【实验室检查】　肿瘤学指标：CA19-9 16.58U/ml，CEA 0.84ng/ml，AFP、CA153、CA125、CA242、CA50 等均正常。肝功能、肾功能、血常规、凝血指标等均正常；IgG4 0.908g/L。

【影像学检查】　上腹部增强 CT：胰腺实质萎缩，体尾部胰管扩张改变，考虑慢性胰腺炎改变，请结合临床及其他检查。上腹部增强 MRI：胰腺大小形态正常，实质信号均匀，胰体尾部胰管稍扩张，胰周无明显渗出。

【治疗】　患者高龄，拒绝化疗等治疗，随访 1 年后因胰腺癌去世。

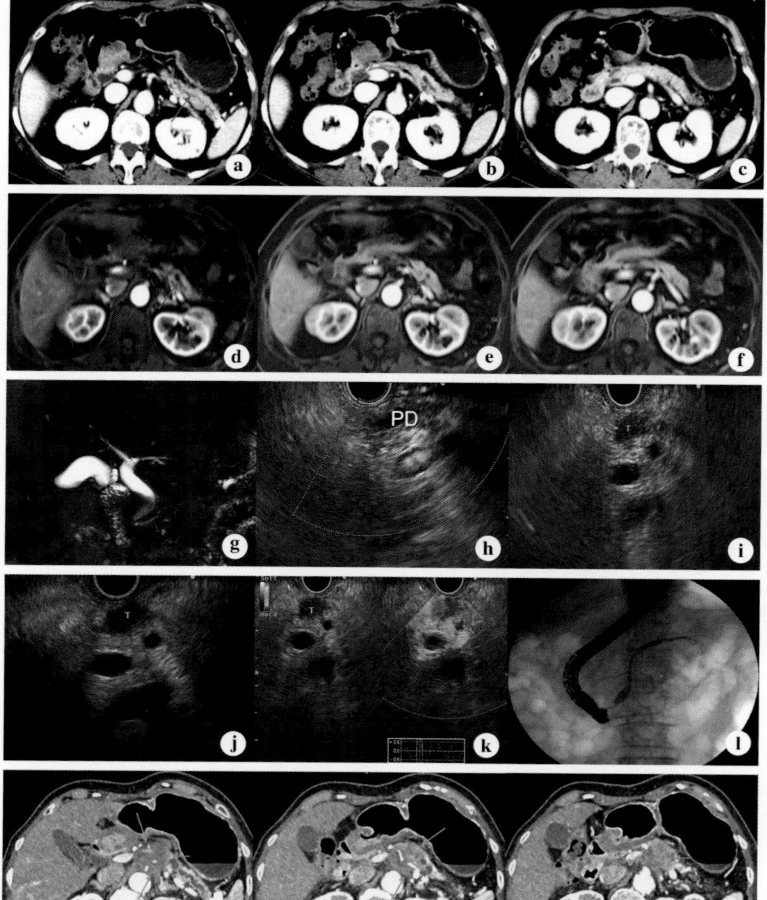

图像要点

CT：上腹部增强 CT 扫描可见胰体尾部胰管扩张（a、b，红箭），其下游胰腺实质密度尚均匀，未见明显异常病灶（c）。

MRI：T1WI 下可见胰体尾部胰管扩张（d、e，红箭），其下游胰腺实质部分未见明显异常信号（f）。

MRCP：肝内外胆管稍扩张，内部未见明显异常信号。胰管大部分走行正常、无扭曲扩张，胰尾部胰管稍扩张（g）。

EUS：纵轴超声内镜下扫及胰尾部胰管扩张（h），直径约 4.8mm。于其下游扫及低回声病灶，呈不规则形，边界清晰，截面大小约 11.3mm×8.9mm（i），组织谐波模式下放大观察低回声病灶内部回声欠均匀，周围呈“蟹足样”（j），弹性成像显示病灶部位整体呈蓝绿色，偏硬（k）。ERCP 胰管造影显示胰管走行正常，无扭曲、扩张（l）。1 年后复查上腹部增强 CT 见胰尾部胰管扩张（m、n，红箭），于其下游可见胰腺体部低密度占位性病灶，大小约 3.5cm×2.9cm，增强后强化程度小于正常胰腺实质，病灶呈浸润性生长，脾动静脉被包绕，腹腔干、门静脉受侵犯（m～o，蓝箭）。

最终诊断：胰腺导管腺癌（PDAC）。

（李　军　刘　枫）

病例 85

精彩视频请扫描二维码

【病情简介】 女，64 岁。发现胰管扩张 1 年。无烟酒嗜好。

【实验室检查】 CA19-9：75U/ml。IgG4：1.050g/L。余肿瘤学指标、血糖、血脂、肝功能、肾功能、血常规及 IgG4 等均正常。

【影像学检查】 上腹部增强 MRI+MRCP：胰管串珠状扩张，考虑慢性胰腺炎后改变，请结合临床随诊。

【治疗】 胰十二指肠切除术。

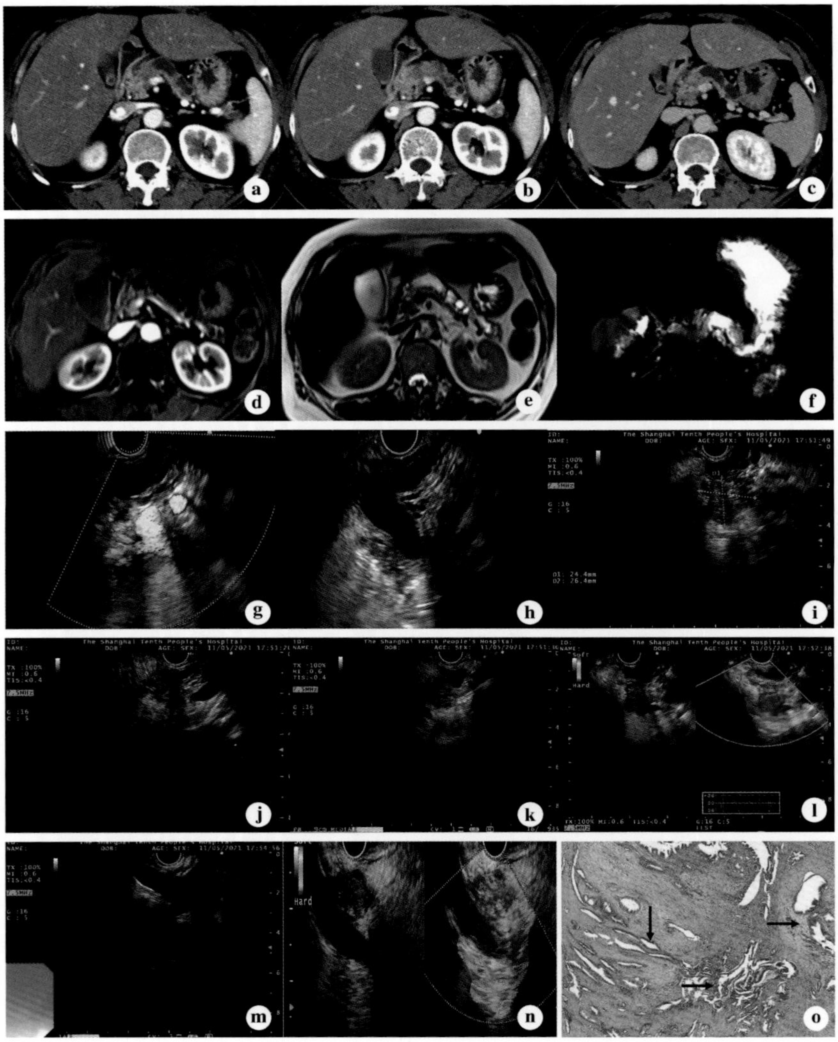

图像要点

CT 及 MRI：胰腺体尾部胰管呈串珠状扩张（a，T1WI；b，T2WI），胰周无明显渗出，颈部可疑占位（a～f）。

EUS：胰尾部、胰体部及胰颈部胰管扩张明显，最宽处直径约 9.6mm。胰颈部扩张胰管远端可见不规则低回声病灶，截面大小为 2.4cm×2.6cm，边界清晰，周围呈蟹足样，弹性成像示质地偏硬。纵轴超声内镜于十二指肠球部扫及扩张的胰颈部胰管及远端低回声病灶，病灶与门静脉关系密切，弹性成像质地偏硬（g～n）。

术后组织病理：胰腺组织内见异型腺体浸润性生长（o）。

最终诊断：胰腺导管腺癌（PDAC）。

（李军　刘枫　王伟　王婷）

精彩视频请扫描二维码

【病情简介】 男，53 岁。上腹痛、体重减轻 2 个月（10kg）。2 个月前及入院前两次淀粉酶脂肪酶升高。当地医院 CT 提示急性胰腺炎、胆囊颈及胆囊管结石。

【实验室检查】 肿瘤学指标：CA19-9、CEA、AFP 等正常；淀粉酶：899U/L，脂肪酶：1911U/L；肝功能、血常规、粪常规、肾功能、术前四项、血糖、电解质及凝血指标等均正常；IgG4 阴性。

【影像学检查】 增强 CT：急性胰腺炎，局限性腹膜炎，胰腺体尾部主胰管扩张。

【治疗】 急性胰腺炎治疗 + 腹腔镜下胰体尾 + 脾脏切除术 + 胆囊切除术。

诊疗思考：该病例，以急性胰腺炎起病，肿瘤标志物及最初的 CT 均未提示胰腺癌，非常容易按照胰腺炎进行诊治，从而漏诊肿瘤性病变。CT 胰管扩张非常值得进一步检查。超声内镜首先见主胰管扩张，在主胰管扩张旁见一近等回声病灶，结合超声造影符合胰腺癌表现。考虑病变小，可以取得完整切除，此时并没有活检，而是选择进行 PET/CT 检查，PET/CT 见病变处稍高代谢，因此进行手术治疗。

图像要点

CT：胰腺饱满，实质密度不均匀，胰腺周围脂肪间隙浑浊，胰腺体尾部主胰管扩张，较宽处内径约 5mm，胆囊多发结石（a、b）。

EUS：乳头形态正常。胰腺颈部见一不均质稍低近等回声占位影，切面大小约 21mm×19mm，边缘尚规则，病变内主胰管中断，远端胰管（胰体侧）明显扩张，内径约 4.5mm，近端胰管（胰头侧）未见明显扩张，内径约 2.4mm。ELST 弹性成像提示：蓝绿色混杂结构，CH-EUS 造影，以 onoue 造影，病变区显示不均质低增强。胆总管未见明显扩张，内径约 5.1mm，未见结石及占位（c～i）。

PET/CT：胰腺颈部见一个结节状异常浓聚影，大小约 8mm×7mm，CT 于相应部位见软组织密度影，体尾部胰管略扩张，腹膜后区未见恶性征象。胰颈部病灶考虑为胰腺癌（j）。

术中探查：胰腺肿胀，炎症重，与周围组织粘连明显，术中探查未见明显占位，术中冷冻未见癌。手术大体标本（k、l）。术后组织病理：胰腺高 - 中分化导管腺癌，局部见神经侵犯，未见明确脉管内癌栓；胰腺切缘未见癌；淋巴结未见癌转移；慢性胆囊炎，胆囊结石（m～o）。

最终诊断：胰腺导管腺癌（PDAC）。

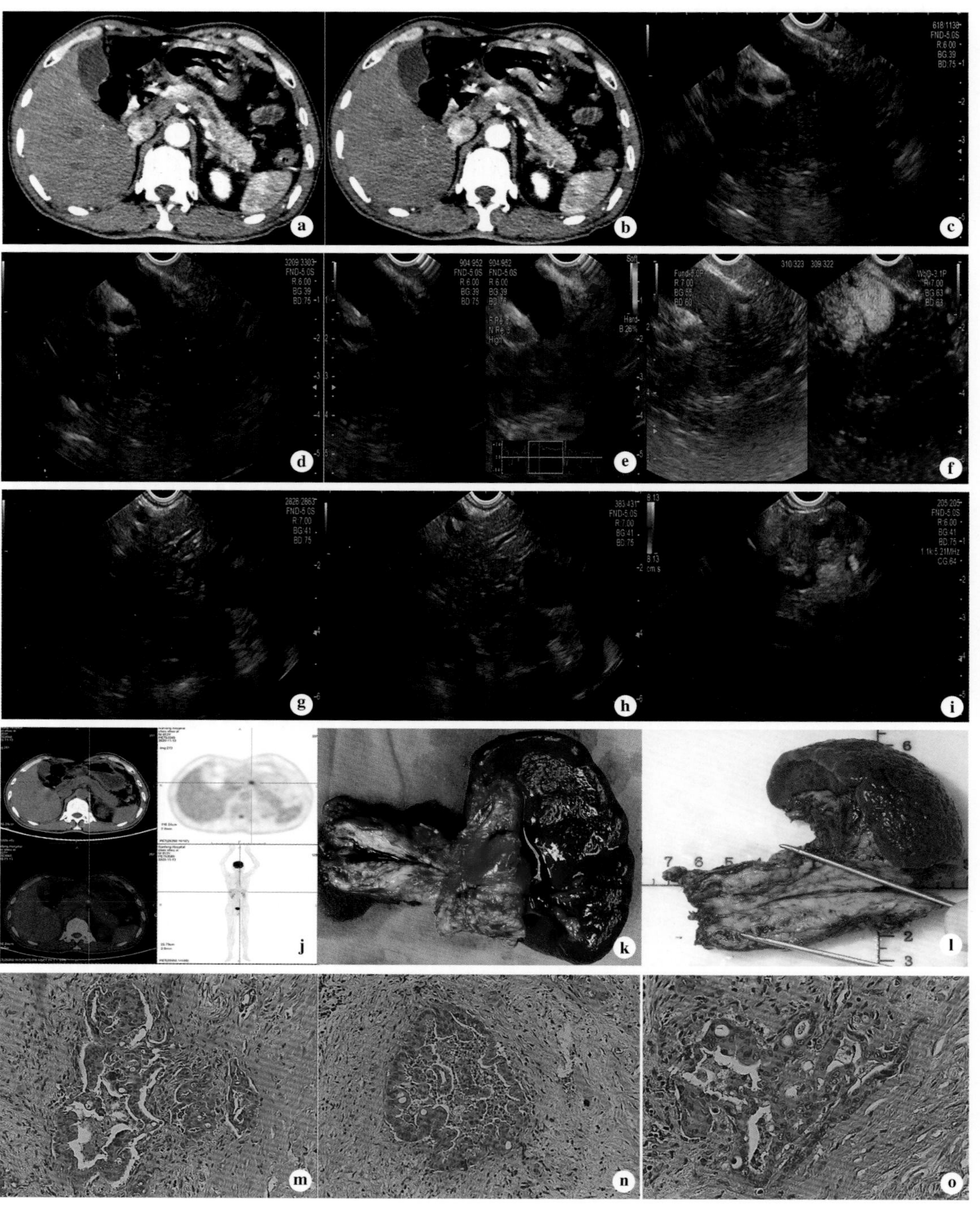

（谢　芳）

病例 87

精彩视频请扫描二维码

【病情简介】 女，34 岁。腹痛伴腰背部放射痛 1 月余，外院查血常规、肝肾功能、电解质、淀粉酶正常，肿瘤指标：CA125 63.14U/ml，CA19-9 676.7U/ml。无吸烟酗酒史，无糖尿病病史。

【实验室检查】 2021 年 5 月 6 日肿瘤标志物：CA19-9 1109U/ml，CA242 166.1U/ml，CA125 93.1U/ml，CEA、AFP 等正常，肝功能、肾功能、血常规、凝血指标等均正常，IgG4：0.77g/L。

2021 年 6 月 23 日肿瘤标志物：CA19-9 979.3U/ml，CA242 172.1U/ml，HGB102g/L。

2021 年 12 月 27 日肿瘤标志物：CA19-9 247.7U/ml，CA242 54.9U/ml，血糖 6.11mmol/L。

【影像学指标】 胰腺增强 CT：胰腺体部占位性病变，考虑肿瘤；肝脏异常强化，性质待定；胰腺 MRI 提示胰腺尾部坏死灶，肿瘤伴坏死不除外；PET/CT：胰腺体尾部等低密度灶，代谢增高，SUV_{max}9.8，不排除恶性改变。

【治疗】 2021 年 5 月 12 日、2021 年 6 月 3 日新辅助化疗。2021 年 6 月 26 日至 2021 年 11 月 20 日行 8 周期 mFOLFIRINOX 化疗。2021 年 12 月 29 日行根治性胰腺次全切除术。

图像要点

一、首次入院检查（2021 年 5 月 10 日）

CT：CT 平扫（a）示胰体部低密度肿块，增强后（b～d）轻度渐进性强化，腹腔动脉及肝总动脉、脾动脉受累狭窄。

MRI：T2WI（e）呈稍高信号，DWI（f）呈稍高信号，增强后（g～i）呈渐进性轻度强化，其内可见坏死成分。

EUS：胰腺体尾部见一低回声病灶，其中一截面大小约 37.7mm×35mm，内部回声不均匀，局部可见小片状无回声，边界欠清，呈蟹足样生长。E-EUS 提示病灶内部质地硬，CE-EUS 提示病灶内部呈乏血供低增强模式。病灶包绕脾动静脉及腹腔动脉、肝总动脉（j～p）。

EUS-FNA 细胞学：细胞呈单层片状排列，排列疏密不等，局部核重叠，部分细胞核轮廓不规则，同一片细胞内核大小差异明显，左下角边缘的细胞排列呈柱状，显示腺上皮分化的特征（q）；可见单个失黏附的肿瘤细胞，胞质少，几乎为裸核，核增大深染，背景可见少量嗜伊红染的坏死，细胞轮廓隐约可辨（r），均提示恶性。

二、6 周后（新辅助化疗 2 次）后复查（2021 年 6 月 23 日）

CT 及 MRI：示病灶略缩小，密度 / 信号不均，强化可见病灶内坏死增多（s～z）。

EUS：胰体部可见一低回声乏血供病灶，边界清晰，边缘欠规则，其中一个截面大小为 3.50cm×3.12cm，内部回声欠均匀，SA、CHA 被包绕，SV、PV、SMV、SMA 及腹腔干受累，其中 SV 受压，血管迂曲，形成静脉团；邻近胰管受压，胰管扩张，直径 0.53cm（z1～z22）。

EUS-FNA 细胞学：肿瘤细胞质肿胀、空泡化，符合化疗后改变（z23），胰腺穿刺标本内见少量破碎的不典型腺体（z24）。

三、8 周期 mFOLFIRINOX 化疗后（2021 年 12 月 27 日）

CT 及 MRI：显示病灶进一步缩小明显，密度 / 信号不均，强化可见病灶内坏死进一步增多（z25～z33）。

术后病理：胰腺组织内见异型腺体浸润性生长（z34）。

最终诊断：胰腺导管腺癌（PDAC）。

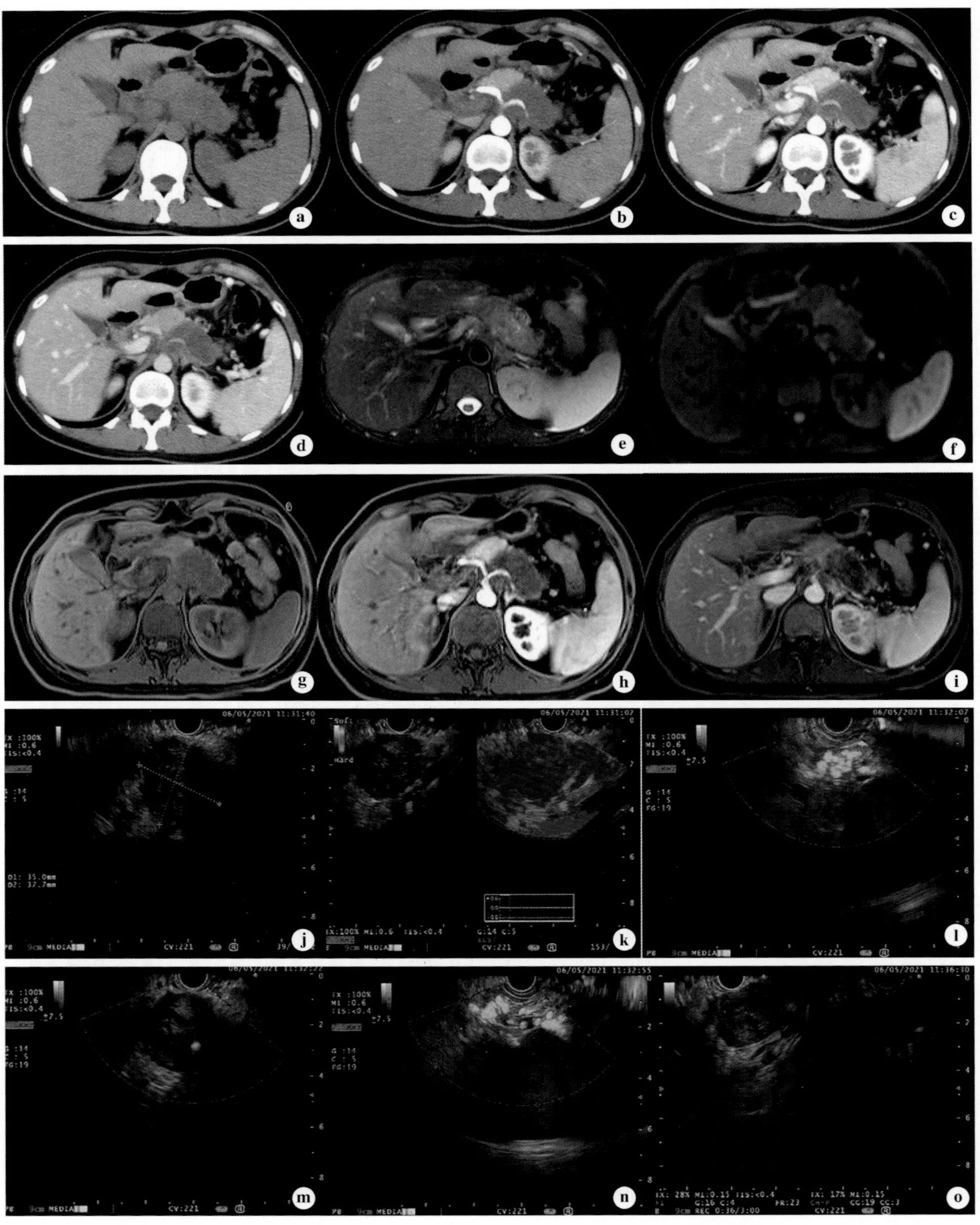
a
b
c
d
e
f
g
h
i
D1: 35.0mm
D2: 37.7mm
j
k
l
m
n
o

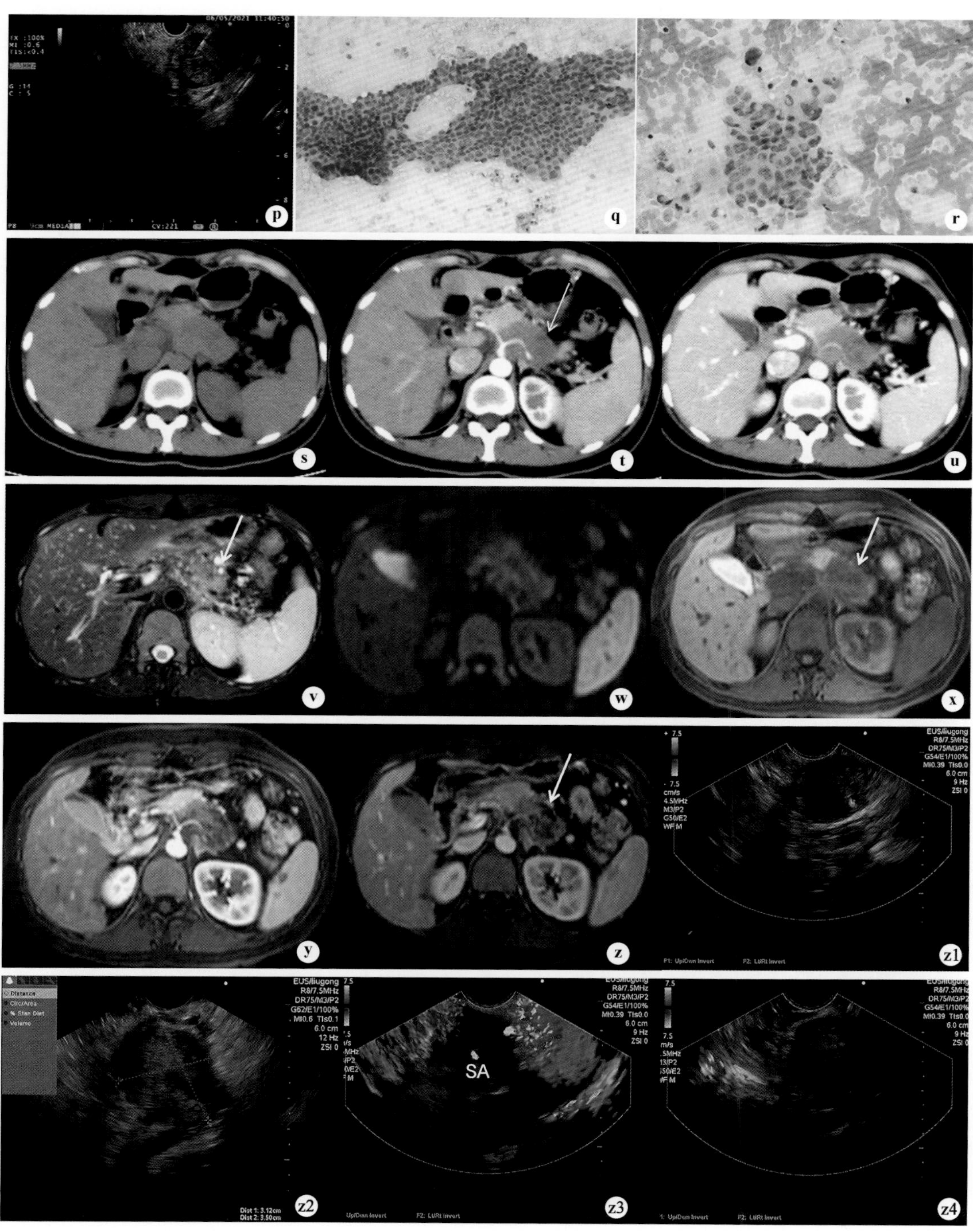
p
q
r
s
t
u
v
w
x
y
z
z1
z2
SA
z3
z4

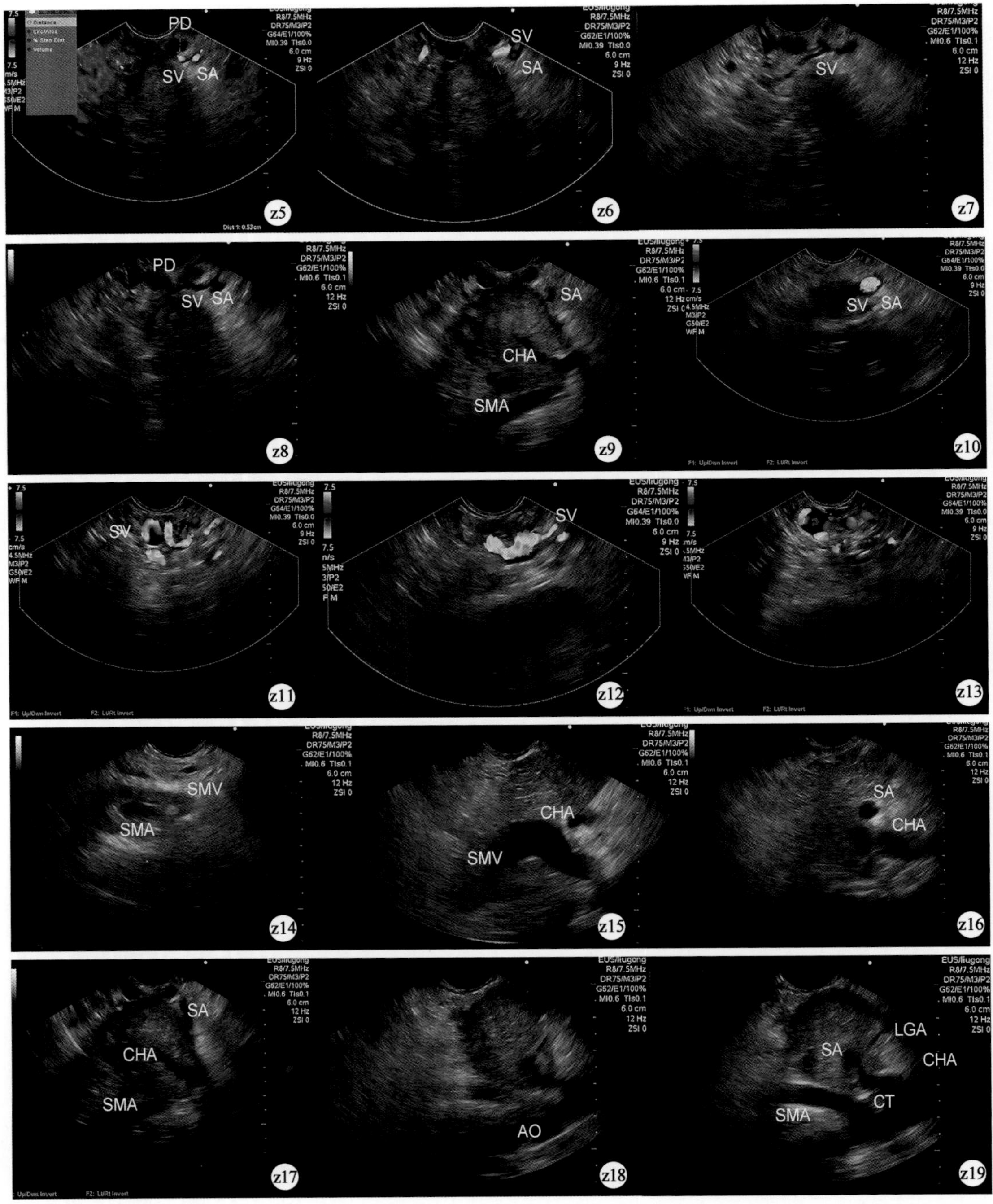
PD
SV
SA
z5
SV
SA
z6
SV
z7
PD
SV
SA
z8
SA
CHA
SMA
z9
SV
SA
z10
SV
z11
SV
z12
z13
SMV
SMA
z14
CHA
SMV
z15
SA
CHA
z16
SA
CHA
SMA
z17
AO
z18
LGA
SA
CHA
CT
SMA
z19

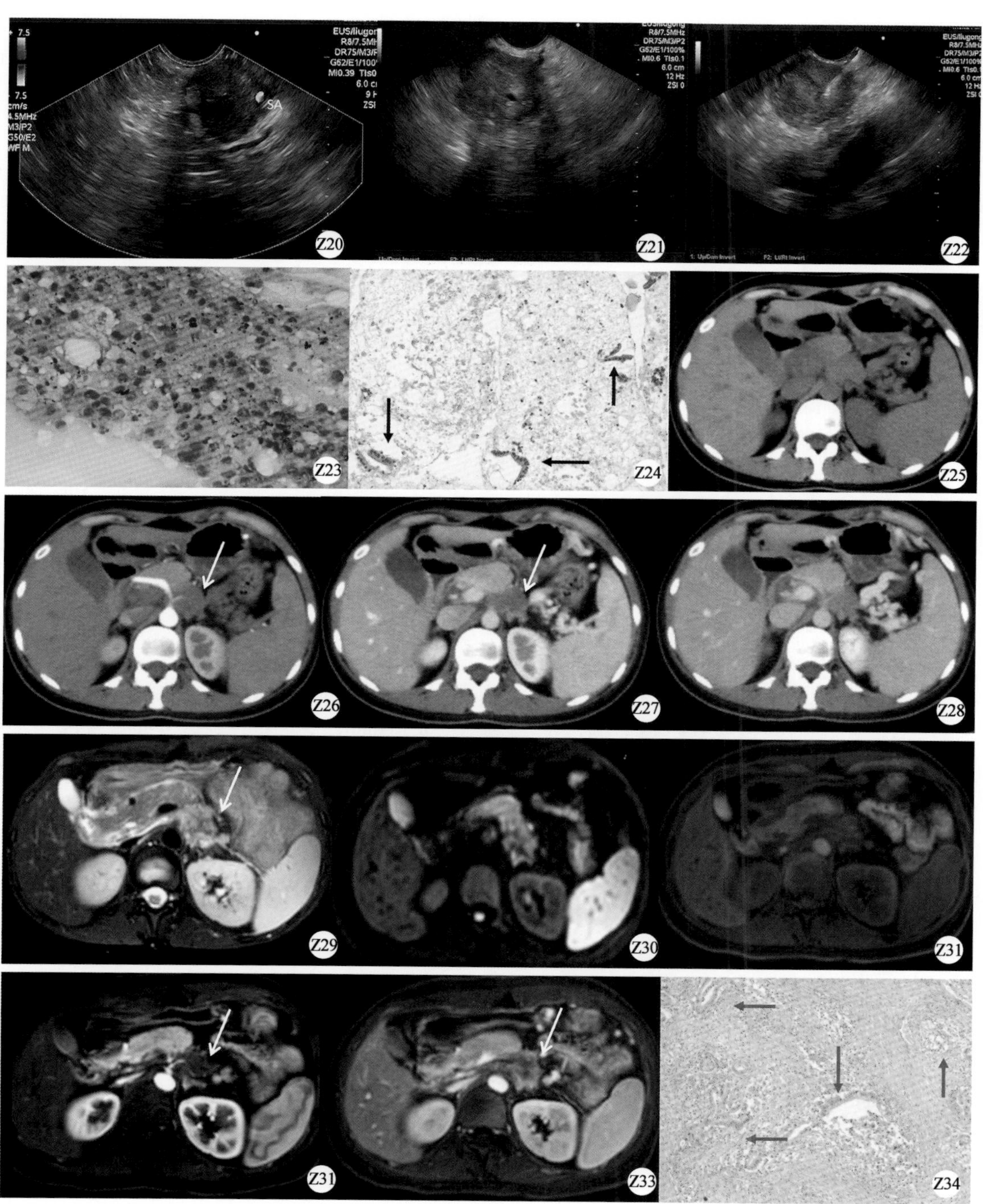

（朱乃懿　陈敬贤　王　婷　高丽丽　沈　锐　王　伟　龚婷婷）

病例88

精彩视频请扫描二维码

【病情简介】 男，61岁。发现胰腺占位1周。外院初诊上腹部MRI检查示胰头钩突部异常信号灶，IPMN可能，胰腺体部假性囊肿可能大。无烟酒嗜好。否认2型糖尿病病史。

【实验室检查】 肿瘤学指标：CA19-9 67.70U/ml、CA242 30.13U/ml、CEA、CA125、CA153、CA724、CA50、AFP等正常。血糖：5.22mmol/L。血常规：HGB 133.00g/L、RBC 3.85×10^{12}/L、PLT 107×10^{9}/L、WBC 4.89×10^{9}/L。肝功能：TP 58.27g/L、ALB 37.00g/L、球蛋白21.27g/L、A/G 1.74、pre-ALB 235.90mg/L、TBIL13.60μmol/L、DBIL3.10μmol/L、IBIL10.50μmol/L、TBA 4.40μmol/L、ALT17.70U/L、AST15.74U/L、AST/ALT 0.89、γ-GT 12.37U/L、ALP 104.00U/L、LDH 148.700U/L。肾功能：肌酐64.80μmol/L、尿素4.86mmol/L、尿酸196.00mmol/L。凝血指标：D-二聚体0.60mg/L。

【影像学检查】 腹部CT：胰体尾部及钩突部多发囊性病灶，部分与胰管相通，胰腺边缘模糊，考虑复合混合型IPMN伴胰腺炎可能，腹主动脉左旁淋巴结轻度增大，请结合临床。肝多发囊肿，腹膜后大血管硬化。

【治疗】 腹腔镜下胰体胰尾病损切除术。

图像要点

CT: 多期增强示胰体尾部弥漫增大，呈多发囊性低密度弱强化（细箭），病灶包绕脾动脉、脾静脉（虚箭），腹主动脉左旁见不均匀强化淋巴结（短箭，a～c），CT增强动脉期和门脉期显示胰腺钩突区囊性低密度灶（粗箭），内部细小间隔延迟强化（d、e），多平面重建，胰腺颈体交界区胰腺实质萎缩（虚箭），体尾部病灶后方脾静脉狭窄（f）。

EUS：胰腺钩突部见一无回声病灶，其中一个截面为11.3mm×9.0mm，内部见厚薄不均的不规则分隔，与分支胰管相通；邻近主胰管直径2.4mm，体部胰管直径3.0mm，尾部胰管直径1.6mm，与尾部一低回声病灶相通，病灶内部见分隔，内部大部分见等回声及无回声影，边缘欠规则，呈蟹足样生长，质地较硬。胰腺钩突部及头颈部多发点状及条状高回声影，后方无声影，以头部及钩突部为著。胆总管直径6.5mm，壁光滑（g～m）。

术后病理：增生的纤维间质内浸润性腺癌（黄箭，n），胰腺组织内伴发高级别胰腺导管内上皮性肿瘤（绿箭，o）。

最终诊断：胰腺（高分化）导管腺癌（PDAC）。

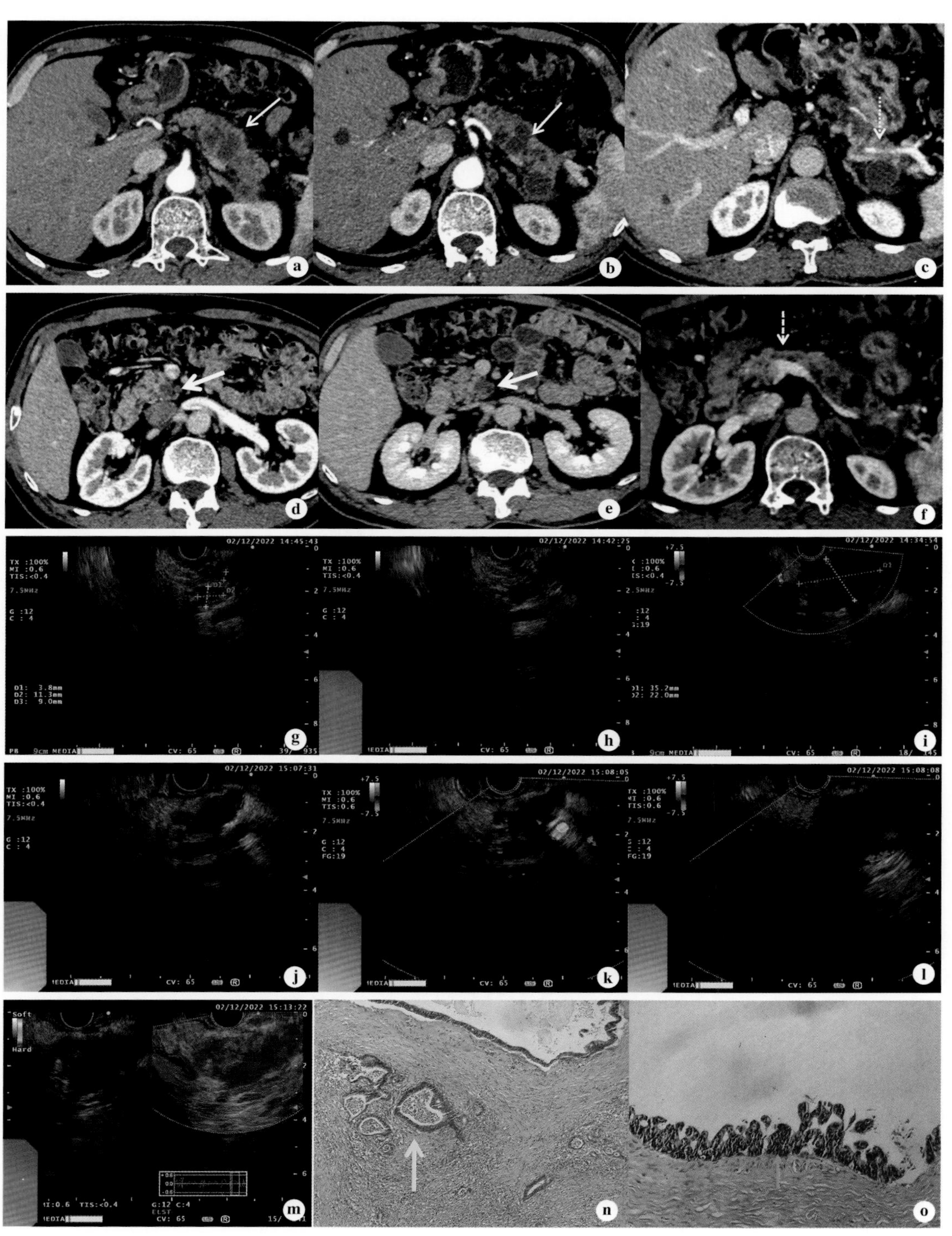

（张　蕾　林　军　王　伟　蒋巍亮　董金斌　亓子豪　龙　江）

病例 89

【病情简介】 男，62岁。贫血半年余。体检发现HGB60g/L，纤维胃镜：十二指肠肿物；PET/CT：十二指肠降段肿块，大小约36mm×30mm，MT可能。无吸烟酗酒史，有糖尿病病史。

【实验室检查】 肿瘤标志物：CA19-9 22.8U/ml，CA125 36.5U/ml，CA242、CEA、AFP等正常；HGB：69g/L；血糖：7.5mmol/L；肝功能、肾功能、凝血指标等均正常，IgG4：0.24g/L。

【影像学检查】 CT：胰头钩突部PDAC，侵犯腹腔大血管及脏器；有胰源性门静脉高压。

【治疗】 胰十二指肠切除术+白蛋白结合型紫杉醇+吉西他滨+尼妥珠单抗化疗。

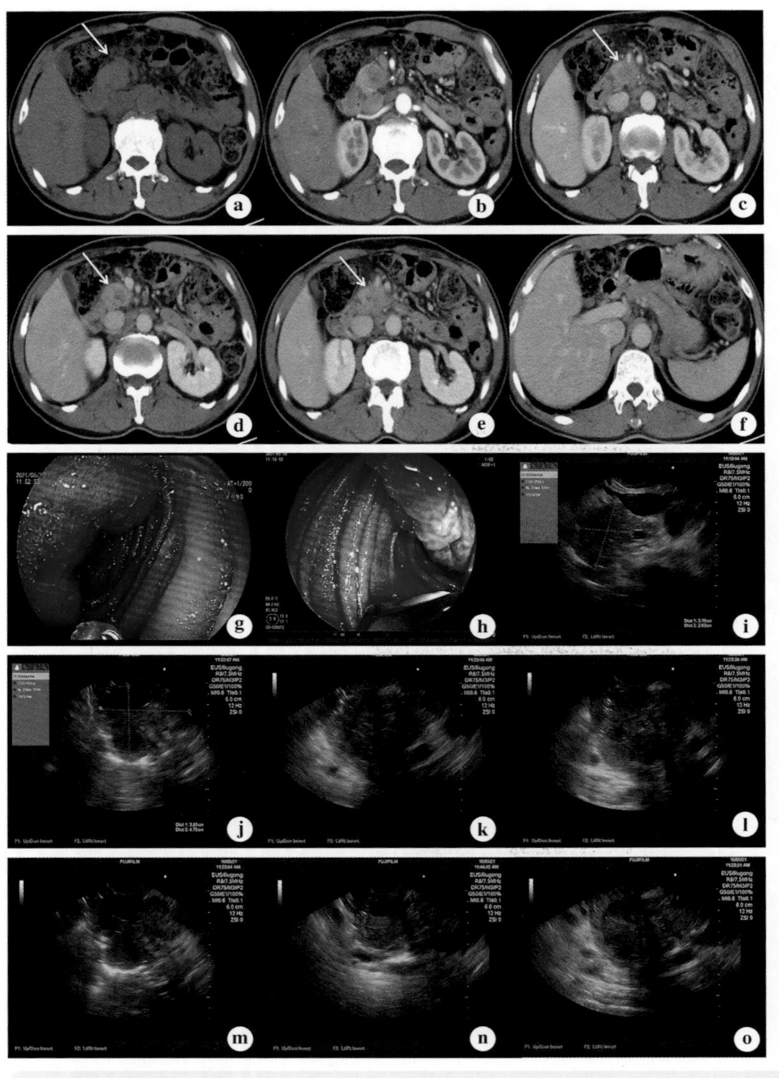

图像要点

重点：十二指肠乳头恶性病变向胰腺浸润、十二指肠钩突病灶本身向十二指肠乳头侵犯两者的鉴别。CT平扫胰头部低密度影（a），增强各期呈轻中度强化（b～e），胰管轻度扩张（f）。

胃镜及EUS白光镜：见十二指肠乳头表面呈菜花样改变，大小约3.5cm×4.5cm，质硬组织脆，表面充血糜烂（g、h）。

EUS：胰腺头部、钩突部及十二指肠乳头部一不规则低回声病灶，其中两个截面大小分别为3.18cm×2.62cm（探头于胃体）、3.55cm×4.75cm（探头于降部），病灶内部回声不均，以无回声及低回声为主，伴斑片状高回声影，后方无声影，病灶乏血供（i～p），十二指肠肠壁增厚，多数扫查角度肠壁层次欠清晰、少数扫查角度隐约见肠壁4层结构显示，第5层结构与胰腺病灶融合无法辨识（o、p）；胰头前后（13组、17组）多枚淋巴结影，最大直径1.6cm（q、r）；病灶远端胰管直径分别为：头部0.32cm，颈部0.39cm，体部0.24cm，腹侧胰管直径0.49cm，腹侧胰管及部分体尾部胰管管壁回声增强，隐约见二、三级胰管显示（s～y）；胆总管无扩张，胰头上段胆总管直径0.53cm（v，y～z1）。十二指肠活检组织见少量腺癌组织（黑箭，z2）；手术标本中见胰腺钩突及十二指肠（红箭，z3）间肿瘤组织成片分布（红色星号，z3）；肿瘤细胞排列成不规则腺管状（蓝箭，z4）。

最终诊断：胰腺钩突腺癌，侵犯十二指肠乳头。

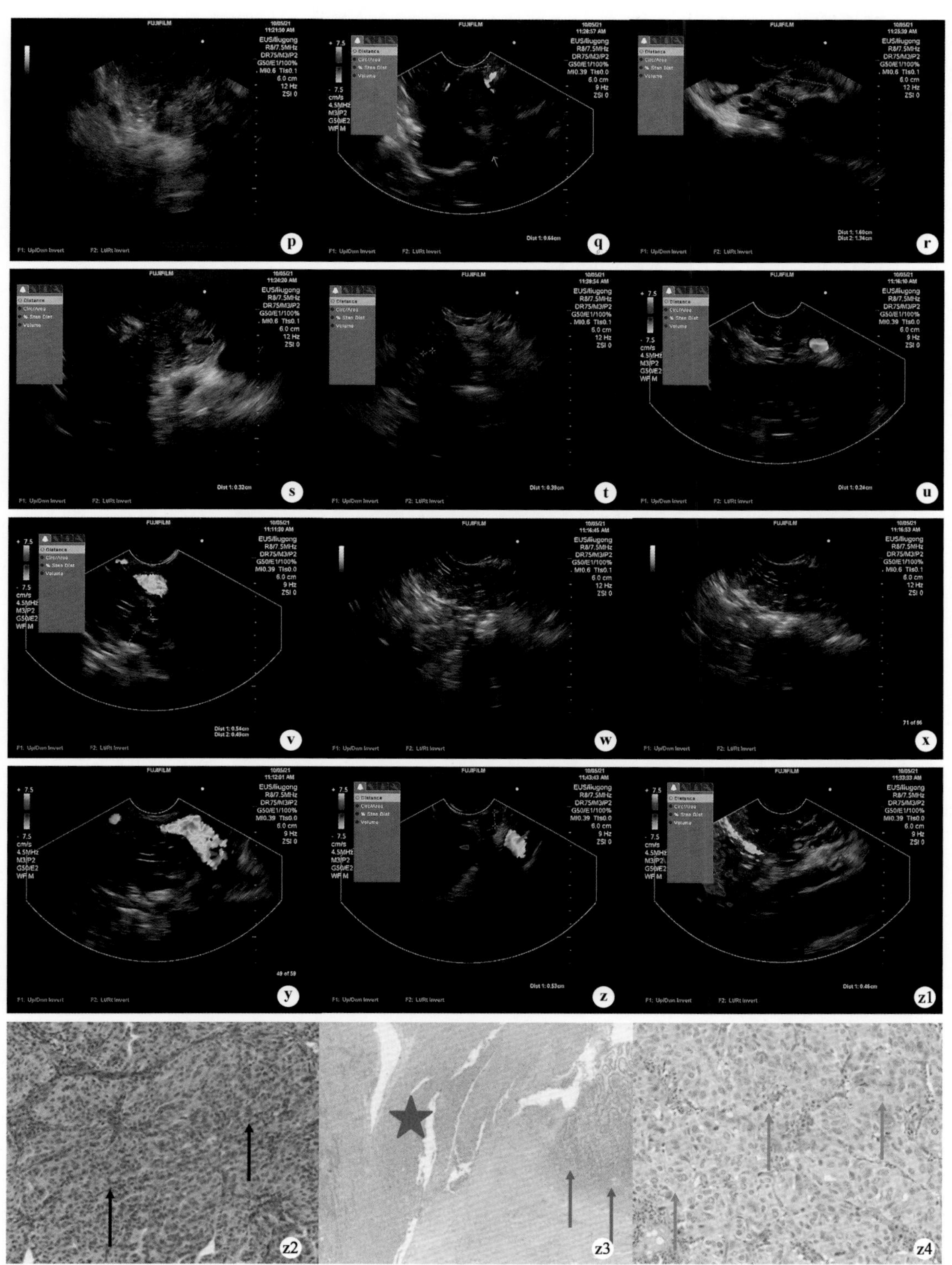

（朱乃懿　王　俊　王　伟　龚婷婷　王　婷）

病例90

精彩视频请扫描二维码

【病情简介】 男，56岁。反复上腹痛6个月。外院3次诊断急性胰腺炎，具体病因不明。否认饮酒，有吸烟史20余年，近6个月空腹血糖6～7mmol/L。

【实验室检查】 肿瘤学指标：CA19-9 7.1U/ml，CEA、CA125、AFP等正常；肝功能正常，血TC及TG均正常，空腹血糖：6.8mmol/L，HbA1c 6.4%，肾功能、血常规、凝血指标等均正常；IgG4正常。

【影像学检查】 腹部CT增强：胰体可疑小片低强化灶，胰尾部饱满周围少许渗出。MRI：胰腺体部结节，炎性考虑。

【治疗】 腹腔镜下胰体尾切除术。

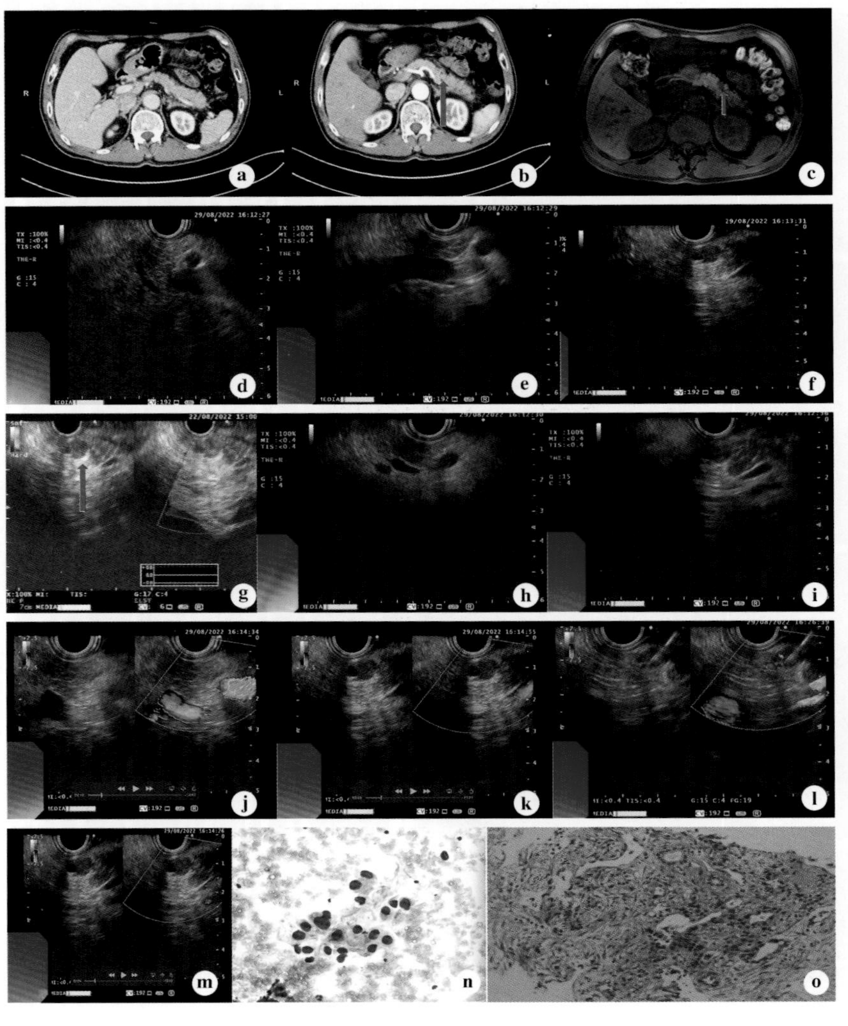

图像要点

CT：腹部增强CT示胰体可疑小片低强化灶，胰尾部饱满周围少许渗出（a、b）。

MRI：胰腺体部结节，炎性考虑（c）。

EUS：主胰管不扩张，胰体部上缘低回声结节，边界清晰欠规则，弹性显像蓝色调为主（红箭）；FNA细胞学可见异型细胞，考虑癌（d～m）。

手术大体病理提示中高分化腺癌，切缘阴性，送检淋巴结未见转移（n、o）。

最终诊断：胰腺体部中高分化腺癌（T1N0M0）。

（陈小丽　余小丽）

病例 91

精彩视频请扫描二维码

【病情简介】 男，60 岁。体检发现胰腺占位 1 月余。2 周前行腹盆腔增强 CT 见胰体部肿块伴周围血管累及，胰腺癌可能性大。肝脏 S3、S4 段交界小结节，癌转移待除外。2 周前外院超声内镜见胰腺体部和颈部交界可见一截面积约为 26.4mm×14.2mm 不规则低回声占位，乏血供，累及门脉、腹腔干及脾动脉。因邻近胰腺血流未行穿刺。穿刺肝脏 S3、S4 段交界小结节，结果阴性。无烟酒嗜好，无糖尿病病史。

【实验室检查】 肿瘤学指标：CA19-9 629.3U/ml，CA242 37.85U/ml，CEA、CA125、AFP 等正常；肝功能、肾功能、血常规、凝血指标等均正常。

【影像学检查】 CT：胰腺颈体部不规则肿物，考虑为恶性，包绕腹腔干及其分支，脾静脉显示不清，肠系膜上静脉受侵。

【治疗】 超声引导下细针穿刺活检。

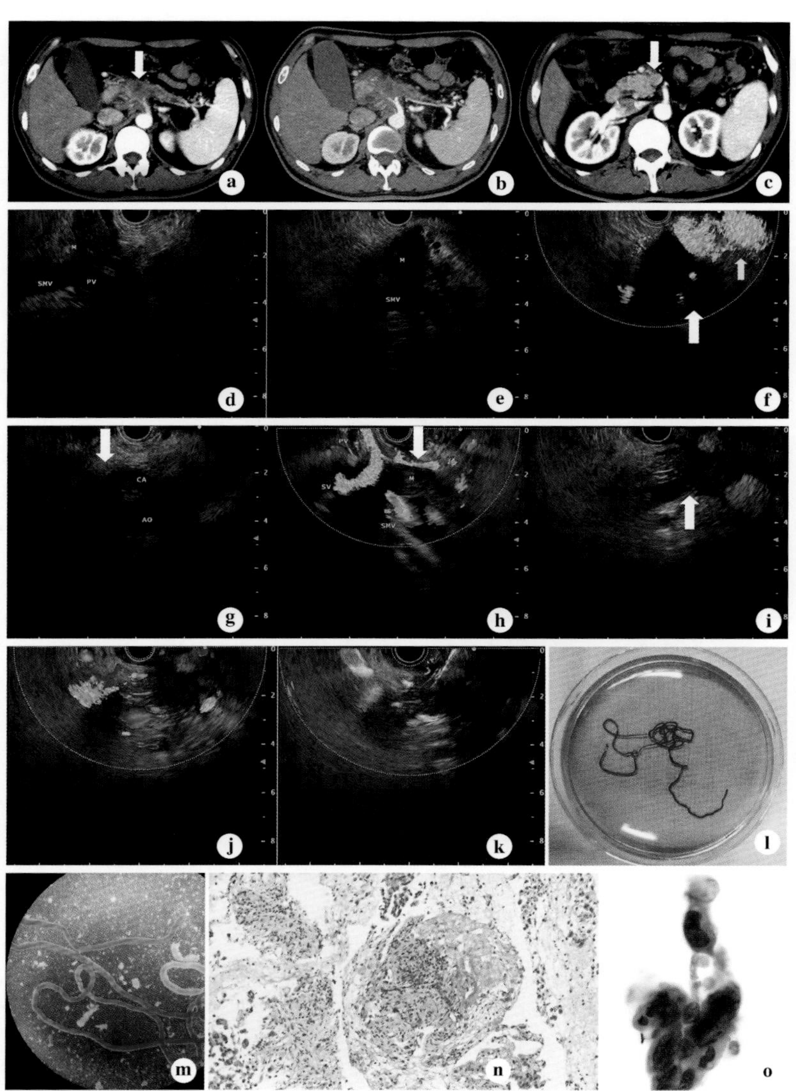

图像要点

CT：腹部增强 CT 示胰腺颈体部不规则肿物（a），边界不清，大小约 5.0cm×3.7cm。肿物包绕腹腔干及其分支（b），脾静脉显示不清，肠系膜上静脉受侵（c）。

EUS：胃体部超声扫查病变位于胰颈部，侵及门脉汇合处（d），肠系膜上静脉受侵（e）。脾静脉受侵（f，白箭），脾动脉及胰腺周围侧支循环血流丰富（f，黄箭），遮挡穿刺进针路径。病变侵及腹腔干及其分支（g）。十二指肠球部扫查，胰十二指肠前上静脉扩张明显，遮挡十二指肠球部穿刺路径（h）。十二指肠降部扫查，病变侵及肠系膜上静脉（i）。十二指肠球降交界处取直镜身扫查，经十二指肠降部指向胰颈部方向无血流，可安全进针穿刺（j）。进针穿刺（k）。穿刺后组织条（l）。组织条体视镜观察可见黄白色胰腺组织（m）。

组织病理（n）及细胞学（o）提示胰腺腺癌。

最终诊断：胰腺腺癌。

（柯　岩）

病例92

精彩视频请扫描二维码

【病情简介】 女，70岁。体检发现胰腺占位1周。外院体检B超示胰腺占位。12年前行胆囊切除+单侧肾上腺瘤切除术。

【实验室检查】 肿瘤学指标：CA19-9 ＞ 1000U/ml，CA242 ＞ 200U/ml，CA50 ＞ 500U/ml，CA125 375U/ml，NSE 20.6ng/ml，CEA正常；凝血系列：D-二聚体0.94μg/ml，肝功能、肾功能、血糖、血常规等均正常。

【影像学检查】 CT：胰腺体尾部占位，考虑癌伴肝脏、腹膜后淋巴结转移，脾动静脉受累，胃底及腹腔多发侧支循环；左侧肾上腺占位，转移待排。MRI：胰腺体部异常信号灶，考虑胰腺癌，伴胰尾部萎缩，侵及脾静脉可能；肝脏多发转移瘤，左侧肾上腺转移瘤，腹膜后多发淋巴结转移。胰腺及左侧肾上腺行EUS-FNA术，术后病理：见核深染异型小细胞团，倾向恶性肿瘤细胞，待细胞免疫进一步确诊。

【治疗】 化疗。

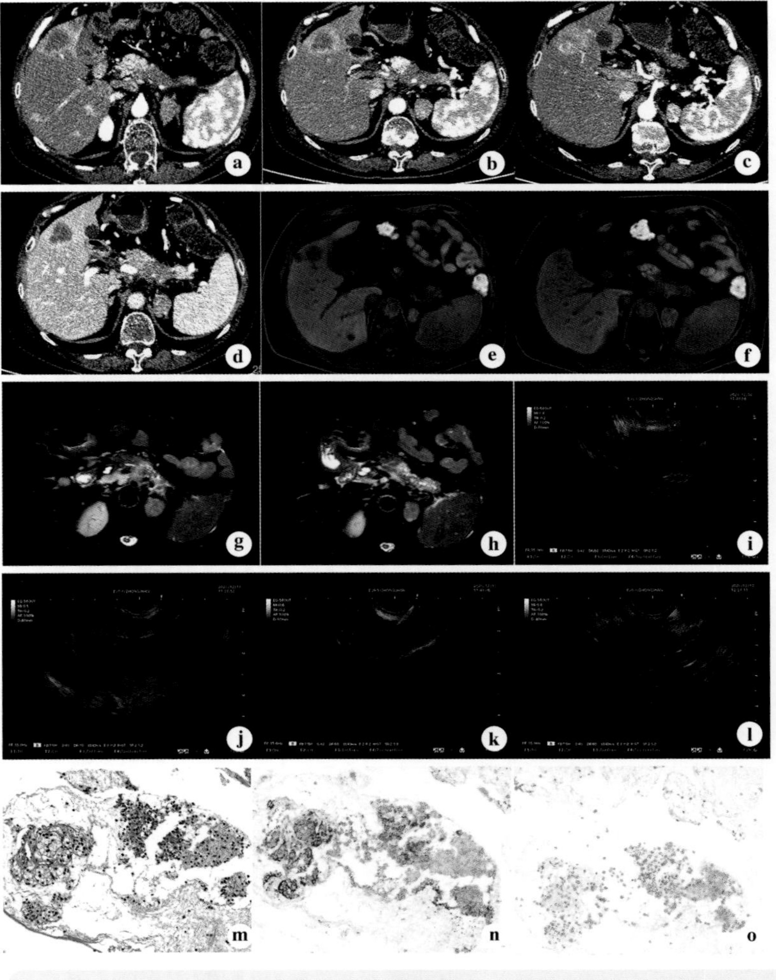

图像要点

CT：肝内见多发环形强化灶，胰腺体尾部见团片样异常强化灶，动脉期及静脉期强化程度均低于胰腺实质，大小约26mm×38mm，与脾动脉分界不清，左侧肾上腺见类圆形异常强化灶，长径约28mm（a～d）。

MRI：肝实质内多发类圆形T1WI/ADC略低、T2WI-SPAIR略高、DWI高信号灶，较大一枚长径约39mm，胰体部见团块状T2WI高、T1WI低、ADC低信号灶，边界欠清，其尾部体积缩小、实质呈T1WI低、ADC略低、T2WI-SPAIR略高、DWI高信号灶，远端胰管扩张。左侧肾上腺见长径约25mm结节状T1WI/ADC略低、T2WI-SPAIR略高、DWI高信号灶（e～h）。MRCP示主胰管体部局部狭窄，远端胰管扩张。

EUS：肝左叶及肝尾状叶见多发转移灶（j），胰腺体部见低回声病灶，病灶累及脾动脉，左侧肾上腺见一大小为28mm×22mm的低回声病灶（i）。分别穿刺左侧肾上腺（k）、肝脏及胰腺（l）。

组织病理：HE染色示大细胞核异型小圆细胞团（m），免疫组织化学染色示T细胞识别的黑色素瘤细胞A和突触素均为阳性（n、o）。

最终诊断：胰腺腺癌，伴肝脏、肾上腺转移性腺癌。

（胡端敏　包　闰）

【病情简介】 女，62 岁。发现胰腺占位 3 月余。曾行 3 次 EUS：①因病灶周围静脉曲张，穿刺风险大，未行穿刺；②穿刺未见恶性细胞；③胰腺穿刺组织背景中见淋巴性细胞和嗜酸性粒细胞。为进一步确诊再次行 EUS-FNA。无烟酒嗜好，无糖尿病病史，口服中药史。

【实验室检查】 肿瘤标志物：CEA 2.78ng/ml，CA19-9 563.00U/ml，CA125 57.40U/ml，CA242 46.36U/ml；葡萄糖 5.23mmol/L；肝功能：TBA 35.8μmol/L，IBIL 8.6μmol/L，DBIL 24.9μmol/L，ALP 596U/L，AST 165U/L，γ-GT 1057U/L，ALT 90U/L。

精彩视频请扫描二维码

【影像学检查】 胰腺 MRI：胰腺颈体部 PDAC 伴阻塞性胰腺炎，肠系膜上静脉、脾静脉受侵，胰源性门静脉高压；肝总动脉、脾动脉与肿瘤接触，肝总动脉局部变窄；肝脏多发囊肿；胆囊内胆汁淤积；脾大。

【治疗】 综合治疗。

图像要点

CT：胰腺头部及钩突增大，局部见团块状软组织影，增强后轻度强化，呈相对略低密度，胰管轻度扩张，肝内胆管扩张，胰腺结构紊乱、团块状等低混杂密度灶，胰源性门静脉高压，脾大，腹水（a～c）。

胃镜：食管胃静脉曲张（Lem、ei、gc，F3，Cb，RC+），胃体小弯溃疡（d～f）。

EUS：胰头部至胰腺颈部可见一低回声团块，大小约 3.8cm×2.9cm，边界不清、形状不规则，累及胃壁，主胰管无明显扩张，弹性成像提示病变处呈蓝色，胰周可见肿大淋巴结，腹腔内见无回声液性暗区，穿刺路径上可见粗大曲张静脉，以 22G procore 穿刺针在超声内镜下实时引导下穿刺病变，以 slow-pull 负压穿刺 2 次，第一针穿刺入胃壁后向下压抬钳器将血管下压，躲避血管继续穿刺，第二针选择血管较细的穿刺路径（g～m）。

病理：涂片及液基细胞查见恶性肿瘤细胞，考虑癌细胞（n）；组织病理：血凝块内见少量异型细胞巢，考虑为腺癌（o）。

最终诊断：胰腺腺癌并胰源性门静脉高压。

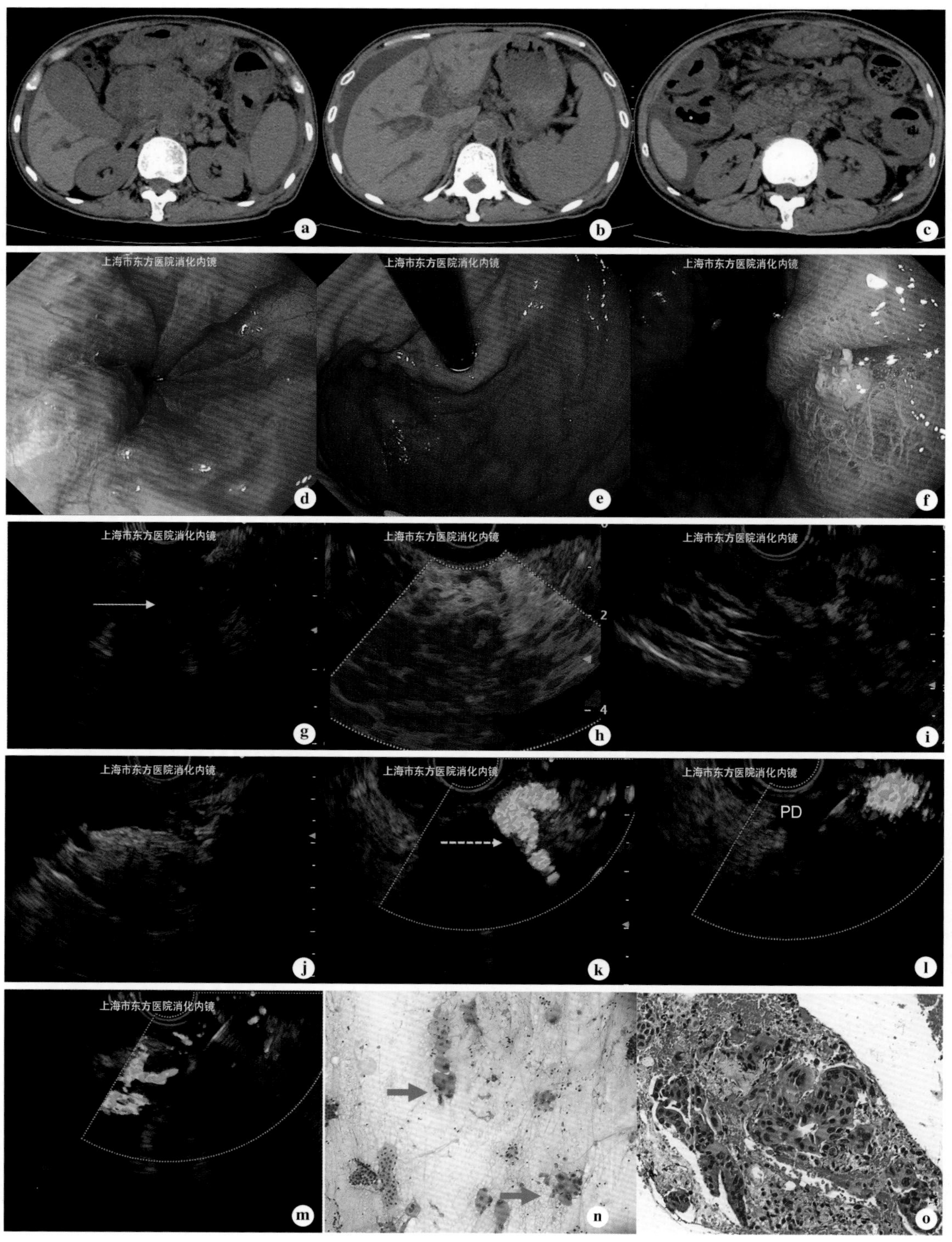

（曹 佳）

精彩视频请扫描二维码

【病情简介】 男，53 岁。腹泻、消瘦 3 个月，腹痛 10 天。无明显诱因出现反复腹泻，为黄色稀烂便，每日 3 ～ 4 次，伴食欲差，体重下降，近 3 个月体重下降约 9kg。10 余天前开始自觉上腹部隐痛不适，伴夜间腰背部隐痛。5 天前开始解浓茶样尿。2 型糖尿病 3 年余，目前予皮下注射胰岛素降糖治疗。

【实验室检查】 肝功能：TBIL128.5 μmol/L，DBIL 72.1 μmol/L，IBIL53.7 μmol/L，ALT 92U/L，AST 83U/L，ALP 156U/L，γ-GT 517U/L。肿瘤标志物：CA125 260U/ml，CA19-9 414.76U/ml，CA242 370U/ml。HbA1c（NGSP）：8.2%。HbA1c（IFCC）：66.1mmol/mol。

【影像学检查】 X 线胸片：心脏、主动脉及胃泡右位；CT：心脏大血管及腹腔内脏反位，胰头部增大考虑胰头占位；MRCP：腹腔内脏反位，胰头区异常信号，考虑为肿瘤性病变伴胆胰系统扩张。

【治疗】 胰十二指肠切除术。术后病理胰腺中分化导管腺癌，肿瘤最大径 2.5cm，浸润胰腺实质及周围脂肪组织。淋巴结（0/2）呈反应性增生，未见癌转移。术后规律化疗。

图像要点

X 线胸片：心脏、主动脉及胃泡右位（a）。

CT：心脏大血管及腹腔内脏反位。胰腺体尾明显萎缩，胰管扩张，肝内外胆管扩张，可见双管征。胰头部增大，增强扫描不均匀强化：考虑胰头部占位（b、c）。

MRI：腹腔内脏反位。胰体、尾萎缩，胰头部稍肿大，呈团片状信号异常，大小范围约 30.91mm×28.14mm，增强不均匀强化（d）。

MRCP：肝内外胆管扩张，最大径约 18.96mm。胰管扩张，约 8mm，扩张的胆总管及胰管在胰头部截断，胰头区团状影，拟为肿瘤病变可能性大（e）。

胃镜：大弯侧条行皱襞从右至左延伸（f）；胃角处倒镜观察胃窦翻转至左下方，胃体腔位于右上方（g）。

EUS：胃内扫查门静脉汇合区下方胰头探及一低回声团块，主胰管明显扩张（h、i）；十二指肠球部扫查到胆囊及扩张的胆总管（j）；十二指肠降部显示肿块，并行 EUS-FNA（k、l）。EUS 操作说明：①内脏反位根据涉及器官的不同可将其分为部分性内脏反位和完全性内脏反位，本病例属于后者（见示意图）。完全型内脏反位给 EUS 完整扫查及穿刺增加了难度。普通胃镜检查常规左侧卧位按循腔进镜原则操作并无太大困难，胃镜图像呈“上下不反，左右反”的规律。② EUS 扫查手法和图像有一定变化。EUS 胃内扫查成像变化不大，胃内扫查到经典的脾静脉及肠系膜上静脉汇入门脉的图像，胰头肿物位于汇合部下方，但观察胰尾时探头需要向平时扫查相反的方向移动。内脏反位时，降部图像与正常人球部扫查到的图像正好一致，即十二指肠降部 EUS 图像与正常人呈“镜面反”的特点。降部可以观察到扩张的胆总管与胰管从左上往右下方汇合，汇合部可见胰头占位。降部作为穿刺点暴露病灶良好。

EUS-FNA 组织病理：血凝块中见少量破碎腺上皮，部分细胞中 - 重度异型。免疫组化：异型腺上皮 CD56（–）；CdX-2（–）；CEA（m）（部分细胞阳性）；CK20（+）；CK7（+）；P53×2（部分细胞阳性，阳性强弱不等）。符合腺癌（m ～ o）。

最终诊断：胰腺中分化导管腺癌，内脏反位。

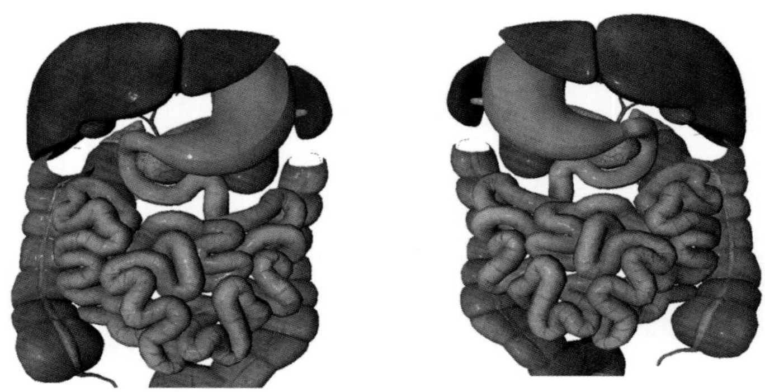

内脏反位示意图。正常人（左）、内脏反位（右）

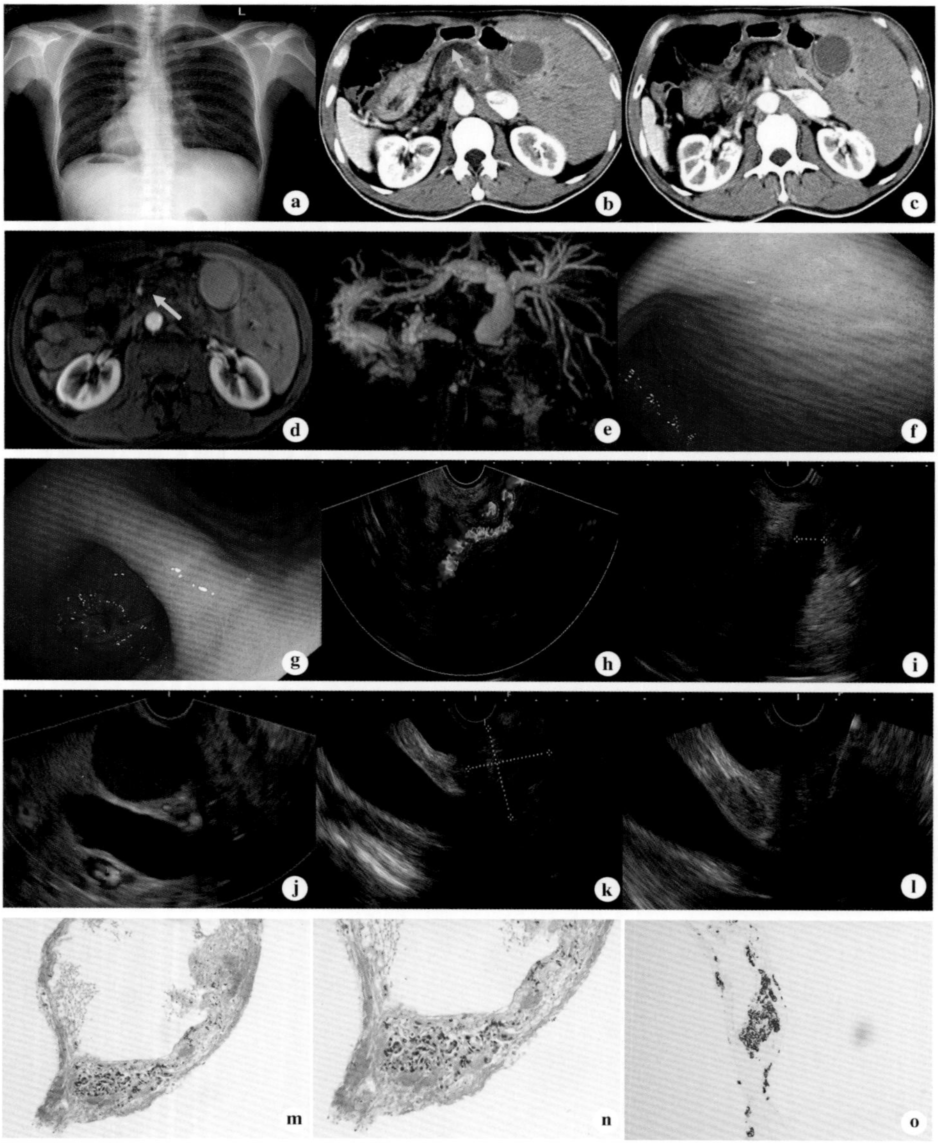

（梁运啸　易　楠）

病例 95

精彩视频请扫描二维码

【病情简介】　男，47 岁。肺癌放化疗后 1 个月。无烟酒嗜好。无糖尿病病史。

【实验室检查】　肿瘤学指标：CEA 319ng/ml，CA19-9、AFP 等正常；血糖：正常；肝功能、肾功能、血常规、凝血指标等均正常。

【影像学检查】　CT：胰体部见一软组织肿块影，考虑肿瘤 - 转移瘤可能性大。MRI：胰体部结节状异常信号影，考虑肿瘤 - 转移瘤可能性大。

【治疗】　免疫治疗 + 化疗。

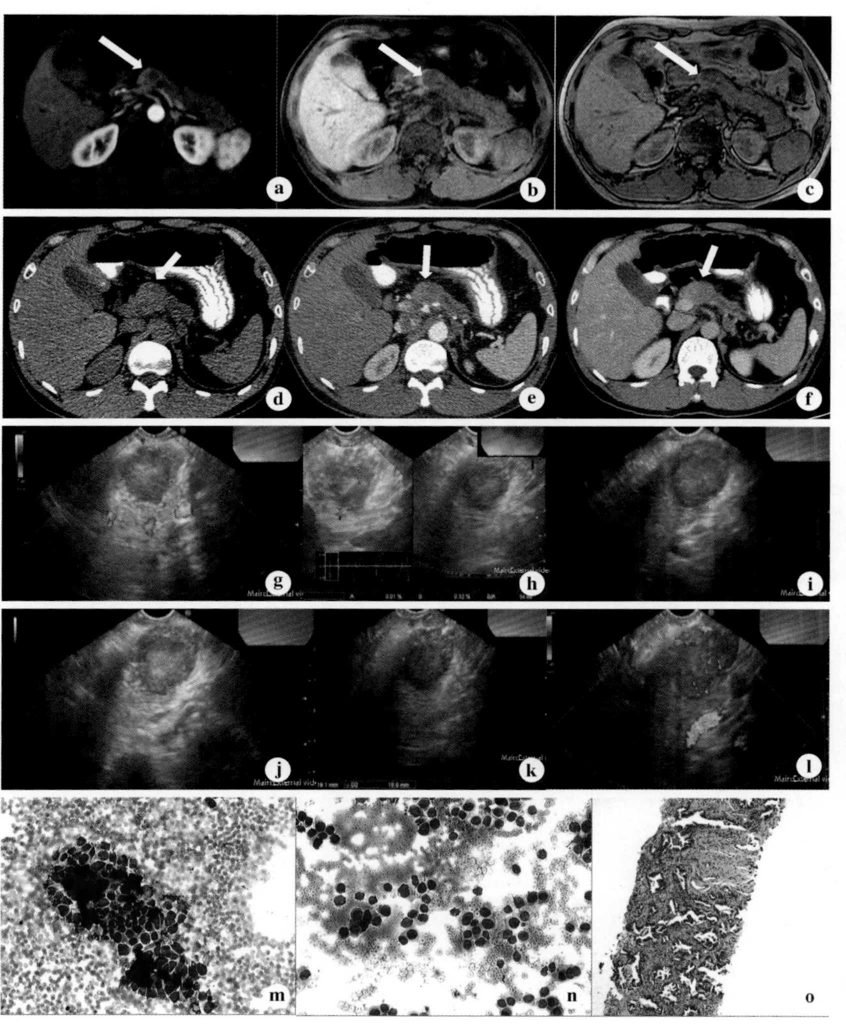

图像要点

MRI：胰体部可见结节状异常信号影，呈局部隆起，边界模糊，大小约 1.6cm×1.6cm，T2WI 呈稍高信号，T1WI 呈低信号，DWI 呈稍高信号，增强扫描呈环形强化（a、b）。

CT：胰体部见一软组织肿块影，大小约 1.6cm×2.2cm，考虑肿瘤、转移瘤可能性大（c～f）。

EUS：胰体见类圆形低回声团块，大小约 20.6mm×17.7mm，内部回声欠均匀，边界尚清晰，内部可见丰富彩色血流，弹性成像质地较硬（g～l）。

组织病理：胰体占位穿刺活检示转移性低分化腺癌，结合病史及免疫组化考虑肺来源（m～o）。

最终诊断：转移性低分化腺癌（肺来源）。

（王　雯　李达周　许斌斌　余　砾）

病例96

精彩视频请扫描二维码

【病情简介】 男，79岁。乏力、食欲缺乏伴咳嗽1月余。吸烟史40余年，否认高血压、糖尿病病史。

【实验室检查】 肿瘤学指标：CEA 8.14ng/ml，CA125 706.7U/ml，CYRFA211细胞角蛋白19片段11.4ng/ml，AFP、CA19-9正常；凝血系列：凝血酶原时间17秒，百分活动度61%，部分凝血活酶时间54.1秒，凝血酶时间15.5秒，纤维蛋白原8.840g/L，D-二聚体4.3μg/ml；血常规：WBC 11.2×10^9/L，HGB 89g/L，CRP 226.8mg/L；肝功能：总蛋白58.7g/L，ALB28.1g/L，肾功能、血糖等均正常。

【影像学检查】 CT平扫：右肺下叶背段空洞病变，考虑癌，两肺多发结节、左侧肾上腺占位，考虑转移灶。增强CT：右肺下叶背段肺癌；两肺多发转移；两侧肺门区、纵隔内及后腹腔淋巴结转移；肝及左侧肾上腺区多发转移；胆总管下端结石伴胆总管轻度扩张；胆囊炎；腹盆腔及两侧腹股沟区多发淋巴结。纵隔肿大淋巴结及左侧肾上腺占位分别行EUS-FNA，术后病理：见核深染异型细胞团，待细胞免疫进一步确诊。

【治疗】 姑息治疗（1个月后死亡）。

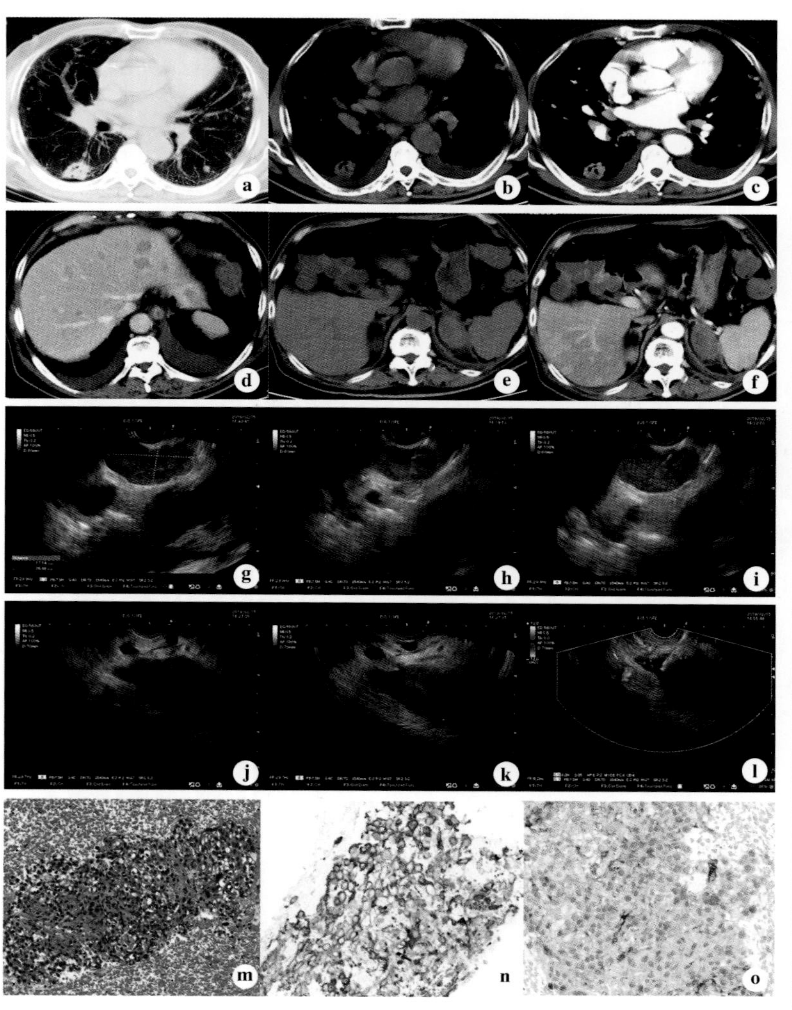

图像要点

CT：右肺下叶背段见软组织密度灶，形态不规则，浅分叶，边缘见毛刺影，其内见空洞影，增强扫描呈轻度强化（a～c）。肝脏增强扫描见多发斑片状低密度灶，边缘环状强化（d）。左侧肾上腺区见软组织密度灶，大小约53mm×31mm，增强后不均匀强化（e、f）。

EUS：纵隔气管隆突下见肿大淋巴结，其中一横截面约17mm×36mm（g），遂行EUS-FNA（h、i）。左侧肾上腺见一大小为48mm×28mm的不均匀低回声病灶（j、k），遂行EUS-FNA（l）。

组织病理：HE染色示非小细胞分化癌（m），免疫组织化学染色示细胞角蛋白5/6和程序性死亡受体配体1均阳（n、o）。

最终诊断：左侧肾上腺转移性腺癌（肺来源）。

（胡端敏　包　闰）

【病情简介】 女，76 岁。中上腹痛 2 年，加重 2 月余。外院初诊 CT 提示胰腺癌可能。无烟酒嗜好，无糖尿病病史。

【实验室检查】 肿瘤学指标：CA19-9 326U/ml，CA125 35.3U/ml、CEA 及 AFP 正常；血糖：6.66mmol/L，血常规、肝功能、肾功能、凝血指标均正常。

【影像学检查】 CT：胰尾占位性病变，胰腺癌可能性大，邻近脾血管及胃后壁受侵犯可能。

【治疗】 对症支持治疗。

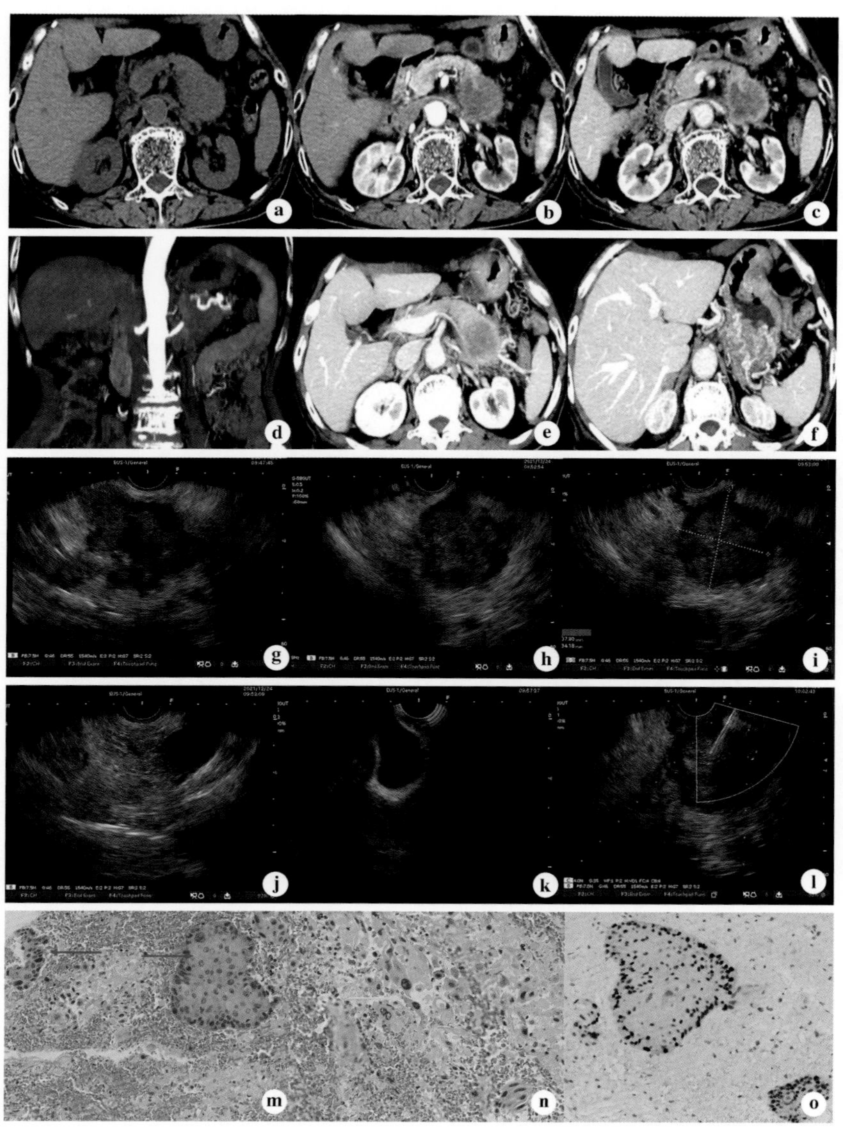

图像要点

CT：胰体尾部乏血供肿块，增强扫描呈渐进性不均匀强化，胰尾部胰腺组织萎缩，上游胰管未见明显扩张（a～c）。动脉期冠状位重建图像显示胰体尾部肿块邻近脾动脉受侵，走行扭曲、僵硬（d）。静脉期最大密度投影重建图像显示脾静脉纤细，胰体尾部肿块邻近脾静脉闭塞（e），胃底静脉曲张（f），提示合并胰源性门静脉高压。

EUS：胰体尾可见一直径约 3.7cm×3.4cm 低回声团块影，境界不清晰，侵及脾血管（g～i），胰管无扩张（j），胆囊未见异常（k），于胰腺体尾部进行穿刺（l）。

组织病理：血凝块及纤维素性渗出物中见游离的异型细胞团，大部分呈散在单个样（红箭，m），细胞质丰富，核增大，局部呈巢团状，周边可见栅栏状细胞（黄箭，n）。免疫组化 P40 标记鳞状细胞癌成分阳性（o）。

诊断：胰腺腺鳞癌。

（熊慧芳　祝　荫）

第6章 肝胆疾病

病例 98

精彩视频请扫描二维码

【病情简介】 男，77 岁。上腹部疼痛 1 月余，进食后可加剧。外院胸部 CT：胰头部占位可能。无糖尿病病史。

【实验室检查】 NSE 55.56ng/ml，白介素 -6 3.90pg/ml，余 CA19-9 等肿瘤学指标正常；血常规、血糖、IgG4 正常，肝肾功能基本正常。

【影像学检查】 胰腺 CT 增强：肝门区（胰头上部）、腹膜后多发团块、结节灶，转移性或淋巴瘤待排，胰腺原发肿瘤伴多发淋巴结转移不除外。

【治疗】 出院待病理，门诊随访。

图像要点

CT：增强静脉期图像示胰头颈后上方、肝门区、小网膜囊、肠系膜间隙、腹主动脉旁多发轻度强化的软组织团块、结节（粗白箭），部分呈融合状（a ～ c）。增强动脉期斜矢状面重建图像示胰头颈后上方病灶（粗白箭）侵及至胰腺实质内（粗黄箭，d）。

EUS：肝门部可见低回声占位，边界欠清，内部回声不均匀，Q 其中一个截面大小为 5.62cm×4.36cm（e、f）。近肝门部可见多发低回声淋巴结样占位，其中大小约 1.65cm×1.57cm（g）。胰腺颈体部实质未见明显异常，尾部实质萎缩，胰管轻度扩张，直径 0.23cm（h）。胆总管轻度扩张，近肝门部胆总管直径 0.84cm（i）。CHA、SA 及 PV、SMV、SV 包绕或受累（e、f、j）。于肝门及肝门旁行 EUS-FNA 共 3 针（k）。

EUA-FNA 细胞学：（HE×200）示肿瘤细胞层次杂乱，可见散在巨核细胞（l），（HE×400）肿瘤细胞可见大核仁（m）；肝门部穿刺标本内见坏死组织（黄色星号）及较多异型细胞（黑箭，n）；异型细胞表达腺上皮标记 CK7（红箭，o）。

诊断：肝门部穿刺标本内见低分化癌，考虑为腺癌，胆道、胰腺来源可能性大。

最终诊断：肝门部低分化腺癌。

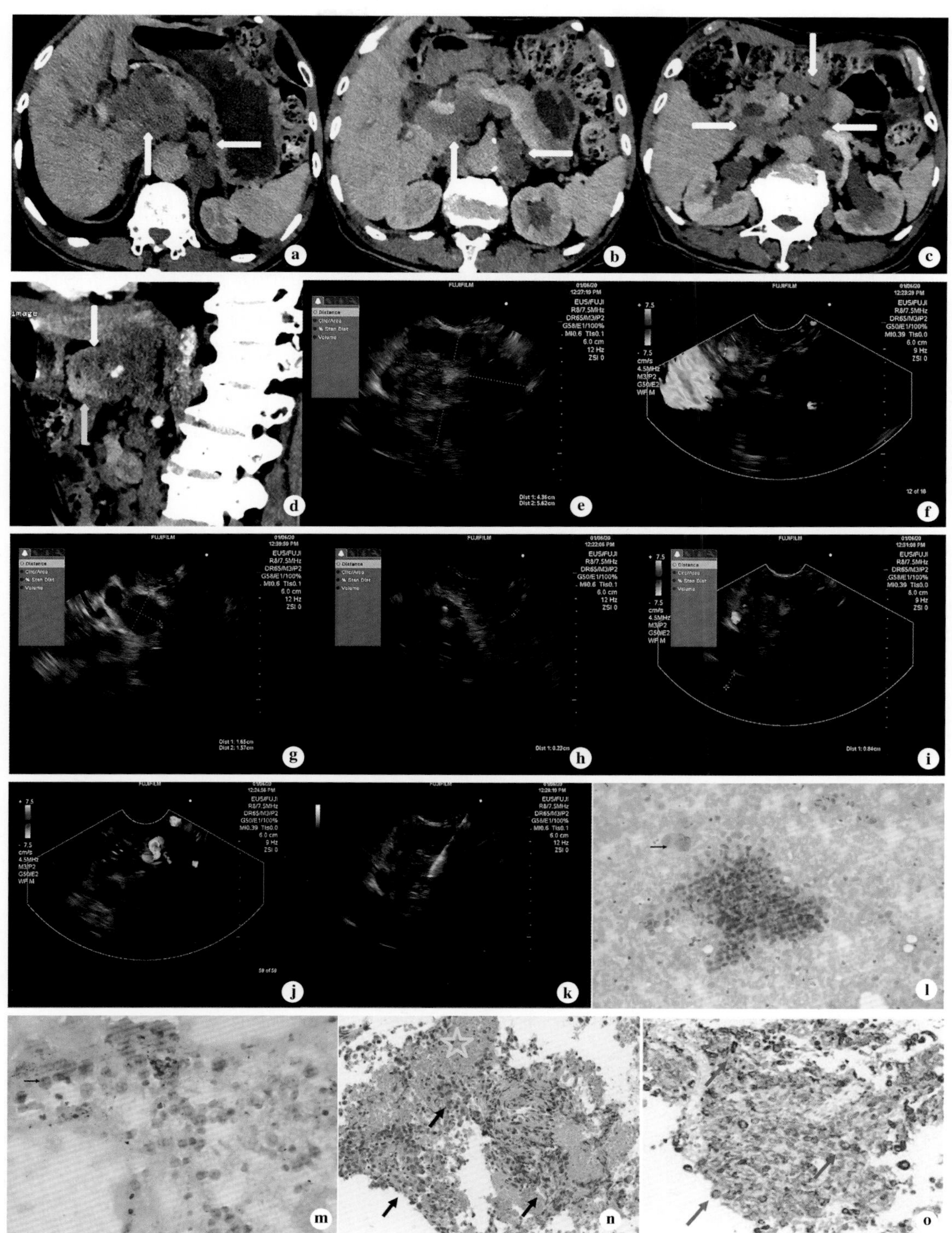

（病史：徐敬慈；影像：王晴柔；EUS：王　伟　龚婷婷；病理：王　婷；细胞学：高丽丽）

病例 99

精彩视频请扫描二维码

【病情简介】 男，35 岁。左胸痛半个月。患者半个月前无明显诱因出现左胸痛，放射至背部，久坐后加重。外院查肺部 CT 示双肺多发结节，转移瘤可能；腹部彩超示胰腺后方较大低回声结节，腹膜后肿瘤可能。吸烟 10 年，30 支 / 日。无饮酒嗜好。无糖尿病病史。

【实验室检查】 肿瘤学指标：CEA、CA 19-9 均正常；血糖：4.87mmol/L；肝功能：TBIL 8.4μmol/L，CB 3.6μmol/L，ALT 15.6U/L，AST 14.5U/L。肝病酶学：AKP 50.1U/L，GGT 30.1U/L。血常规、IgG4、凝血指标等均正常。肾功能：尿酸 538.5μmol/L。

【影像学检查】 胸部 + 腹部盆腔 CT 平扫增强：①腹膜后肿块，与下腔静脉关系密切，肝内、肺内多发结节，考虑恶性肿瘤性病变伴肝、肺多发转移。②左侧股骨颈骨质破坏：转移可能。PET/CT：腹膜后区软组织肿块、糖代谢异常增高，病灶与下腔静脉关系密切，下腔静脉走行区糖代谢异常增高，肿块周围血管侧支循环开放；双肺多发结节、糖代谢异常增高；肝内多发低密度灶、糖代谢异常增高；多处骨质破坏、糖代谢异常增高：多为恶性肿瘤伴多发肺转移、肝转移及骨转移，来源下腔静脉血管肉瘤或腹膜后间叶组织恶性肿瘤可能性大，右侧肾上腺受累可能。

【治疗】 转肿瘤科定期化疗。

图像要点

CT：双肺各叶见多发大小不等结节，直径约 5 ～ 18mm（a、b，黄箭），胸腔未见积液，纵隔未见肿大淋巴结。腹膜后见一巨大软组织肿块影，大小约 104mm×97mm×61mm，肿块中央可见小条片钙化灶（c，黄虚箭），增强动脉区可见显著强化（d），肿块中心可见未强化坏死灶（e，黄粗箭），肿块内见显著强化血管团，与邻近腔静脉关系密切，肿块包埋左肾静脉（f）。肝脏实质内见大小不等低密度结节影，增强动脉期可见显著强化，大小约 5 ～ 22mm（g、h，红箭）。

EUS-FNA：胰腺实质回声正常，胆、胰管无扩张。于十二指肠段可扫查到一个腹腔肿块，切面大小约 89mm×69mm，肿块包绕门静脉，肿块内及周边可见弥漫性血管影（j ～ m，粗红箭）。

组织病理：腹膜后肿块穿刺未见肿瘤细胞。2020 年 11 月 4 日行腹膜活检 + 腹腔镜下腹腔探查术，取腹膜后肿块活检，手术后大体标本病理：腹膜后嗜铬细胞瘤（n、o）。免疫组化：CgA（+），Syn（+），Ki-67（约 20%），S-100（–），CD56（+），SNE（–），EMA（–）。

诊断：腹膜后嗜铬细胞瘤（伴肺、肝、骨多发转移）。

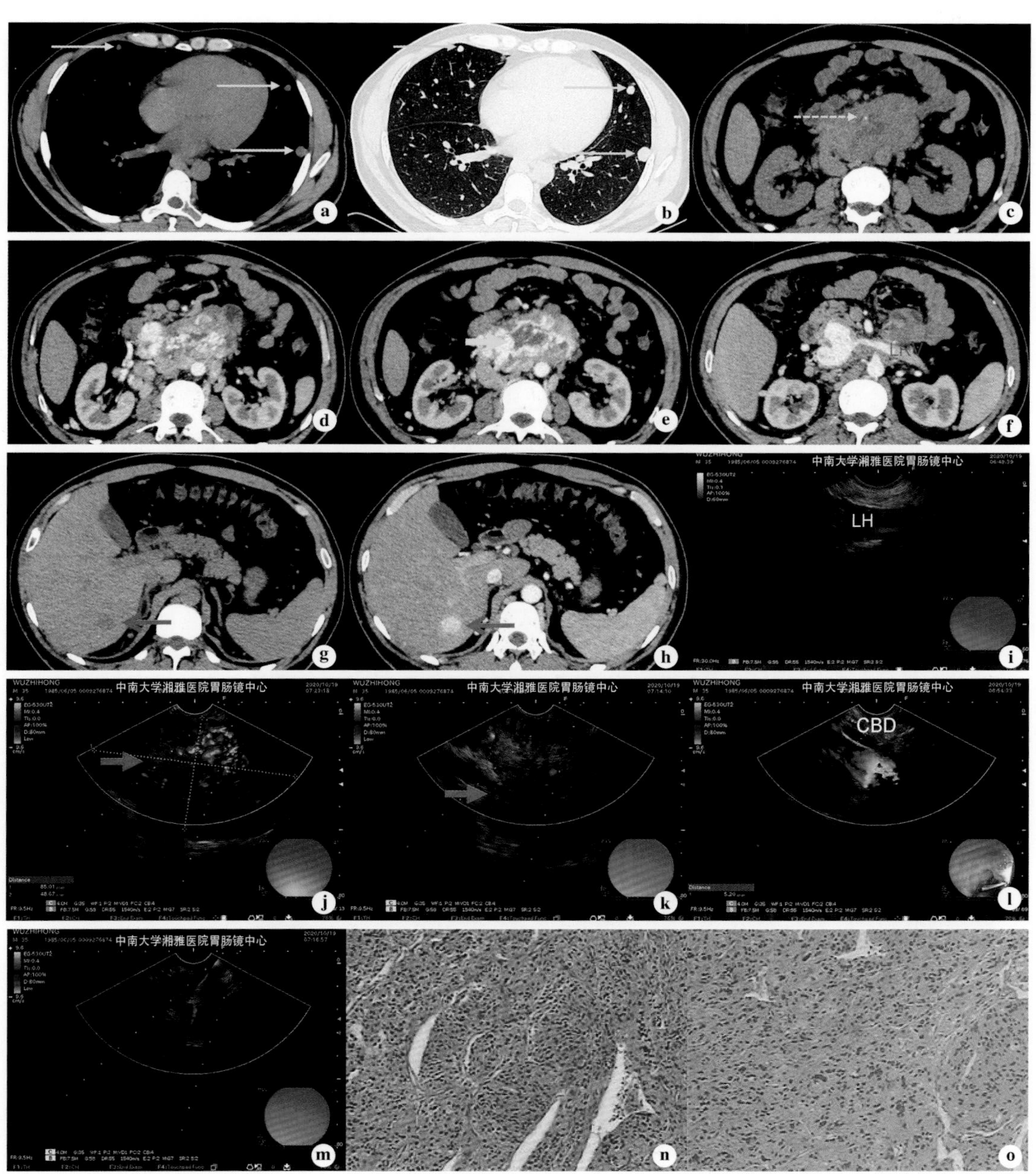

（李　乾　严　璐）

病例100

【病情简介】 男，67岁。发现肝胃间隙结节1周。患者因体检查腹部增强CT示贲门增厚，相邻肝胃间隙团块，间质瘤？肿大淋巴结？既往有糖尿病病史，无烟酒嗜好。

【实验室检查】 肿瘤学指标：CA19-9 56.20U/ml，CA242 36.02U/ml，CEA、CA125、AFP等正常；肝功能、肾功能、血常规、凝血指标等均正常。

【影像学检查】 腹部CT平扫+增强和MRI：考虑相邻肝胃间隙团块，间质瘤？肿大淋巴结？

【治疗】 腹腔镜下左肝外叶肿瘤切除+血管瘤切除术。

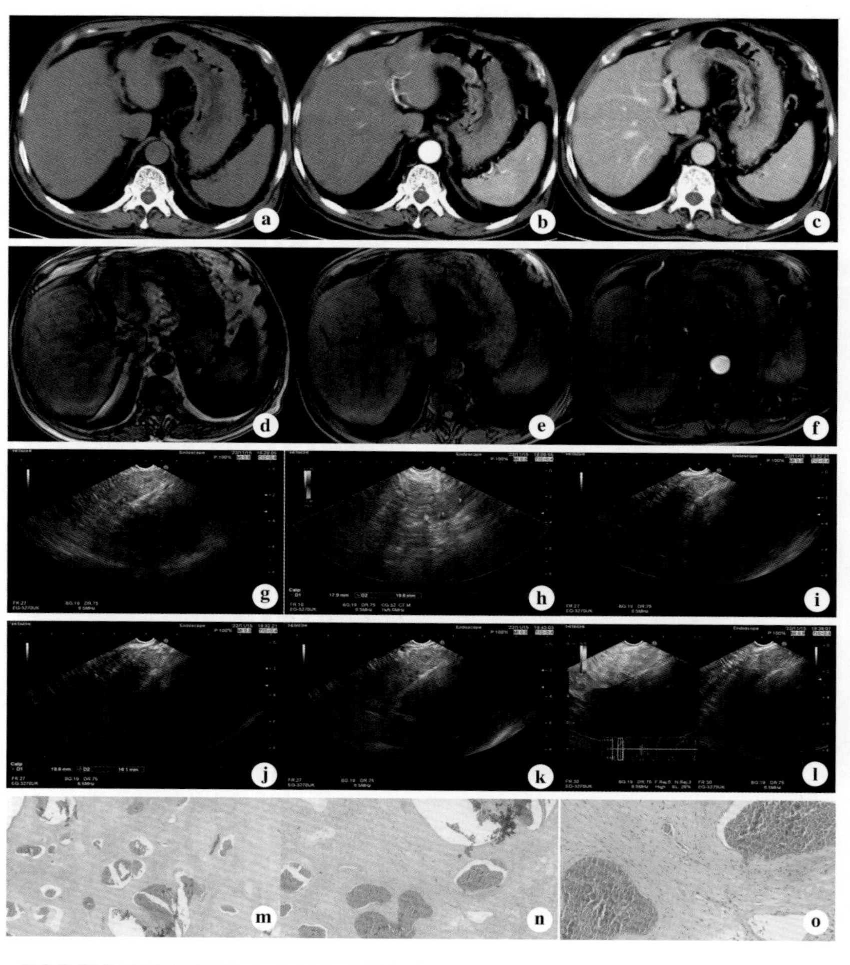

图像要点

腹部CT平扫+增强：肝内见多发类圆形低密度灶，边界清，其中肝左叶结节增强后病灶边缘呈小结节状强化，约17mm×10mm，其余病灶未见强化，大者大小约34mm×22mm。贲门壁环形增厚，相邻肝胃间隙可见一软组织团块影，约32mm×25mm，边缘尚清（a），增强后呈环形强化（b、c）。

MRI：肝胃间隙软组织影（d～f）。

EUS：于胃窦小弯偏前壁探及一中等回声光团，内部回声尚均匀，边界欠清，切面大小约17mm×22mm，DFI：内部无血流信号，弹性成像质地软，位于胃壁5层结构外，与肝左叶分界欠清（g～l）。

术后组织病理：①(左肝外叶肿瘤)海绵状血管瘤，大部分为硬化型，大小约5.2cm×2.7cm×0.8cm，周围肝组织部分肝细胞轻度水肿，小灶脂肪变性，局灶见散在分布海绵状血管瘤结节；②(左肝内叶肿瘤)海绵状血管瘤，大小约2.2cm×1.7cm×0.4cm；周围肝组织部分肝细胞轻度水肿，小灶脂肪变性，局灶见散在分布海绵状血管瘤结节（m～o）。

最终诊断：肝多发海绵状血管瘤。

（曹曙光 蔡振寨）

病例101

精彩视频请扫描二维码

【病情简介】 女，76 岁。右上腹不适半个月。当地医院 CT 提示肝左叶低密度灶，考虑肿瘤。既往有高血压病史 30 年，冠心病史 20 余年，曾行冠脉支架置入术。无烟酒嗜好，无糖尿病病史。

【实验室检查】 肿瘤学指标：AFP、CEA、CA125、CA19-9、CA153 均在正常范围；凝血系列、肝功能、肾功能、血常规等均正常。血糖：7.0mmol/L，HbA1c 6.4%。

【影像学检查】 PET/CT 检查：①肝 S4 段低密度灶伴 FDG 代谢轻度增高，结合外院增强 CT，考虑分化程度较好的肝细胞肝癌可能，请结合 AFP 指标；②甲状腺右侧叶外侧缘部稍低密度结节 FDG 代谢轻度增高，考虑恶性可能；③右肺上叶血管旁实性小结节伴 FDG 代谢轻度增高，考虑转移不能除外。增强 CT：①肝左 - 右叶交界处低密度影，考虑 HCC 可能大；②甲状腺左叶低密度影，请结合超声检查。甲状腺右叶结节穿刺，术后病理：考虑乳头状癌。肝左叶占位行 EUS-FNA，术后病理：见核深染异型细胞团，倾向恶性肿瘤细胞，待细胞免疫进一步确诊。

【治疗】 姑息治疗。

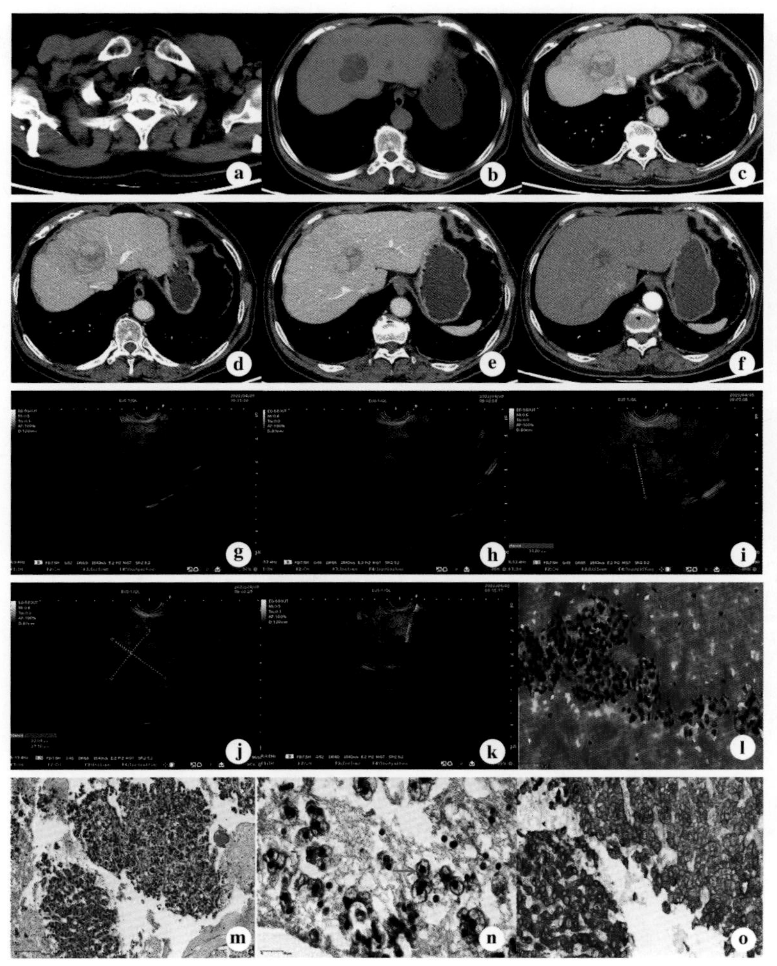

图像要点

CT：甲状腺左叶内见结节状低密度影，增强呈弱强化（a）。平扫肝左 - 右交界处见团块状低密度影，边界清楚，其内密度不均匀，大小约 38mm×32mm，增强扫描动脉期及静脉期病灶内可见团片样强化影，延迟期病灶强化程度低于肝实质（b ～ f）。

EUS：肝左叶 S4 段见一混杂回声病灶，包膜清晰，其中一横截面约 32mm×37mm（g ～ j），遂对病灶行 EUS-FNA（k）。

组织病理：细胞涂片见核大深染异型细胞团（l），细胞块 HE 染色示大细胞核异型细胞团（m），细胞内可见胆汁（n，红箭），免疫组织化学染色示 Hepatocyte 为阳性（o）。

最终诊断：肝细胞肝癌。

（胡端敏　包　闰）

病例 102

精彩视频请扫描二维码

【病情简介】 男，43 岁。反复腹痛腹胀 20 余天。外院初诊 CT 提示腹腔软组织占位，腹膜后、肝门部及肺内多发结节，考虑转移瘤。无烟酒嗜好，无糖尿病病史。

【实验室检查】 肿瘤学指标：CA125、CA19-9、CEA 及 AFP 正常；血常规：HGB 103g/L，肝功能：ALB 34.3g/L，血糖、肾功能、凝血指标均正常。

【影像学检查】 CT：肝内及腹膜后多发肿块，神经源性肿瘤不除外，双肺及胸膜下多发小结节，考虑转移性病灶。

【治疗】 腹腔肿瘤切除术＋肿瘤科靶向治疗。

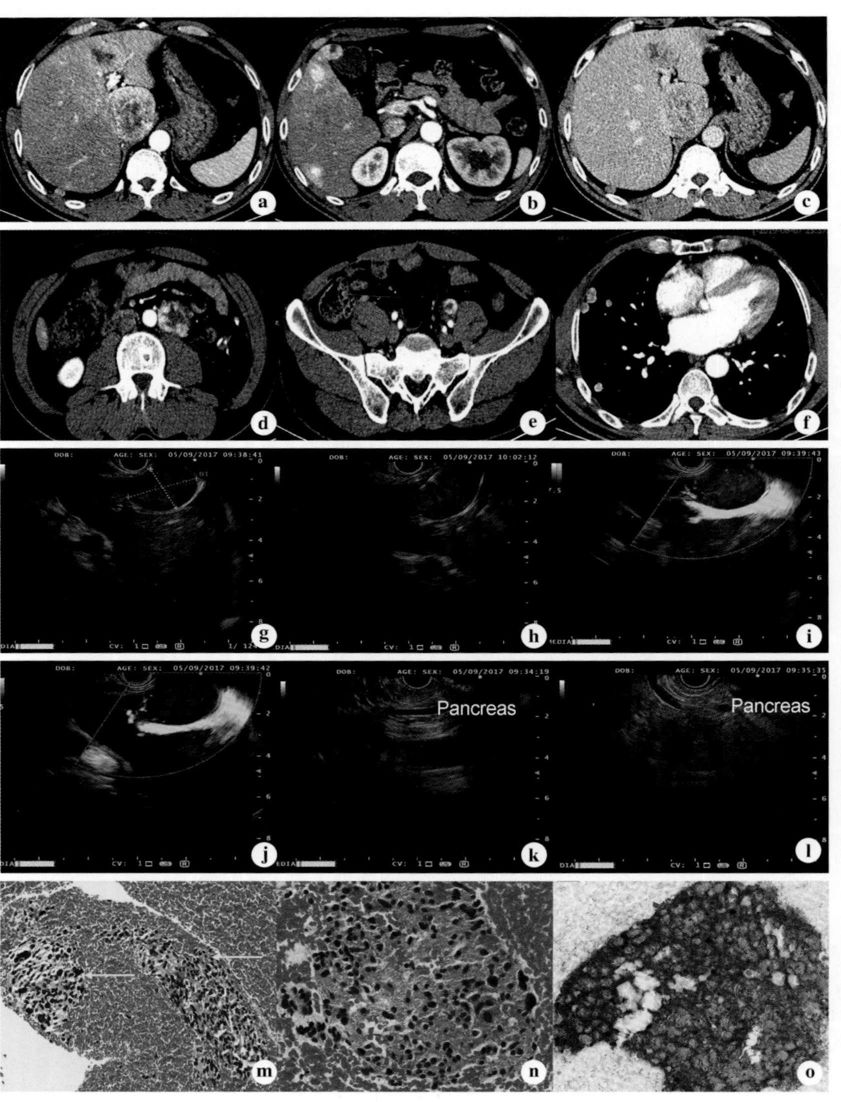

图像要点

CT：增强肝内多发不均匀明显强化结节、肿块影，较大者直径约 5.4cm（a～c），腹膜后亦可见多发不均匀明显强化结节、肿块，较大者直径约 4.0cm（d、e），两肺散在多发明显强化结节（f）。

EUS：肝脏左叶可见一大小约 2.2cm×3.0cm 低回声团块，边界清楚，内部回声尚均匀，紧邻肝静脉（g～j），胰腺回声均匀，边界清晰（k、l）。

组织病理：镜下肝脏穿刺组织，于血凝块中见肿瘤细胞（黄箭），呈巢团状散布（m），细胞质丰富，红染，核大小不一，染色质细腻，未见坏死（n）。免疫组化 CgA 强阳性（o）。

诊断：肝脏神经内分泌肿瘤。

（熊慧芳　祝　荫）

病例 103

精彩视频请扫描二维码

【病情简介】 女，53 岁。上腹部不适 3 个月。无烟酒嗜好，无糖尿病病史。

【实验室检查】 肿瘤学指标：CA 125 72.16U/ml，AST 48.5U/L，ALT 83.9U/L，CEA、CA19-9、AFP 等正常；肝功能、肾功能、血常规、凝血指标等均正常。

【影像学检查】 外院腹部 MRI：①胆囊肿物，考虑胆囊癌；②腹腔及腹膜后多发肿大淋巴结，考虑转移，胰颈部不除外受侵；③肝内外胆管及胰管体尾部稍扩张。

【治疗】 化疗。

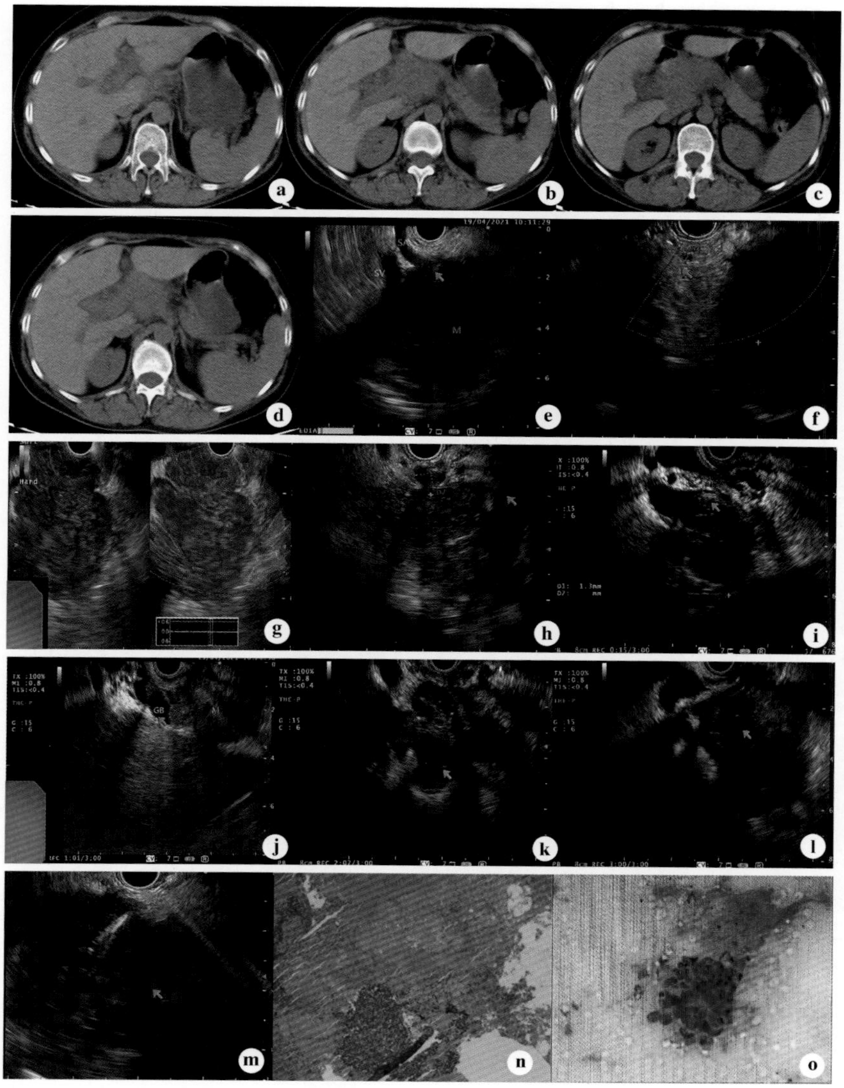

图像要点

CT：胆总管多发囊状扩张，肝内胆管及胰管稍扩张（a），肝门 - 胰头部团状软组织密度，考虑淋巴结转移（b～d），门静脉及胆总管受压变窄。

EUS：胰头部及上方可见一低回声实性团块，回声不规则，边界欠清，脾动静脉受压（e），胰管未见明显扩张（f），肿物弹性成像为蓝绿色，质地偏硬（g），肿物周围可见一肿大淋巴结，与肿物融合（h），门静脉及胆管下端可见明显受压（i），胆囊内可见实性低回声团块，胆囊腔变小（j），胆囊内病变与胰头部病变融合，与周围血管显示欠清（k、l），超声引导下对肿物进行穿刺（m）。

组织病理：腹膜后，穿刺活检，退变坏死组织中可见癌组织（n）；腹膜后穿刺活检涂片，退变坏死组织中可见少量异型细胞，考虑为癌（o）。

最终诊断：胆囊癌。

（于廷廷 张立超 侯森林）

病例 104

精彩视频请扫描二维码

【病情简介】 女，82岁。发现胆囊占位15天入院。外院查腹部CT：胆囊占位性病变可能。既往30年前因食管平滑肌瘤行手术治疗。无糖尿病、高血压病史。

【实验室检查】 肿瘤学指标：CA125 124.70U/ml，CA19-9 451.10ml，CEA、AFP等正常；血糖正常；肝功能：ALT 55.7U/L，AST 62.5U/L，TBIL 35.3μmol/L，DBIL 42μmol/L；肾功能、血常规、凝血指标等均未见明显异常。

【影像学检查】 外院查腹部CT：胆囊占位性病变可能，胆总管结石伴胆总管扩张。

【治疗】 ERCP取石、胆囊癌非手术治疗。

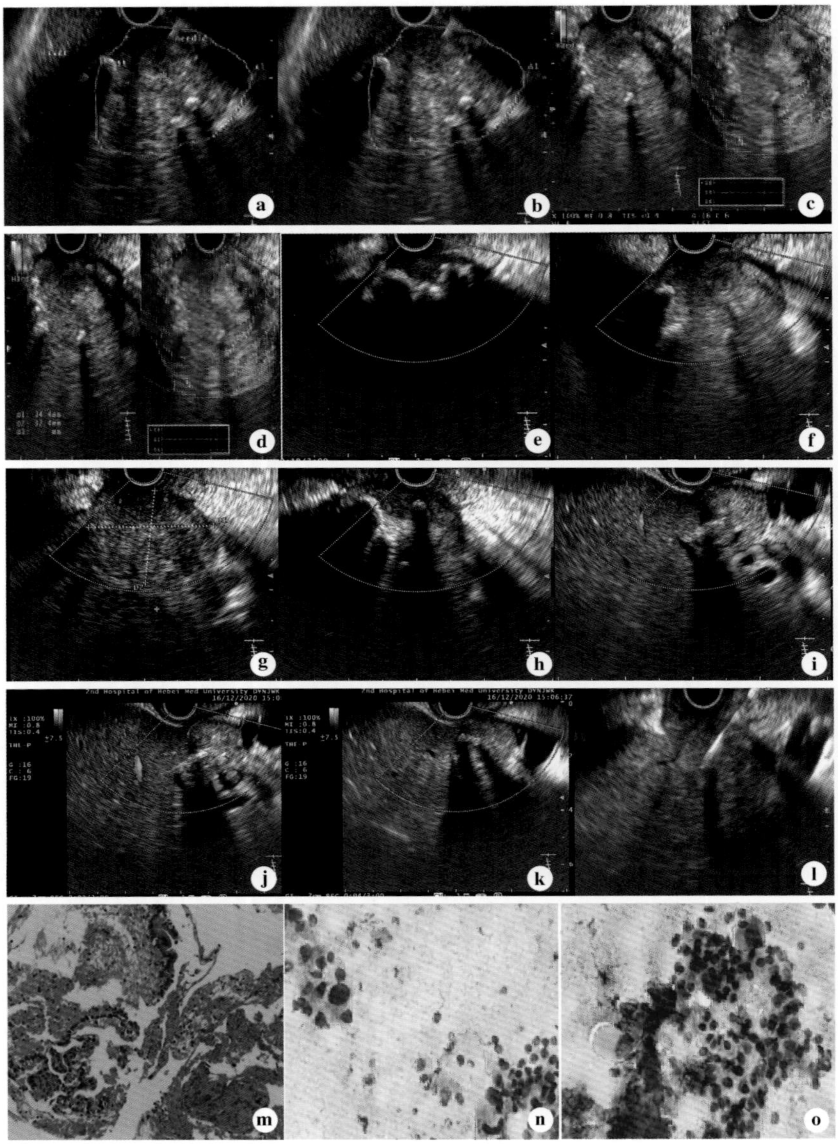

图像要点

EUS：超声内镜扫查胆囊区可见不规则低回声病变(a、b)；弹性成像提示胆囊底部病变偏蓝色，提示质地较硬（c、d）；胆囊内多发结石(e)；病变内部可见少量血流信号，周边血流信号丰富（f、g）；超声内镜显示病变与胆囊内结石关系（h）；胆囊病变与肝脏实质分界不清（i～k）；应用22G穿刺针对胆囊病变穿刺活检(l)。

组织病理：胆囊组织涂片，找见癌细胞，符合腺癌(m～o)。（胆囊组织，活检）腺癌。

诊断：胆囊癌。

（张 卫 张立超 侯森林）

病例105

精彩视频请扫描二维码

【病情简介】 男，67岁。主因间断上腹痛伴发热1月余，加重伴皮肤巩膜黄染1周入院。外院查腹部CT：胆囊炎，胆囊周围渗出性改变，胆囊前缘厚壁低密度影，脓肿不除外；脂肪肝，肝右叶囊性病变；扫及右肾囊性病变；腹膜后多发小淋巴结。既往高血压病史，无手术史及其他病史。

【实验室检查】 肿瘤学指标：CA 125 46.83U/ML，CA19-9 871.20U/ML，CEA、AFP等正常；血糖：8.87mmol/L；肝功能：TBIL 171.00μmol/L，DBIL 131.40μmol/L，IBIL 39.60μmol/L，ALT 163.3U/L；血淀粉酶：374.0U/L，肾功能、血常规、凝血指标等均未见明显异常。

【影像学检查】 腹部CT（外院）：胆囊炎，胆囊周围渗出性改变，胆囊前缘厚壁低密度影，脓肿不除外；脂肪肝，肝右叶囊性病变；扫及右肾囊性病变；腹膜后多发小淋巴结。腹部彩超：①脂肪肝；②胆囊底部团状低回声，胆囊内沉积物，胆囊壁毛糙，肝内外胆管扩张，第一肝门区低回声结节；③胰颈部囊性病变。

【治疗】 ERCP、ENBD。

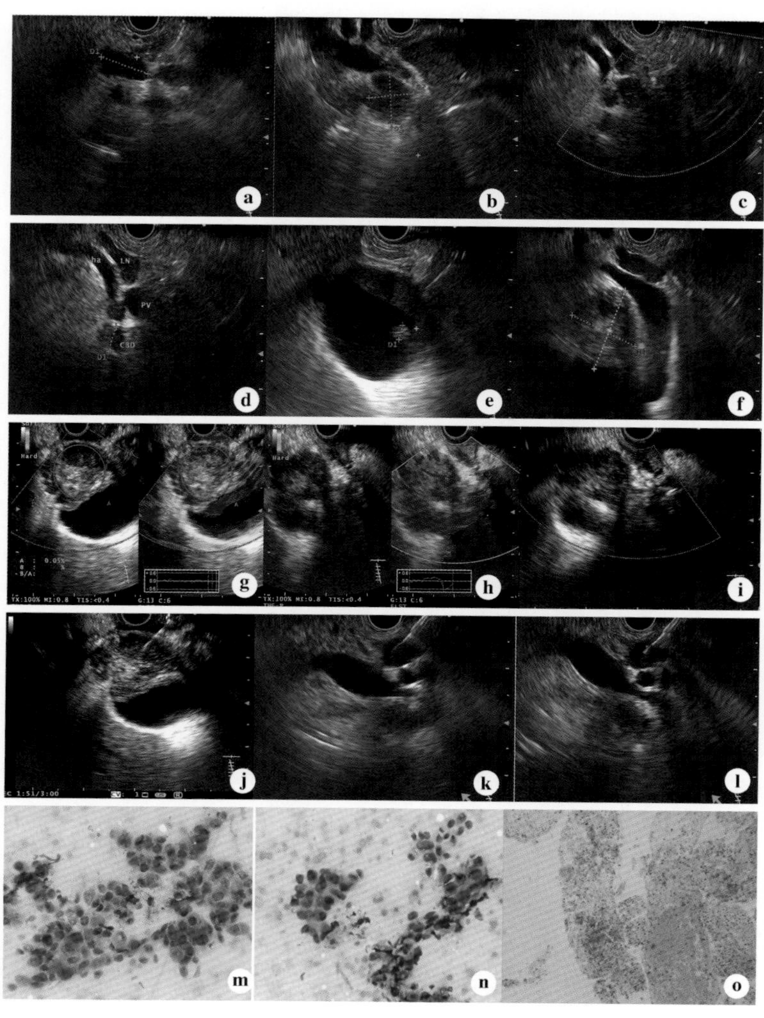

图像要点

EUS：肝门部淋巴结（a、b）；显示肝门部结构，门静脉、肝固有动脉、胆总管、肝门部淋巴结（c、d）；胆囊内稍高回声，考虑结石（e）；胆囊底部可见实性病变（f）；弹性成像提示胆囊底部病变质地较硬（g、h）；胆囊底部病变内部无血流信号（i）；应用22G穿刺针对胆囊底部病变穿刺活检（j）；应用22G穿刺针对肝门部淋巴结穿刺活检（k、l）。肝门部肿大淋巴结穿刺涂片找见肿瘤细胞，倾向癌。胆囊肿物穿刺活检可见退变坏死组织及异型细胞，请结合临床（m～o）。胆囊肿物穿刺活检找见异型细胞，免疫表型难以确认组织学类型，建议切除送检。免疫组化结果显示：ALK（–）、CD20（–）、CD30（–）、CD38（–）、CD68（–）、CK19（–）、CKpan（–）、Glypican-3（–）、S-100P（+）。

最终诊断：胆囊癌伴肝转移。

（张 卫 张立超 侯森林）

病例 106

精彩视频请扫描二维码

【病情简介】 女，65 岁。上腹部间断性疼痛 6 个月，加重 2 个月。外院 CT：胰腺尾部饱满，肝脏左叶小囊肿；胆囊增大，胆囊底胆囊壁增厚伴钙化，考虑息肉或腺肌症可能。无烟酒嗜好，无糖尿病病史。

【实验室检查】 肿瘤学指标：CA19-9、CA242、CEA、CA125、CA724、AFP 等均正常；血糖：4.52mmol/L；肝功能：TBIL 20.9μmol/L，DBIL 3.8μmol/L，肾功能正常，血常规正常，凝血指标正常。

【影像学检查】 上腹部 MRI：肝左叶囊肿，胆囊底壁腺肌症，胆总管下段壁较厚，胰尾、脾门区可疑结节。

【治疗】 腹腔镜下胆囊切除术。

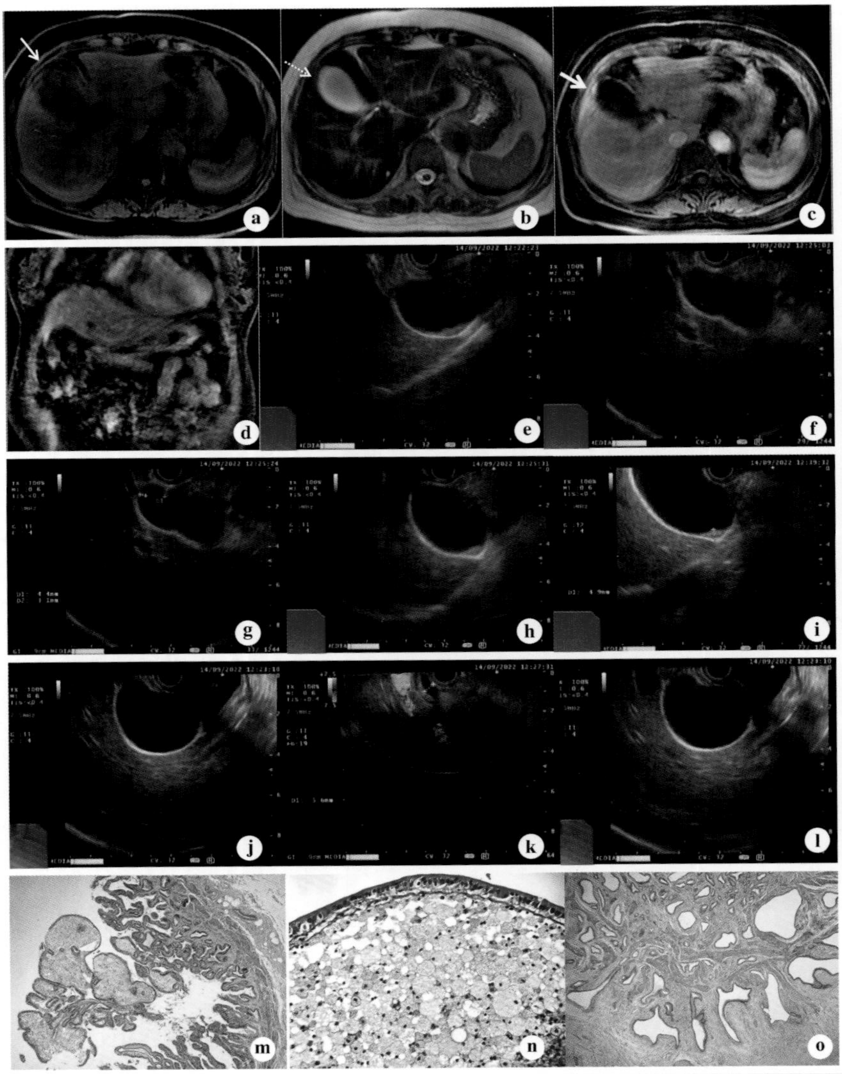

图像要点

MRI：横断面 T1WI 脂肪抑制，示胆囊底部壁可疑增厚，图像呼吸伪影严重，局部胆囊壁呈双边征（细箭，a），横断面 T2WI，示胆囊底部囊壁增厚低信号（虚箭，b），分别为增强动脉期横断面、延迟期冠状面，胆囊底部囊壁局部见结节样强化灶（粗箭），但由于患者屏气配合差，呼吸运动伪影明显，影响对强化灶与胆囊壁关系的观察和判断，无法确定是否存在局限性胆囊腺肌症（c、d）。

EUS：胆囊壁欠光滑，见多枚直径 3～5mm 略高回声影，后方无声影，局部胆囊壁增厚，最厚处 4.9mm；胆囊管及中下段胆总管管壁略厚。乳头部胰管胆管宽度分别为 2.4mm 和 3.4mm，下段胆总管宽度 5.6mm，管壁光滑，内部未见异常回声（e～l）。

术后病理：左侧为息肉，右侧为胆囊壁（m），息肉内大量泡沫样组织细胞（n），胆囊壁内增生的平滑肌和腺体（o）。

诊断：胆囊底部腺肌瘤样增生，慢性胆囊炎，胆固醇性息肉。

（张　蕾　林　军　王　伟　蒋巍亮　阎九亮　龙　江）

病例 107

精彩视频请扫描二维码

【病情简介】　女，53 岁。反复腹痛 8 月余，伴肩背部放射痛及胸部闷胀不适，偶伴恶心呕吐，呕吐出胃内容物，当地医院多次查心电图、心肌酶谱、CT 等均未能明确诊断。5 个月前外科急诊查腹部 CT 提示：胆囊明显积液增大，予以抗炎、解痉、镇痛治疗后缓解。近 1 个月再次出现类似症状来院就诊。既往糖尿病病史，类风湿关节炎病史，子宫肌瘤行子宫切除术史。

【实验室检查】　血常规、凝血、肝功能、肿瘤学指标、IgG4、自身免疫抗体、心肌酶谱等均未提示明显异常。

【影像学检查】　上腹部平扫 CT：胆囊明显积液增大。MRI+MRCP 示：胆囊增大、积液，胆囊壁光滑，未见局限性增厚，腔内信号尚均匀，肝内外胆管未见明显扩张。

【治疗】　胆囊切除术。

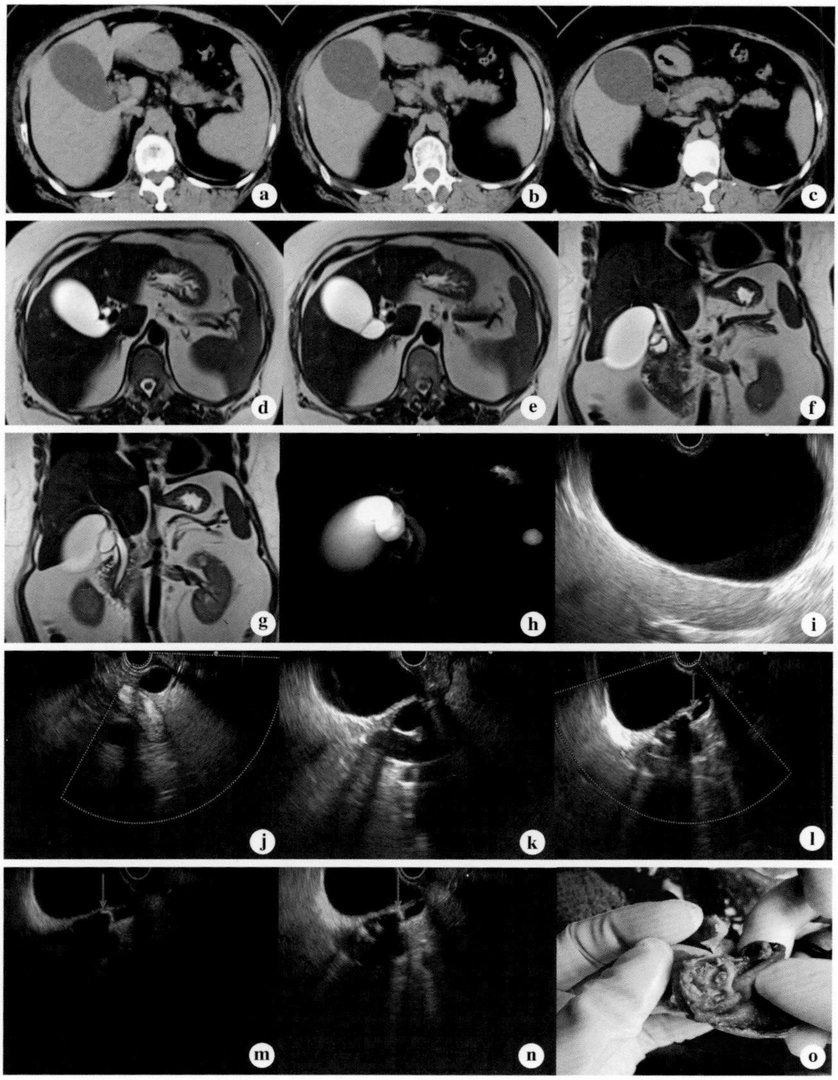

图像要点

CT：胆囊明显增大、积液，腔内未见明显异常密度影（a～c）。

MRI：胆囊增大、积液，胆囊壁光滑，未见局限性增厚，腔内信号尚均匀(d、e)，肝内外胆管未见明显扩张，其内未见明确异常信号影（f～h）。

EUS：纵轴超声内镜于胃窦部扫及胆囊，胆囊增大，壁光滑，腔内未见异常回声（i）。于十二指肠球部扫及胆总管中段及上段（j、k），胆管壁光滑，未见明显异常回声。胆囊管内见数枚类圆形或新月形强回声，后方伴声影（l），组织谐波成像下强回声团显示更清晰（m、n），外科手术标本解剖见胆囊管内多枚结石（o）。

最终诊断：胆囊管结石。

（李　军　刘　枫）

病例108

【病情简介】 女，38岁。进食油腻食物后上腹疼痛3年，巩膜皮肤无黄染，后门诊行全腹胰腺增强MRCP提示胆囊炎，胆总管胰腺段管壁增厚，低位胆道梗阻；否认高血压、糖尿病、心脏病病史，无烟酒嗜好。

【实验室检查】 血常规、肝功能、肾功能、凝血、肿瘤标志物均正常。

【影像学检查】 CT：胆囊壁增厚，注意胆囊炎；胆总管上段增宽，注意胆总管囊肿。MRI、MRCP：胆囊及胆囊管壁增厚；胆总管胰腺段管壁增厚，低位胆道梗阻。

【治疗】 胆总管切除术，胆囊切除术，肝-空肠吻合术，空肠-空肠端侧吻合术。

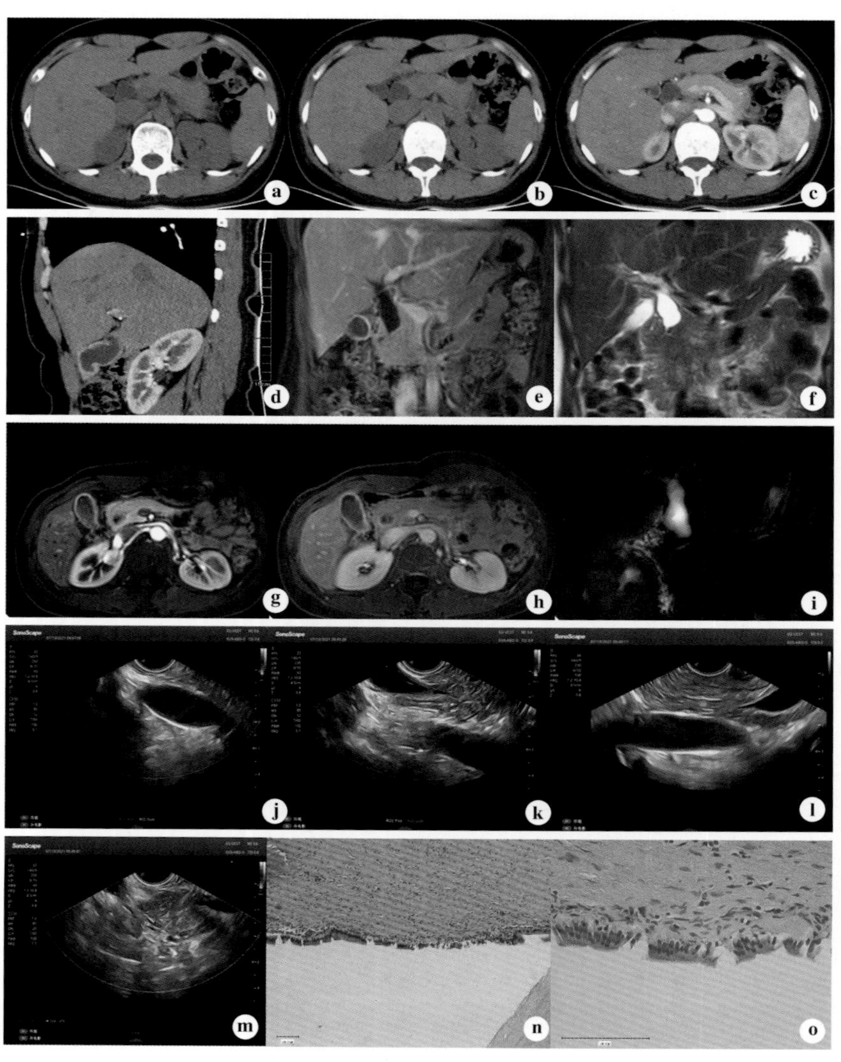

图像要点

CT：胆囊壁厚，增强扫描明显强化。胆总管近段扩张，范围约1.6cm×2.0cm，胆总管胰腺段纤细，肝内胆管未见明显增宽，未见异常强化（a～d）。

MRI：胆囊壁增厚，以胆囊底部为主，强化明显，胆囊管壁增厚，厚度约6mm；胆总管胰腺段管壁增厚、强化（e～h）。

MRCP：胆囊不大，未见异常信号影；胆总管胰腺段狭窄，上方肝外胆管明显扩张（j）。

EUS：胆总管胰腺段纤细，直径约2mm，管壁未见明显增厚，十二指肠后段胆总管管腔扩张明显，直径约1.5～2.0cm，其内未见异常回声（j～m）。

术后组织病理：大体标本见胆囊壁厚，胆总管囊肿直径约2cm，内容物已流失；镜下见囊壁组织被柱状上皮、炎性细胞浸润（n、o）。

最终诊断：先天性胆总管囊肿，慢性胆囊炎。

（王 晟）

病例 109

精彩视频请扫描二维码

【病情简介】 男，58岁。间断腹痛、恶心伴皮肤巩膜黄染、瘙痒1个月。外院CT：①肝内外胆管扩张，胆总管下段增厚并十二指肠乳头异常强化区，性质考虑为炎症可能性大（硬化性胆管炎/纤维缩窄性乳头炎）；②肝内多发血管瘤；③请结合临床及其他检查。无烟酒嗜好，无糖尿病病史。

【实验室检查】 肿瘤学指标：CA19-9 201.40U/ml，CEA、CA125、AFP等正常；肝功能：TBIL 144.60μmol/L、DBIL 124.90μmol/L；肾功能、血常规、凝血指标等均正常。

【影像学检查】 MRCP：①肝左叶DWI异常信号，肝门区及腹膜后可见增大淋巴结，建议增强扫描进一步检查；②胆总管增粗，下端狭窄显示不清，建议ERCP；③腹腔少许积液。

【治疗】 ERCP、ERBD；糖皮质激素治疗。

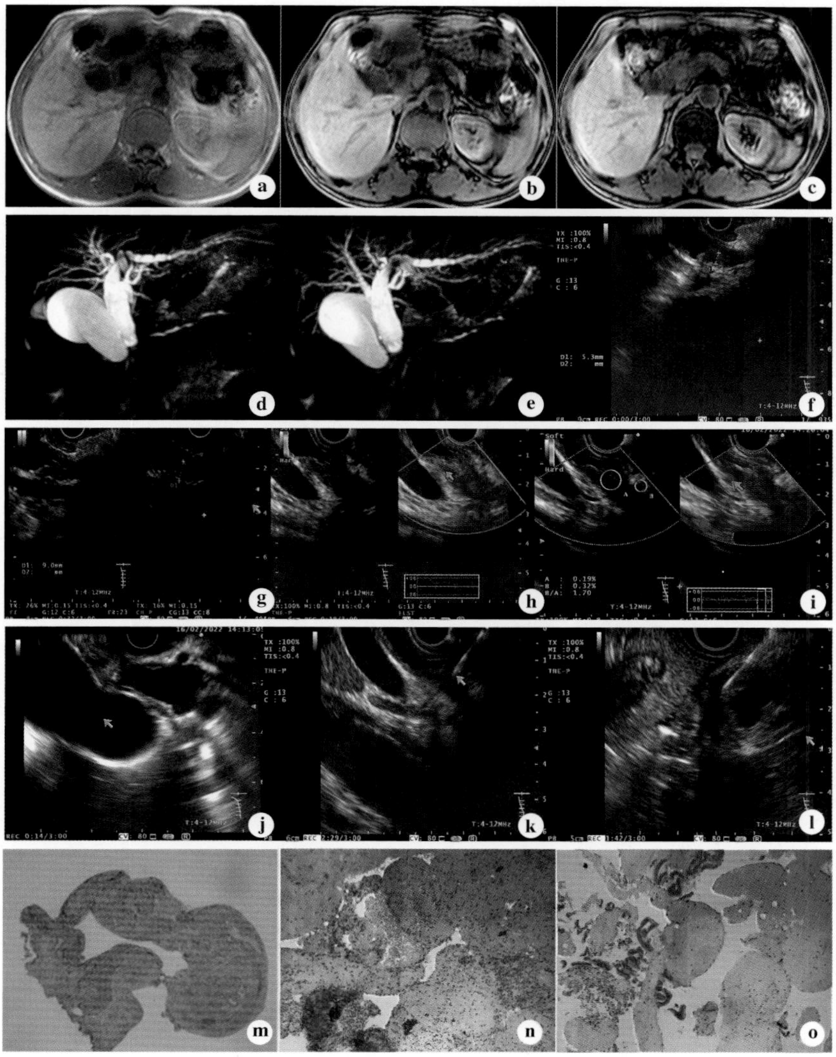

图像要点

MRCP：DWI呈肝左叶肝门区可见片状高信号，相应ADC减低，最大截面约2.4cm×1.4cm，肝门区及腹膜后可见多个结节样T2高信号（a～c）。胆总管扩张，下端显示不清，狭窄，胆囊管增粗，部分管壁增厚。肝内、外胆管扩张，胰管显影，未见明显扩张（d、e）。

EUS：超声扫查示胆总管中段管壁增厚致胆总管不均匀狭窄，最厚处约5.3mm（f），注入六氟化硫微泡后可见肿物内造影剂充盈均匀（g），弹性成像提示管壁增厚为蓝绿色，质地偏硬（h、i），胆囊增大，胆总管上段扩张（j），对胆管增厚处进行穿刺（k、l）。

组织病理：胆管中段咬检，送检胆管组织慢性炎症（m）。免疫组化结果：CD138（少量细胞+）、CD38（少量细胞+）、IgG（+）、IgG4（+）。肝动脉旁淋巴结穿刺，穿刺组织可见淋巴结成分（n）。胆管穿刺活检可见胆管上皮细胞（o）。

最终诊断：IgG4相关性免疫性胆管炎。

（于廷廷　张立超　侯森林）

病例 110

精彩视频请扫描二维码

【病情简介】 女，41岁。腹痛、黄染10天，CT提示低位胆道梗阻。

【实验室检查】 血糖：6.57mmol/L；肝功能：ALT 215U/L，AST 210U/L，TBIL 174mmol/L，DBIL 84mmol/L，GGT 1337U/L，AKP 933U/L；CA19-9 136.7U/L；血常规、肾功能、凝血指标等均正常；红细胞沉降率、CRP正常。2021年11月肝功能：GGT 206U/L。

【影像学检查】 CT：肝内胆管、肝总管、胆总管扩张，提示低位胆道梗阻，梗阻位于胆总管末端。MRCP：肝内胆管、左右肝管、肝总管、胆总管上段扩张，考虑胆总管中段梗阻。

【治疗】 胰十二指肠切除术。

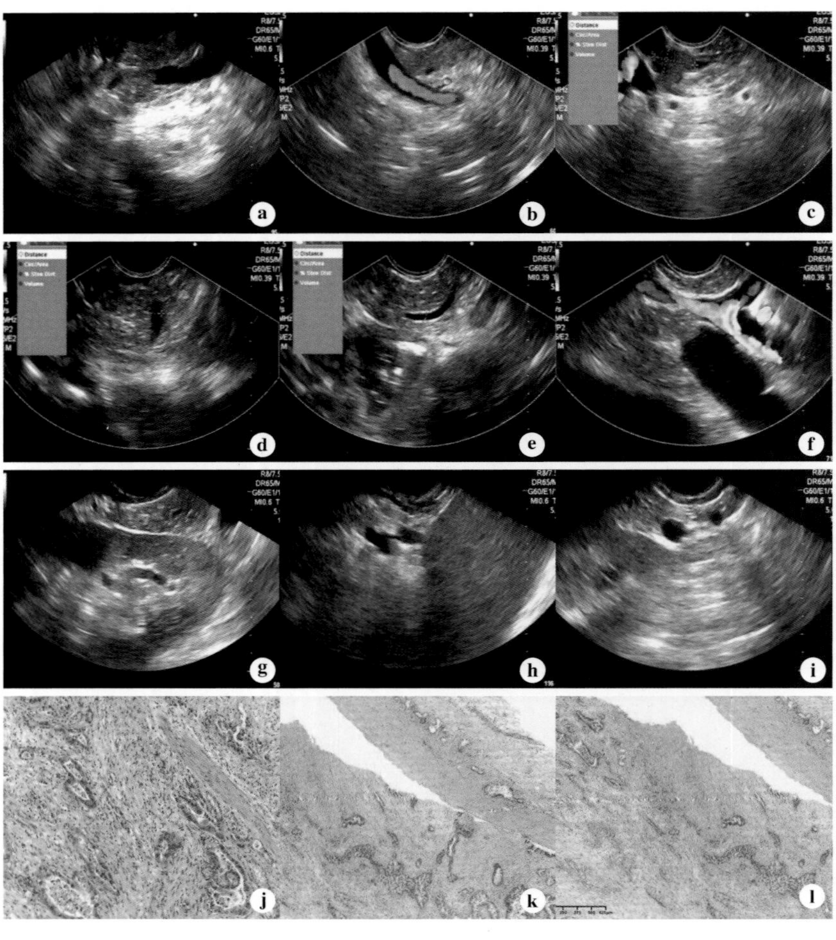

图像要点

EUS：胰腺大小正常，实质回声均匀，胰头部胰管直径0.4cm。胆总管中下段内可见1.2cm×1.1cm大小低回声团块，形态略不规则，其内无血流信号。其上方胆总管明显扩张，直径1.5cm，其下方胆总管无扩张。内镜诊断：胆总管中下段占位（a～i）。

术后组织病理：瘤细胞排列呈管状，细胞具有异型性，浸润性生长，胆管高中分化腺癌，侵及神经，侵及胰腺（j～l）。

最终诊断：胆管癌。

（徐洪雨）

病例 111

精彩视频请扫描二维码

【病情简介】 男，64 岁。主因上腹部疼痛 3 个月，皮肤伴巩膜黄染 10 天入院。高血压 20 年，180/110mmHg，平时规律口服降压药物治疗。血糖正常，吸烟史 20 年，20 支 / 天，否认饮酒史。

【实验室检查】 肿瘤学指标：CA19-9 266.70U/L；血常规、凝血常规、D- 二聚体、术前四项、肾功能正常；肝功能：TBIL 355.80μmol/L，DBIL 311.80μmol/L，IBIL 47.10μmol/L，ALT 207.0U/L，AST 141.5U/L，ALP 542.0U/L。

【影像学检查】 MRCP：①胆囊炎，胆囊结石；②胆总管下段变细。腹部 CT：胆囊切除术后改变、胆总管低位占位性病变，远端肝内外胆管扩张；肝损伤及十二指肠憩室。

【治疗】 患者拒绝外科根治，行胆道支架置入。

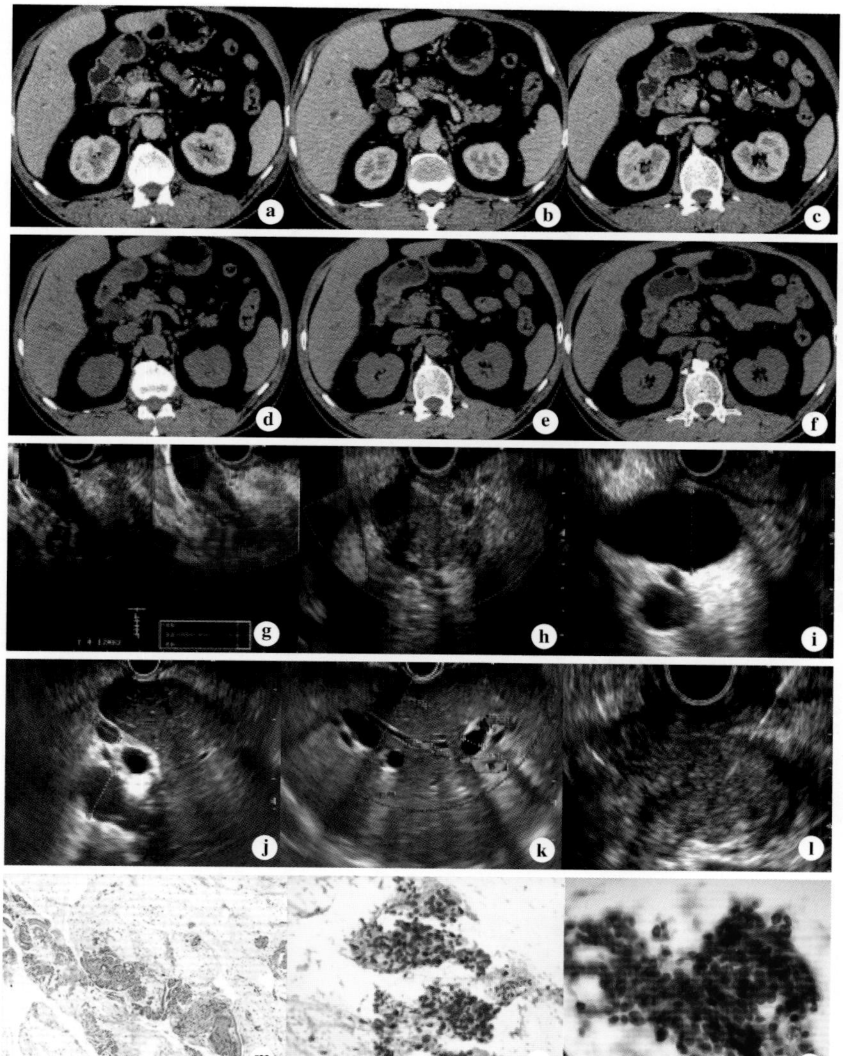

a b c d e f g h i j k l m n o

图像要点

CT：胆囊切除术后改变，胆总管低位占位，远端肝内外胆管扩张（a ～ f）；EUS：十二指肠球及降部扫查可见低回声病变，所致管腔狭窄，弹性成像提示蓝绿色，内部可见少许血流信号；超声内镜扫查肝内外胆管扩张，肝门部可见一淋巴结（g ～ l）；EUS-FNA（胆总管下端组织穿刺活检）：见癌细胞（m ～ o）。

最终诊断：胆管癌。

（张 卫 张立超 侯森林）

病例 112

【病情简介】 男，47 岁。因间断上腹痛 5 个月，加重伴后背痛 1 天就诊。

【实验室检查】 肿瘤学指标：CA19-9 40.9U/ml，余 CEA、AFP、CA724 正常。肝功能：ALT 173U/L，γ-GT 95U/L，AST 335U/L、TBA 154.6μmol/L，ALP、TBIL、DBIL 正常范围。肾功能：正常。血常规：WBC 4.77×10^9/L，N% 78%，RBC3.51×10^9/L，HGB114g/L，PLT129×10^9/L。凝血指标正常。

【影像学检查】 既往上腹部 MRI 示胰腺炎，胰管迂曲扩张；上腹部 CT 示弥漫性自身免疫性胰腺炎伴硬化胆管炎，胰头部占位待排，入院前 4 个月曾行胰管支架置入 + 胆管支架置入术。

【治疗】 外院手术。

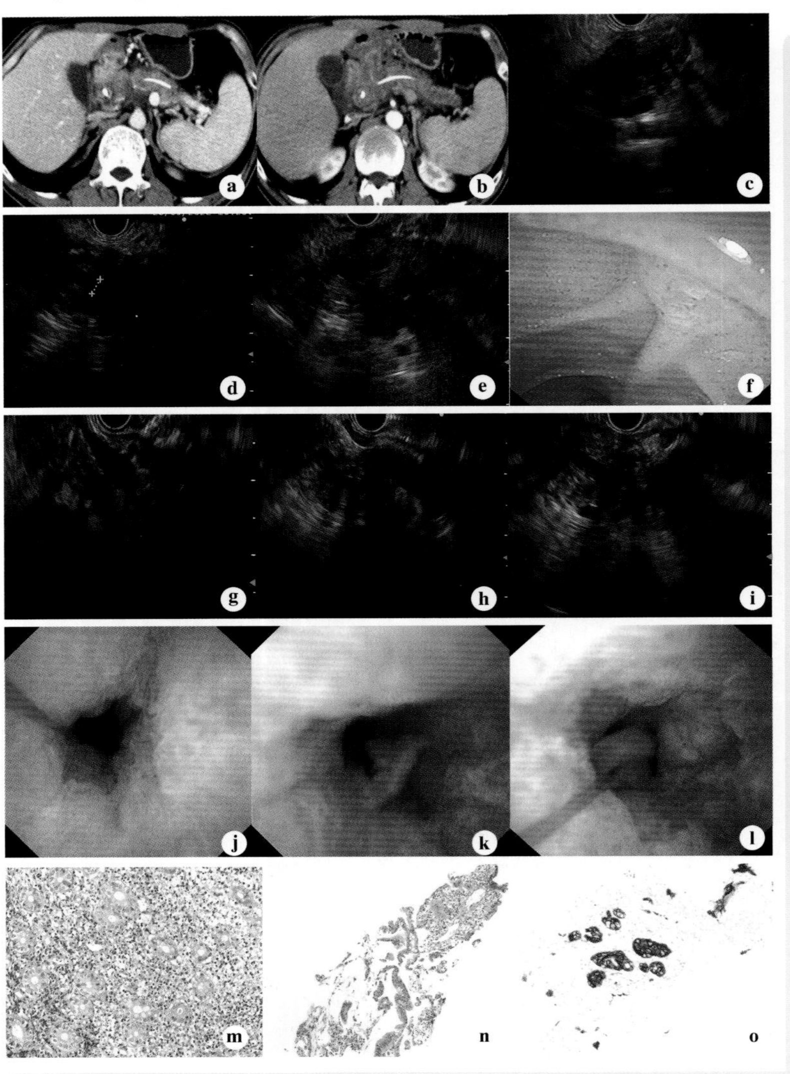

图像要点

MRI 平扫 + 增强：示胰腺炎治疗后改变，胰腺头部及胃窦部信号异常，相邻血管显示欠清，肝内部分胆管轻度扩张，胆总管上段扩张，胆囊内信号不均、呈分层改变（胆汁淤积？）。胰腺炎并局部低密度，腹腔干及分支周围脂肪间隙模糊，门静脉局部变窄；多发增大淋巴结（a、b）。

EUS：胃体扫查，胰腺回声斑驳混乱，胰腺回声整体较统一，胰管节段扩张，直径 6 ～ 7mm，并在副胰管和主胰管胰头处均可见稍高回声赘生物样回声，不见移动，回声均匀，大小为 6 ～ 9mm，副胰管和主胰管均扩张明显，胆总管不扩张，胆囊壁厚胆汁浑浊，降段观察可见白光下乳头形态如常，未见开口处分泌物堵塞，少量腹水（c ～ i）。经口胆管镜下（j ～ l）：管壁实质增生，表面鱼卵样，管腔狭窄，血管增多增粗，少许出血。

直视活检标本（m、n）：（胆总管）结合 HE 及免疫组化染色结果，显示黏膜慢性炎症细胞增多，部分腺体轻 - 中度非典型增生，局灶间质见非典型腺体，倾向腺上皮高级别上皮内瘤变、癌变，脉管内可见异型细胞。免疫组化（o）结果：CEA（+），Ki-67（+，约 70%），P53（强弱不等 +），CK（L）（+），D2-40（−），CD34（血管 +）。

最终诊断：胆管癌。

（朱苏敏）

精彩视频请扫描二维码

【病情简介】 男，51岁。右上腹痛3个月，乏力、皮肤巩膜黄染1月余。患者1个多月来无明显诱因出现间歇性右上腹痛，无放射痛，按压后可稍缓解，外院对症治疗后症状缓解，并出现皮肤巩膜黄染，伴乏力、恶心，外院CT示胆管癌可能，予以PTCD减黄，症状缓解后寻求进一步诊治。吸烟30余年，2包/天；偶饮酒。无糖尿病病史。5年前因胆道结石外院行胆囊切除+胆道探查术；2年前因胆道结石再次外院行右肝后叶切除+再次胆道探查术+T管引流术。

【实验室检查】 肿瘤学指标：CEA正常，CA 19-9 645.06U/ml；血糖：5.16mmol/L；肝功能：TBIL 138.7μmol/L，CB 98.3μmol/L，ALT 177.8U/L，AST 89.8U/L。肝病酶学：AKP 68.3U/L，GGT 19.1U/L。血常规、肾功能、凝血指标等均正常。

【影像学检查】 肝脏平扫增强CT：①胆总管上段-肝右后叶下段肿块：胆管细胞癌可能性大，累及右侧肾上腺，病变由右肝动脉分支供血，门静脉右支受压。②肝硬化，门静脉高压征，脾大。MRCP：胰尾部占位病变性质待定：右肝后下段肿块：胆管细胞癌可能性大，侵犯肝门部胆管及胆管汇合处，累及右侧肾上腺可能。

【治疗】 建议靶向免疫治疗联合化疗，患者拒绝后出院。

图像要点

CT：胆总管上段-肝右后叶下段见团片状低密度灶，大小约42mm×27mm，增强后边缘可见轻度强化（a～c，黄箭），邻近胆管明显扩张，边界不清（d），右侧肾上腺显示不清。肝内当可见引流管影。CTA+CTV：病变由右肝动脉分支供血，门静脉右支局部受压变细，门静脉主干扩张约19mm（e）。

MRI：胆总管上段-右肝后下段见团片状稍长T1稍长T2信号灶，大小约49mm×48mm（f，黄虚箭），邻近胆管明显扩张，边界不清（g），右侧肾上腺显示不清。肝内胆管可见引流管影。

MRCP：胆囊未见明显显示，肝内胆管可见，胆总管胰上段及肝门区未见明显显影，胆总管胰腺段及以下扩张，较宽约16mm；主胰管未见扩张（h）。

EUS-FNA：扫查胰腺实质回声可，未见占位声像（i）；胆管内径8.4mm（j），上段近肝总管可见一低回声结节状肿块，大小约20mm×18mm（k、l，黄粗箭），胰管无扩张，肝内胆管可见引流管影（m，红箭）。

组织病理：胆总管上段穿刺涂片、液基细胞学见核异质细胞，考虑为腺癌细胞。胆总管上段穿刺组织见少量破碎的腺癌组织，倾向胆管细胞癌（n、o）。

最终诊断：胆管恶性肿瘤（胆总管上段-肝右后叶下段），肝、肾上腺转移癌。

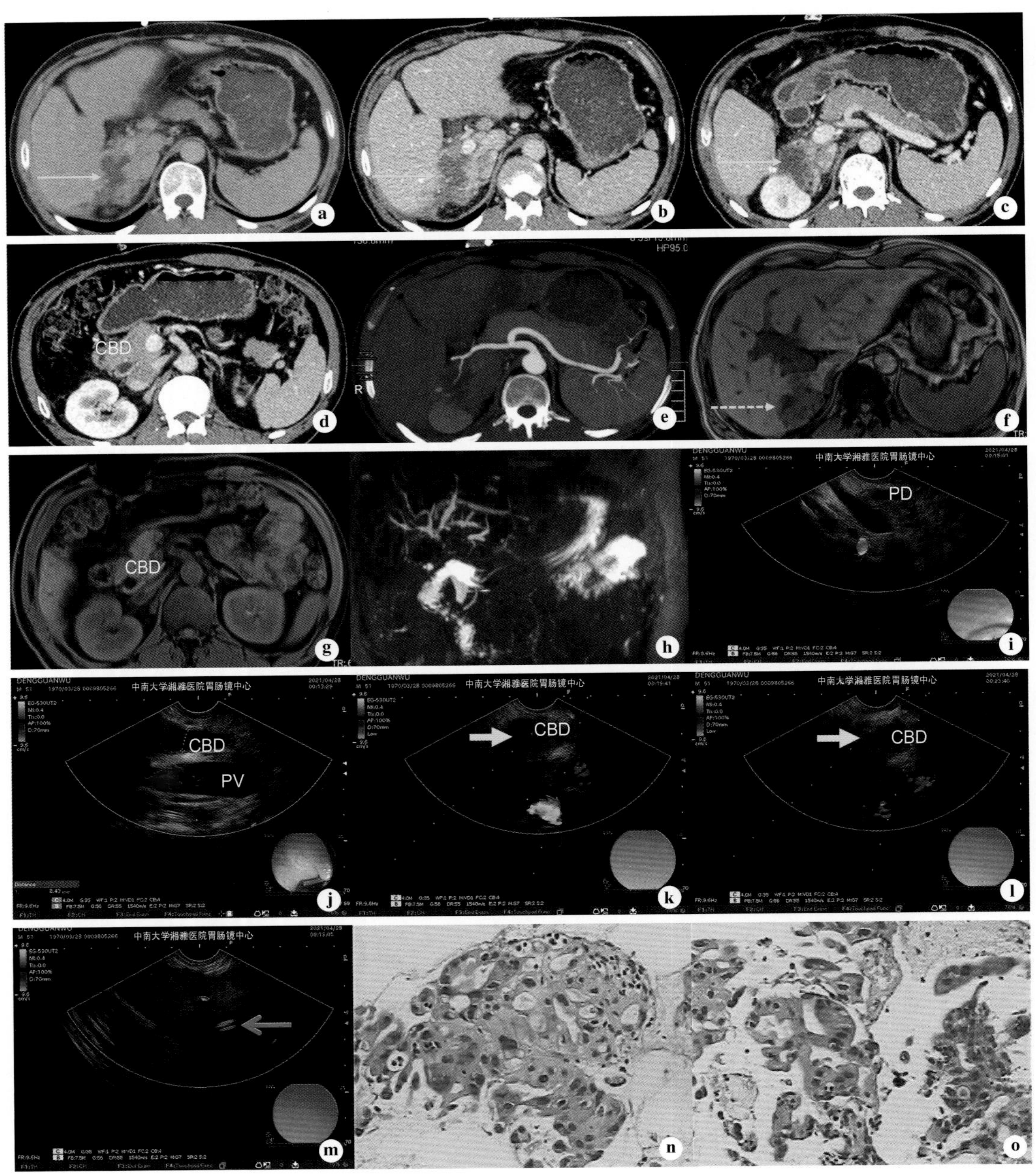

（李 乾 严 璐）

精彩视频请扫描二维码

【病情简介】 女，57 岁。发现皮肤、巩膜黄染 20 余天。外院初诊超声胆总管及肝门区胆管扩张。既往高血压病史。

【实验室检查】 肿瘤学指标：CA19-9 60.13U/ml；肝功能：TBIL 212.90μmol/L，CB 124.80μmol/L，UCB 25.58μmol/L，ALT 383.07U/L，AST 277.87U/L，γGT 831.05U/L，ALP 589.01U/L；肾功能、血常规、凝血指标等均正常。

【影像学检查】 MRCP 示肝内外胆管明显扩张，胆总管末端截断。CT：肝门胆管及胆总管扩张。

【治疗】 胰十二指肠根治术。

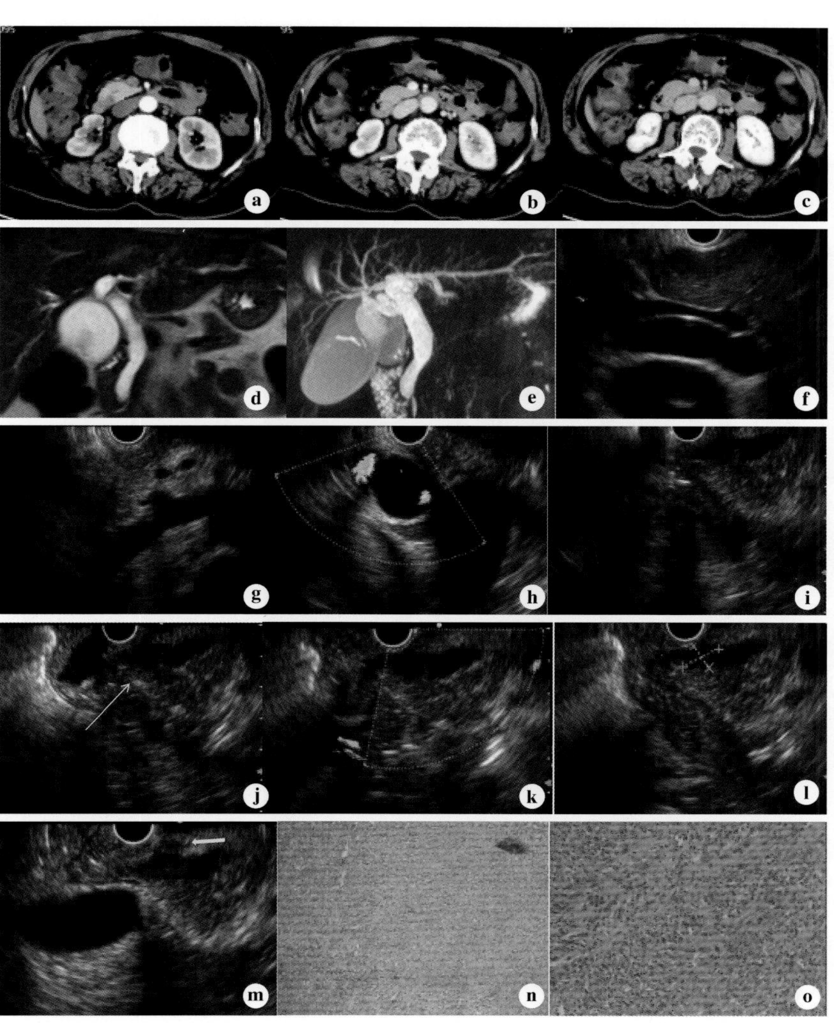

图像要点

CT：胆管末端动脉期不强化小结节（a），门脉期出现延迟强化（b、c）。

MRCP：胆管扩张，胆管末端截断（d、e）。

EUS：肝门区胆管扩张，胰管无扩张，胆管末端低回声占位，侵犯周边胰腺及十二指肠（f～m）。

组织病理：肉瘤样癌，癌组织侵透十二指肠壁，累及胰腺（n、o）。

最终诊断：胆管末端肉瘤样癌。

（王　磊）

病例 115

精彩视频请扫描二维码

【病情简介】 女，73 岁。腹痛 1 个月。外院初诊腹部 CT 提示肝内外胆管、胰管扩张，胆囊增大，壶腹周围占位不除外，建议增强 CT。有高血压、2 型糖尿病、冠心病病史，无外伤手术史，无吸烟饮酒病史。

【实验室检查】 血常规 +CRP：WBC7.9×10^9/L，N% 87.4%，超敏 CRP 47.1mg/L；生化：ALT 125U/L，AST 155U/L，K^+ 2.7mmol/L，PCT 1.12ng/ml。凝血功能、心肌酶等指标基本正常。肿瘤标志物：CEA 5.64μg/L，CA19-9 647.4kU/L，CA125 47.6kU/L，AFP、CA153 正常。

【影像学检查】 MRCP 检查：胆总管、肝内胆管及胰管明显扩张，胆总管下段腔内信号欠均匀，肿瘤性病变可能，请结合临床。

【治疗】 行 ERCP 经乳头胆管内活检，病理提示中分化腺癌。患者拒绝手术治疗，遂行经 ERCP 胆管内射频消融术。

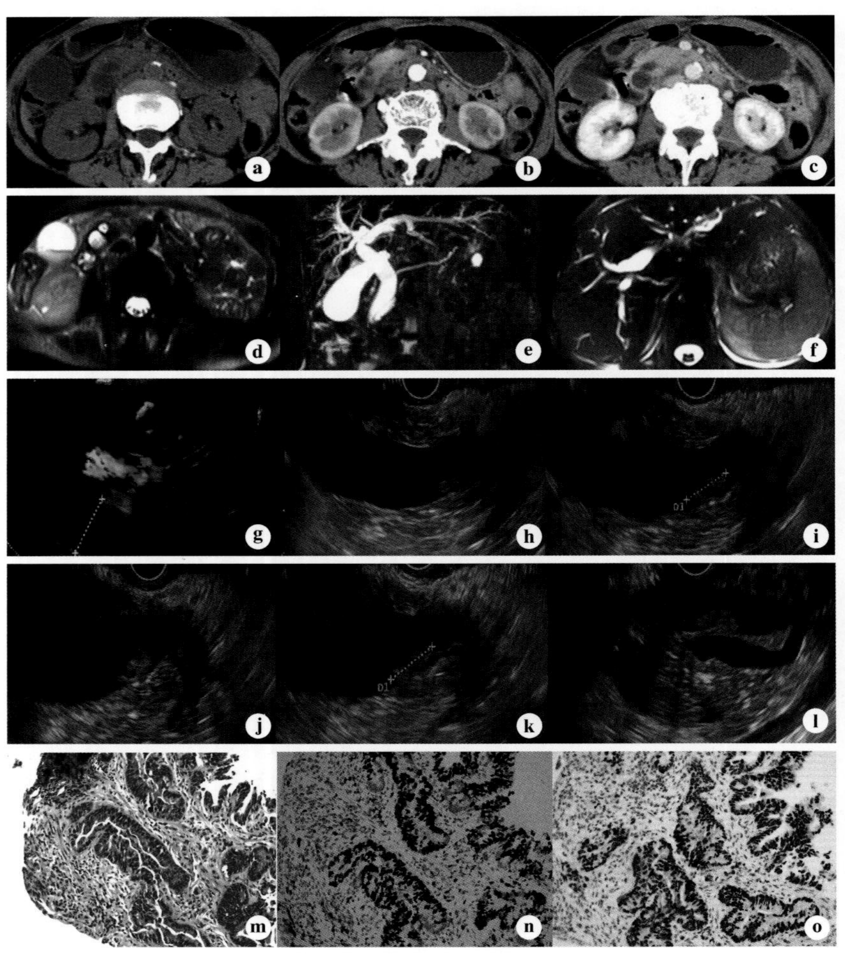

图像要点

CT：肝内外胆管轻度扩张，胆管下段壁稍增厚（a～c）

MRCP：胆总管、肝内胆管及胰管明显扩张，胆总管下段腔内信号欠均匀，肿瘤性病变可能（d～f）。

EUS：胆总管扩张，胆总管下端近乳头处见一低回声肿块，大小约 13.6mm×12mm（g～l）。

组织病理：胆管中分化腺癌，免疫组化 P53 弥漫（+++），Ki-67（+）80%～90%（m～o）。

最终诊断：胆管下段中分化腺癌。

（杨建锋）

精彩视频请扫描二维码

【病情简介】 女，53岁。胆道术后反复腰背胀痛2月余。患者2个多月前外院因胆总管结石外院行胆总管切开取石+T管引流术，术后出现腰背部阵发性胀痛，伴疼痛时皮肤巩膜黄染，T管每日引流约500ml，外院T管造影显示通畅，胆总管下段梗阻原因不明，为求进一步诊治来院治疗。饮酒10余年，每日饮45度白酒，具体量不详。无吸烟嗜好。无糖尿病病史。

【实验室检查】 肿瘤学指标：CEA、CA 19-9均正常；血糖：4.91mmol/L；肝功能：TBIL 21μmol/L，CB 9.9μmol/L，ALT 115.9U/L，AST 83.3U/L。血常规、肾功能、凝血指标等均正常。

【影像学检查】 胰腺CT平扫增强：①胆总管切开取石+T管引流术后改变：胆总管稍扩张，胆管炎，主胰管扩张。肝内胆管积气扩张。②十二指肠壶腹部异常信号灶，由胰十二指肠上动脉分支供血：壶腹周围癌？MRI：①胆总管切开取石+T管引流术后改变：胆总管十二指肠后段梗阻，主胰管扩张。②十二指肠壶腹部异常信号灶：壶腹周围癌？

【治疗】 根治性胰十二指肠切除术。

图像要点

CT：胆总管内可见引流T管，呈术后改变，肝内胆管积气扩张（a，黄箭）。胆总管管壁增厚强化，胆总管扩张，较宽处约16mm（b，黄虚箭）。十二指肠壶腹部见一结节，大小约19mm×17mm，边界不清，形态不规整，增强见不均匀渐进性强化，向胰头生长（c，黄粗箭）；主胰管扩张，约5mm（d）。胆囊切除，呈术后改变。

MRI：十二指肠壶腹部见一稍长T1稍长T2信号灶，大小约19mm×18mm，边界不清，形态不规整，增强见不均匀渐进性强化，内见小动脉供血，向胰头生长（e，黄粗箭）。

MRCP：胆总管十二指肠后段见可见狭窄，其以下胆总管未见显影，以上胆总管未见明显扩张积水，较宽处约8mm。主胰管扩张，较宽处管径约6mm（f）。

EUS-FNA：扫查胰腺头部钩突可见一不规则低回声肿块，边界欠清，大小约12.5mm×21.3mm（g～i，红箭），胰头周边可见多发小淋巴结（j），胆管内可见支架影，胰管约4.2mm（l）。

组织病理：（胰头钩突部穿刺涂片）见少量核异质细胞（m）。（胰头钩突部穿刺组织）送检黏液分泌物背景中漂浮少许散在腺体，伴有异型性，请结合临床（n）。手术后大体标本病理：（胆总管下段）中分化腺癌（o），浸润管壁全程，神经周围可见癌浸润，脉管未见癌栓，癌组织侵犯胰腺、十二指肠固有肌层及浆膜层、胃小弯侧浆膜面脂肪组织。免疫组化：CK7（+），CK20（+），CDX-2（+），CEA（+）。MUC5AC（+），P53（–），Ki-67（40%+）。

最终诊断：胆总管下段中分化腺癌。

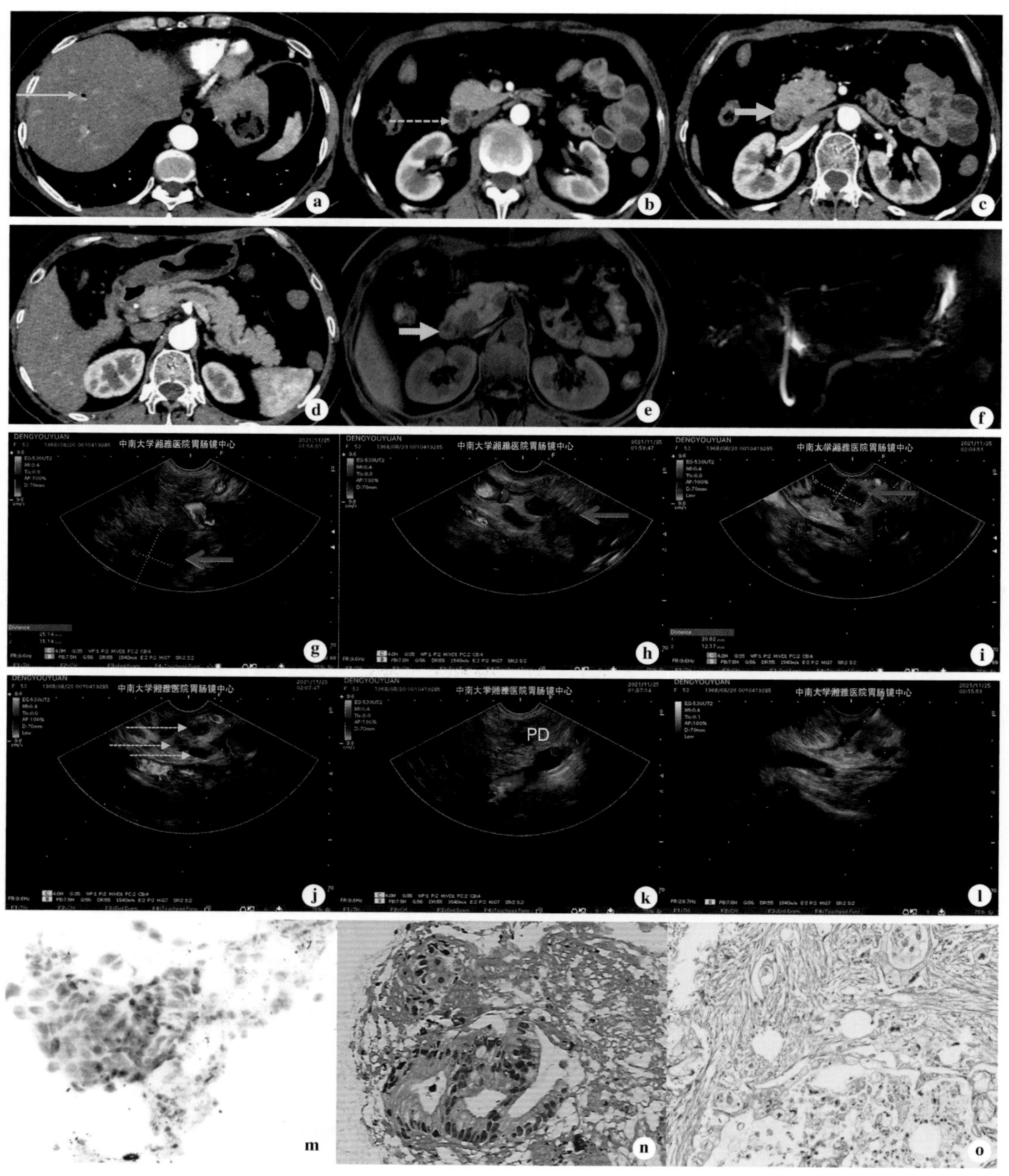

（李　乾　严　璐）

病例 117

精彩视频请扫描二维码

【病情简介】 女，61 岁。体检发现左肝占位 10 余天。患者无特殊不适。无烟酒嗜好。无糖尿病病史。

【实验室检查】 肿瘤学指标：CEA 正常，CA 19-9 72.98U/ml；肝功能：TBIL 16.1μmol/L，CB 5.5μmol/L，ALT 9.5U/L，AST 19.3U/L。血常规、肾功能、凝血指标等均正常。

【影像学检查】 肝脏 CT 平扫增强：左肝外叶肿块、肝门区及胰颈区结节及肿块，病灶富血供，由肝左动脉及胰十二指肠动脉供血，肝门区及腹膜后多发稍大淋巴结，性质待定。MRI：①肝左外叶肿块、肝门区及胰颈区多发结节、肿块，性质待定：神经内分泌肿瘤？②肝门区及腹膜后多发大小不等淋巴结。PET/CT：胰颈区糖代谢异常增高肿块灶，肝门区多发糖代谢异常增高、增大淋巴结，肝左外叶糖代谢异常增高肿块灶：多考虑恶性肿瘤，以胰腺恶性肿瘤伴多发淋巴结转移、肝转移可能性大。

【治疗】 肝叶切除术 + 腹膜后病损切除术；确诊后予以定期化疗。

图像要点

CT: 左肝外叶内可见一稍低密度肿块，边界尚清，大小约 75mm×66mm，其内密度均匀，增强后动脉期不均匀明显强化（a、b，黄箭）。肝门区可见大小约 17mm×16mm 结节灶（c，黄虚箭），胰颈区可见一大小约 40mm×29mm 类似肿块，强化方式大致与左肝病灶相仿，与胰腺分界欠清（d，黄粗箭）。肝内外胆管未见扩张。

MRI：肝左外叶可见类圆形长 T1 等 - 稍长 T2 信号灶，大小约 69mm×63mm×45mm，增强扫描动脉期明显不均匀强化，门脉期强化程度稍减低（e，黄箭）。胰颈区可见一类似信号及强化方式的肿块，大小约 36mm×29mm×44mm，与胰腺分界不清（f、g，黄粗箭）；肝内外胆管及胰管未见扩张。

EUS-FNA：于胃十二指肠扫查可见左肝一低回声肿块，不能窥见全貌（h，红箭），胰腺颈部可见一低回声肿块，边界清，大小约 37mm×32mm（i、j，红粗箭），胆管内径约 10.5mm（k），胰管无扩张，肝门区可见多发肿大淋巴结，较大者大小约 12mm×11mm（l，红虚箭）。

组织病理：（胰腺穿刺组织）组织水肿明显，其中散在少许破碎腺体及慢性炎症细胞浸润，未见明确异型性，结合免疫组化结果肿瘤证据不足（m）。手术后大体标本病理：（左肝外叶肿物）中分化胆管腺癌（肿块大小 7.8cm×6.5cm×3.4cm，n、o），未见卫星结节，未见肿瘤性坏死，未见 MVI（M0），未见神经侵犯；（切缘）未见癌。（胰腺上缘肿物）淋巴结转移性中分化胆管腺癌（大小 4.2cm×4.0cm×3.5cm），未见脉管神经侵犯，（第 8 组）淋巴结见癌转移。免疫组化：CK-Pan（+），CK7（+），CK19（+），Ki-67（10%），P53（+）。

最终诊断：胆管中分化腺癌并转移至肝、胰腺、淋巴结等。

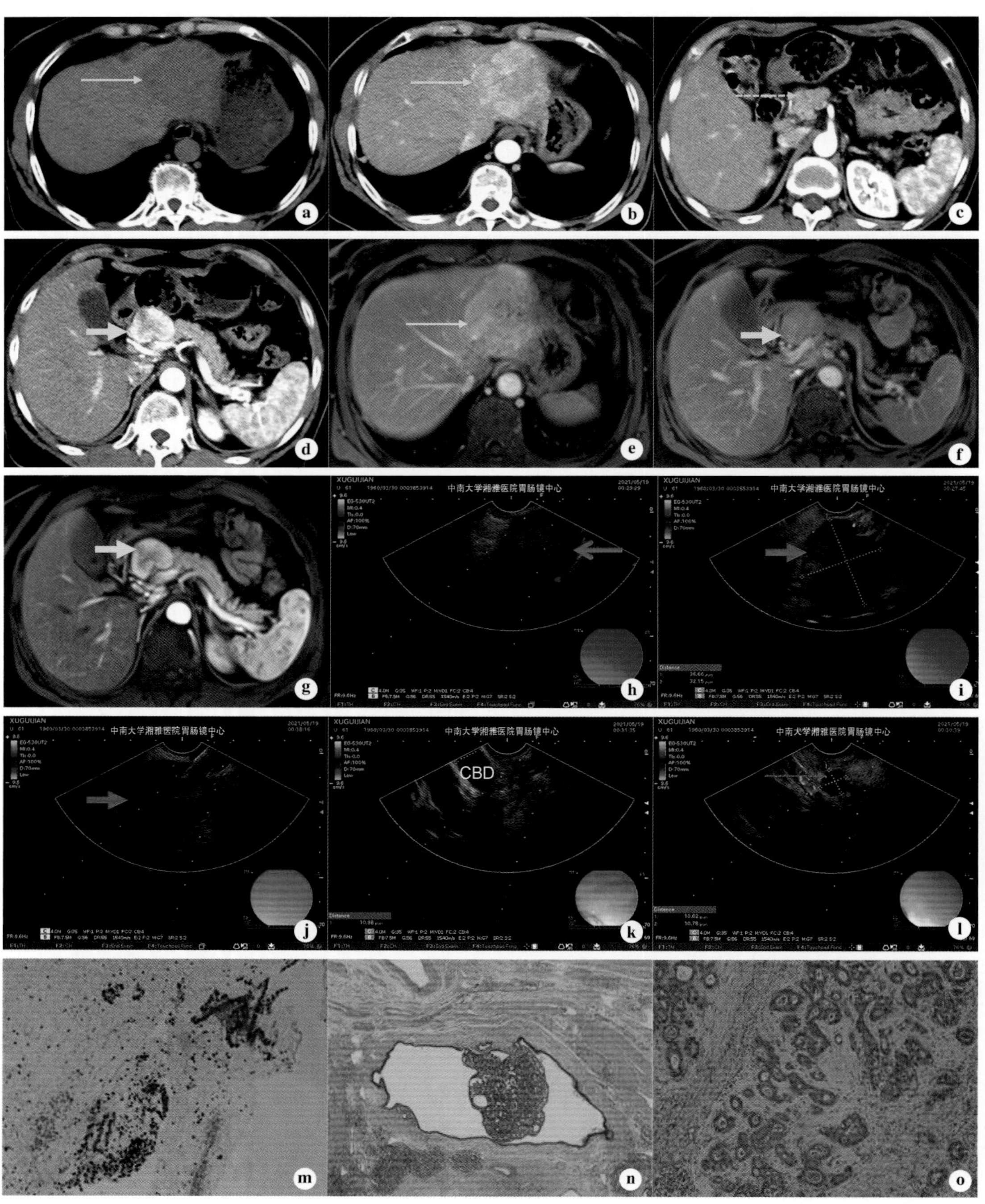
a
b
c
d
e
f
g
XUGUIJIAN
中南大学湘雅医院胃肠镜中心
h
XUGUIJIAN
中南大学湘雅医院胃肠镜中心
i
XUGUIJIAN
中南大学湘雅医院胃肠镜中心
j
XUGUIJIAN
中南大学湘雅医院胃肠镜中心
CBD
k
XUGUIJIAN
中南大学湘雅医院胃肠镜中心
l
m
n
o

（李　乾　严　璐）

病例 118

精彩视频请扫描二维码

【病情简介】 女，39岁。反复上腹部不适6个月。外院腹部CT初诊胆总管下段狭窄，炎症？曾有1次急性胰腺炎病史。无烟酒嗜好，无糖尿病病史。

【实验室检查】 肿瘤学指标：CA19-9、CEA、CA125、AFP等正常；血糖：6.05mmol/L；肝功能、肾功能、血常规、凝血指标等均正常；IgG4 0.56g/L。

【影像学检查】 MRI上腹部三维成像增强扫描：胆总管胰头段狭窄，发育异常可能？慢性炎症改变？

【治疗】 随访复查。

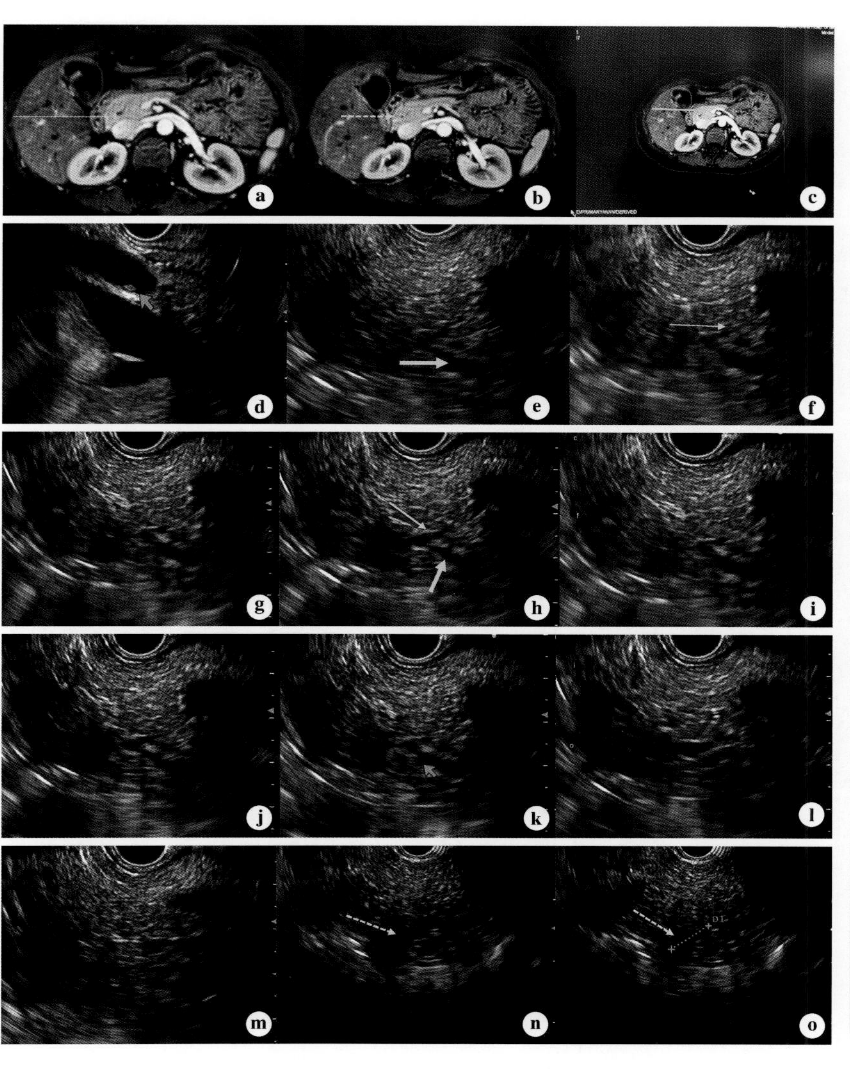

图像要点

MRI：胆总管胰头段狭窄，管壁未见明显增厚及异常强化灶，未见明显弥散受限灶，以上肝内外胆管稍扩张（a～c）。

EUS：胆总管（粗黄箭）、主胰管（细黄箭）提前汇合（细点黄箭），汇合长度约1.5cm，考虑胆胰合流异常（e～o）；胆总管下段狭窄、中等小结节影（绿箭，d，k），息肉？絮状结石？胆囊管壁增厚，炎症可能。

最终诊断：胆胰合流异常。

（王　瑞　谢　佳）

病例 119

精彩视频请扫描二维码

【病情简介】 女，48岁。中上腹痛伴黄疸10天，发热1天。外院腹部B超提示肝内外胆管扩张。既往体健，无不良嗜好。

【实验室检查】 肝功能：TBIL 126μmol/L，DBIL 114μmol/L，ALT 157U/L，AST 185U/L；CA19-9 138.7U/ml。其余肿瘤指标正常，肾功能、血常规及凝血指标等均正常。

【影像学检查】 MRCP：胆总管下段占位，肝内外胆管扩张。胆总管结石？胆总管末端肿瘤？

【治疗】 胰十二指肠根治术。

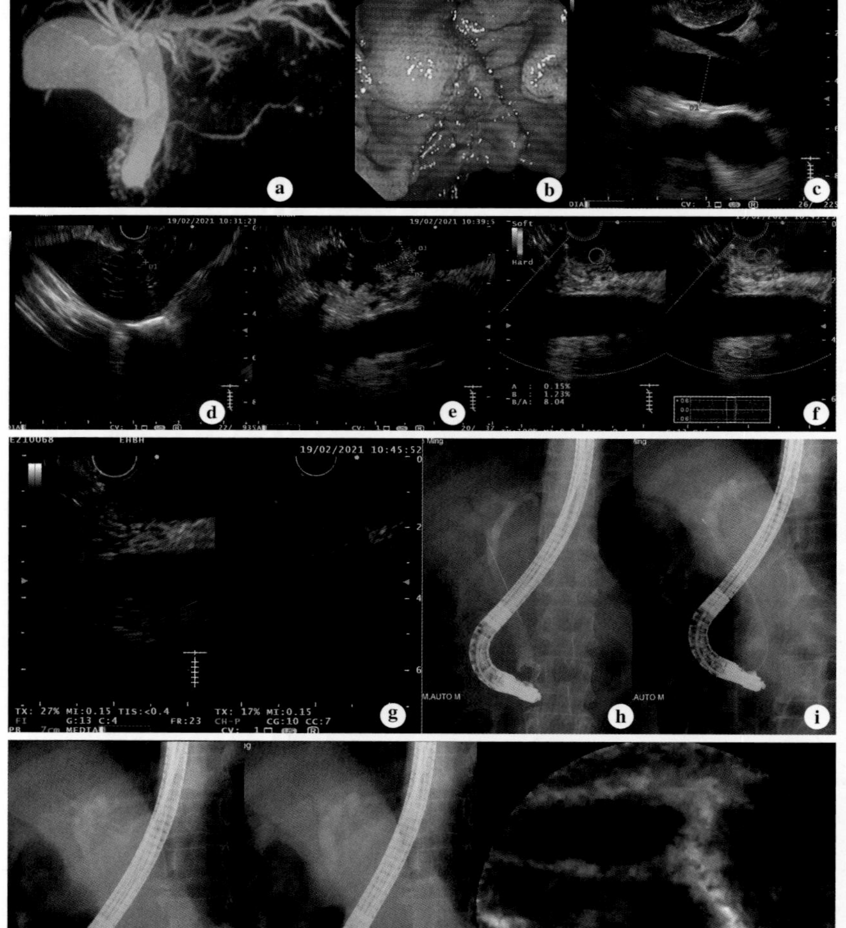

图像要点

MRCP：肝内外胆管扩展，胆总管下端占位，结石？肿瘤？（a）；内镜直视下表现：主乳头肿大，背部饱满、开口充血糜烂，伴组织增生。主乳头背部及周边肠壁黏膜光整（b）；EUS：胆总管扩张，直径20.0mm（c）。肝左管扩张，直径5.3mm（d）。胆总管末端占位，大小为11.1mm×14.1mm，回声不均，未突破管壁，但与管壁分界不清（e）。

EUS-E示病灶呈蓝绿相间，以蓝色为主，SR=8.04，提示质地较硬（f）。CH-EUS示病灶于动脉期不规则低增强，时间晚于周边正常胆管壁，并于静脉期逐渐消退（g）；ERC+pCLE+胆管细胞刷检示胆总管末端见一不活动的充盈缺损影（h）。先将切开刀带共聚焦探头置于正常胆管腔内（i）。下拉切开刀，并调整刀弓方向，使得探头正对病灶观察（j）。胆管细胞刷检（k）。pCLE见增粗的白色条带和黑色条带，伴大量黑色团块，考虑胆管恶性肿瘤（l）。

最终诊断：胆总管癌。

（王田田）

精彩视频请扫描二维码

【病情简介】　女，66 岁。皮肤巩膜黄染 2 月余，PTCD 术后近 1 个月。1 个月前首次入院，考虑梗阻性黄疸（胆管肿瘤可能），予以 PTCD 治疗后出院，现患者黄疸减退，为进一步诊疗再次入院。无烟酒嗜好。无糖尿病病史。

【实验室检查】　肿瘤学指标：CEA、CA 19-9 均正常；血糖：4.6mmol/L。血常规、肾功能、凝血指标等均正常。

	TBIL（μmol/L）	CB（μmol/L）	ALT（U/L）	AST（U/L）	AKP（U/L）	γ-GT（U/L）
PTCD 术前	284.1	178.9	45.8	68.3	354.8	105.8
PTCD 术后 1 个月	126.5	78.6	43.6	54.1	/	/

【影像学检查】　腹盆腔 CT 平扫增强 + 胰腺血管成像 CTA+CTV：①胆总管下段局部管壁明显增厚并以上肝内外胆管明显扩张、胰管扩张：胆管癌？胰周血管 CTA+CTV 未见明显异常。MRI：胆总管下段异常信号灶：考虑炎性狭窄可能，肿瘤待排。MRCP：胆总管下段可见充盈缺损，相应胆管明显变窄，其以上肝内外胆管明显扩张；胆囊明显肿大。主胰管稍扩张，较宽处约 2mm。

【治疗】　腹腔镜下胰十二指肠切除术 + 胆囊切除术 + 腹腔化学药物置入术。

图像要点

CT：胆总管下段局部管壁明显增厚，边界尚清，较厚处约 8mm，局部呈结节状，增强后明显强化（a、b，黄箭），其以上肝内外胆管明显扩张（c），胰管扩张，胆总管内径较宽处约 20mm（d、e），胆囊增大，形态饱满。

MRI：胆总管下段管壁突然变窄，呈中心性，管壁稍增厚，较厚处约 3mm，呈等 T1 稍长 T2 信号灶，增强后可见强化（f、g，黄虚箭）。

MRCP：胆总管下段可见充盈缺损，相应胆管明显变窄，其以上肝内外胆管明显扩张，胆囊明显肿大，主胰管稍扩张（h）。

EUS-FNA：胰腺体尾部回声细腻均匀，边界清晰，胰管轻度扩张（i），十二指肠扫查胆总管可见，无扩张，胰头部胰管扩张，直径约 5.4mm，胆总管胰管汇合壶腹部见约 15mm×13mm 低回声结节，边界尚清晰（j～l，黄粗箭）。

组织病理：壶腹部结节穿刺及组织涂片见大量变性 RBC，少量淋巴细胞及神经，未见癌细胞（m）。手术后大体标本病理：（胰十二指肠联合切除标本）胆总管高分化腺癌（肿块大小 1.5cm×1.5cm×0.5cm），侵及肌层，未见脉管及神经侵犯（n、o）。胰腺、胃切缘、十二指肠远端切缘未见癌。

最终诊断：胆总管高分化腺癌。

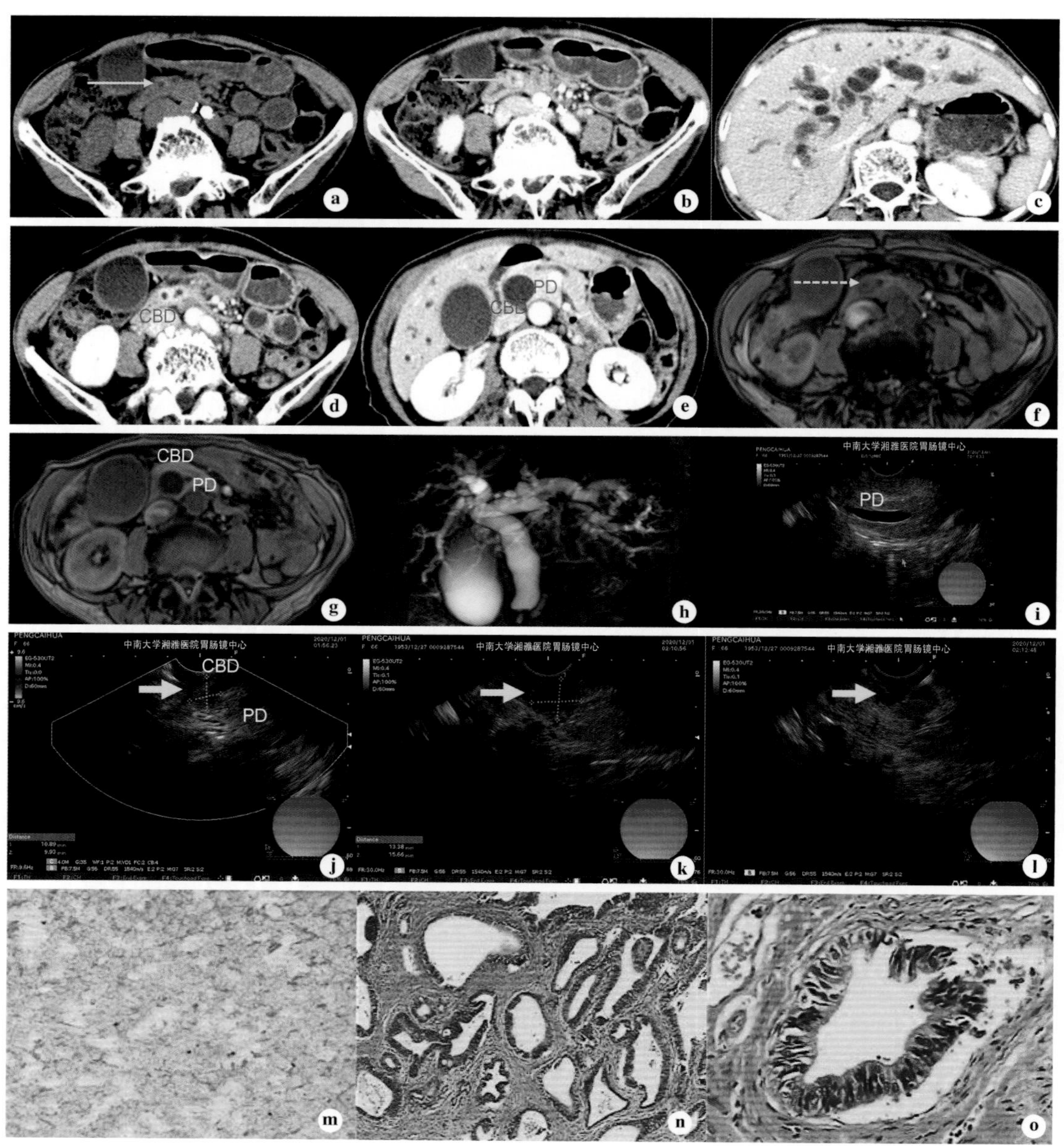
CBD
CBD
PD
CBD
PD
PD
中南大学湘雅医院胃肠镜中心
CBD
PD
中南大学湘雅医院胃肠镜中心
中南大学湘雅医院胃肠镜中心
中南大学湘雅医院胃肠镜中心

（李 乾 严 璐）

精彩视频请扫描二维码

【病情简介】 男，70 岁。主因间断上腹不适 3 周入院。既往胃黏膜切除术后，有消化性溃疡及青光眼病史。无糖尿病、高血压病史。

【实验室检查】 肿瘤学指标：CA19-9 42.16U/ml，CEA、CA125、AFP 等正常；血糖：8.87mmol/L；肝功能：ALT 245.7U/L，AST 137.8U/L，TBIL 90.4μmol/L，DBIL 80.3μmol/L；肾功能、血常规、凝血指标等均正常。

【影像学检查】 外院查腹部 CT：①胆囊结石；②胆总管扩张，十二指肠壁内段稍高密度影。入院后完善腹部彩超：胆囊壁增厚，胆囊多发结石及沉积物。

【治疗】 ERCP+ 腹腔镜胆囊切除术（LC）。

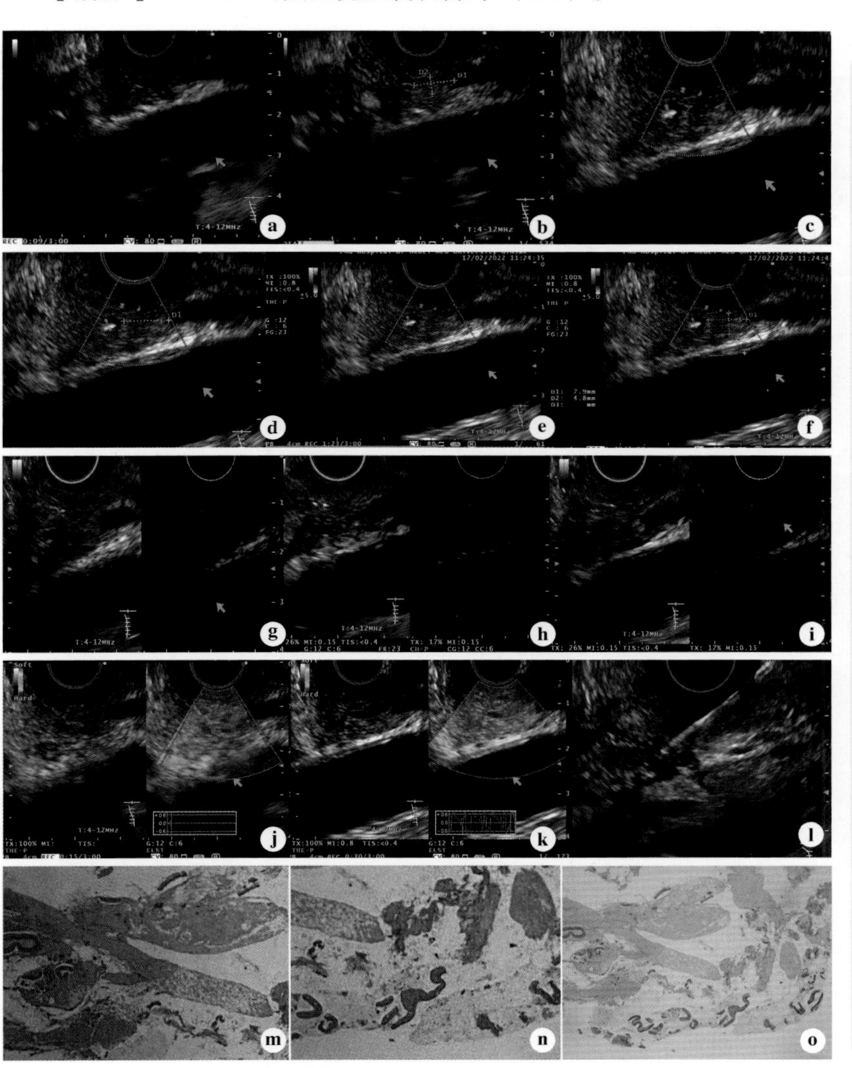

图像要点

EUS：超声内镜于十二指肠降部扫查可见胆总管下端低回声病变，其内可见少量血流信号（a～f），CH-EUS 模式可见造影剂内部弱强化，周边强化不均（e～k），应用 22G 穿刺针对胆总管下端病变穿刺（l）。

组织病理：胆总管下端组织穿刺活检，凝血块中可见少许破碎成团胆管上皮细胞，个别细胞团有轻度异型性，不除外上皮内瘤变。免疫组化结果显示：Ki-67（+）、P53（–）、S-100P（个别细胞 +）（m～o）。

最终诊断：胆总管下端上皮内瘤变。

（张　卫　张立超　侯森林）

病例 122

精彩视频请扫描二维码

【病情简介】 男，70 岁。主因间断上腹不适 3 周入院。外院查腹部 CT：①胆囊结石；②胆总管扩张，十二指肠壁内段稍高密度影。既往胃黏膜切除术后，有消化性溃疡及青光眼病史。无糖尿病、高血压病史。

【实验室检查】 肿瘤学指标：CA19-9 42.16U/ml，CEA、CA125、AFP 等正常；血糖：8.87mmol/L；肝功能：ALT 245.7U/L，AST 137.8U/L，TBIL 90.4μmol/L，DBIL 80.3μmol/L；肾功能、血常规、凝血指标等均正常。

【影像学检查】 外院查腹部 CT：①胆囊结石；②胆总管扩张，十二指肠壁内段稍高密度影。入院后完善腹部彩超：胆囊壁增厚，胆囊多发结石及沉积物。

【治疗】 随访复查。

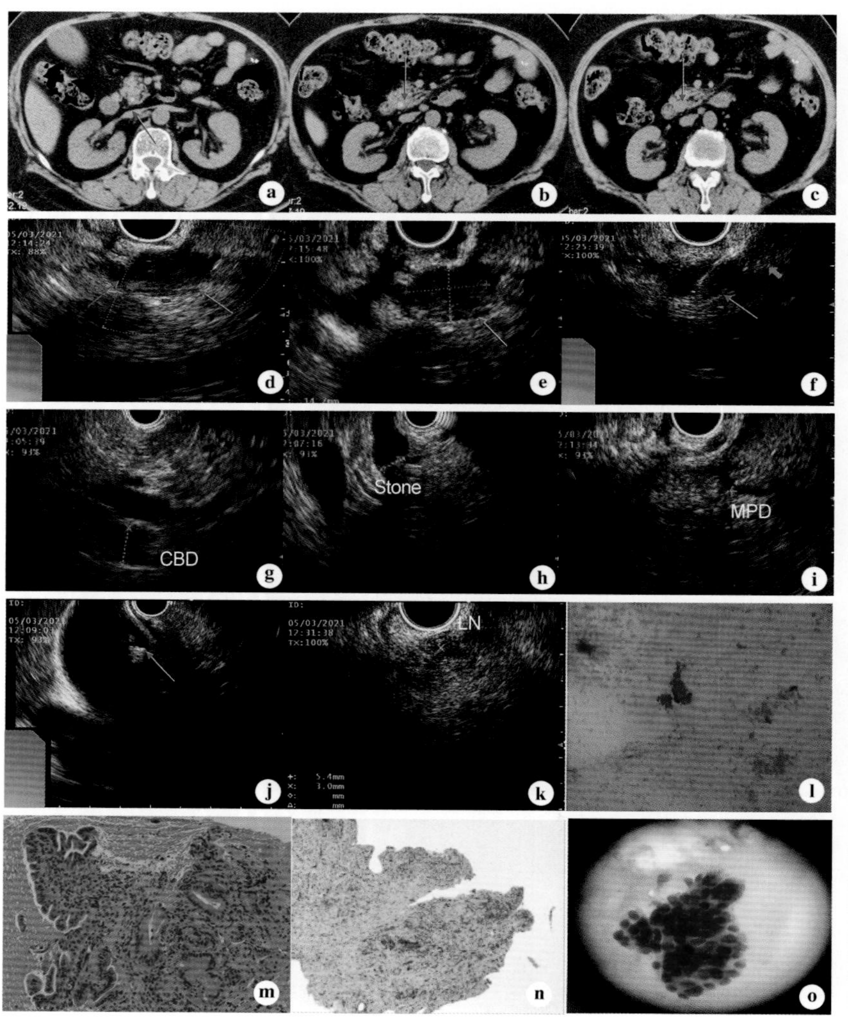

图像要点

CT：示胆总管提示下端结石（a～c）。

EUS：常规扫查意外发现胆总管下端低回声病变，内部无明显血流信号，应用 22G 穿刺针穿刺活检（d）；胆总管（g）；胆总管内结石（h）；主胰管结构（i）；胆囊内腹壁结石（j）；肝门部可见一淋巴结成椭圆形（k）。

EUS-FNA：穿刺组织中见胆管壁组织及游离胆管上皮，部分胆管上皮呈高级别上皮内瘤变表现（l～o）。免疫组化结果显示：Ki-67（+）、P53（-）、S-100P（个别细胞+）。

最终诊断：胆总管下端高级别上皮内瘤变。

（张　卫　张立超　侯森林）

【病情简介】　女，62 岁。上腹部间歇性隐痛 7 月余，伴腹胀、呕吐、发热。查胰腺增强 MRI 提示胆总管下端囊肿。

【实验室检查】　NSE 38.15ng/ml，肝功能：ALT 121U/L，AST 56U/L，ALP 182U/L，γ-GT 422U/L，IgG4：2.38g/L。

【影像学检查】　胰腺术前分期 CTA 增强：十二指肠水平段腔内囊性灶，与胆总管下端关系密切，胆总管下端囊肿？胆总管腔内密度不均，胆总管及肝内外胆管扩张；胆胰管汇合区位置略显扭曲变形；胰管轻度扩张；胆囊结石，胆囊炎。MRCP：胆总管十二指肠壁内段囊肿，伴上游胆管轻度扩张，慢性胆管炎。

【治疗】　机器人辅助下胰十二指肠切除术。

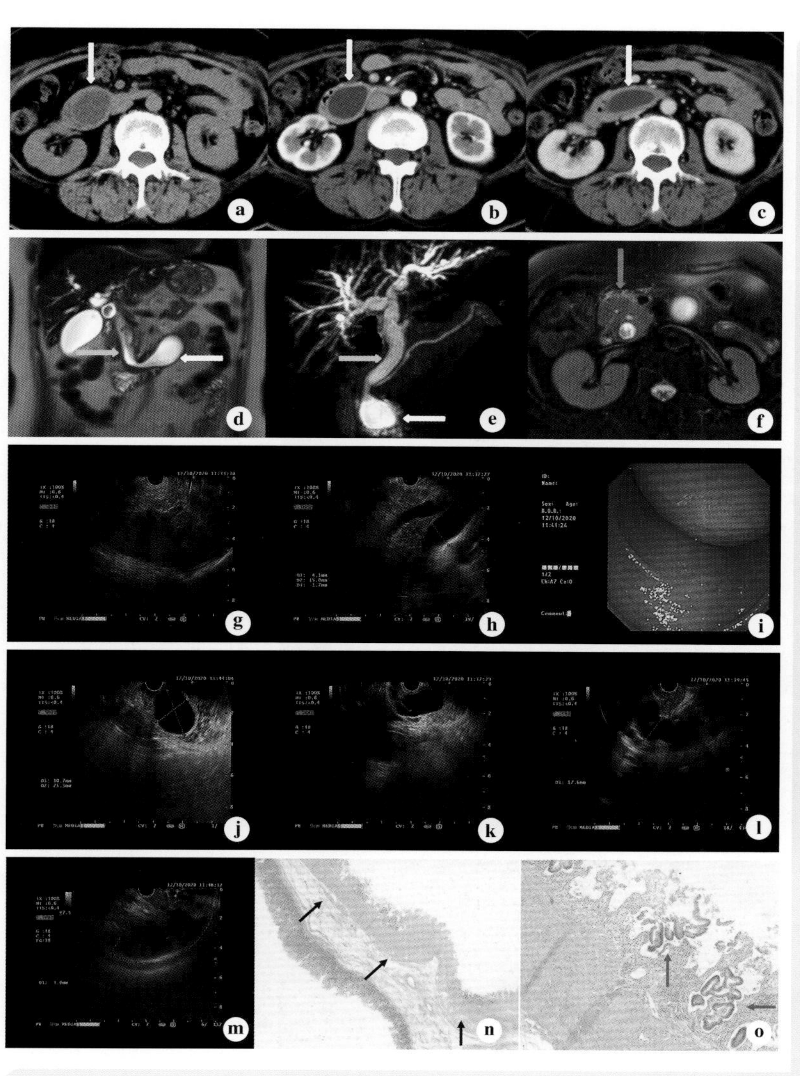

图像要点

CT：十二指肠水平段见囊性低密度灶（粗白箭），囊壁稍厚、光滑，腔内未见分隔和附壁结节，增强后囊壁呈轻度进行性强化，平扫（a）及增强动脉期（b）病灶呈类圆形，静脉期（c）病灶形态可变化，呈梭形，提示病灶质地较柔软。

MRI：T2WI 冠状面序列（d）及 MRCP 序列（e）十二指肠水平段见类圆形囊性灶（粗白箭），囊壁稍厚，囊腔与胆总管管腔（粗黄箭）相通，肝内外胆管扩张。fsT2WI 横断面序列可见胰头部肿胀伴周围少量渗出（粗蓝箭，f）。

EUS：连续探查胰腺颈体尾部，所见胰腺实质未见明显异常，胰管未见明显扩张。进镜至十二指肠球部，胆总管扩张，直径 17.6mm，腔内未见明显异常回声，胆囊管与胆囊未见明显异常。进镜至十二指肠降段，内镜下可见乳头区巨大隆起灶，表面光滑，质软，EUS 见一无回声病灶，其中一个截面大小为 30.7mm×25.3mm，壁稍厚，内部未见异常回声及分隔，动态观察该无回声病灶与胆总管相通，胰头钩突处胰腺实质未见异常，胰管稍扩张，直径约 3.4mm（g ～ m）。

术后病理示，胆总管下端呈囊性扩张（n）；胆总管上皮局部增生伴轻度异型（o）。

最终诊断：胆总管下段囊肿，部分腺上皮呈低级别上皮内瘤变。

（病史：徐敬慈　王　俊；影像：王晴柔；EUS：王　伟　龚婷婷；病理：王　婷）

病例 124

精彩视频请扫描二维码

【病情简介】 男，64 岁。无痛性进行性黄染 1 个月。腹部 CT：①胆总管十二指肠后段结节，合并胆系扩张，考虑结石可能性大；②胆囊结石；③肝右叶血管瘤。MRI 检查：①胆总管及肝内总管扩张；②胆囊结石；③肝右叶异常信号。无烟酒嗜好，无糖尿病病史。

【实验室检查】 肿瘤学指标：CA19-9 171.00U/ml，CEA、CA125、AFP 等正常；肝功能：TBIL 342.46μmol/L，DBIL 228.59μmol/L；肾功能、血常规、凝血指标等均正常。

【影像学检查】 CT：①胆总管十二指肠后段结节，并以上胆系扩张，考虑结石可能性大；②胆囊结石；③肝右叶血管瘤。MRI 检查：①胆总管及肝内总管扩张；②胆囊结石；③肝右叶异常信号。

【治疗】 腹腔镜胆管癌根治术。

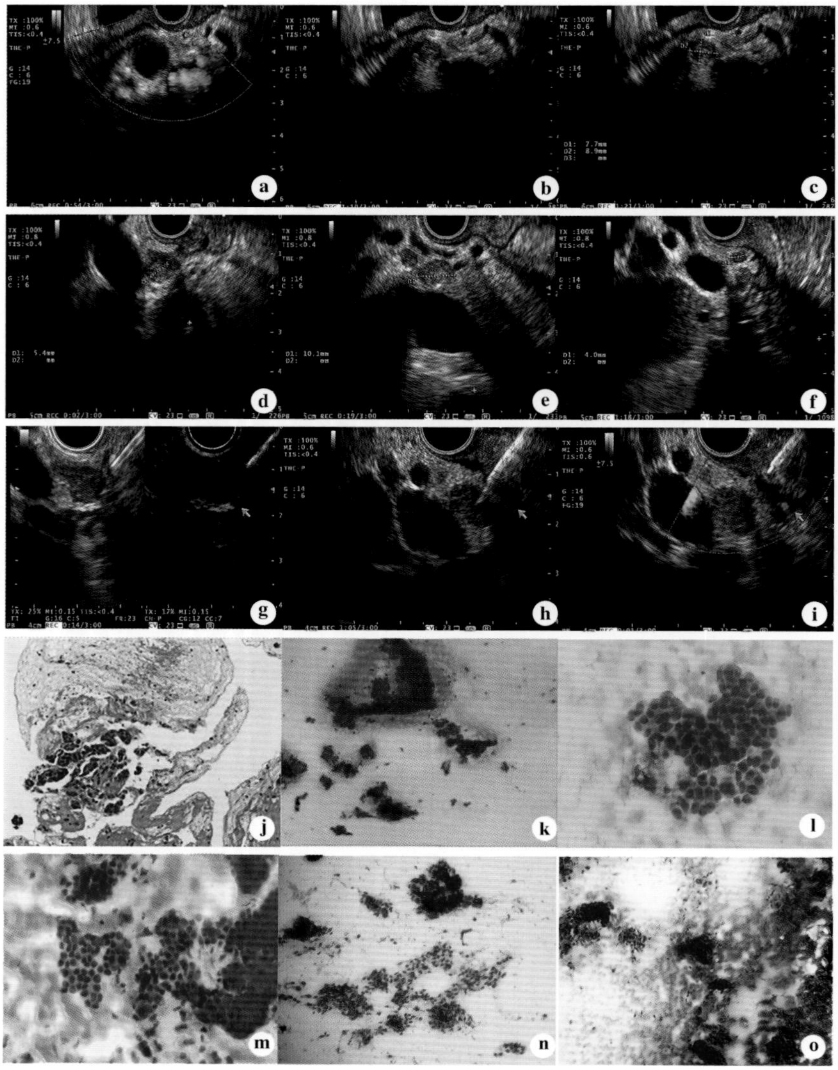

图像要点

EUS：胆总管上段扩张，内未见异常回声（a），胆总管中段可见隆起性肿物向管腔生长，管壁最厚处约 5.4mm（b～d），肝门部可见多发淋巴结，较大者长径约 10mm（e～f），注入六氟化硫微泡后可见造影剂弱强化（g），于十二指肠球部超声引导下对病变进行穿刺（h、i）。

组织病理：胆总管中段组织，穿刺活检找见腺癌细胞团（j）。胆总管中段组织涂片找见肿瘤细胞（k）。ROSE 可见大量核大深染的异型细胞团（l～o）。

最终诊断：胆总管中分化腺癌。

（于廷廷　张立超　侯森林）

病例125

精彩视频请扫描二维码

【病情简介】　男，58岁。右上腹疼痛6个月，CT提示胆囊管占位。无烟酒嗜好，无糖尿病病史。

【实验室检查】　肝功能：ALT 203U/L，AST 98U/L，TBIL 244μmol/L，DBIL 16μmol/L，GGT 260U/L，AKP 933U/L；CA19-9 136.7U/L；血常规：WBC12.75×10^9/L、CRP 115mg/L；肾功能、凝血指标等均正常。

【影像学检查】　CT：胆囊管内可见结节影，边界不清，提示胆囊管占位。

【治疗】　胆囊及胆总管切除术。

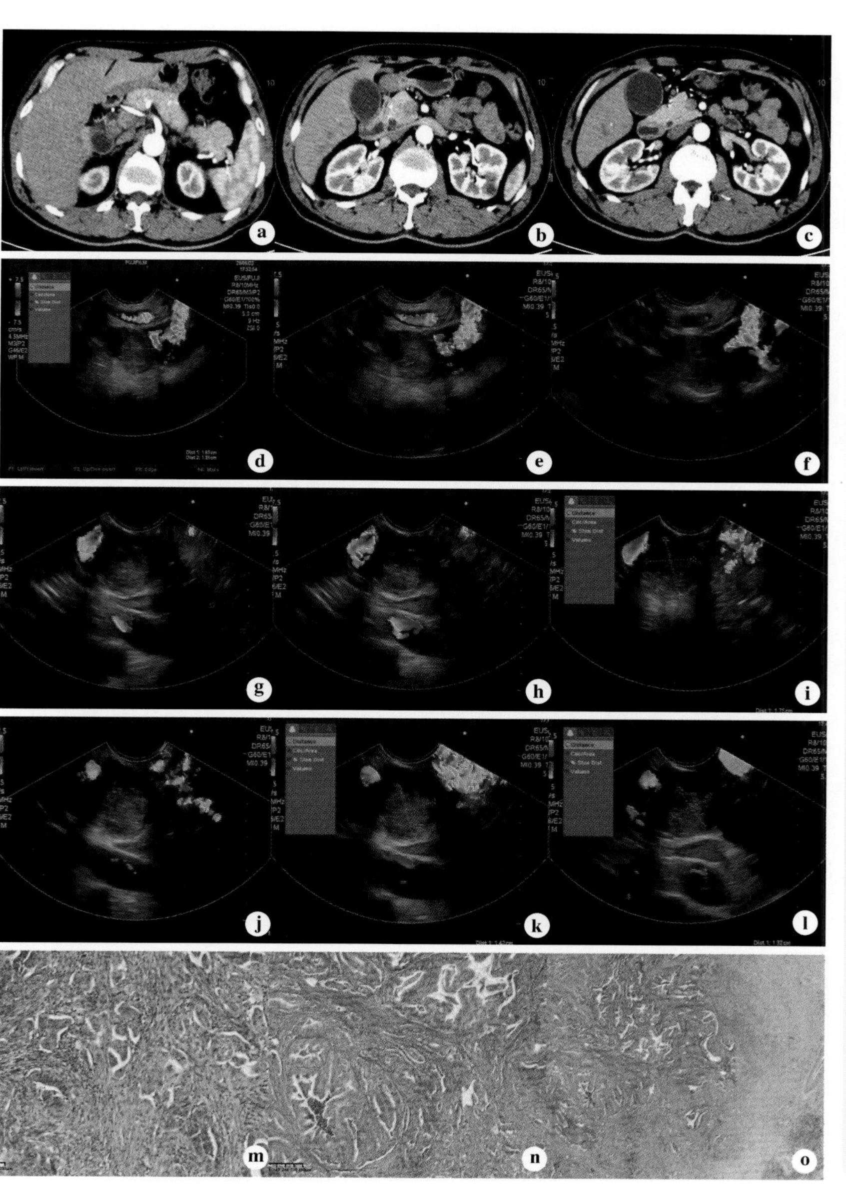

图像要点

CT：胆囊管内可见结节影，边界不清，增强扫描可见不均匀强化，病变轻度突向胆总管，肝管轻度扩张（a～c）。

EUS：胆总管扩张，直径1.2cm，胆总管上段胆管内可探及附着一侧管壁1.7cm×1.5cm大小等回声团块，边界清晰，后方门静脉受压，血管壁尚完整（d～l）。

组织病理：中-低分化腺癌，侵胆管壁近全层（m～o）。

最终诊断：肝门部胆管癌。

（徐洪雨）

病例 126

精彩视频请扫描二维码

【病情简介】 男，77岁。上腹痛2个月，皮肤巩膜黄染1个月。1个月前首次入住我院，查TBIL 222.8μmol/L，CB 136.6μmol/L，结合CT检查考虑“肝门部胆管癌”可能，予以PTCD治疗后出院。10天前二次入院行经皮胆管支架置入＋胆管球囊扩张术，现黄疸减退，为进一步治疗第三次入院。无烟酒嗜好。无糖尿病病史。

【实验室检查】 肿瘤学指标：CEA 5.8ng/ml，CA19-9 970.13U/ml；血糖5.83mmol/L；肝功能：TBIL 66.4μmol/L，CB 39.5μmol/L，ALT 138.6U/L，AST 128.1U/L。肝病酶学：AKP 291.3U/L，γ-GT 377U/L。血常规、肾功能、凝血指标等均正常。

【影像学检查】 肝脏CT平扫增强：胆总管十二指肠上段、肝总管、胆囊管及左右肝管汇合部管壁增厚强化，肝左内叶占位性病变，肝左动脉走行其内，并肝内胆管明显软藤样扩张：胆管癌可能性大并门静脉左支癌栓形成、肝左静脉受累。腹膜后、肠系膜根部及肝门区淋巴结可见。

【治疗】 患者拒绝进一步诊治要求出院。

图像要点

CT：胆总管十二指肠上段、肝总管、胆囊管及左右肝管汇合部管壁增厚强化，肝左内叶见团片状稍低密度灶，较大层面大小约41mm×18mm，平扫CT值约38HU，增强后动脉期CT值约68HU，门静脉左支受累，左肝动脉走行其内，肝内胆管明显软藤样扩张（a～e，黄箭）。胆囊缩小，内见点条状高密度灶，增强囊壁线样强化（f，黄虚箭）。

EUS-FNA：可见左肝内胆管扩张（g），胰腺实质回声可，未见占位声像（h），胆管内可见支架影（i，红虚箭），胰管无扩张，肝门区可见一大小约11mm×16mm淋巴结，于球部穿刺该淋巴结（j～l，黄粗箭）。

组织病理：肝门区淋巴结穿刺涂片见大量红细胞，少许淋巴细胞及中性粒细胞，未见肿瘤细胞（m）。肝门区淋巴结穿刺组织见少量异型腺体（n、o），结合临床及免疫组化，考虑中分化腺癌，倾向胆管细胞癌。免疫组化：Ki-67（5%+），P53（20%+），CK-Pan（+），CK18（+），CK7（+），CK19（+），Villin（+），HER2（+），EGFR（+）。

最终诊断：肝门部胆管细胞癌。

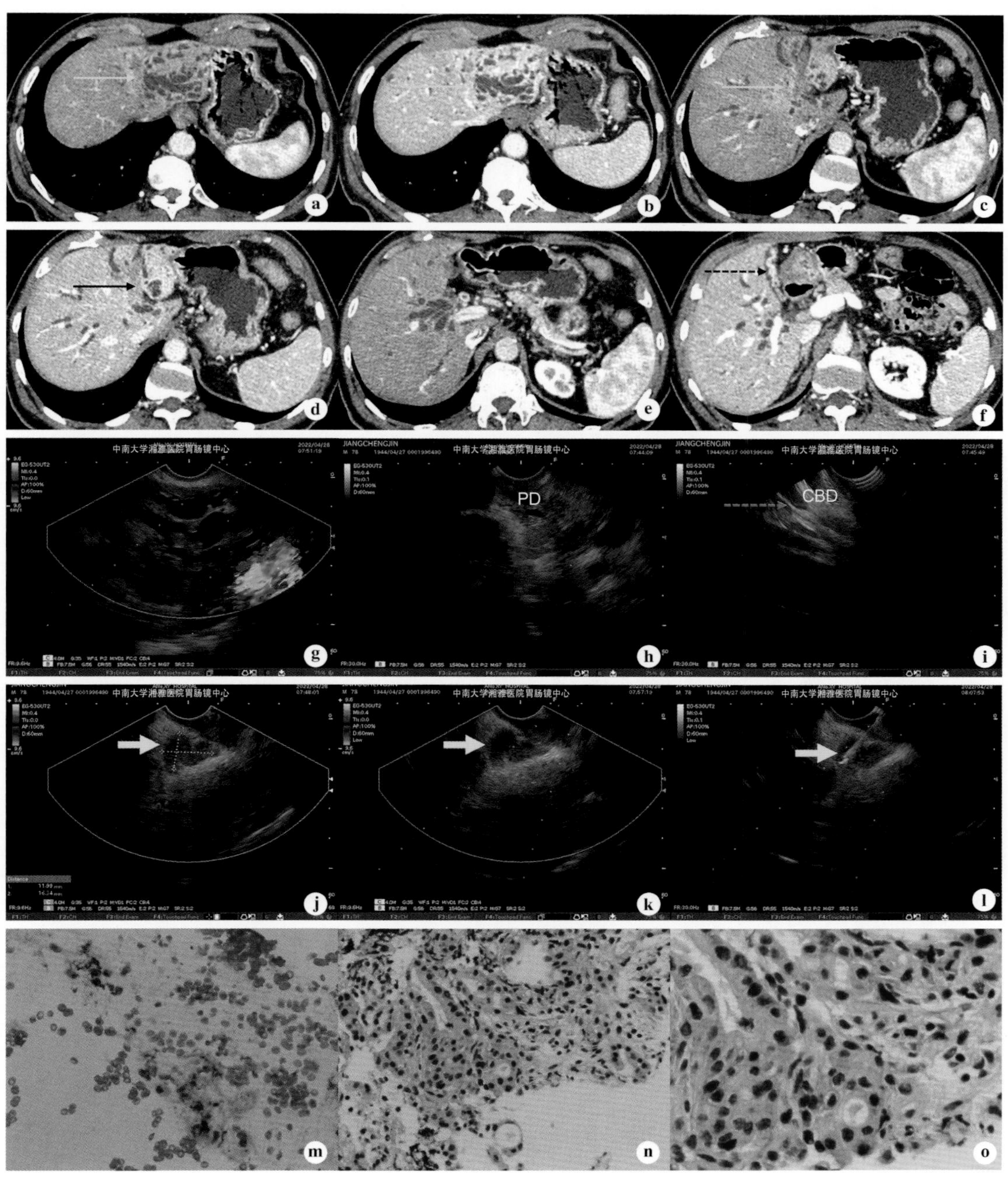

（李　乾　严　璐）

病例 127

精彩视频请扫描二维码

【病情简介】 男，83 岁。CA19-9 进行性升高 4 年，发现胰腺占位 1 天。无烟酒嗜好。否认 2 型糖尿病病史。

【实验室检查】 肿瘤学指标：CA19-9 ＞ 2001.00U/ml，CA125 59.30U/ml，CA153、CEA、CA242、CA724、CA50、AFP 等正常；血糖：4.98mmol/L；血常规：HGB 132.00g/L，RBC 3.87×10^{12}/L，PLT 159×10^{9}/L，WBC 6.70×10^{9}/L；肝功能：TP 71.52g/L，ALB 39.00g/L，GLB 32.52g/L，A/G 1.20，pre-ALB 186.70mg/L，TBIL 15.80μmol/L，DBIL 3.20μmol/L，IBIL 12.60μmol/L，TBA 15.50μmol/L，ALT 33.60U/L，AST 48.04U/L，AST/ALT 1.43，γ-GT 79.32U/L，ALP 94.00U/L，LDH 271.60U/L；肾功能：肌酐 92.30μmol/L、尿素 6.89mmol/L、尿酸 382.00mmol/L；凝血指标：D- 二聚体 5.86mg/L。

【影像学检查】 胰腺 MRI 增强：肝左叶肿块，考虑 MT，胆管细胞癌？建议结合临床。胰腺萎缩，主胰管稍扩张。腹部 CT：肝左叶占位，胆管细胞来源恶性病变？需结合临床进一步检查。腹膜后大血管硬化。

【治疗】 （左肝肝内胆管癌，胰腺良性占位）腹腔镜下左半肝 + 胆囊切除术。

图像要点

CT：增强 CT 是肝左叶病灶周围肝实质动脉期充血、高灌注（细箭，a、b），横断面 T1WI、T2WI 脂肪抑制图像，示肝左叶病灶为 T1WI 低信号、T2WI 稍高信号（粗箭），病灶远端胆管轻度扩张（虚箭，c、d），横断面 T2WI 脂肪抑制图像示门静脉内侧淋巴结肿大（细箭，e），增强横断面动脉期、门脉期示病灶延迟强化，肝左动脉增粗（细箭，f、g，增强横断面示门静脉主干旁淋巴结强化（细箭，h）。

EUS：胰腺钩突部近肝门、PV 邻近紧贴 CHA 和 SA 处，见一低回声病灶，质地较硬，其中一个截面大小为 20.3mm×26.0mm，边缘较规则。邻近的颈部及体部胰管直径分别为 3.8mm 和 1.7mm，胆总管直径 7.0mm（i ～ x）；肝左叶饱满，S3 段内肝内胆管管壁毛糙、僵硬（y、z1）。

术后病理：肿瘤细胞呈实性巢团状排列显示低分化成分，左下角为正常肝组织（z2）；不规则排列的腺样结构（z3）；CK19 弥漫强阳性显示胆管来源，左下角肝组织内正常小胆管（绿箭，z4）。

最终诊断：肝内胆管腺癌，中 - 低分化。

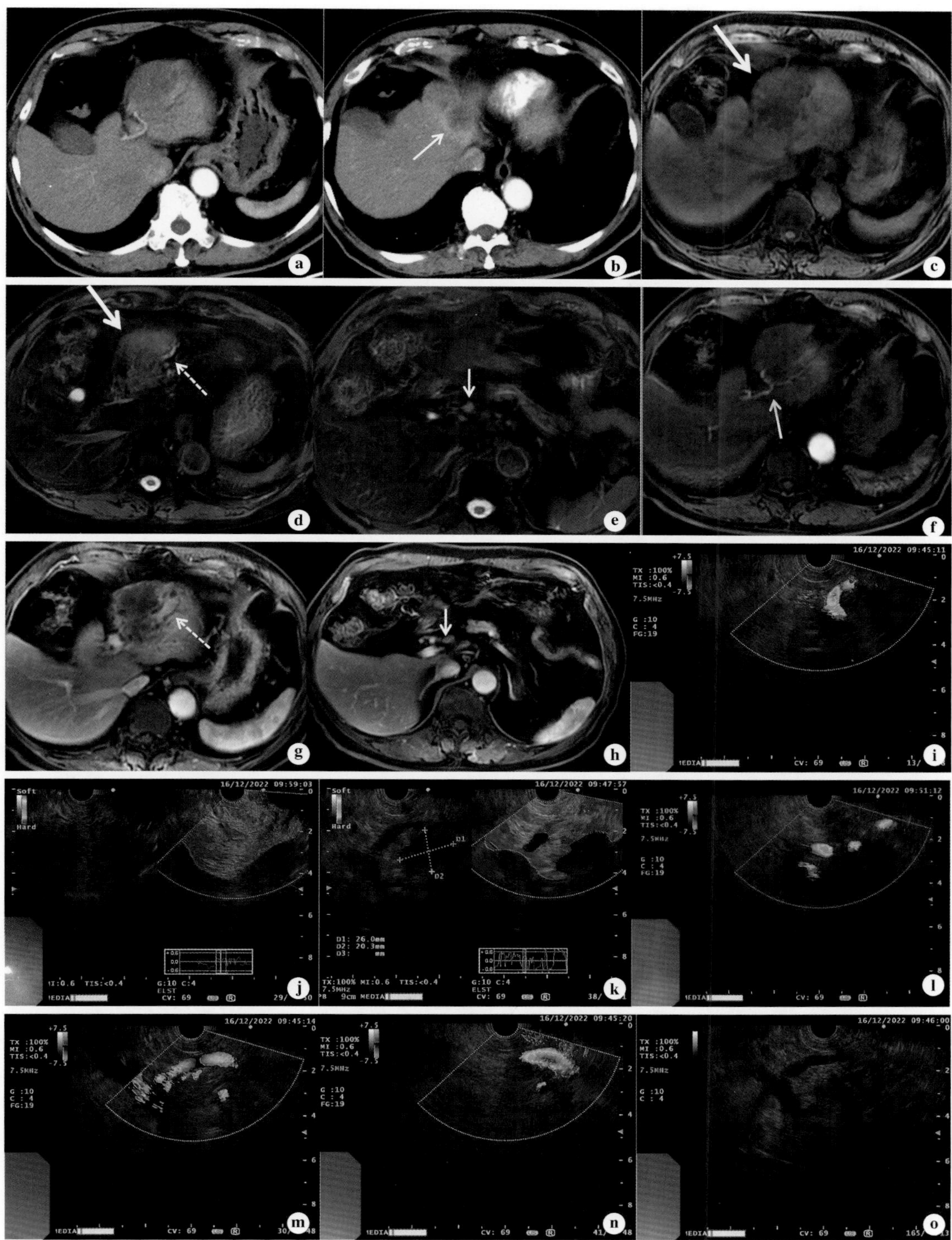
a
b
c
d
e
f
g
h
16/12/2022 09:45:11
TX :100%
MI :0.6
TIS:<0.4
7.5MHz
G :10
C : 4
FG:19
CV: 69
i
Soft
Hard
16/12/2022 09:59:03
j
16/12/2022 09:47:57
D1
D2
D1: 26.0mm
D2: 20.3mm
k
16/12/2022 09:51:12
l
16/12/2022 09:45:14
m
16/12/2022 09:45:20
n
16/12/2022 09:46:00
o

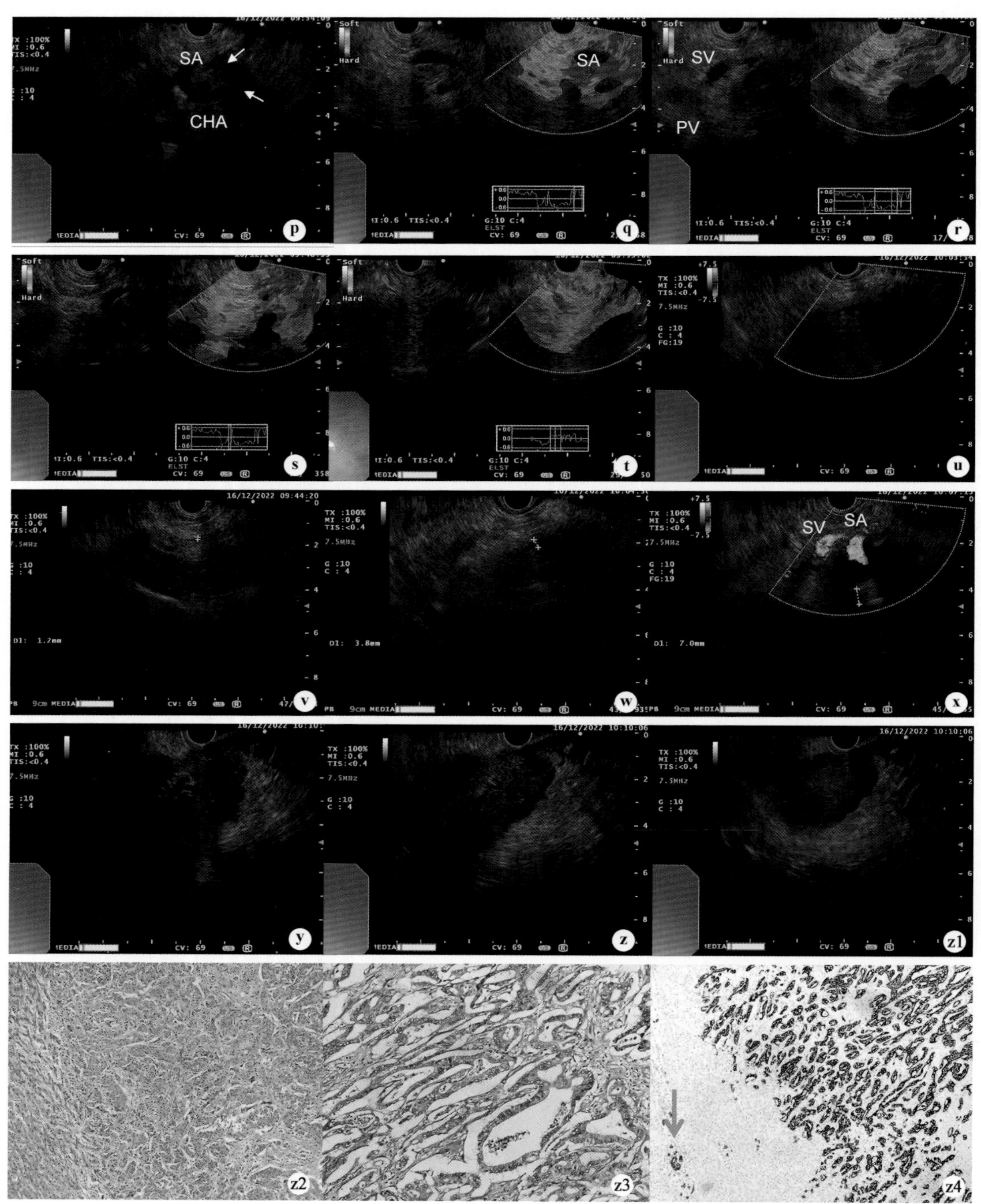

（张　蕾　林　军　王　伟　蒋巍亮　董金斌　亓子豪　龙　江）

病例128

精彩视频请扫描二维码

【病情简介】 男，43岁。眼黄1周。肝功能提示ALT 338U/L、ALP 170U/L、γ-GT 1072U/L、TBIL 59.4μmol/L、DBIL 32μmol/L、AST 183U/L。CA 19-9 41.4U/ml。吸烟20余年。糖尿病病史，无肝炎、高血压、心脏病及脑血管疾病病史。

【实验室检查】 肿瘤学指标：CA19-9 42.3U/ml，CEA、AFP等正常；肝功能：ALT 134U/L、ALP 199U/L、γ-GT 917U/L、TBIL 63.5μmol/L、DBIL 59.0μmol/L、AST 77.9U/L。肾功能、血常规及凝血指标等均正常。

【影像学检查】 CT：胆总管十二指肠壁内段炎性狭窄伴肝内外胆管扩张。MRCP：胆总管十二指肠壁内段炎性狭窄伴肝内外胆管扩张、主胰管扩张。MRI：胆总管下段壶腹周围癌。超声内镜：乳头区十二指肠管壁呈低回声增厚。

【治疗】 根治性胰十二指肠切除术。

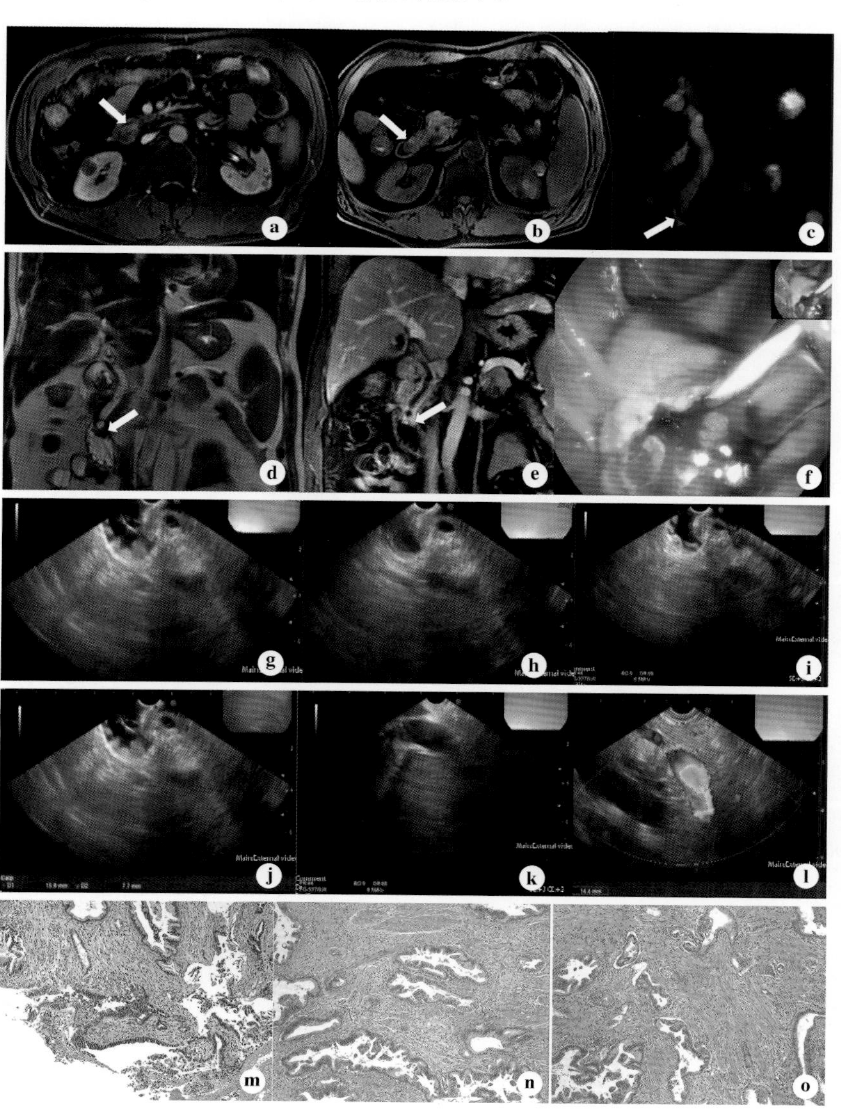

图像要点

MRI+MRCP：胆总管下段壶腹区可见结节影，大小约为1.2cm×1.3cm，T1WI低信号，T2WI高信号，DWI高信号，增强后病灶呈延迟性强化，所见肝内外胆管及胰管扩张（a～e）。

EUS：乳头区十二指肠管壁呈低回声增厚，内回声均匀，边界清晰，胆总管下段及胰管轻度扩张，胆管内可见胆泥存留（g～l），予行十二指肠乳头切开活检术（f）。

组织病理：十二指肠乳头黏膜活检标本提示腺上皮高级别上皮内瘤变（m）。

术后病理：壶腹部高中分化腺癌（胰胆管型，n、o）。本例肿瘤TNM分期：pT3bpN0cM0。

最终诊断：十二指肠壶腹部高分化腺癌（胰胆管型）。

（王　雯　李达周　许斌斌　余　砾）

病例 129

精彩视频请扫描二维码

【病情简介】 男，60 岁。恶心、黄疸 1 月余。无烟酒嗜好，有高血压病病史。

【实验室检查】 肿瘤学指标：CA19-9 163.5U/ml，CA242、CEA 等正常；TBIL 299.5μmol/L，DBIL 167.5μmol/L，ALP 199U/L，γ-GT 101U/L，ALT、AST 正常范围内；肾功能、血常规、凝血指标等均正常。

【影像学检查】 MRI、MRCP 示十二指肠腔内可疑信号，占位病变？累及胆总管末端可能性大。继发肝内外胆管扩张。

【治疗】 胰十二指肠根治术。

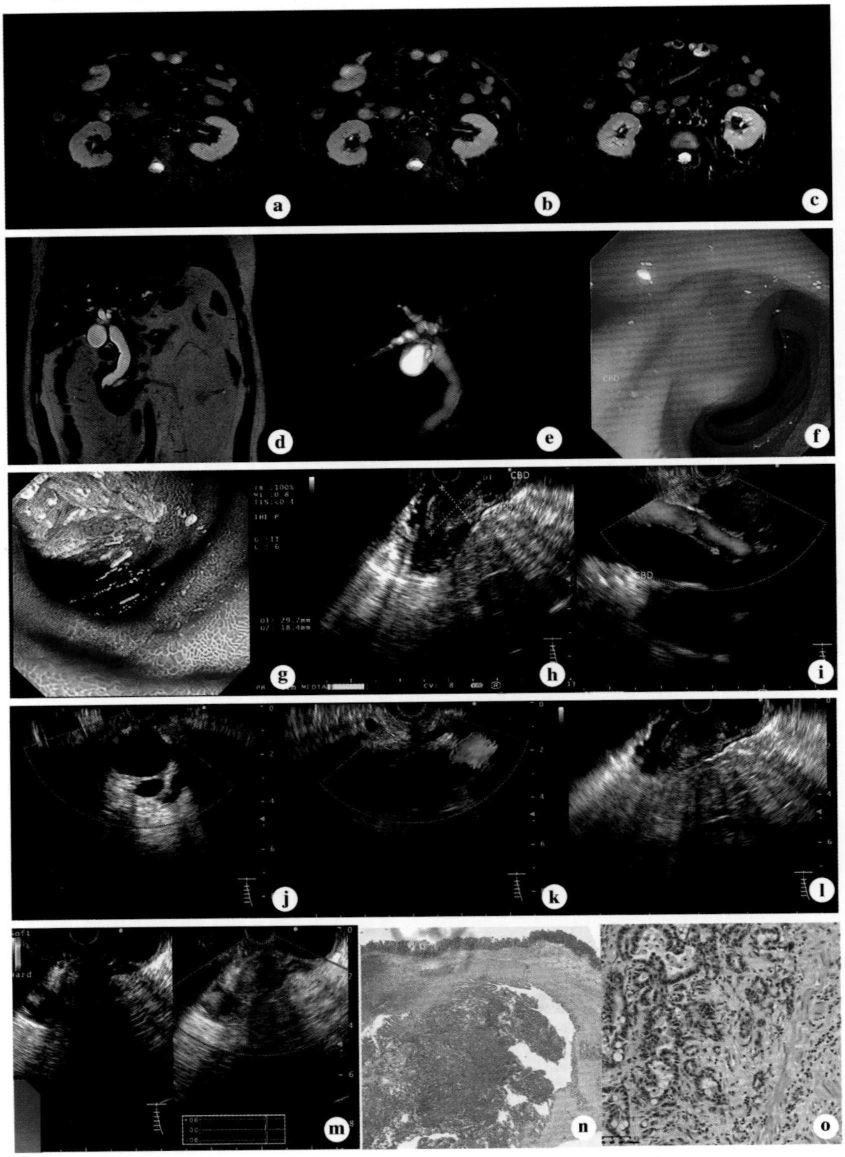

图像要点

MRCP：胆总管末端附近十二指肠内侧壁见小片状 DWI 高信号，呈 T1WI 低信号、T2WI 等信号，增强扫描局部似可见一轻度结节状强化，大小约 1.3cm×1.0cm，胆总管末端管壁略增厚、可见延迟强化（a～e）。

EUS：十二指肠乳头肥大，表面黏膜稍粗糙，超声扫查示乳头部第 3 层见一低回声病灶，向第 4 层蔓延，其中一个截面大小为 29.2mm×18.4mm，质地较硬；邻近末端胆总管胰管直径分别为 18mm、2mm（f～m）。

术后组织病理：十二指肠乳头处胆总管壶腹内乳头状管状肿瘤，伴高级别上皮内瘤变及相关浸润性癌。浸润癌为高-中分化腺癌，小灶分化差，呈印戒细胞样。肿瘤大小 3cm×1.5cm×1.2cm，浸润胆总管壁达肌层，侵犯十二指肠乳头至黏膜下层，未侵及胰腺组织（n、o）。

最终诊断：十二指肠乳头处胆总管壶腹癌。

（刘冠伊）

【病情简介】　男，57岁。2个月前无明显诱因出现消瘦，体重下降约5kg，伴有食欲稍下降，无腹痛、腹胀，无恶心、呕吐，无身黄、眼黄等不适。30年前曾有2次消化性溃疡出血病史；高血压病史10余年，目前血压控制可。吸烟史30年，无嗜酒史。

【实验室检查】　血清学肿瘤标志物未见异常。血常规、凝血、电解质肾功能及大小便常规未见异常。肝功能正常。

【影像学检查】　见图像要点。

【治疗】　胰十二指肠切除术。

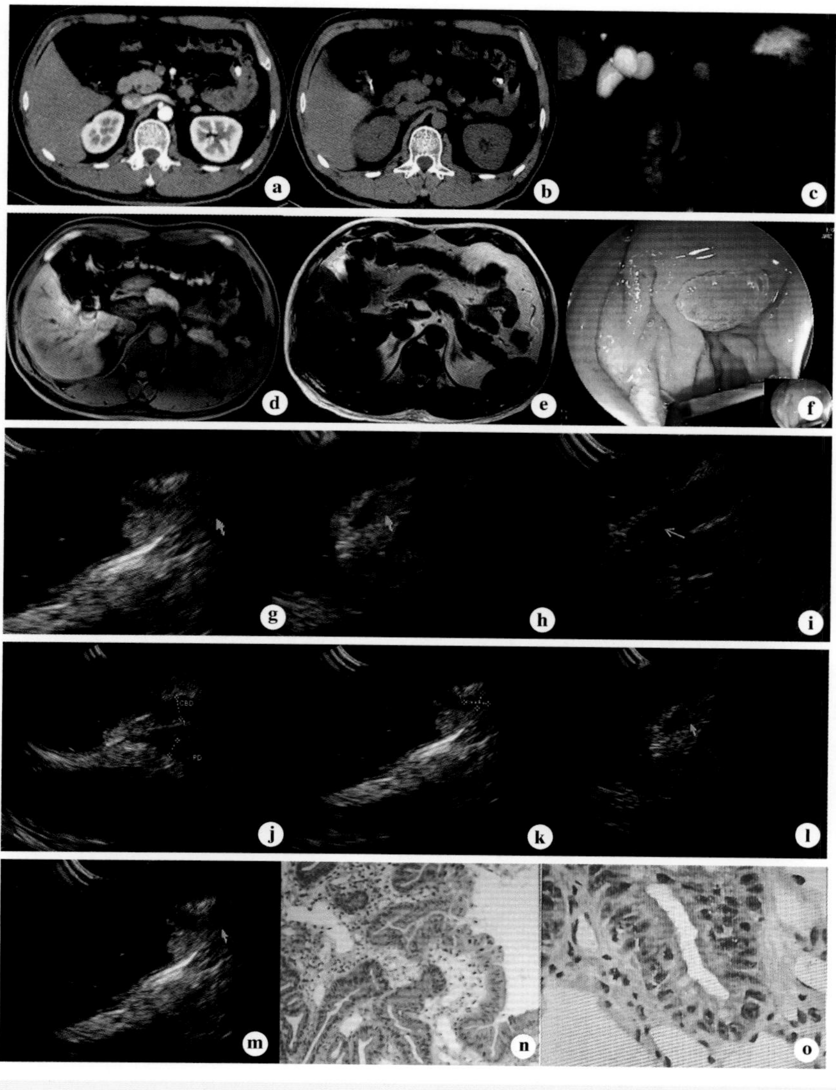

图像要点

CT：肝内外胆管未见扩张。胆总管最宽约0.7cm。胰腺形态大小及密度未见异常，胰管可见(a、b)。

MRI/MRCP：壶腹部壁稍增厚，T2WI信号稍减低，胆总管末端稍显缩窄，较均匀，管壁未见明显增厚，其上方管腔较宽处约0.7cm，管腔内未见明显充盈缺损影。胰腺大小形态及信号未见异常，胰周脂肪间隙清楚。胰管可见、走行良好，末端显示欠清，管壁未见增厚，内未见充盈缺损影。肝内胆管、肝总管及胆囊管未见扩张(c～e)。

EUS：十二指肠降段可见环绕乳头的腺瘤样增生。胆胰管汇合处见扩张，末端胆总管直径0.42cm，胆总管末端管腔内可见稍低回声影，大小约0.45cm×0.34cm（f～m）。

手术大体标本：壶腹部占位带胰腺的部分已剖十二指肠一段，长12cm，周径4.5～6cm，肠腔内距一侧断端4cm，另一断端4.5cm处见一息肉样物、大小为0.8cm×0.5cm×0.3cm，切面灰白、实性、均质，突向肠腔，肿物紧邻胆总管及胰管，胆总管末端见针尖大黄色粗糙面，其余胰管及胆总管腔面光滑。

病理诊断：十二指肠乳头管状腺瘤（倾向胰胆管型），低级别上皮内瘤变，局灶细胞增生活跃，伴腺肌症（n、o）。

最终诊断：十二指肠乳头管状腺瘤累及胆总管末端。

（陈伟庆）

病例 131

精彩视频请扫描二维码

【病情简介】 男，51 岁。尿色加深伴腹痛腹胀 1 周。2016 年胆囊切除术，无烟酒嗜好，无糖尿病病史。

【实验室检查】 肿瘤学指标：CA19-9 209.29U/ml，CEA、CA125、AFP 等均正常；血糖：7.3mmol/L；HbA1c 6.0%；肝功能：ALT 214.9U/L，AST 90.5U/L，GGT 2493.6U/L，TBIL 79.8μmol/L，DBIL 66.5μmol/L，ALB 43.2g/L，TBA 120.5 μmol/L；肾功能、血常规、凝血指标等均正常。

【影像学检查】 外院胰腺 CT 增强：胆总管扩张 - 考虑伴有慢性炎症，胆囊根除术后改变，胰腺未见明显异常。MRCP：胆囊未见显示，胆系扩张，胆总管下段突然局限性变细。

【治疗】 ERCP+EST 术。

图像要点

CT：腹部 CT 平扫提示胆总管及肝内外胆管扩张（a～c）。

MRCP：肝内外胆管扩张、胆总管直径约 21cm，胆总管下段突然局限性变细（d～f）。

EUS：胆总管扩张明显，测量宽度为 21.4mm，胆总管的管壁光滑，扩张的胆总管内未见异常回声（g、h）。乳头壶腹部清楚显示，回声低于周围的组织，回声均匀，测量大小为 12.3mm×7.2mm，在正常范围内，胰管无扩张（i～k），扫查该处可以见到胆总管的狭窄段与胰管汇合开口于十二指肠乳头。由此考虑患者的诊断是胆总管扩张，乳头壶腹部狭窄，未见占位性病变，考虑良性狭窄可能性大。

ERCP：十二指肠降段找见主乳头，乳头下垂明显，开口呈绒毛状（l），导丝引导切开刀插入胰管，换用泰尔茂导丝插入胆总管，但仍无法深插管，置入 5F×5cm 胰管支架（第一次 ERCP）。改用针状刀在胰管支架右侧切开乳头，导丝引导切开刀插入胆管，注入造影剂后胆管显影见胆总管全程扩张，未见明显充盈缺损影。所用造影剂为碘海醇 10ml。用 ERBE 高频电发生器，通以凝、切割电流，功率指数 20，行 EST，切开乳头口约 0.5cm，创面无渗血（第 2 次 ERCP）。术后半个月外院复查肝功能：ALT 31U/L，AST 21U/L，GGT 93U/L；TBIL 22.1μmol/L，DBIL 11.8μmol/L；Alb 43.9g/L；CA19-9 27.67U/ml（正常范围）；腹部 CT 平扫胆囊切除术后（胆总管及肝内外胆管未见扩张）。

最终诊断：缩窄性乳头炎，胆总管扩张。

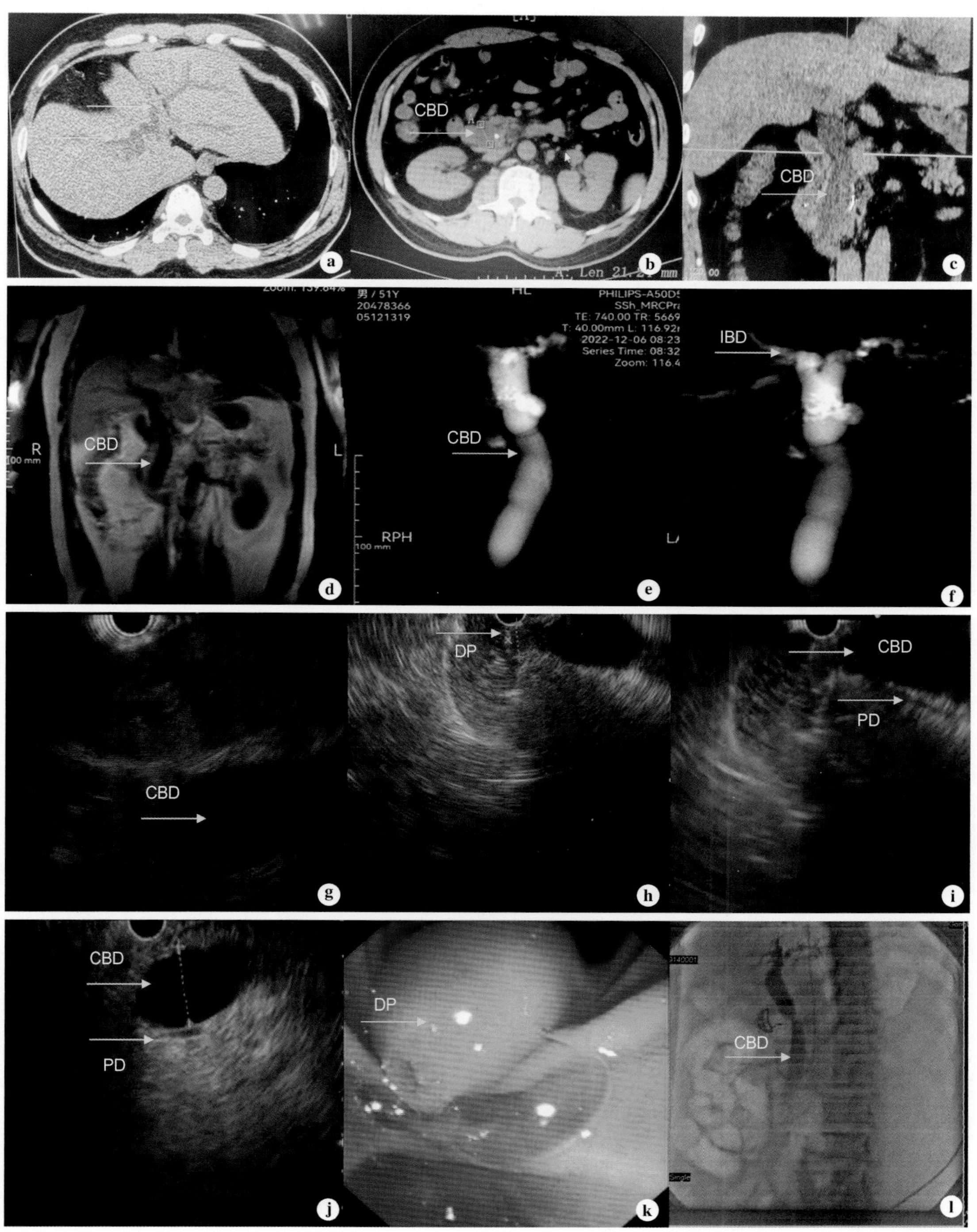

（石益海 曹海滨 朱婵艳）

病例 132

精彩视频请扫描二维码

【病情简介】 男，16 岁。腹痛 2 周，加重伴呕吐 2 天。外院腹部 B 超提示门脉矢状部、横部肝内胆管及右肝内胆管呈囊状扩张，考虑 Caroli 病；血淀粉酶：1415U/L，脂肪酶：5073U/L。无烟酒嗜好，无糖尿病病史。

【实验室检查】 肿瘤学指标：CA19-9、CA242、CEA、CA125、AFP 等正常；血糖：8.52mmol/L；肝功能：TB 24.5μmol/L，ITB 9.6μmol/L，ALP 226U/L，GGT 245U/L；血常规：WBC 10.01×10^9/L，N% 84.2%。肾功能、血常规、凝血指标等均正常。

【影像学检查】 MRI、MRCP：肝内胆管及胆总管部分囊样扩张，胆总管下段结石。

【治疗】 左半肝及胆总管囊肿切除术＋胆肠吻合术。

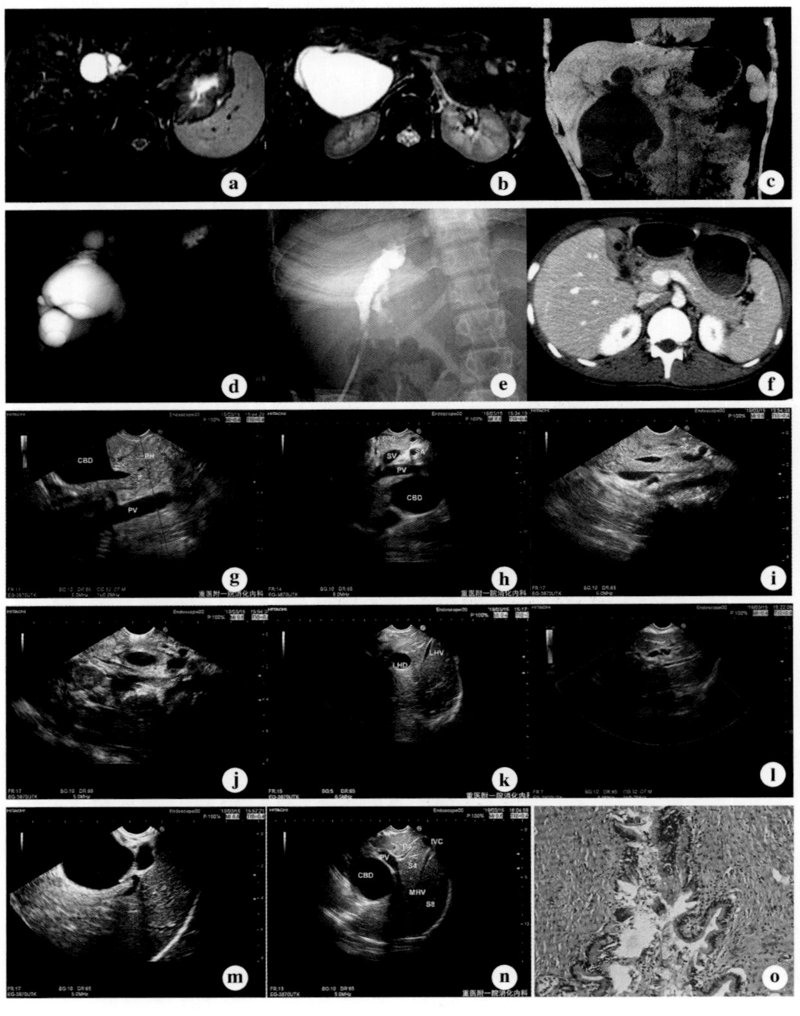

图像要点

CT：（术后复查）肝左外叶术区条状高密度影，其前方局限性液性聚积伴引流管置入，聚积液体偏上方层面似见与肝右叶胆管相通，提示胆漏可能，相应肝右叶胆管轻度扩张，扩张胆管远端肝实质炎症改变伴小脓肿形成可能（e、f）。

MRI：肝内外胆管部分扩张，胆总管最宽处约 8cm×6cm，胆囊增大，主胰管轻度扩张（a、b）。

MRCP：肝内胆管和胆总管多发囊样扩张，胆总管增粗，胆总管下段管腔内结节状充盈缺损，胆囊增大(c、d)。

EUS：胆总管壶腹段以上全程囊样扩张，最宽约 43.2mm，伴肝左管囊样扩张，宽约 14.1mm，肝左管扩张延伸至左外侧叶，约 6mm，右侧肝管未见明显异常（g～n）。

术后组织病理：肝胆管囊性扩张，管壁纤维组织增生、充血、水肿伴少量炎症细胞浸润（o）。

最终诊断：先天性胆管囊肿（IVa 型）。

（邓　亮　詹　珂）

【病情简介】 男，16 岁。急性中上腹痛，化验示淀粉酶 1136U/L，脂肪酶 2775.70U/L，腹部 CT 未见明显异常。无烟酒嗜好，无糖尿病病史。

【实验室检查】 肿瘤学指标：CA19-9、CA125、CEA、AFP 等正常；WBC 11.3×10^9/L，GGT 206U/L、血糖、血脂、肾功能、凝血指标、IgG4 等均正常。

【影像学检查】 CT：急性胰腺炎征象，胆总管稍扩张改变。MRCP：①胆总管下段可疑条片充盈缺损，结石可能；②胰腺稍饱满，胰周少许渗出，胰腺炎考虑。

【治疗】 经胰胆镜胆管结石取出术＋经胰胆镜胆管支架置入术。

精彩视频请扫描二维码

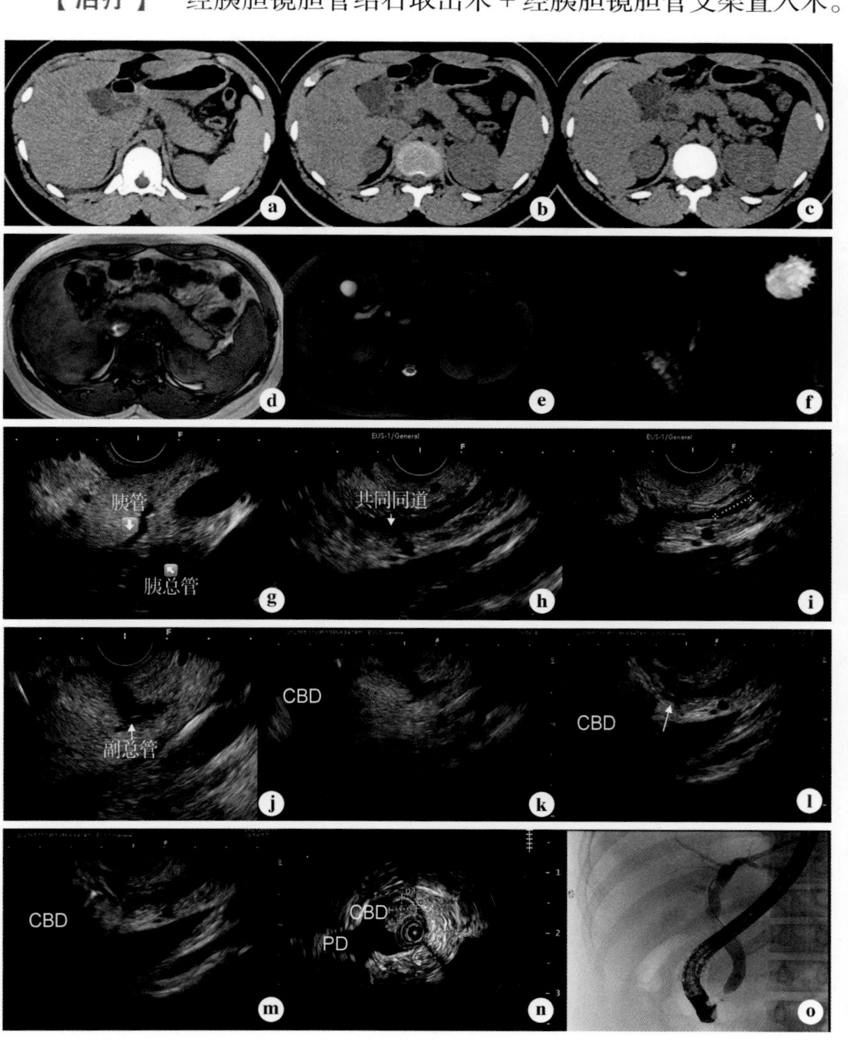

图像要点

CT：平扫示胰腺稍肿胀（a～c）。

MRCP：胆总管下段可疑条片充盈缺损，结石可能。胰腺稍饱满，胰周少许渗出，胰腺炎考虑（d～f）。

EUS：主胰管提前汇入胆总管下段，共同通道内可见中等回声结石影(g～m)，IDUS：主胰管提前于胆总管下段端侧汇入（n）；经胰胆镜胆管结石取出术(o)。

最终诊断：胰胆管合流异常。

（陈小丽　余小丽）

病例 134

精彩视频请扫描二维码

【病情简介】 女，60 岁。因胸骨后不适 2 年，眼黄、尿黄 10 天入院。无烟酒嗜好，无糖尿病病史。

【实验室检查】 肿瘤学指标：CA19-9 69440U/ml，CEA 11.70ng/ml，AFP 正常；肝功能：ALT 416U/L，AST 221U/L，ALP 517U/L，GGT 731U/L，TBIL 97.3μmol/L，DBIL 89.0μmol/L；血常规：RBC 3.58×10^{12}/L，HGB 102g/L；肾功能、凝血指标等均正常。

【影像学检查】 上腹部 CT、MRI：胰头体积增大并密度不均匀减低，胆总管局部扩张，肝脏多发占位。MRCP：肝内外胆管及胰管扩张，胆总管明显扩张，直径约 16mm。

【治疗】 胆管金属支架置入 + 胰管支架置入。

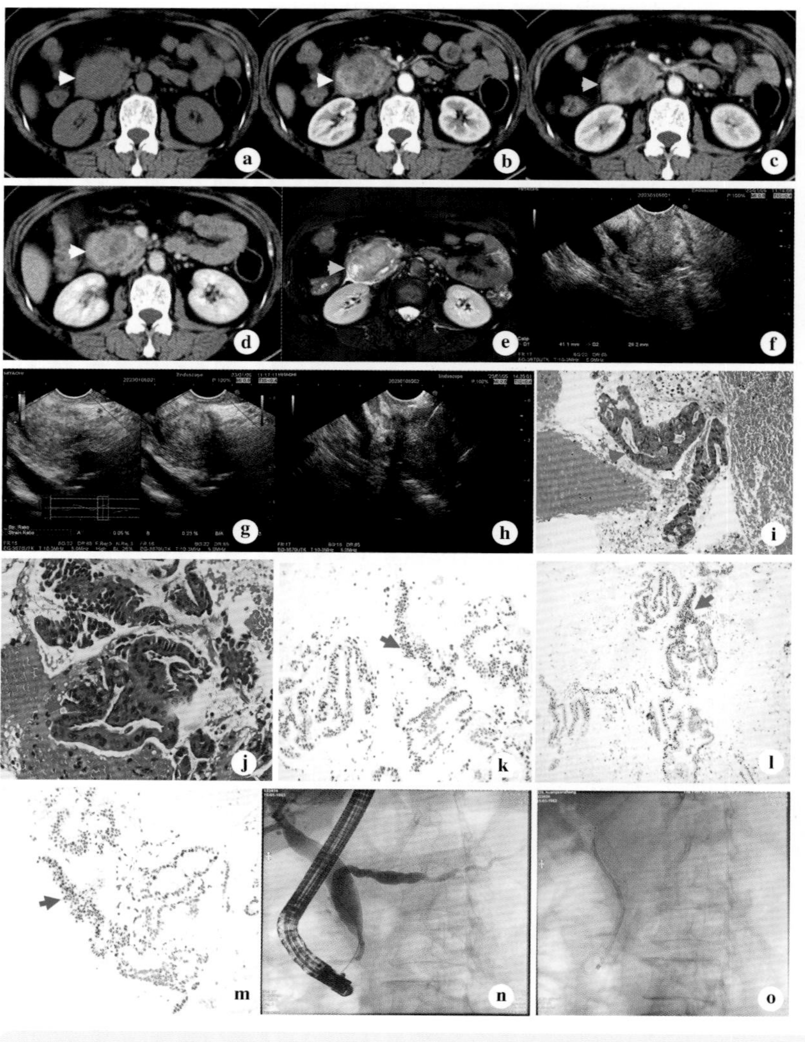

图像要点

CT：胰头体积增大，大小约 4.7cm×5.6cm，密度不均匀减低（a），增强后动脉期、门脉期及延迟期呈不均匀强化（b～d）。

MRI：胰腺头部见肿块影，呈 T2WI 混合信号（e）。

EUS：可见胰头部可见一不规则混杂回声病变，内部可见部分高回声改变，切面大小约 41 mm×32mm，超声弹性成像提示质地硬，病变累及肠系膜上静脉，可见主胰管体尾部扩张，呈串珠样改变，最大直径约 9mm，胰头部胰管显示不清；胆总管中上段扩张，最大直径约 17mm，胆总管下段狭窄；球降交界处较狭窄，镜身未能通过（f～h）。

ERCP：主胰管头部狭窄段有阴影缺损、狭窄段 3cm，胆总管下段狭窄段 2cm、边缘有阴影缺损；置入胆管金属支架和置入胰管塑料支架（n、o）。

穿刺组织病理：镜下见散在异型腺体，结合病史考虑腺癌（i～m）。

最终诊断：胰头癌累及胆总管及肠系膜上静脉（T4NxM1）。

（何朝晖）

第 7 章　十二指肠及壶腹部疾病

病例 135

精彩视频请扫描二维码

【病情简介】　男，71 岁。上腹痛 1 年，皮肤巩膜黄染伴发热 1 周余。1 年前超声检查示肝内外胆管扩张，胆囊肿大，胆囊结石可能；胰腺增强 CT 显示：胰头钩突、胰体部胰腺癌，胆总管下段、邻近脾动脉、脾静脉受侵。遂至上海某医院行 ERCP 术，诊断：胆总管下段恶性梗阻，行十二指肠乳头括约肌切开术＋胆管金属支架置入术＋胰管塑料支架置入术。3 天后 EUS 检查示胰体部一低回声占位，肝外胆管探及金属支架样回声，肝内外胆管无明显扩张。4 个月前外院胰腺 CT 增强显示胰头钩突癌侵犯胆总管下段、十二指肠降段，肝门区腹膜后淋巴结转移；ERCP 示胆总管中下段恶性狭窄，内镜胆管金属支架引流术后支架堵塞，十二指肠主乳头处结构紊乱。化脓性胆管炎，完成愉镜逆行胆管造影术＋胆道内支架置入术＋肠腔狭窄，手术顺利。1 个月前因“巩膜黄染伴腹痛 1 周”再次就诊外院，外院腹部增强 CT 显示胰头占位伴低位胆道梗阻，胆总管支架术后改变；遂转院拟行 ERCP。

【实验室检查】　肿瘤学指标：CA19-9 229.4U/ml，CA724 15.72U/ml，CYFRA211 7.54ng/ml，CA242 45.48U/ml，CA50 48.47U/ml，CA125 74.4U/ml，CA153 14.7U/ml、CEA、CA125、AFP 等正常；血糖：6.63mmol/L；肝功能：TBIL 49.4μmol/L、DBIL 25.4μmol/L、GGT 154.85U/L、ALT、AST 正常，肾功能等均正常，凝血指标：PT 13.3 秒、FBG 5.61g/L、D- 二聚体 2.5mg/L，血常规：HGB 111g/L、RBC 3.48×10^{12}/L、HCT 33.1%；IgG4：0.612g/L。

【影像学检查】　CT 增强：胆总管支架术后改变，引流中。低位胆道梗阻。胰头钩突 MT 可能，请结合临床及其他检查。肝门区、腹腔及腹膜后淋巴结增大。胆囊增大伴结石 / 息肉。左肾囊肿。少量腹水。腹膜后大血管钙化。

【治疗】　全胰腺切除术。

图像要点

CT：多期增强 CT 示胆总管支架置入中（燕尾虚箭），壶腹部稍低强化密度影，包绕侵犯肝动脉，动脉壁毛糙（箭，a、b），增强冠状位重建示病灶蟹足样生长（粗箭），侵犯十二指肠（c），门脉期增强示病灶侵犯肠系膜上静脉（虚箭），包绕肠系膜上动脉（细箭，d）。

EUS：白光镜下见十二指肠乳头炎性息肉样增生；超声所见，颈部体尾部实质萎缩，回声较低，内部回声均匀，胰管管壁回声较强，走行正常。胰腺头部及钩突部见一略低回声肿块，其中一个截面为 31.0mm×24.5mm，内部回声均匀，质地较硬，边缘欠规则，与十二指肠分界欠清，侵犯肝总动脉。胆总管内见金属支架影（e～l）。

术后病理：胰腺内的肿瘤成分（m），肿瘤侵犯十二指肠肠壁肌层（黄色曲线下方部分为浸润的肿瘤成分，n），肿瘤包绕粗大神经（绿箭，o）。

最终诊断：壶腹部导管腺癌，中分化。

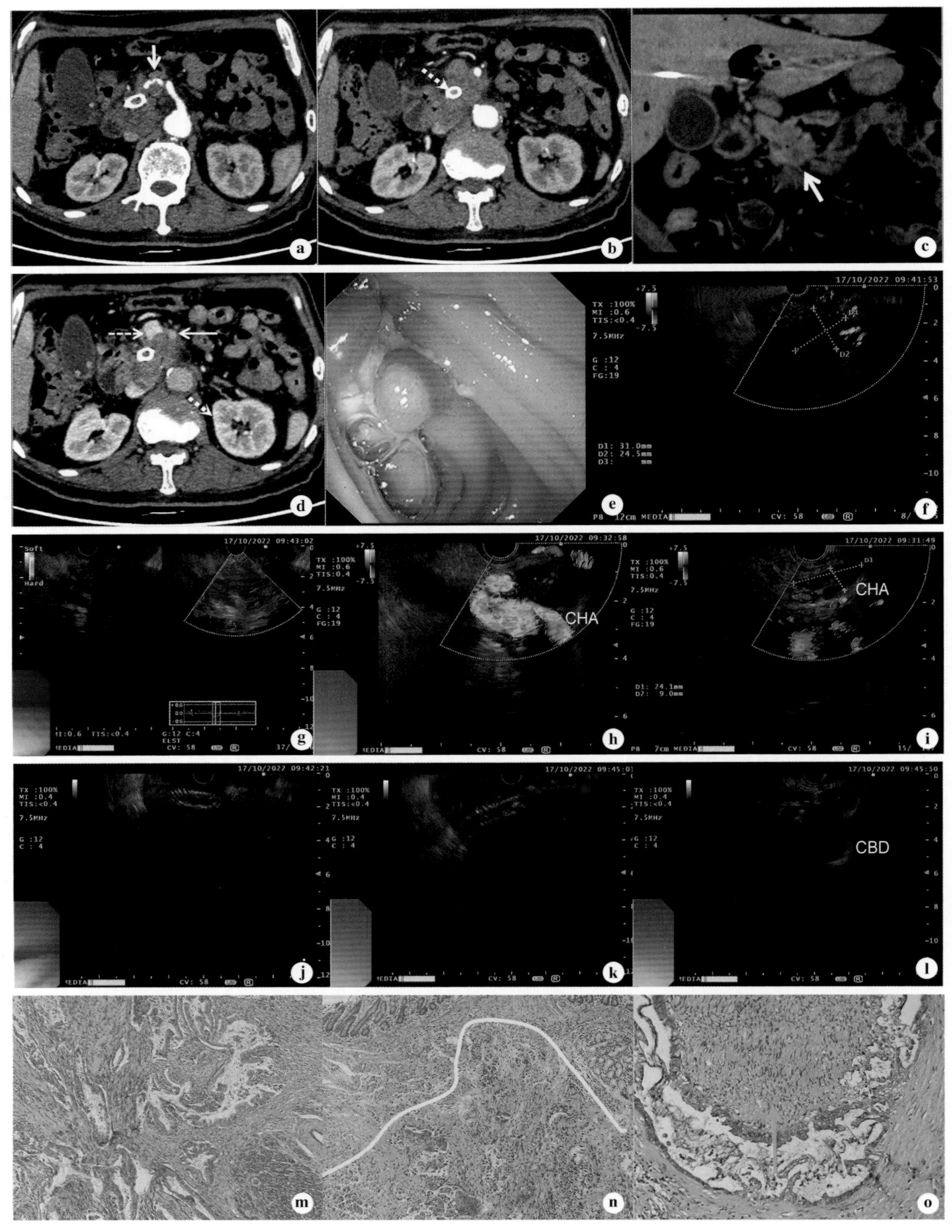

（张　蕾　林　军　王　伟　蒋巍亮　臧　毅　胡倍源　龙　江）

【病情简介】 男，65 岁。发现胆总管扩张 2 天。门诊腹部彩超：胆总管扩张。既往史：无特殊。

【实验室检查】 血常规、肝肾功能正常，CA19-9 37.71U/ml，余肿瘤学指标、血糖等均正常。

【影像学检查】 CT：肝内外胆管扩张，胰头区及胰腺体尾部散在斑片状钙化，胰管稍扩张。MRCP 示：肝内外胆管扩张，壶腹部粘连。

【治疗】 胰十二指肠切除术。

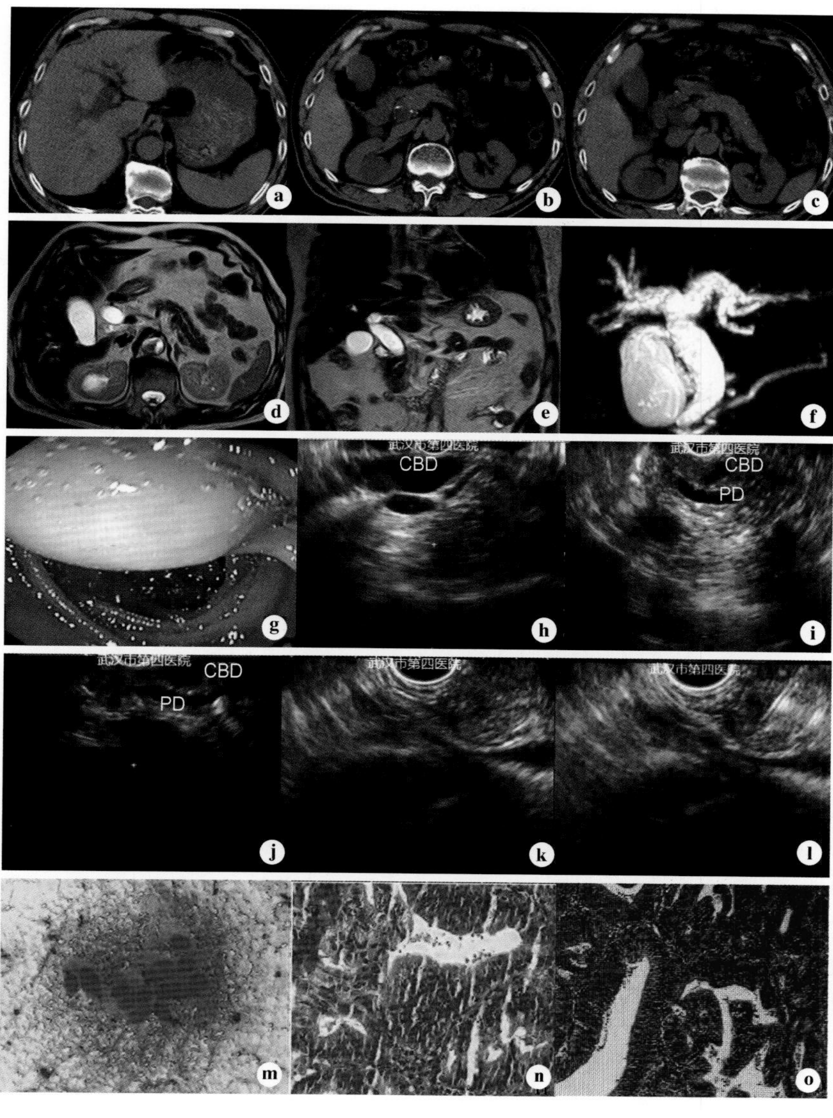

图像要点

CT：肝内外胆管扩张，胰管稍扩张（a～c）。

MRI：胆囊增大，肝内外胆管扩张，考虑壶腹部粘连(d、e)。

MRCP：肝内外胆管扩张(f)。胃镜：十二指肠乳头可见一直径约 15mm 隆起，表面光滑（g）。

EUS：超声内镜示：胆总管扩张（h）；超声内镜壶腹部可见一等回声团块，回声均匀，直径约 15.6mm，向壁内胆总管及主胰管生长，未突破浆膜层（i～k）；壶腹部占位行 COOK19G 针 EUS-FNA2 次，每次提插 20 下（l）。

组织病理：穿刺细胞学见核异质细胞（m）；穿刺组织学高级别上皮内瘤变（n）；手术切除标本病理组织学：高-中分化腺癌侵及肌层，未见脉管及神经侵犯（o）。

最终诊断：壶腹部高中分化腺癌。

（易姗姗　丁祥武）

病例 137

精彩视频请扫描二维码

【病情简介】 男，70 岁。发现皮肤巩膜黄染 1 周。既往史：高血压、糖尿病。

【实验室检查】 血常规：WBC 2.51×10^9/L，HGB 117.00g/L；肝功能：TBIL 263.0μmol/L，DBIL 171.0μmol/L，IBIL 92.0μmol/L，AST 64U/L，ALT 105U/L，ALP 408U/L；肾功能：血清肌酐 141.1μmol/L；术前检查四项、肿瘤标志物（AFP、CEA）未见明显异常。

【影像学检查】 上腹部 MRI 平扫 + 水成像：胆总管下段壶腹部结节伴肝内外胆管明显扩张。

【治疗】 先 PTCD 减黄，拟手术切除。

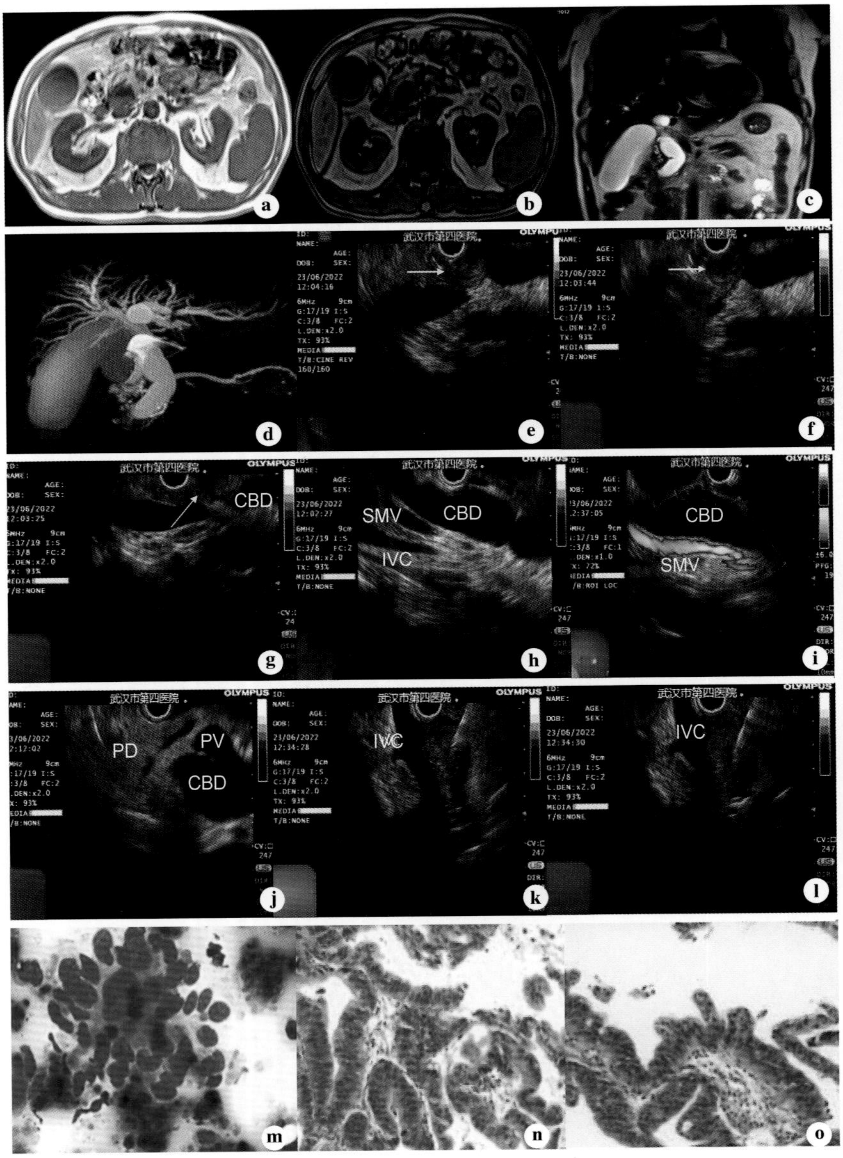

图像要点

MRI：胆总管下段壶腹部见直径约 1.4cm 长 T1 稍长 T2 结节，肝内外胆管明显扩张（a～d）。EUS：胆总管末端和乳头低回声占位，向胆总管腔内生长，切面大小约 20mm（e～g）；胆总管全程明显扩张，最大径 16.3mm，主胰管稍扩张，最大径 4.7mm（h～j）；壶腹部肿瘤用 19G 穿刺针 10ml 负压行 EUS-FNA2 次（k、l）。

病理细胞学：可见癌细胞（m）。病理组织学：腺癌（n、o）。

最终诊断：壶腹部腺癌。

（易姗姗 丁祥武）

病例 138

【病情简介】　男，73 岁。体检发现 CA19-9 反复升高 16 年。16 年前、11 年前体检发现 CA19-9 升高未治疗。2 周前体检再次出现 CA19-9 升高（1220U/ml），于外院行 PET/CT：胰头区见糖代谢异常增高结节，边界光整，大小约 15.5mm×12.2mm，考虑 MT 可能。否认吸烟酗酒史，无糖尿病病史。

【实验室检查】　肿瘤标志物：CA19-9 905.1U/ml，CA242 151U/ml，CEA 6.68ng/ml，CA125、AFP 等正常，血糖、肝功能、肾功能、血常规、凝血指标等均正常，IgG4 0.59g/L。

【影像学检查】　无。

【治疗】　胰十二指肠切除术。

精彩视频请扫描二维码

图像要点

CT：平扫 CT 胰腺头部部分包绕十二指肠降段（细箭，a），动脉期 CT 增强胰头十二指肠未见明显异常强化（细箭，b）。MRI+MRCP：胆总管上段、肝总管略扩张，胰管扩张不明显（c），T2WI 冠状位示胆总管胰腺段轻度狭窄，壁增厚（d），DWI 示十二指肠被胰腺包绕部分及胆总管胰内段扩散略受限（细箭，e），十二指肠及胆总管胰内段延迟强化（细箭，f）。

胃镜：球后区狭窄，胃镜勉强可通过，乳头对侧上方黏膜增厚表面结构紊乱，活检 3 块（g）。超声内镜无法通过。超声所见：十二指肠球降处肠壁增厚，其中一个截面直径为 13.6mm，结构尚存，质地稍硬，SR=34；凸入胰腺实质；胰腺实质回声均匀、较模糊，胰管显示，无扩张。胆囊及胆总管未见异常。胆总管下段直径 6.6mm，头部胰管直径 2.1mm。以波士顿 22G 穿刺针于增厚肠壁处穿刺一针，留取少量细胞送细胞学检查。术毕，穿刺针道未见异常血流影。患者拒绝继续进行穿刺检查，确认后退镜（h ～ z3）。

活检：黏膜慢性炎伴局灶腺瘤样增生。术后冷冻诊断：胰十二指肠切除标本。结合大体，符合环状胰腺，胰腺局灶导管上皮增生伴轻度不典型，胆总管切缘和胰腺切缘未见异型成分。

术后病理诊断：壶腹部十二指肠乳头（黑色星号）交界处见异型腺体浸润性生长（红箭，z4）。

最终诊断：壶腹部腺癌。

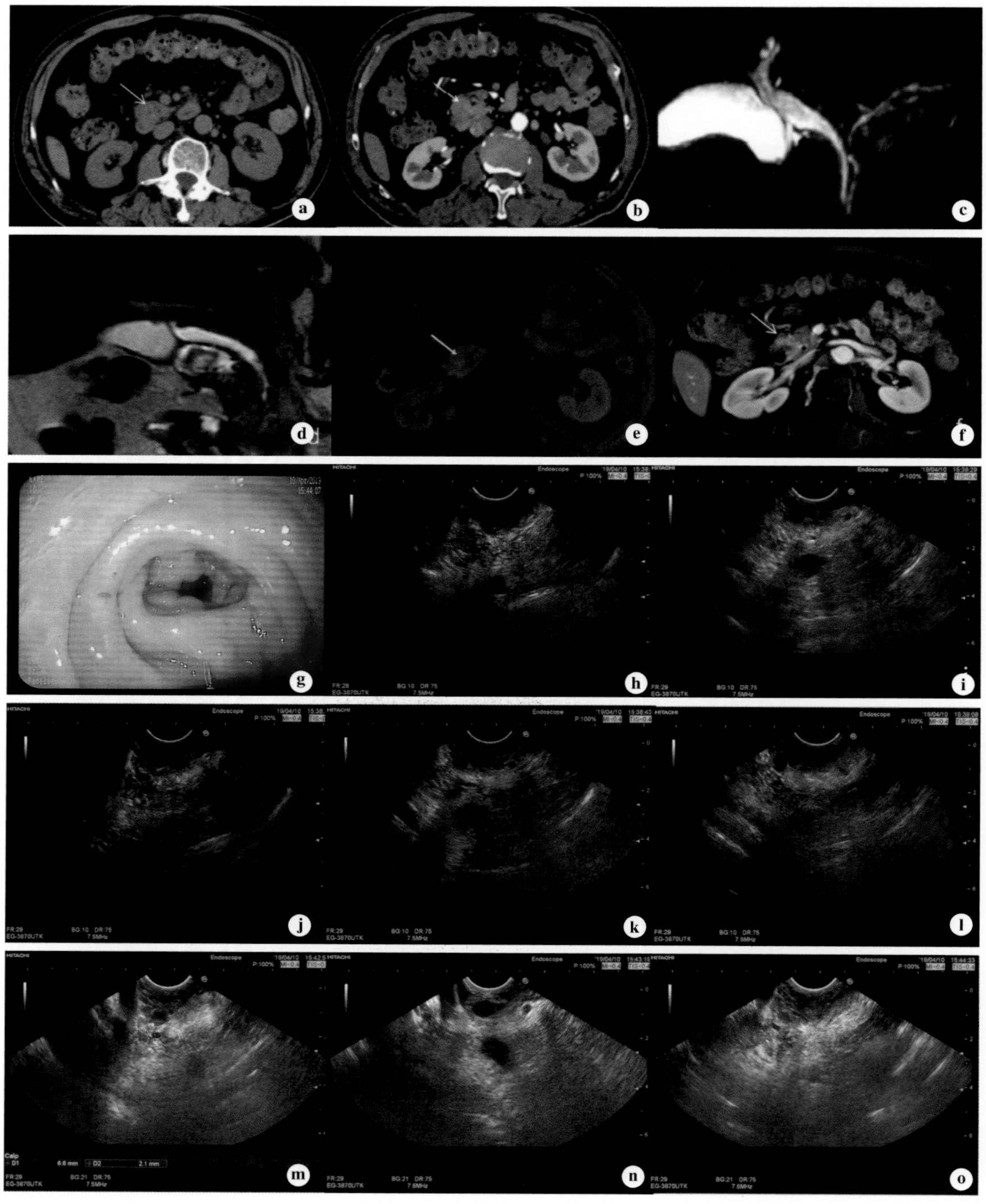

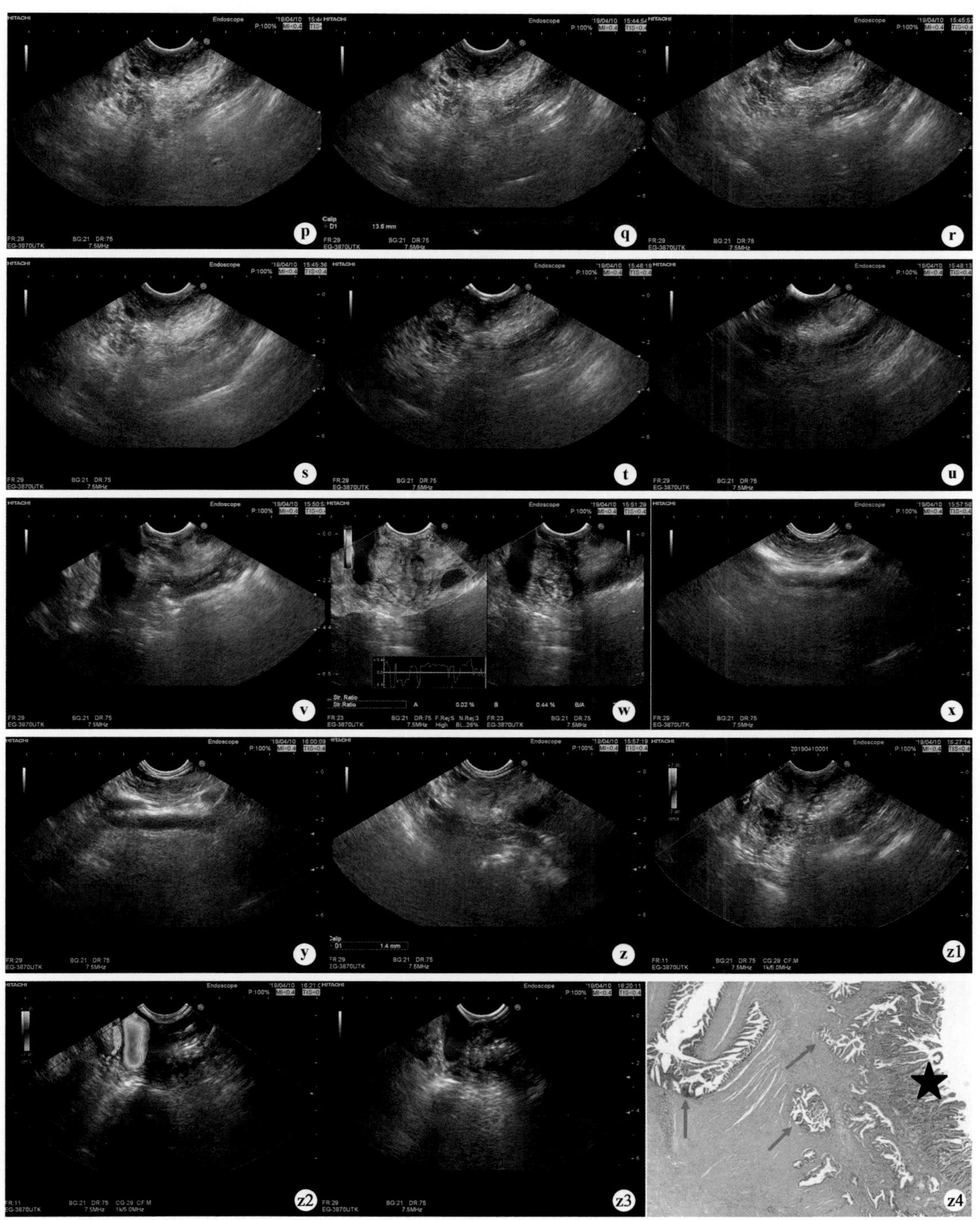

（徐敬慈　许志伟　王　伟　龚婷婷　王　婷）

病例139

精彩视频请扫描二维码

【病情简介】 男，54 岁。皮肤巩膜黄染、尿黄 10 天。既往无特殊。

【实验室检查】 肝功能：TBIL 226.5μmol/L，DBIL 136.5μmol/L，ALT 108U/L，AST 60U/L，γ-GT 1129U/L，CA19-9 355.57U/ml，余肿瘤学指标、血糖、血常规等均正常。

【影像学检查】 全腹部 CT 平扫：肝内外胆管明显扩张，胆总管壁下端增厚、延迟强化。上腹部 MRI 平扫 + 弥散功能成像：胆总管下段壶腹部 - 乳头部管腔狭窄梗阻。

【治疗】 根治性胰十二指肠切除术。

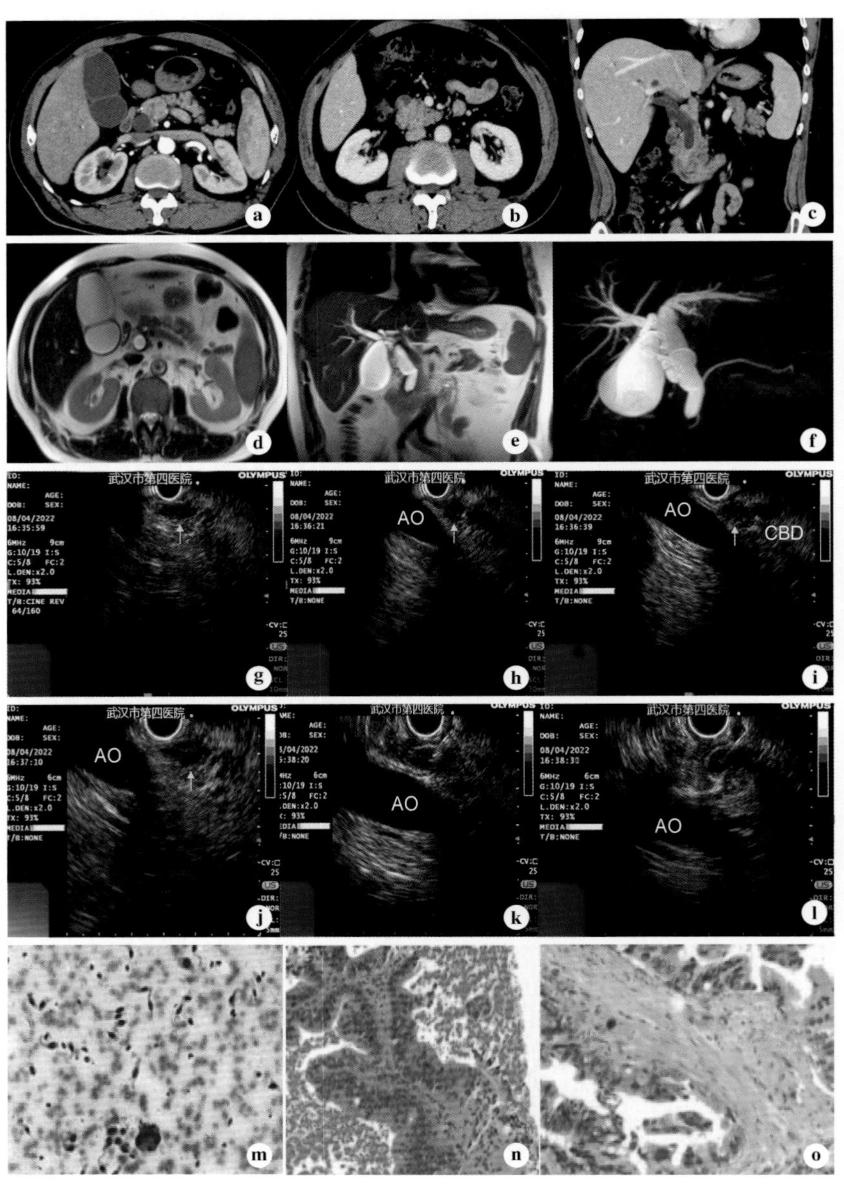

图像要点

CT：肝内外胆管明显扩张，胆总管下段增厚、延迟强化，肿瘤性病变不除外（a～c）。

MRI：肝内胆管及胆总管扩张，胆总管下段壶腹部 - 乳头部管腔狭窄梗阻（d～f）。

EUS：壶腹部低回声占位，切面大小约 15mm×13mm（g～j）；壶腹部肿瘤用 19G 穿刺针 10ml 负压行 EUS-FNA2 次（k、l）。

病理细胞学：腺癌（m）。病理组织学：导管腺癌（n）。术后病理学：中分化管状腺癌，侵及全层，累及胰腺边缘纤维脂肪组织，胰腺未累及（o）。

最终诊断：壶腹部中分化导管腺癌。

（易姗姗　丁祥武）

病例 140

精彩视频请扫描二维码

【病情简介】 女，46 岁。进食后饱胀感 2 周，尿黄、黄疸 1 周。外院腹部 CT 示胆总管下段占位，拟胆管 CA 可能大，并胆系明显扩张，胆囊增大，胆汁淤积。无烟酒嗜好，无胆道结石病史。

【实验室检查】 肿瘤学指标：CA19-9 47.01U/ml，CEA、AFP 等正常；肝功能：ALT 312U/L，AST 170U/L，ALB 37.6g/L，TBIL 137.1μmol/L，DBIL 119.1μmol/L，IBIL 18.0μmol/L；尿常规：尿胆红素 阳性（3+）；血常规、粪常规、肾功能、血糖、电解质及凝血指标等均正常。

【影像学检查】 肝胆胰脾超声：肝内、外胆管扩张、胆囊增大。腹部 CT：胆总管胰腺段占位性病变，考虑为胆管细胞癌，并肝内、外胆管梗阻性扩张。超声内镜：①胆总管末端占位，考虑肿瘤性病变可能；②胆总管扩张；③肝内胆管扩张；④胆囊增大并胆汁淤积；⑤胰头回声不均；⑥腹腔多发淋巴结。

【治疗】 腹腔镜下胰十二指肠根治术 + 胆囊切除术 + 腹腔引流术。

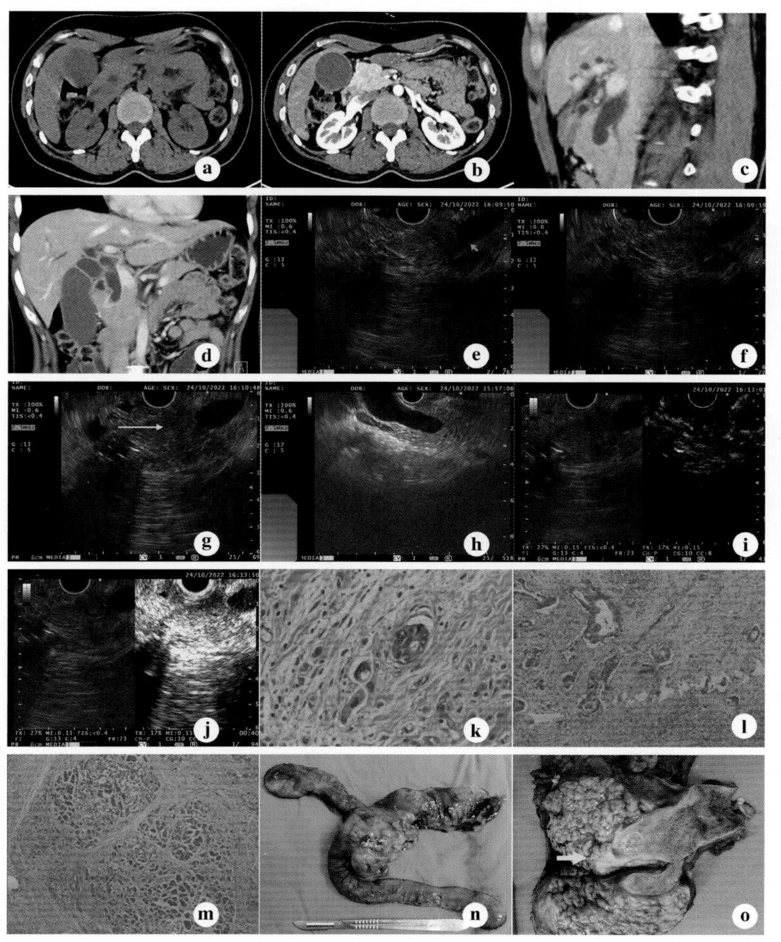

图像要点

CT：胆总管胰腺段管腔突然变窄，胆管壁局部增厚并见软组织样密度影突向管腔之内，CT 值约为 3HU，范围约为 11mm×11mm，边界不清，增强扫描病变呈明显强化，其上方胆管明显扩张，最大直径约为 16mm（a～d）。

EUS：乳头形态正常。胆总管末端见一不均质稍低回声，切面大小约 12mm×12mm，病变边界不规则，与十二指肠管壁及周围胰腺实质界线不清晰，病变无声影，不活动，胆总管全程扩张，胆总管最宽处直径约 17mm，超声造影病变呈不均质高增强。胆囊增大，囊内见点状高回声沉积。肝内胆管扩张，肝门部、胰周见多发低回声淋巴结影，切面大小约 12.8mm×9.9mm（e～j）。

术后组织病理：壶腹部中分化腺癌，肿瘤最大径约 1.5cm，侵犯胆总管、胰腺实质及十二指肠全层，见脉管内癌栓及神经侵犯。自检胃切缘、远端肠切缘、胆总管切缘及胰腺切缘未见癌（k～o）。

最终诊断：壶腹部中分化腺癌。

（谢　芳）

病例 141

精彩视频请扫描二维码

【病情简介】 男，72 岁。2 个月前无明显诱因出现糊状稀便，厌油腻 1 个月前就诊当地县中医院，胸腹部 CT：胆总管末端占位，考虑胆管细胞癌；右肺下叶纤维灶。近 2 个月体重下降约 5kg。吸烟史 50 余年，半包 / 天；饮酒史 50 余年，3 两 / 日，未戒；无糖尿病病史。

【实验室检查】 肿瘤学指标：CA19-9 41.80U/ml，CEA 2.03ng/ml，CA72-4 ＜ 1.50U/ml，CA125 6.02U/ml，CA24-2 2.545U/ml。

【影像学检查】 CT：胆系及胰管扩张，肝内稍低密度结节，考虑壶腹癌，伴转移不除外，MRI：壶腹区占位，考虑壶腹癌。

【治疗】 胰十二指肠根治术。

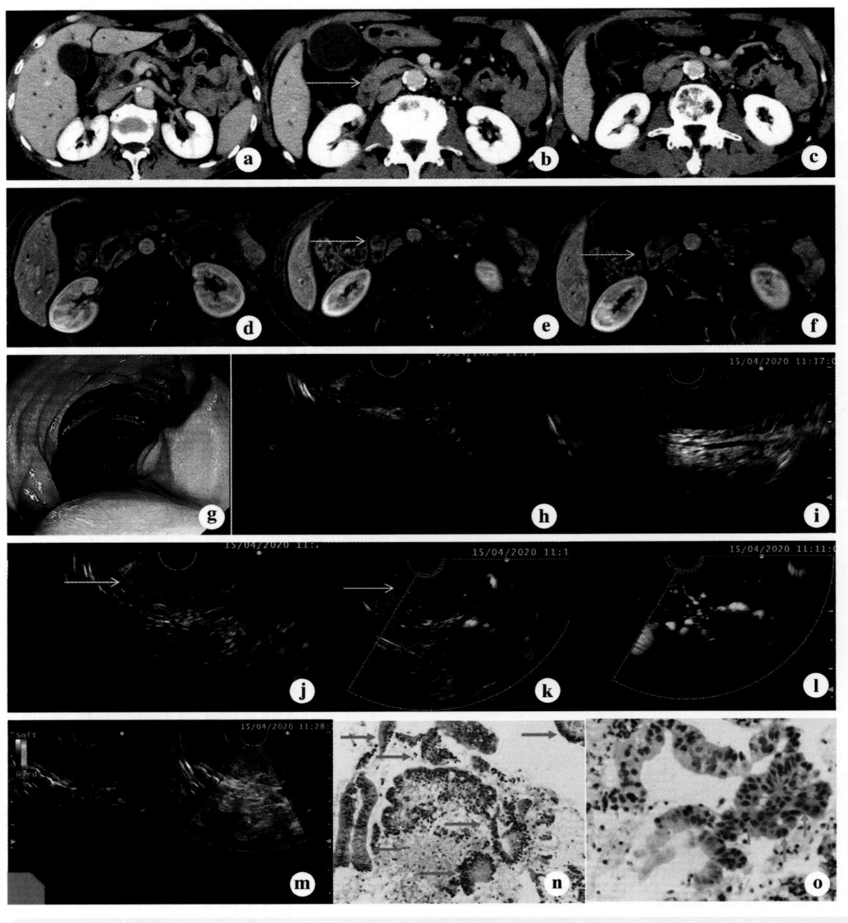

图像要点

CT：壶腹区可见一直径约 1.8cm 的软组织结节，增强呈中度强化，其上肝内外胆管及主胰管明显扩张（a～c）。

MRI：平扫：壶腹区可见一结节状异常信号（d、e），长径约 2.0cm，表现为 T1WI 等信号，T2WI 略高信号，压制序列为高信号，DWI 序列呈扩散受限，增强扫描呈明显不均匀强化，肝内外胆管、胆囊明显扩张（f）。

EUS：普通内镜白光下见十二指肠降部壶腹黏膜膨隆，表面充血，未见明显破溃及新生物；超声扫查见壶腹内低回声团块，回声欠均匀，扫描截面约 19.1mm×11.1mm，病灶内部及边缘可见杂乱血流信号，质地较硬，胆总管下段及胰管狭窄，狭窄近端胆总管扩张，管径 1.1cm（g～m）；超声内镜引导下 22G 穿刺针于十二指肠降部穿刺 3 针，抽取组织条并涂片送检。

穿刺组织病理：壶腹部穿刺组织内见较多异型腺体（红箭，n），部分异型腺体呈筛孔样（蓝箭，o），细胞核深染、大小差异明显。

诊断：壶腹部腺体高级别上皮内瘤变。

最终诊断：十二指肠壶腹癌 。

（翟会专　李增军）

精彩视频请扫描二维码

【病情简介】　男，66 岁。上腹痛 10 余天。外院电子胃镜提示十二指肠降部肿物。上腹部增强 CT 示十二指肠降部见不规则形囊实性异常密度影，边界可，大小约 40mm×32mm×27mm，增强后实性部分异常强化。

【实验室检查】　肿瘤学标志：CA19-9、CEA、AFP、CA724 均正常；血糖：7.0mmol/L；肝功能、肾功能、血常规、凝血功能均正常。

【影像学检查】　增强 CT：十二指肠降部占位，考虑十二指肠来源间质瘤可能。

【治疗】　十二指肠部分切除术、十二指肠空肠吻合术。

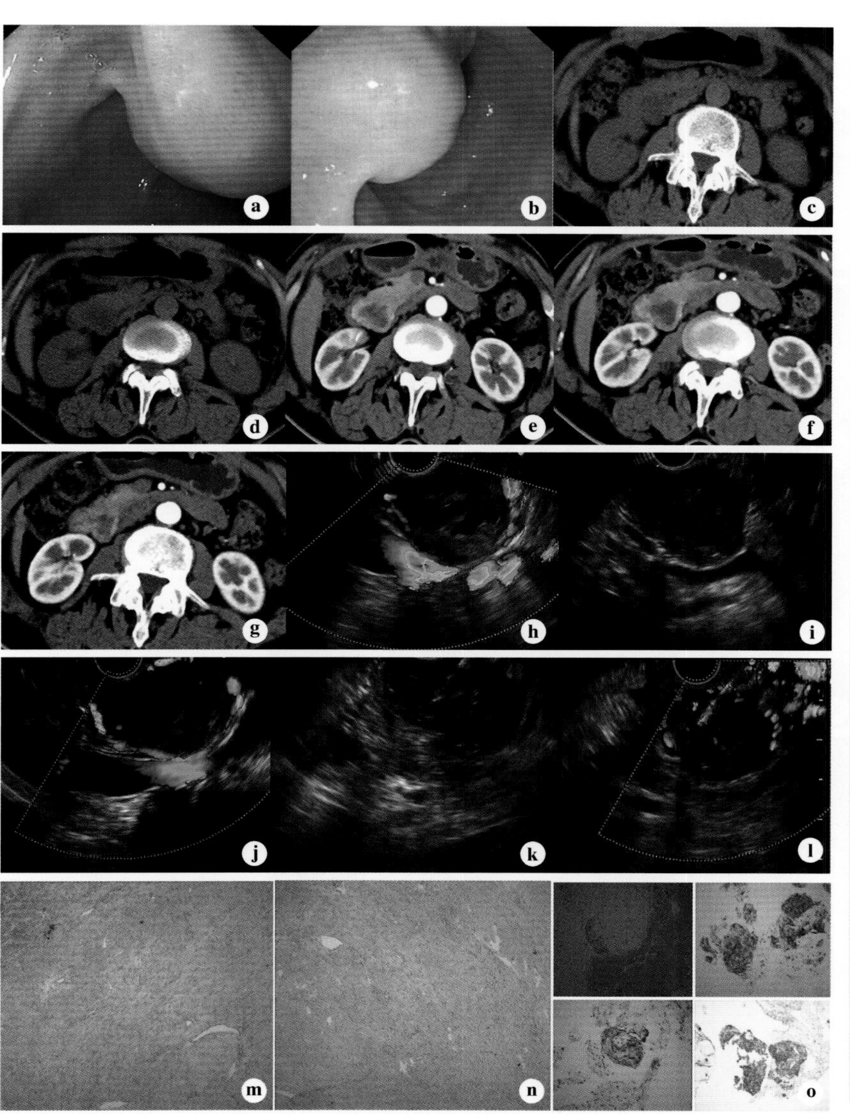

图像要点

内镜：十二指肠降部近乳头处黏膜隆起，表面光滑（a、b）。

CT：平扫十二指肠降部见低密度结节影，边界欠清（c、d）；增强 CT 示不规则形囊实性异常密度影，边界可，大小约 40mm×32mm×27mm，增强后实性部分异常强化（e～g）。

组织病理：胃肠道间质瘤，梭形细胞型；核分裂象约 2 个 / $5mm^2$；危险度评估：低度危险性（m～o）。

最终诊断：十二指肠间质瘤。

（汤娜娜）

病例 143

【病情简介】 男，62 岁。反复肤黄眼黄伴腹胀半年余。外院初诊 MRCP 提示胆总管下端局部变细截断口软组织等信号影，壶腹部乳头增大，肝内外胆管扩张，胰管扩张，胆囊增大。4 个月前于外院行 ERCP，术后病理提示十二指肠乳头病理黏膜慢性炎症、活动性炎症伴部分腺上皮低级别上皮内瘤变。有高血压病史，手术史：左腹股沟斜疝行无张力修补术。有长期吸烟饮酒病史。

【实验室检查】 血常规 +CRP: WBC 10.9×10^9/L，N% 92.2%，超敏 CRP 60mg/L，生化、凝血功能、心肌酶等指标基本正常。肿瘤标志物：CEA，CA19-9 均在正常范围内。

【影像学检查】 详见图像要点。

【治疗】 行根治性胰十二指肠切除术，术后病理为高分化腺癌。

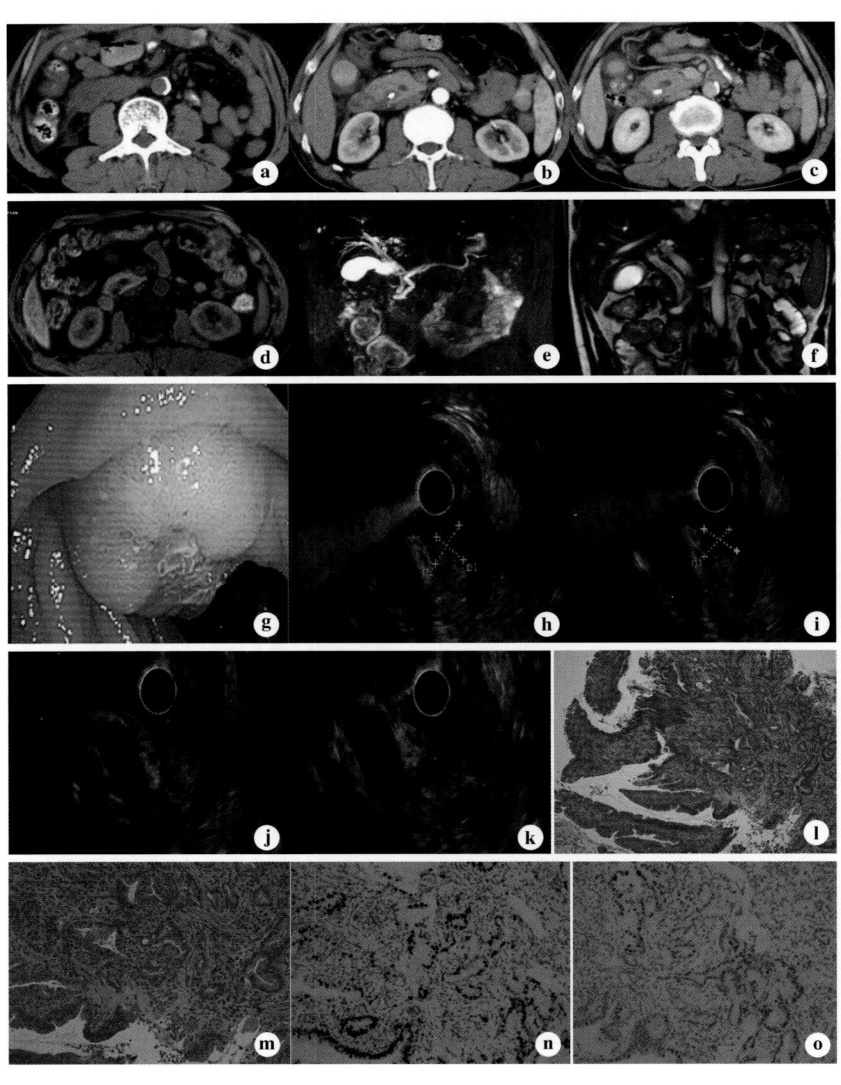

图像要点

CT：上腹部 CT 示十二指肠乳头区较饱满，肝内外胆管多发积气扩张，胰管扩张（a～c）。

MRCP：肝内外胆管及胆总管积气、扩张，胆囊结石（d～f）。

EUS：十二指肠主乳头增大伴低回声占位，大小约 10mm×15mm，累及胆总管下段，胰管明显扩张，直径约 9mm（g～k）。穿刺组织病理提示高级别上皮内瘤变；术后组织病理：高分化腺癌，大小约 15mm×10mm×8mm，侵犯胰腺实质内（＜0.5cm），脉管未见侵犯，神经未见侵犯（l～o）。

最终诊断：十二指肠乳头高分化腺癌。

（杨建锋）

【病情简介】　男，41 岁。体检行胃镜检查发现十二指肠降部乳头饱满水肿，病理提示十二指肠降部乳头管状腺瘤，低级别上皮内瘤变。进一步行超声内镜提示十二指肠降部乳头内部中等偏低回声病灶，腺瘤考虑；胆总管轻度扩张；主胰管扩张。无烟酒嗜好，无糖尿病病史。

【实验室检查】　肿瘤学指标：CA19-9、CEA、CA125、AFP 等正常；ALT 56U/L，GGT 134U/L，TG 1.87mmol/L，血糖、肾功能、血常规、凝血指标等均正常；IgG4 未查。

【影像学检查】　CT：胰管未见明显增宽征象。MRI：主胰管稍饱满，十二指肠乳头稍饱满。EUS：十二指肠乳头处中等偏低回声占位，未累及胆胰管，腺瘤考虑。

【治疗】　十二指肠乳头腺瘤内镜下圈套切除术＋胆管支架置入术＋胰管支架置入术。

精彩视频请扫描二维码

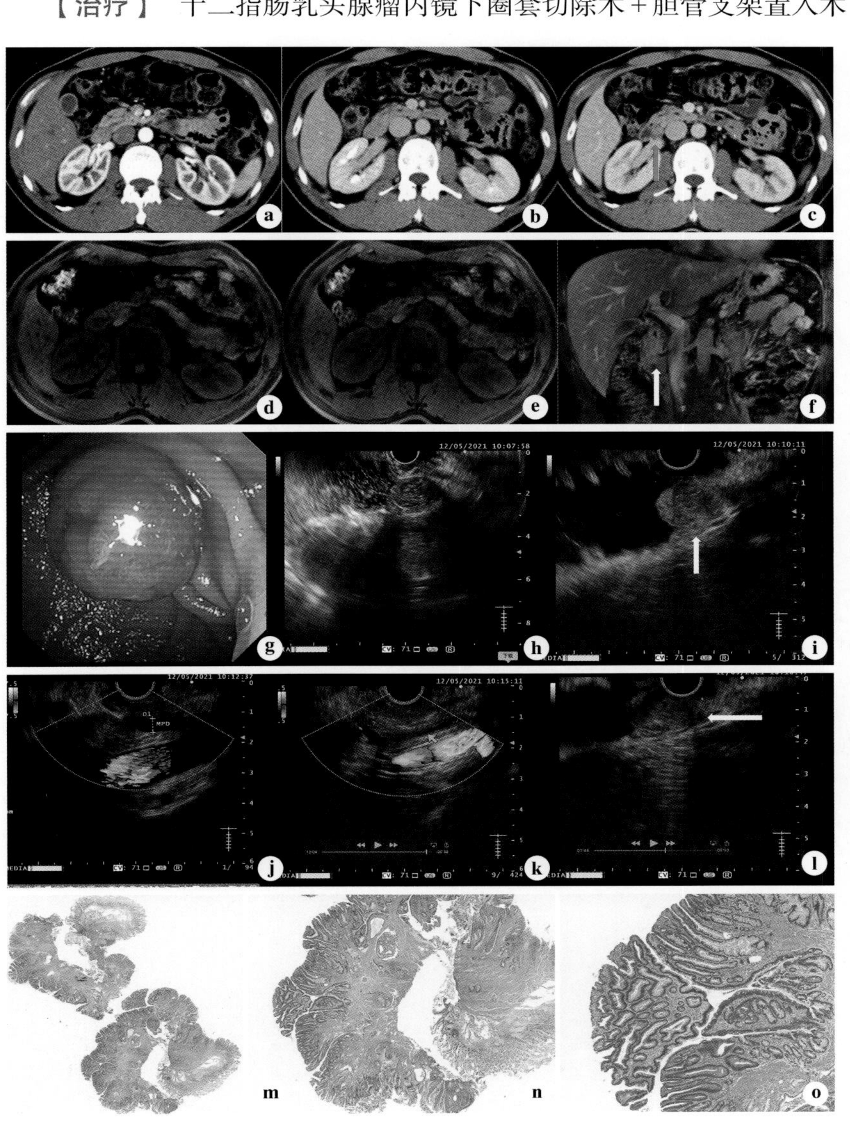

图像要点

CT：增强 CT 示胰腺外形正常、胰管显示，未见明显扩张征象，十二指肠乳头肥大（红箭头，a～c）。

MRI 增强示肝内外胆管未见扩张，胰腺信号未见异常，主胰管饱满，十二指肠乳头稍饱满（d～f）；

EUS：乳头处可见以显露型充血分叶状隆起，超声显示为中等回声团（红箭头），边界清，未向胆总管及主胰管末端延伸，主胰管末端轻度扩张（g～l）；组织病理：十二指肠乳头肿物 管状腺瘤，低级别上皮内瘤变（m～o）。

最终诊断：十二指肠乳头管状腺瘤。

（陈小丽　余小丽）

病例 145

精彩视频请扫描二维码

【病情简介】 女 68 岁。间断反酸 1 年余。既往史：慢性肾炎综合征、高血压病史。

【实验室检查】 肝功能：TBIL 57.3μmol/L，DBIL 42.7μmol/L，AST 244U/L，ALT 260U/L，γ-GT 1186U/L。血常规、肾功能、淀粉酶，CA19-9 均正常范围。

【影像学检查】 全腹部 CT：肝内、外胆管及胆总管、胰管扩张；上腹部 MRI 平扫 + 水成像：十二指肠壶腹部结节灶并肝内、外胆管及胆总管、胰管扩张。

【治疗】 胰十二指肠切除术。

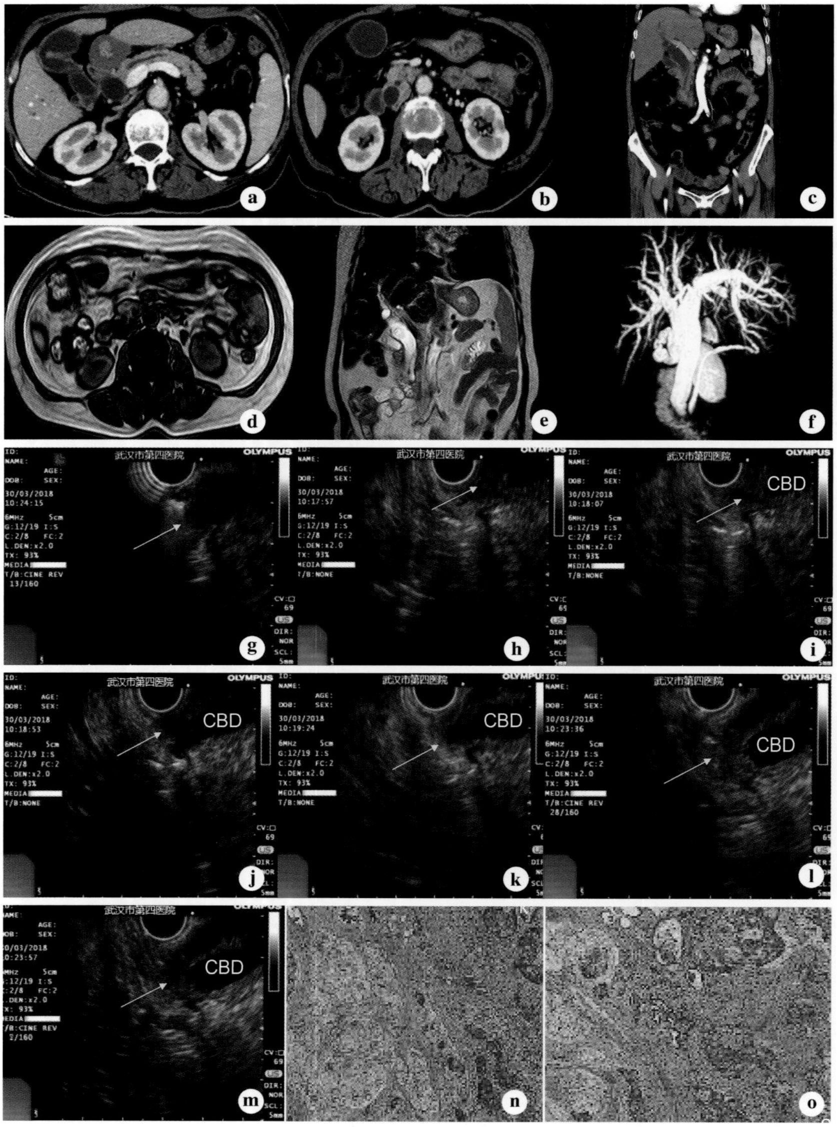

图像要点

CT 增强：肝内、外胆管及胆总管、胰管扩张（a～c）。

MRI：十二指肠壶腹部见直径约 12mm 结节状高低混杂信号影，肝内、外胆管及胆总管、胰管扩张（d～f）。

EUS：胆总管末端壶腹部见低回声占位，切面直径约 15mm，向胆管内生长；胆总管扩张明显，最宽处约 18mm；主胰管稍扩张(g～m)。

术后病理学：十二指肠乳头黏液腺癌并类癌（I 级）侵及肌层（n、o）。

最终诊断：十二指肠乳头黏液腺癌并类癌。

（易姗姗 丁祥武）

第 8 章　转移性、腹腔及腹膜后疾病

精彩视频请扫描二维码

【病情简介】　女，43 岁。间断发热、左上腹部疼痛 1 个月。无烟酒嗜好，无糖尿病病史。

【实验室检查】　肿瘤学指标：SF 214.30ng/ml；CA19-9 33.17U/ml；NSE 24.73ng/ml；CA125 64.31U/ml。肝功能、肾功能、血常规、凝血指标等均正常。

【影像学检查】　增强 CT：①胰腺体尾部密度稍低，脾脏多发病变，请结合病史除外免疫性胰腺炎；②肝胃间隙、脾胃间隙、胰腺周围、肠系膜多发肿大淋巴结；③肝顶、肝Ⅵ段病变，性质待定；以上建议行上腹 MRI 平扫 +DWI+ 增强扫描排除肿瘤性病变；④胆囊返折，考虑胆汁淤滞；⑤肝Ⅳ段点状钙化。

【治疗】　化疗。

图像要点

CT：增强 CT 示胰腺体尾部饱满，边缘模糊，下缘脂肪间隙密度增高，体尾部密度稍低，CT 值约 39HU；增强扫描体尾部强化程度均匀减低，持续强化，三期 CT 值约 72/74/84HU（a～d）；脾动脉主干受累，脾门血管受累。脾脏未见增大，实质内散在类圆形、片状稍低密度影，边缘欠清，大者约 5. 9cm×4. 7cm，CT 值约 39HU，增强扫描边缘强化较明显，中间呈持续均匀强化，三期 CT 值约 49/56/63HU。肝胃间隙、脾胃间隙、胰腺周围、肠系膜间隙多发肿大淋巴结，大者短径约 1.4cm（e）。

EUS：胰尾部及脾脏内可见多个实性肿物，大小约 26.5mm×21.3mm，边界较清晰，形态尚规则（f、g），增强造影提示脾脏内肿物强化明显（h），于胃体部超声引导下对胰尾部组织进行穿刺（i），胰管不扩张，肝门部可见多发肿大淋巴结，边界较清，其内可见血流信号（j、k），对肝门部淋巴结进行穿刺（l）。

组织病理：肝门部淋巴结穿刺组织凝血块内见多量异型细胞团，待免疫组化辅助诊断（m）；胰腺肿物穿刺活检，凝血块及退变组织见纤维组织增生，部分区域挤压严重，请结合临床（n）；肝门部淋巴结穿刺组织凝血块内多见异型细胞团，常规病理形态及免疫表型符合非霍奇金弥漫大 B 细胞淋巴瘤，非生发中心来源（o）。

最终诊断：非霍奇金弥漫大 B 细胞淋巴瘤。

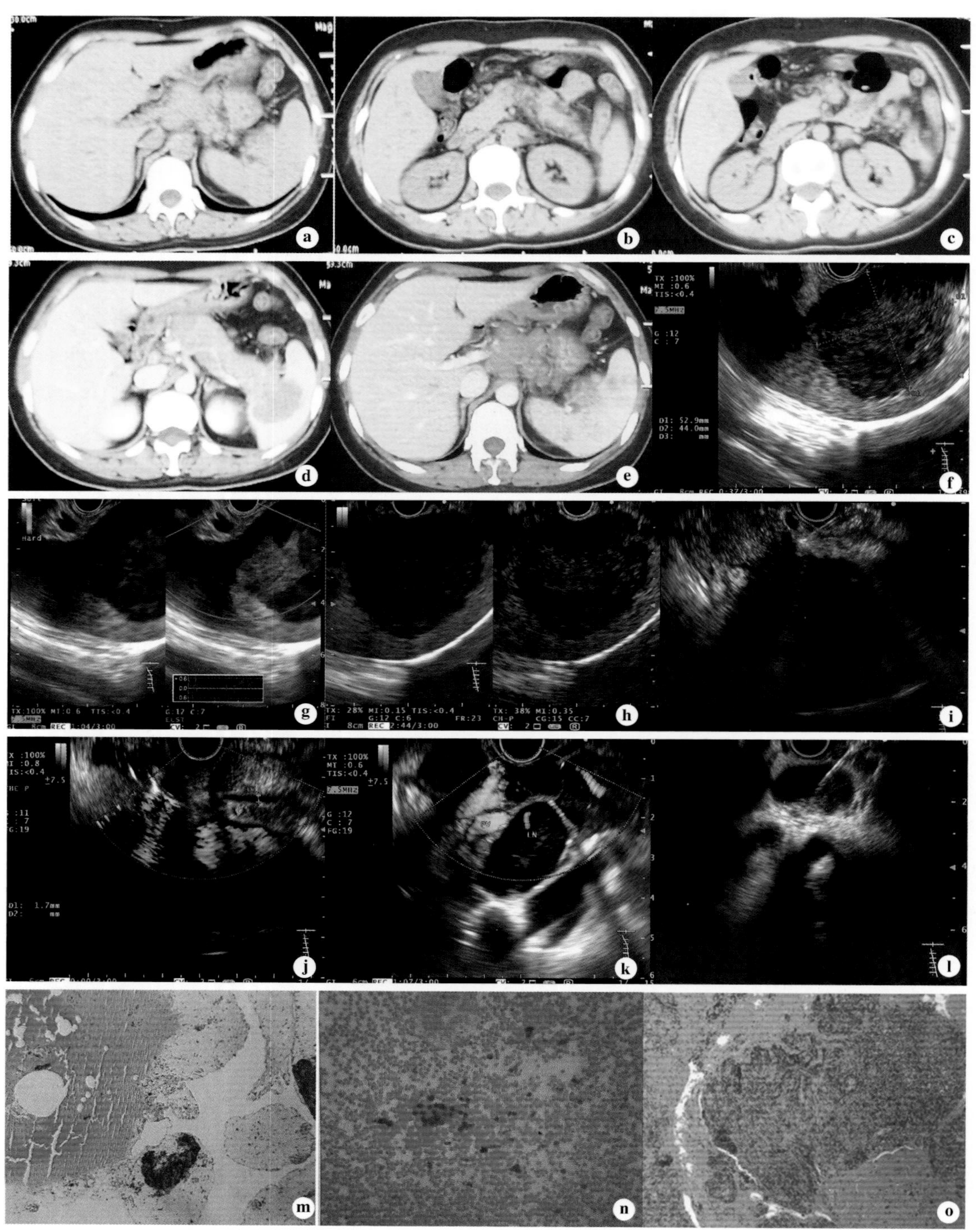

（于廷廷　张立超　侯森林）

精彩视频请扫描二维码

【病情简介】　男，74 岁。自觉后背僵硬 10 余天。外院 B 超提示脾脏肿物，约 2cm×6cm。

【实验室检查】　pre-ALB 169mg/L，尿素 7.4mmol/L，余肝功能、肾功能指标及血糖、血常规、肿瘤学指标等均基本正常。

【影像学检查】　胰腺术前分期增强 CTA：肝门区占位伴肿大淋巴结显示，考虑淋巴瘤可能、慢性胆囊炎、脾脏脉管瘤。胰腺术前分期增强 MRI：①肝门区占位伴肿大淋巴结显示，考虑淋巴瘤可能；②脾脏脉管瘤；PET/CT：胰腺头颈部软组织肿块，脾内局灶性稍低密度影伴高代谢分布，腹腔内小肠、系膜区及腹膜后多发高代谢分布，拟恶性病变（淋巴瘤可能大）。

【治疗】　化疗。

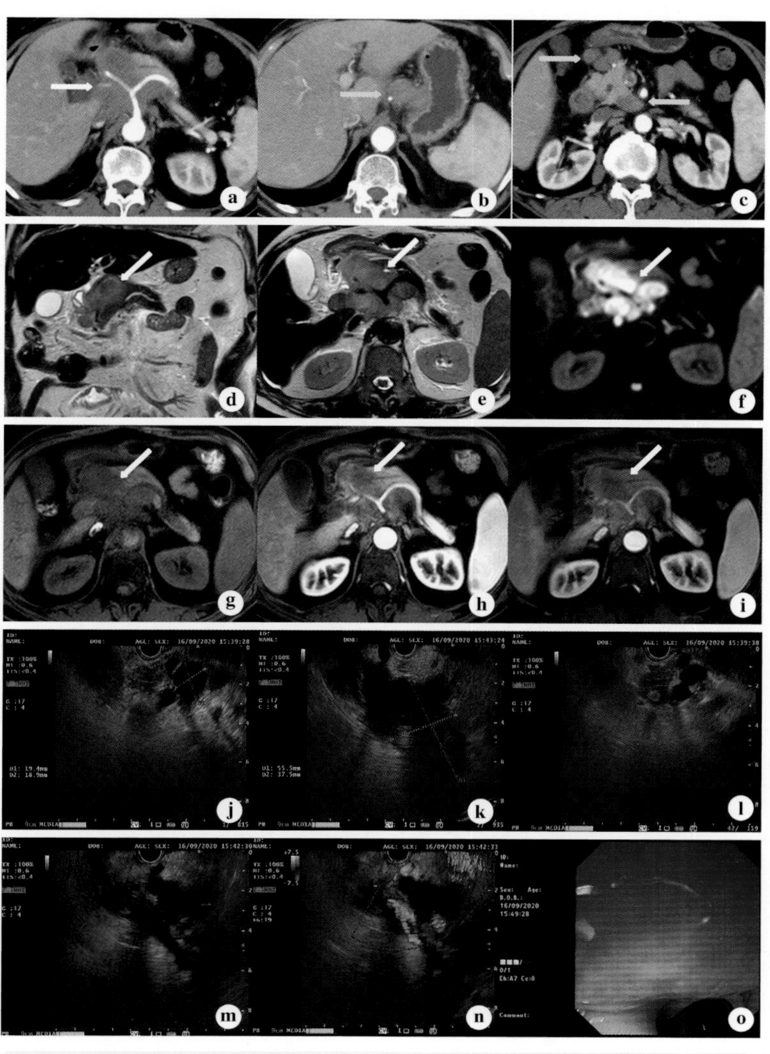

图像要点

CT：增强动脉期图像示胰头颈后上缘及肝门区不规则软组织肿块（粗白箭），大小约 7.0cm×6.4cm，腹腔干、肝总动脉、脾动脉穿行于病灶内，管腔未见狭窄（a）。增强动脉期图像小网膜囊、胰周可见数个均匀强化的肿大淋巴结（粗黄箭，b、c）。

MRI：T2WI 冠状面序列及横断面序列胰头颈后上缘及肝门区病灶（粗白箭）呈稍高信号，边界清晰（d、e），DWI 序列病灶呈高信号（f），fsT1WI 序列病灶呈低信号（g），增强动脉期及静脉期病灶呈轻度进行性强化，信号略欠均匀（h、i）。

EUS：连续探查胰腺颈体尾部实质未见明显占位性病灶。于脾动脉及门静脉之间见一低回声病灶，向肝门方向延伸，边界较清，边缘尚规则，范围为 55.5mm×37.5mm，进镜至十二指肠球部，球部前壁水肿，可见一范围约 1.5cm 溃疡，表面覆污苔，肠壁不规则僵硬，层次结构消失；未进入降段进一步观察。胆总管后方见一低回声淋巴结影。分别行 EUS-FNA（j ～ z1）。细胞学涂片：血液背景中见淋巴细胞、中性粒细胞混杂在一起，细胞核细节显示不清（z2），穿刺组织内见弥漫成片异型细胞（z3），肿瘤细胞异型明显，缺乏腺样结构（z4）。

最终诊断：弥漫性大 B 细胞淋巴瘤。

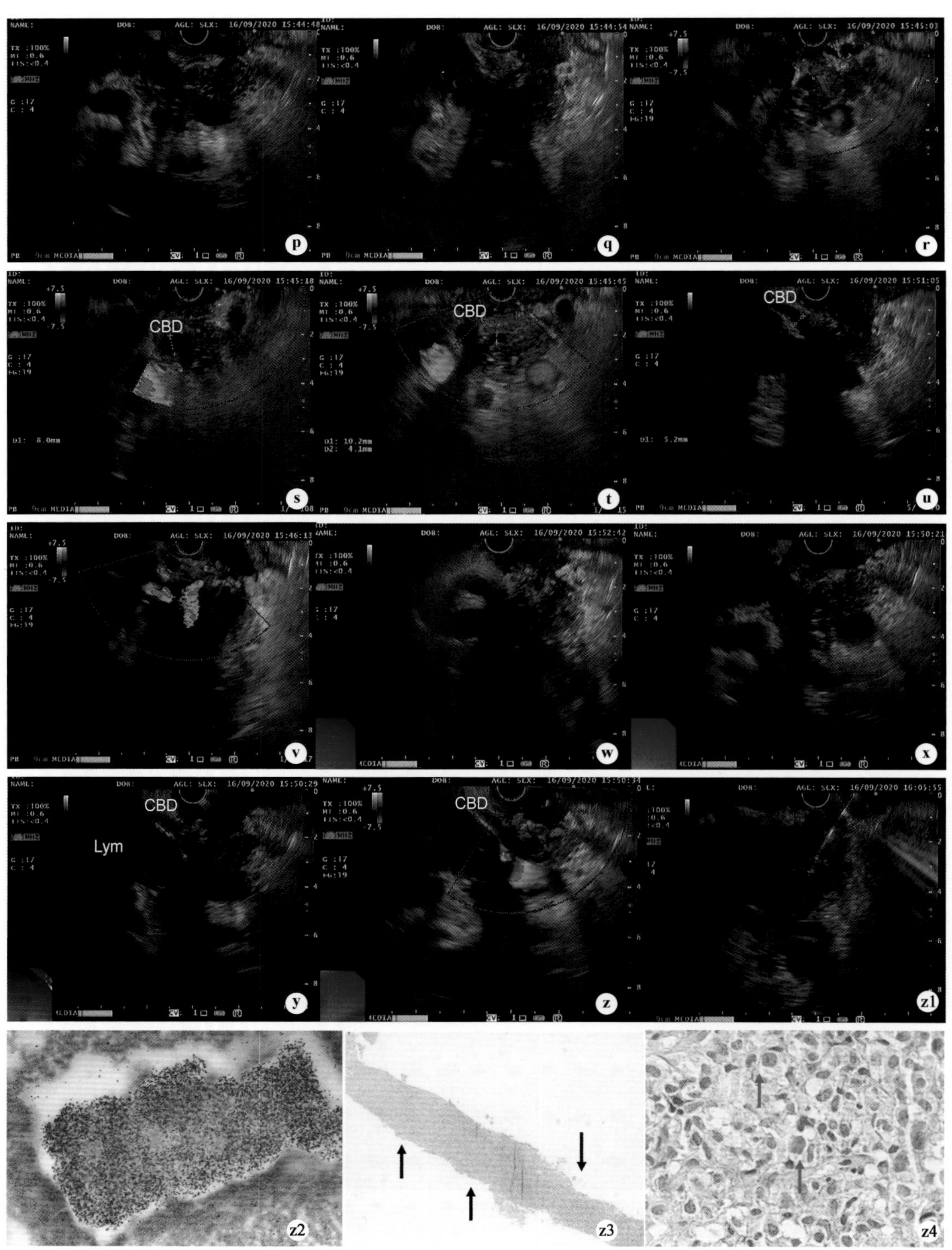

（病史：徐敬慈；影像：王晴柔；EUS：王　伟　龚婷婷；病理：王　婷；细胞学：高丽丽）

病例 148

精彩视频请扫描二维码

【病情简介】 女，51 岁。1 个月前外院体检时查上腹部增强 CT 提示胰腺体尾部占位，余无不适。无烟酒嗜好，无糖尿病病史。

【实验室检查】 CA125 53.7U/ml，ALT 9U/L，ALB 34g/L，A/G0.76，IgG4 27.40g/L，余肿瘤学指标、肝肾功能指标、血糖、血脂、血常规及凝血功能指标均基本正常。

【影像学检查】 PET/CT：胰腺体尾部不规则软组织团块灶，代谢显著增高，考虑淋巴瘤可能。MRCP：胰管显示，未见扩张。胰周、脾周少许积液。

【治疗】 化疗。

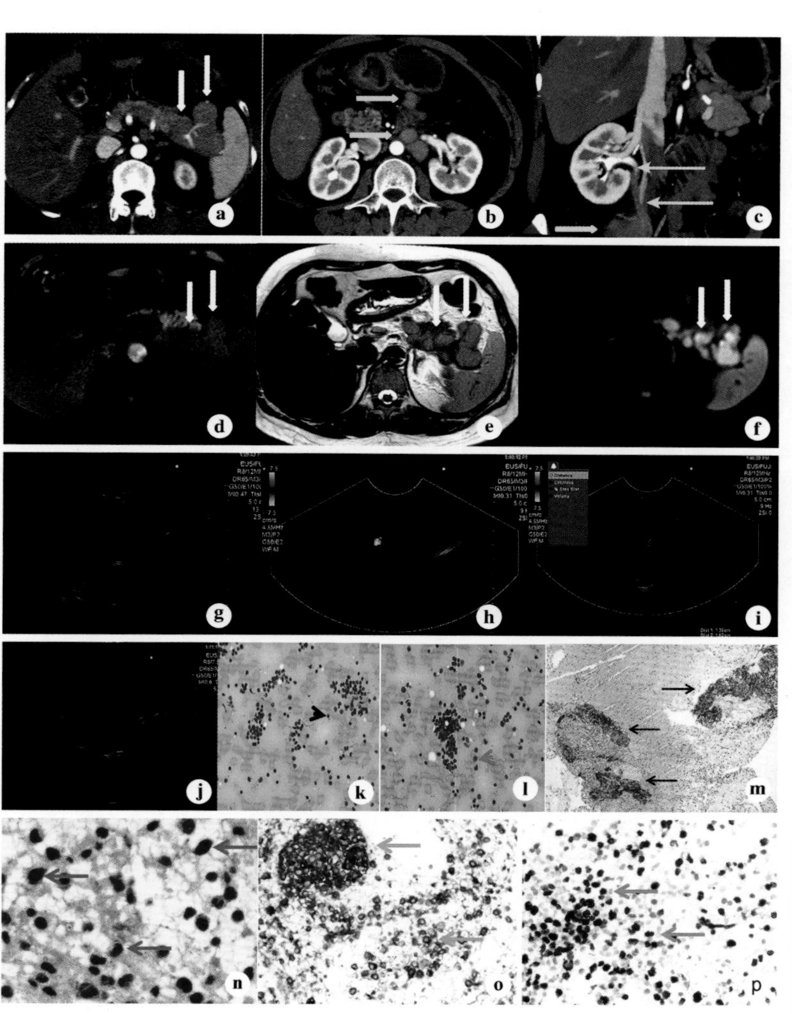

图像要点

CT：增强动脉期横断面图像在胰体尾部可见轻度强化的软组织肿块（白粗箭），边界清晰，形态不规则（a），肠系膜间隙、腹主动脉旁见多个轻度均匀强化的肿大淋巴结（黄粗箭，b）。增强动脉期 MIP 重建图像右侧髂总动脉旁见融合成团的肿大淋巴结（黄粗箭），压迫右侧输尿管中段，右侧输尿管上段管壁增厚、管腔狭窄伴右肾轻度积水（黄细箭，c）。

MRI：fsT1WI 序列胰体尾部病灶呈低信号（白粗箭，d），fsT2WI 序列呈稍高信号伴内部多发分隔状低信号（白粗箭，e），DWI 序列病灶呈高信号（白粗箭，f）。

EUS：胰周见腹膜后、胰腺下缘与腹主动脉之间多发淋巴结肿大、融合，包绕及侵犯 SA、SMA 及 SV、PV（g～j）。EUS-FNA 细胞学见小淋巴细胞（黑箭所示），少数中等大淋巴细胞（绿箭所示），细胞体积小于小淋巴细胞的 2 倍，不排除小 B 细胞淋巴瘤可能（k、l）；穿刺组织为血凝块及纤维素样渗出见少量淋巴组织，但是物理损伤较多（m），部分淋巴细胞形态有一定不典型性（n），淋巴细胞以 B 细胞为主（CD79α 阳性，o），淋巴细胞 Ki-67 表达丰度较高，提示生长活跃（p）。

诊断：非霍奇金 B 细胞源性淋巴瘤有待排除，由于活检组织破碎且部分区域物理损伤，无法做肯定诊断。

最终诊断：非霍奇金 B 细胞源性淋巴瘤。

（病史：徐敬慈；影像：王晴柔；EUS：王　伟　龚婷婷；病理：王　婷；细胞学：高丽丽）

病例 149

【病情简介】 男，67 岁。反复上腹胀痛 1 个月。初诊 CT 提示胰腺及脾脏多发肿块影，胰腺来源，脾脏转移可能，腹膜后多发肿大淋巴结。无烟酒嗜好，无糖尿病病史。

【实验室检查】 肿瘤学指标：CA125 55.76U/ml，CA19-9、CEA 及 AFP 正常；血糖：8.37mmol/L，血常规：HGB 117g/L，肝功能、肾功能、凝血指标均正常。骨穿：未见瘤细胞浸润骨髓象。

【影像学检查】 CT：胰腺及脾脏多发肿块影，考虑恶性病变，拟为胰腺来源，脾脏转移可能，腹膜后多发肿大淋巴结。

【治疗】 肿瘤科化疗。

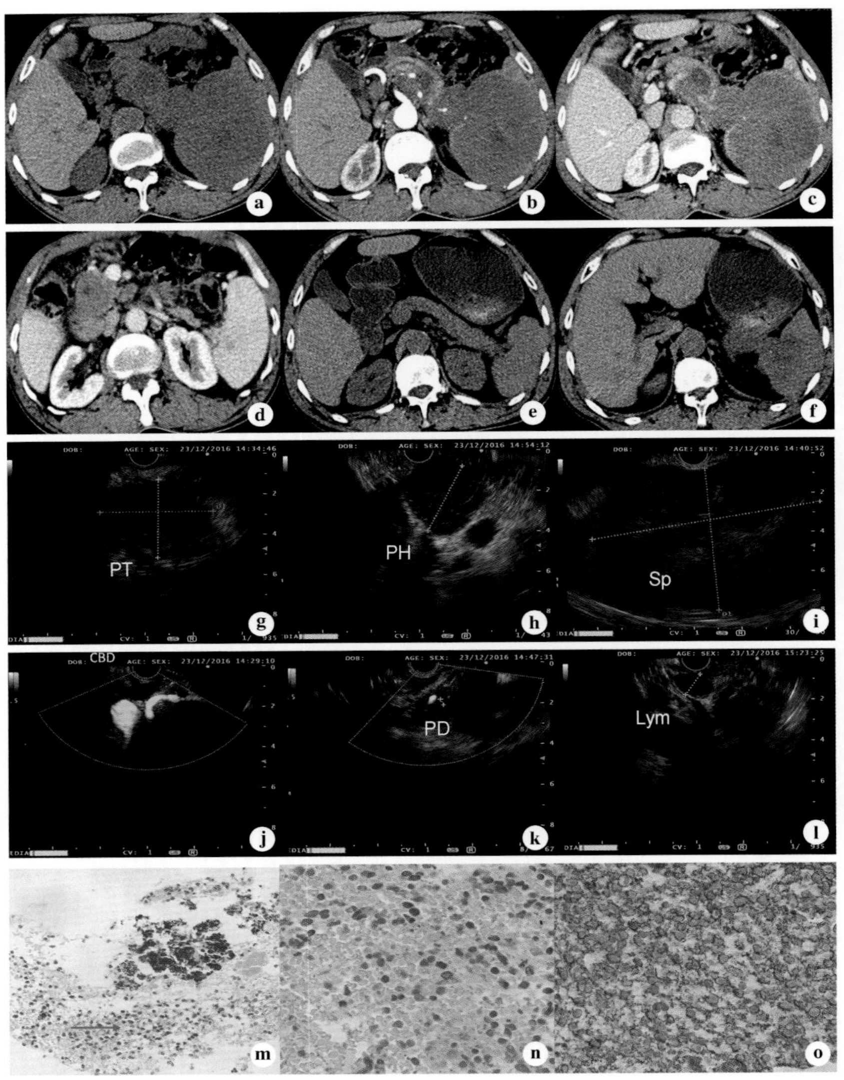

图像要点

CT：平扫示胰腺体尾部及脾脏弥漫性增大，密度减低，见团块状软组织肿块影（a），增强病变轻度强化，邻近血管被包埋（b、c），胰头区亦可见软组织肿块影（d）；治疗 2 个半月后 CT 平扫胰腺及脾脏病变明显减小（e、f）。

EUS：胰体尾部见一 4cm×4.7cm 混杂低回声区（g），胰头见一约 4cm 混杂低回声区（h），两处病灶内部回声欠均匀，边界清晰；脾脏增大，内见 7cm×10cm 混杂低回声区，内部回声不均（i）；胆总管（j）及胰管（k）不扩张；胰腺周围可见肿大淋巴结（l）。

组织病理：镜下穿刺组织为大量增生的淋巴细胞（红箭，m），局部细胞损伤，淋巴细胞体积中等偏大，胞质少，核不规则，染色质粗（n）。CD20 标记肿瘤细胞强阳性（o）。

最终诊断：胰腺 B 细胞淋巴瘤。

（熊慧芳　祝　荫）

【病情简介】 男，69 岁。反复上腹痛 6 年，再发 2 天。外院初诊 CT 提示慢性胰腺炎，胰管扩张。无烟酒嗜好，无糖尿病病史。

【实验室检查】 肿瘤学指标：CA19-9、CA125、CEA 及 AFP 正常；血常规：HGB105g/L，肝功能、肾功能、血糖、凝血指标均正常。

【影像学检查】 CT：腹膜后多发软组织密度影。

【治疗】 肿瘤科化疗。

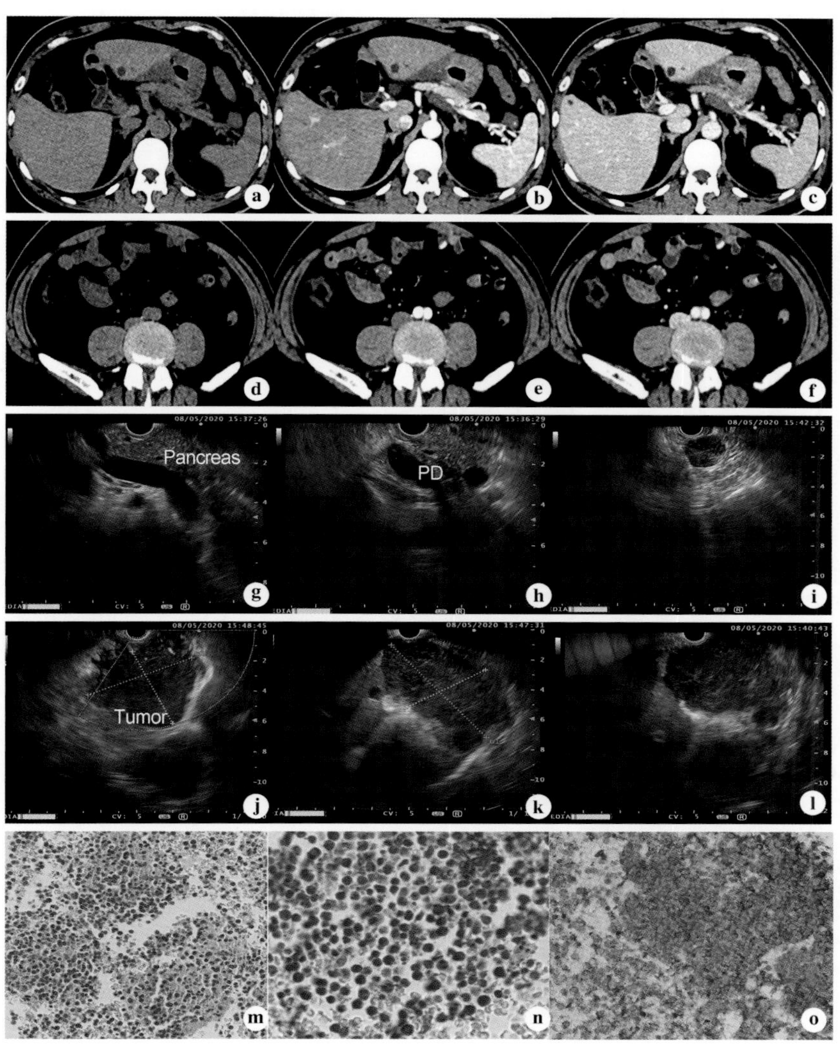

图像要点

CT：胰体部后缘、脾门区胰尾部前缘（a～c）及右侧肠系膜区（d～f）可见散在多发条片状、结节状软组织密度影，增强扫描病灶呈轻度均匀强化，病灶内可见正常血管穿行（b、c、e、f）。

EUS：胰腺回声均匀（g），胰管无扩张（h），腹膜后可见多个大小不等低回声团块，椭圆形，边界清晰、内部回声尚均匀，最大截面为 6cm×8cm（i～l）。

组织病理：镜下血凝块中见肿瘤细胞（红箭）弥漫分布（m），部分聚集呈巢片状，细胞体积中等偏大，胞质中等，核深染，核型卵圆形或不规则，染色质粗（n）。免疫组化 CD20 强阳性（o）。

最终诊断：腹膜后 B 细胞淋巴瘤。

（熊慧芳　祝　荫）

病例151

精彩视频请扫描二维码

【病情简介】 女，70岁。纳差、乏力1个月。外院彩超提示胰头占位，恶性肿瘤可能。无烟酒史。无高血压、糖尿病、心脏病及脑血管疾病病史。

【实验室检查】 肿瘤学指标：CA19-9、CEA、CA125、AFP等正常；血糖：正常；肝功能、肾功能、血常规、凝血指标等均正常。

【影像学检查】 上腹部CT增强：胰头区占位，考虑恶性肿瘤，门静脉主干、下腔静脉及左肾静脉受压；肝胃间隙、腹膜后、盆腔及双侧腹股沟区多发淋巴结影，考虑肿瘤转移；PET/CT：胰头区恶性肿瘤伴全身多部位、多发淋巴结肿瘤转移不完全排除；超声内镜示胰头区肿物，恶性可能。

【治疗】 R-CHOP。

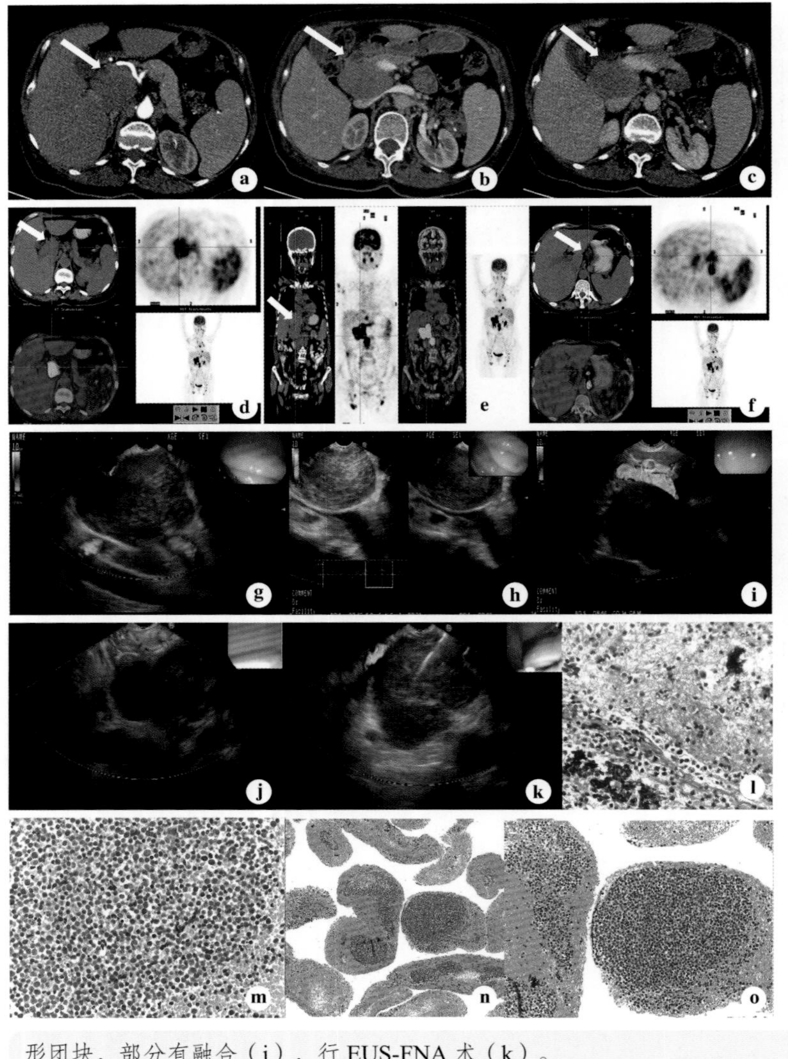

图像要点

CT：肝门胰头区见软组织密度肿块影（粗白箭），大小约6.0cm×4.2cm，边界清，平扫CT值约45HU，增强扫描可见轻度强化（a），动脉期及门静脉期的CT值约为55HU、66HU，病灶与胰头及十二指肠界线欠清晰（b、c）。

PET/CT：肝门胰头区肿块影与胰腺钩突间关系密切、分界不清（粗白箭），CT值约30HU，PET显像见异常放射性浓聚，SUV_{max}25.3，延迟PET显像见异常放射性浓聚，SUV_{max}26.0（d～f）。肝胃间隙PET显像见异常放射性浓聚（黄粗箭），SUV_{max}22.8，延迟PET显像见异常放射性浓聚，SUV_{max}20.0（e）。

EUS：胰头、钩突处可见一巨大不规则低回声团块，边界清晰，内回声欠均匀，弹性成像质地稍硬（g、h），病灶紧邻门静脉可疑压迫（i），肝胃间隙、腹膜后可见多发低回声类圆形团块，部分有融合（j），行EUS-FNA术（k）。

组织病理：胰腺穿刺活检标本示弥漫大B细胞淋巴瘤（非生发中心细胞亚型）（l～o）。

最终诊断：弥漫大B细胞淋巴瘤（非生发中心亚型）。

（王 雯 李达周 许斌斌 余 砾）

病例 152

精彩视频请扫描二维码

【病情简介】 男，73 岁。体检发现后腹膜占位 1 周。外院体检 B 超示脾脏占位。

【实验室检查】 肿瘤学指标：CA125 151U/ml，ProGRP 胃泌素释放肽前体 78.71pg/ml，AFP、CEA、CA19-9 正常；凝血系列：D- 二聚体 2.92μg/ml，肝功能：ALB32.5g/L，GLB 39.2g/L，A/G 0.83，LDH 1552U/L，余肾功能、血糖、血常规等均正常。

【影像学检查】 增强 CT：脾脏、胰尾区巨大占位，伴周围组织浸润，后腹膜及腹腔淋巴结增大，腹膜增厚，淋巴瘤可能，恶性肿瘤伴转移待排，腹腔积液。EUS：肝门部见多发肿大淋巴结，肝缘及脾门见液性腹水，脾门前见低回声病灶。予穿刺针穿刺腹水、肝门淋巴结及脾门病灶。

【治疗】 姑息治疗。

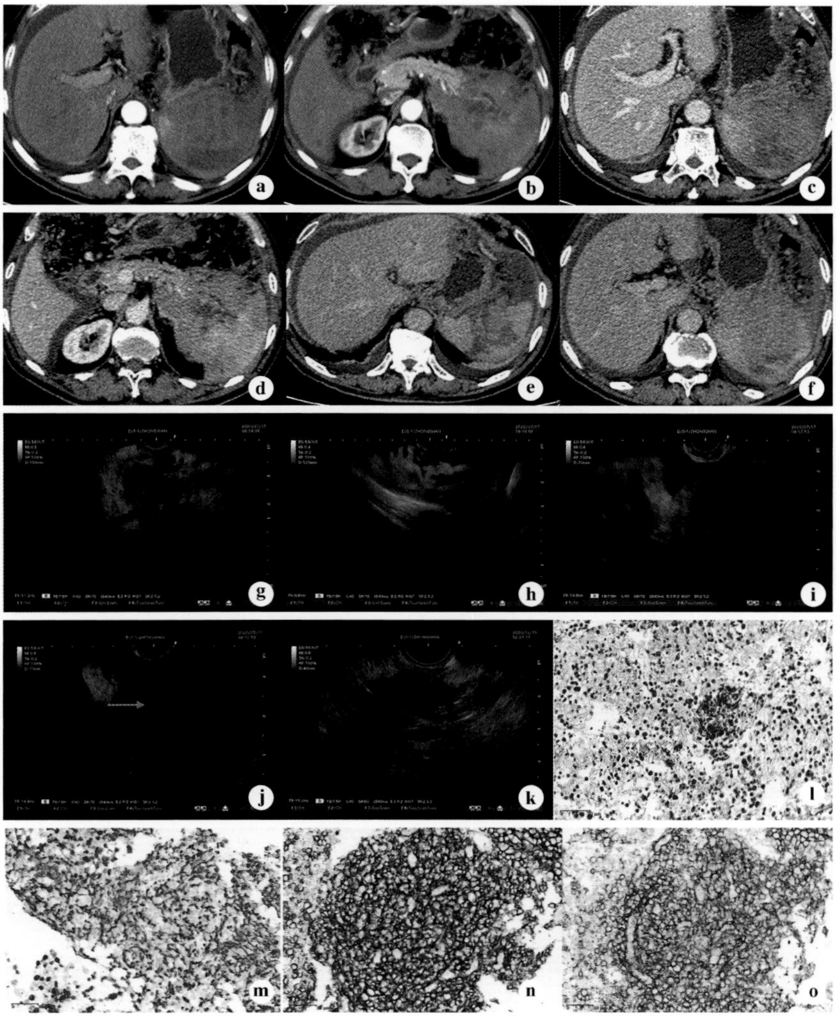

a b c d e f g h i j k l m n o

图像要点

CT：脾脏内侧见团块状混杂密度影，大小约 118mm×93mm×100mm，实性部分可见持续不均匀强化，病灶与胰腺尾部及局部血管分界不清（a～f）。

EUS：肝门部见多发肿大淋巴结，肝缘及脾门见液性腹水（g～i），脾门前见低回声病灶（j，红箭），予行 EUS-FNA（k）。

穿刺组织病理：HE 染色，考虑淋巴瘤（l）。免疫组化示：Ki-67 标记率 90%（m）、CD20 阳性（n）、LCA 阳性（o）。

最终诊断：弥漫性大 B 细胞淋巴瘤。

（胡端敏　包　闰）

病例 153

【病情简介】 男，68 岁。腹痛 20 余天；既往有高血压、糖尿病病史，无烟酒嗜好。

【实验室检查】 血常规：WBC 计数 14.5×10^9/L，HGB 浓度 160.00g/L，RBC 5.3×10^{12}/L；CEA、AFP：正常范围；肝功能：正常。

【影像学检查】 全腹部增强 CT：脾脏增大，脾脏多发结节，考虑肿瘤性病变。

【治疗】 建议肿瘤科化疗，患者签字自动出院。

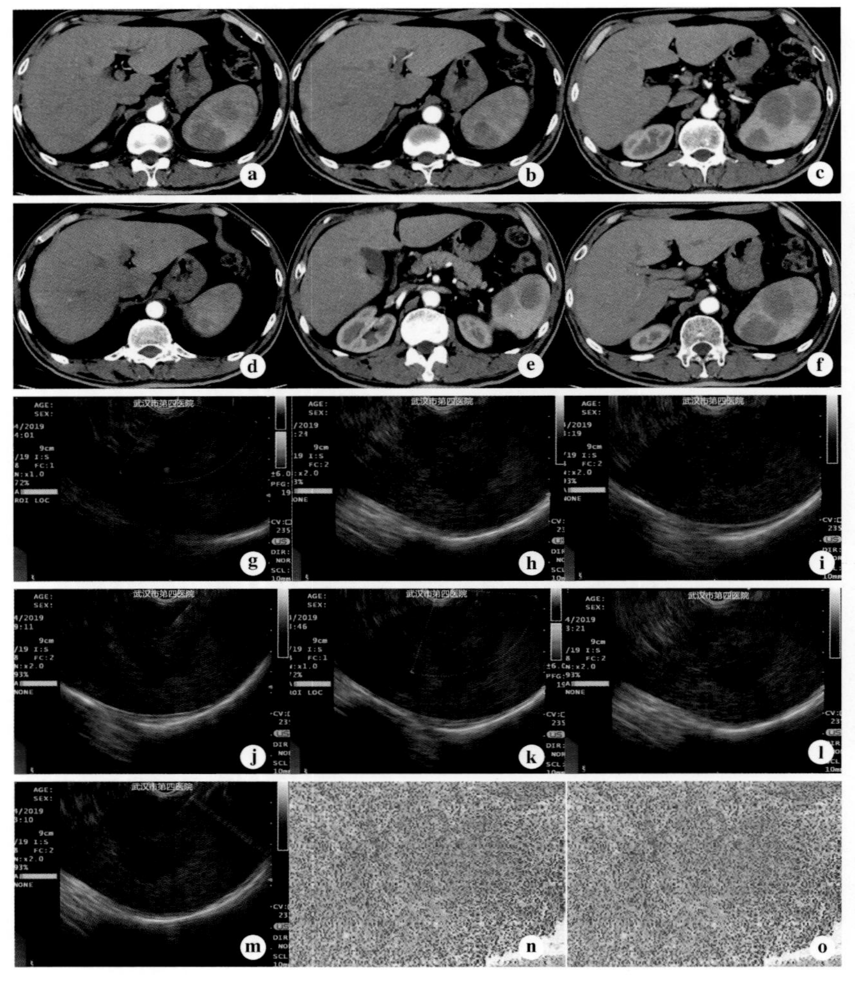

图像要点

CT：全腹部增强 CT 示脾脏明显增大，见多个结节样少许低密度影，病灶动脉期与平衡期未见明显强化，静脉期呈稍低密度影（a～f）。

EUS：脾脏内部见一低回声病灶，内部回声欠均匀（g～m）。

组织病理：CD20（+），CD23（+），CD3（+），CD5（+），CD68（散在+），cyclin D1（–），LCA（+），Bcl-2（+），CD21（局灶+），CD43（+），Ki-67（15%）；3#CD68（散在+），CK-P（–），Ki-67（10%），Vimentin（+）。脾脏穿刺物考虑非霍奇金淋巴瘤，小淋巴 B 细胞淋巴瘤（n、o）。

最终诊断：（脾）非霍奇金淋巴瘤，小淋巴 B 细胞淋巴瘤。

（丁祥武）

【病情简介】　女，43 岁。反复上腹钝痛 1 个月，加重 1 周。于本院行胃十二指肠镜示胃体隆起性病变癌？）。无高血压、糖尿病病史，无烟酒嗜好。

【实验室检查】　肿瘤学指标：CA125、CEA、CA19-9、CA724 等正常；肝功能、肾功能、血常规、凝血指标等均正常。

【影像学检查】　腹部 MRI：冠状位示胃体胃窦部局部胃壁偏厚。

【治疗】　腹腔镜辅助根治性远端胃大部切除、毕 1 式吻合、D2 淋巴结清扫、肠粘连松解术。

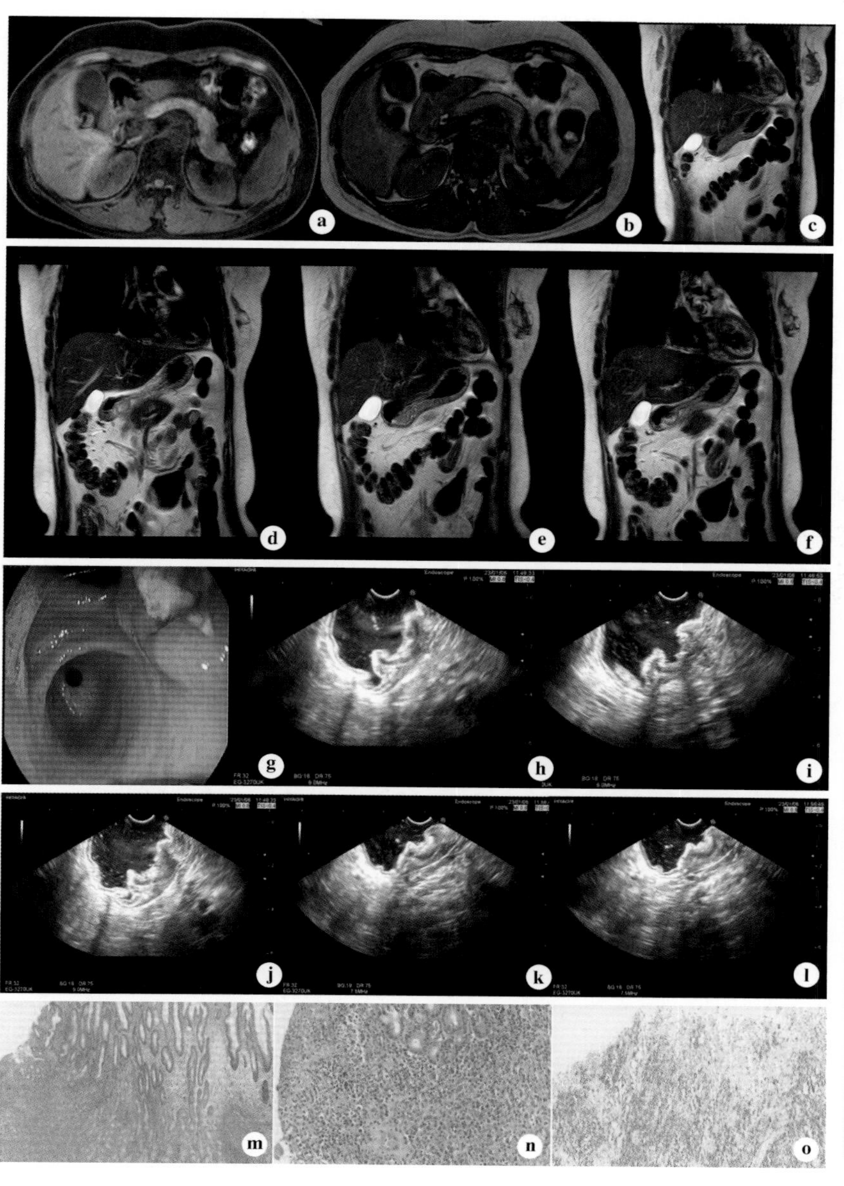

图像要点

MRI：腹腔 MRI 冠状位示胃体胃窦部局部胃壁偏厚（a～f）。

胃镜：胃角后壁侧见一深凹溃疡，大小约 2.5cm，覆厚白苔，边缘隆起，尚光滑（g）。

EUS：纵轴超声内镜于胃角后壁溃疡处，探及一低回声病灶，表面高回声，大小约 2.6cm×1.2cm，局部胃壁增厚，层次不清，固有肌层累及，第 5 层高回声尚完整，局部稍增厚，病灶后方及周围未探及淋巴结，考虑胃角后壁病变（淋巴瘤可能）累及固有肌层（h～l）。

组织病理：（胃角后壁）结合免疫组化结果，淋巴瘤不能除外（考虑为非生发中心弥漫性大 B 细胞淋巴瘤，m～o）。

最终诊断：胃淋巴瘤。

（曹曙光　蔡振寨）

病例 155

精彩视频请扫描二维码

【病情简介】 男，61 岁。腹胀 2 月余。患者 2 月余来无明显诱因出现上腹胀，伴气促，偶胸闷，外院就诊考虑肝硬化，腹水，多发淋巴结肿大，建议淋巴结活检，患者拒绝，为求进一步诊治入院治疗。吸烟 20 余年，2 包 / 日，戒烟 20 余年。无饮酒嗜好。无糖尿病病史。2015 年腮腺癌手术后放疗。

【实验室检查】 肿瘤学指标：CEA、CA 19-9 均正常；肝功能：TBIL 28.5μmol/L，CB 10.4μmol/L，ALT 8.1U/L，AST 21.5U/L。肝病酶学：AKP 88.1U/L，GGT 18.4U/L。血常规：WBC 2.6×10^9/L，HGB 92g/L，PLT 67×10^9/L；肾功能：正常。凝血常规：PT 12.6s，PTA 86.5%，D- 二聚体 2.42mg/L。

【影像学检查】 腹部盆腔 CT 平扫增强：①肝门区、胃周、肠系膜根部、腹膜后及双侧盆壁、双侧髂血管旁多发肿大淋巴结融合呈团，腹腔多发动静脉包绕，下腔静脉受压狭窄：淋巴瘤？②肝硬化，门静脉高压症（脾大，部分侧支循环开放、腹水）。PET/CT：①全身多发不同程度增大淋巴结，糖代谢异常增高；②脾大，糖代谢异常增高：符合淋巴瘤并上述部位浸润改变；③右侧腮腺癌术后放疗后改变，术区未见肿瘤复发征象。

【治疗】 转血液科化疗。

图像要点

CT：肝门区、胃周、肠系膜根部、腹膜后及双侧盆壁、双侧髂血管旁可见多发肿大淋巴结融合成团，局部可见血管漂浮征，较大者位于肝门区，范围约 87mm×63mm，呈渐进性轻度强化，肝脏各叶比例失调，肝左叶缩小，肝右叶及尾状叶相对增大，肝脏表面光滑，脾脏明显增大，皮质下缘超过肝脏下缘，内未见明显异常密度影及异常强化灶（a ～ f，黄箭）。EUS-FNA：扫查胰腺实质回声可，部分显示不佳（g ～ i），腹腔干周围可见多发肿大淋巴结，较大者不能窥及全貌（j ～ l，黄粗箭），胆管内径不宽，胰管无扩张。脾脏大。于胃体部穿刺肿大淋巴结。

组织病理：腹膜后穿刺液体涂片见红细胞、淋巴细胞及少量间皮细胞，未见肿瘤细胞（m）。（腹膜后穿刺组织）小 B 细胞肿瘤，结合免疫组化及 B 细胞系基因重排结果，倾向小 B 细胞淋巴瘤 / 白血病（n、o）。免疫组化：CD20（+），PAX-5（+），Ki-67（5%+），EBER（原位杂交）（–）。分子病理结果：B 细胞系基因重排（+）。

最终诊断：小 B 细胞淋巴瘤；肝硬化。

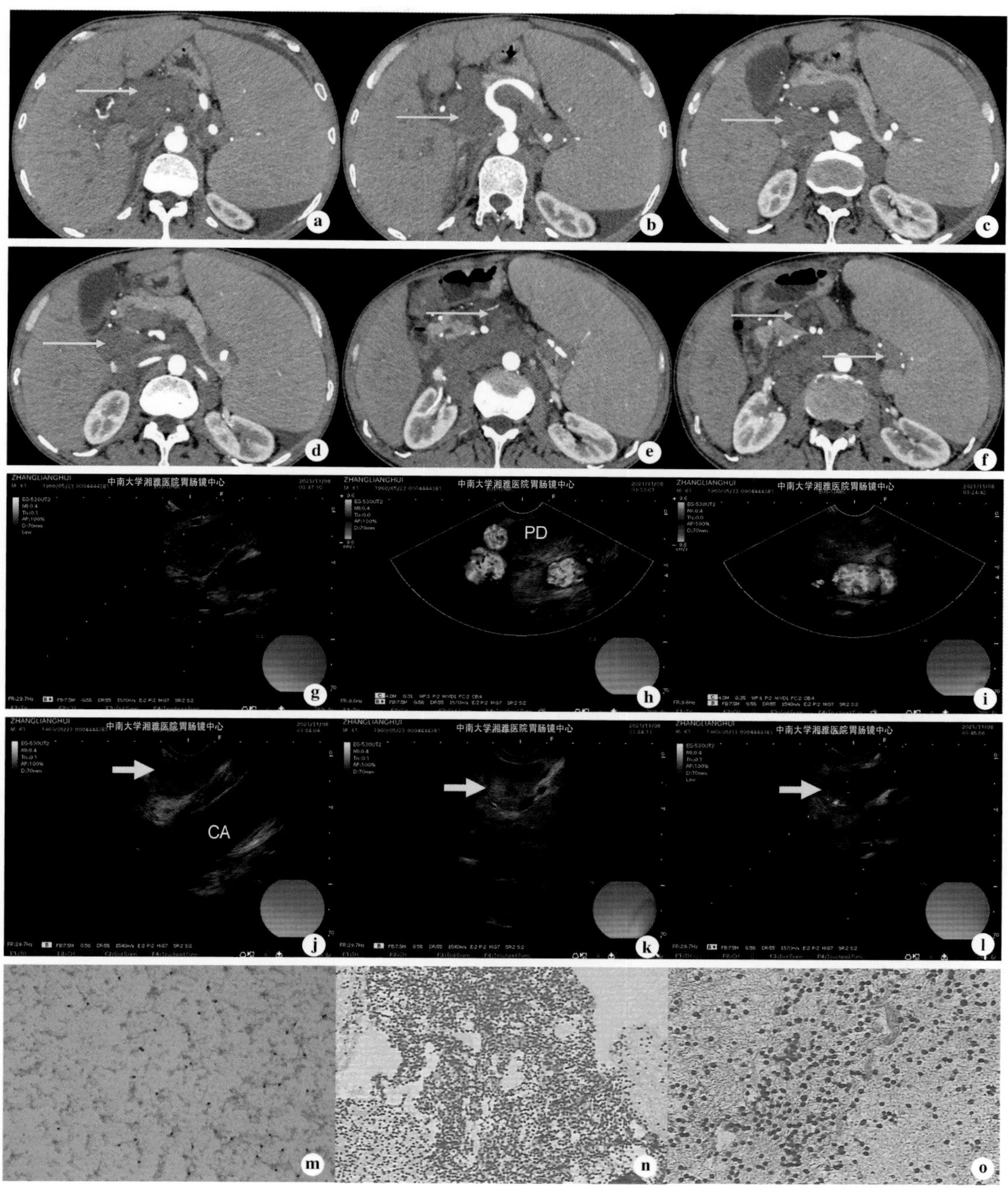

（李　乾　严　璐）

病例
156

精彩视频请扫描二维码

【病情简介】 女 66岁。乏力、纳差10余天。既往史：高血压，阑尾切除术史。

【实验室检查】 肝功能：TBIL 196.8 μmol/L，DBIL 178.0 μmol/L，ALT 232U/L，AST 182U/L，γ-GT 568U/L，LDH 281U/L。血常规：WBC 5.63×10^9/L，HGB 96.0g/L，PLT 260.0×10^9/L。CA19-9、CEA、AFP均正常。血淀粉酶：428U/L。

【影像学检查】 全腹部CT平扫+增强：胰头钩突占位，轻度强化，周边多发小淋巴结，肝内外胆管及胰管轻度扩张；上腹部MRI平扫+水成像：胰头钩突占位伴周围多发小淋巴结，肝内外胆管及胰管扩张。

【治疗】 全身化疗：miniCHOP方案，即减量的环磷酰胺、阿霉素、长春新碱、泼尼松化疗方案。

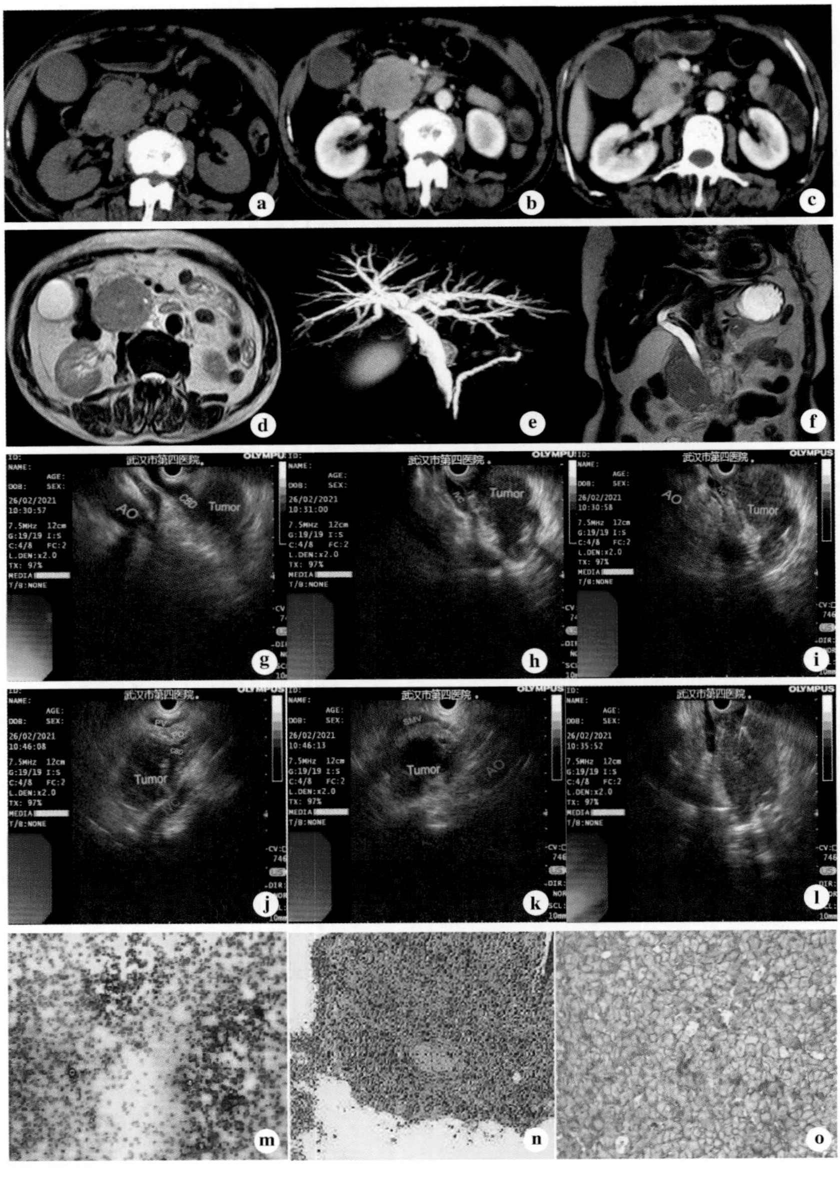

图像要点

CT平扫+增强：胰头钩突占位，轻度强化，周边多发小淋巴结，肝内外胆管及胰管轻度扩张（a～c）。

MRI：胰头钩突占位伴周围多发小淋巴结，肝内外胆管及胰管扩张（d～f）。

EUS：胰腺钩突可见大小约5.5cm×6.6cm低回声占位，挤压下腔静脉（g、k）；用19G针在十二指肠球后10ml负压，穿刺2次，每次提插30～40下，穿刺过程中，用肝素冲洗针腔，避免血液凝固（l）。

穿刺细胞学：大量红细胞，少量腺泡上皮细胞（m）。穿刺病理学：胰腺穿刺组织均为非霍奇金淋巴瘤，结合免疫组织化学检查结果，符合高级别B细胞淋巴瘤（n、o）。

最终诊断：胰腺非霍奇金淋巴瘤。

（易姗姗 丁祥武）

病例 157

【病情简介】　女，37 岁。体检发现 CA19-9 异常 1 个月。无特殊症状。无烟酒嗜好，无糖尿病病史。

【实验室检查】　肿瘤学指标：CA19-9 ＞ 1000U/ml（最初入院）、CA125 548U/ml、AFP、CEA 正常；血糖、肝功能、肾功能、血常规、凝血指标等均正常。出院后 1 年，CA19-9、CA125 降至正常。

【影像学检查】　腹部增强 CT：考虑胰尾强化结节，神经内分泌肿瘤？其他？ PET/CT：胰尾与脾脏间隙未见糖代谢异常增高，倾向良性，副脾？

【治疗】　随访复查。

精彩视频请扫描二维码

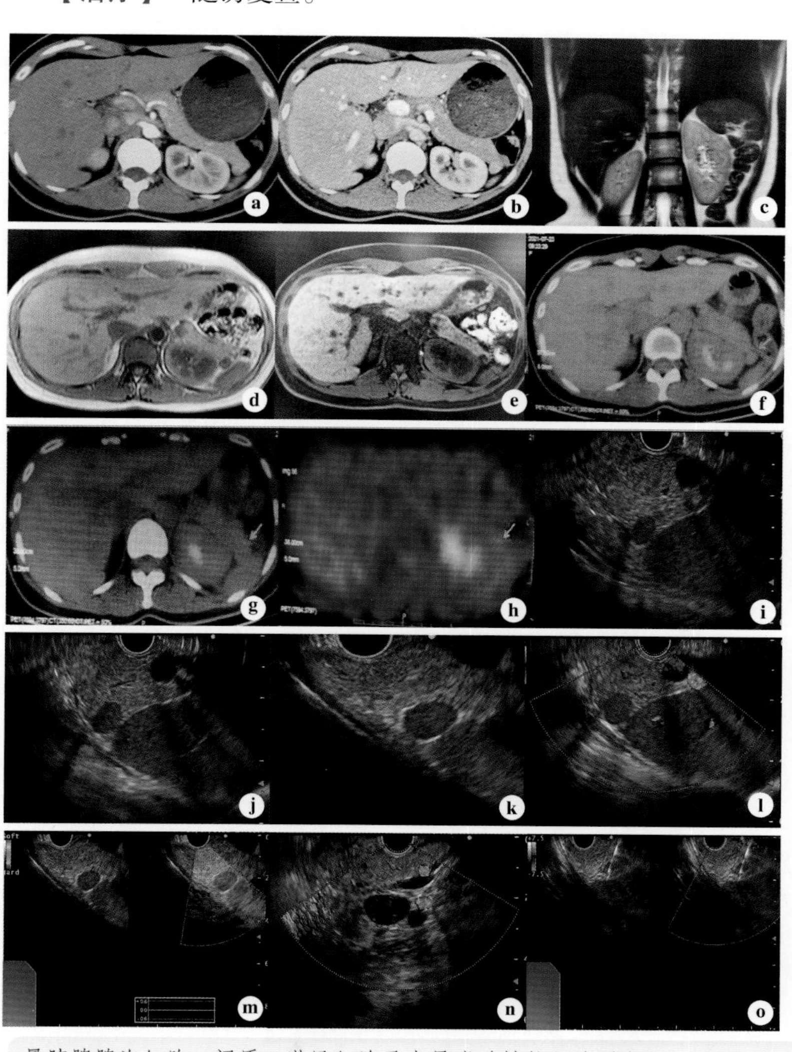

图像要点

CT：全腹部增强 CT 示胰腺尾部见直径约 1.2cm 等密度结节，向后突出胰尾轮廓，与邻近脾脏分界欠清，明显持续强化。考虑胰尾强化结节，神经内分泌肿瘤？（a、b）。

MRI：1 年后 MRI 示胰腺尾部见直径约 1.2cm 稍长 T1 信号结节，T2 压脂序列呈低信号，向后突出胰腺轮廓，与邻近脾脏分界欠清，未见弥散受限征象（c ～ e）。

PET/CT：胰尾与脾脏间隙未见糖代谢异常增高，倾向良性，副脾？（f ～ h）。

EUS：胰腺尾部可见一圆形包块影，边界清，病变与脾脏相邻，其内部及周围未见明显血流信号，截面大小约 1.0cm×0.8cm，弹性成像质地中等偏硬（i ～ o）。

病理学检查：查见少量胰腺腺泡细胞、间质、淋巴细胞及少量嗜酸性粒细胞浸润。

免疫标记结果：CD3P 阳性细胞数略等于 CD20 阳性细胞数，MPO（－），PCK 少量（＋），CgA（－）、Syn（－），Ki-67（阳性率约 5%+）。结论：胰尾结节，多系副脾。较 1 年前 CT 表现，病灶未见变化。

最终诊断：副脾。

（王　瑞　谢　佳）

病例 158

精彩视频请扫描二维码

【病情简介】 男，49岁。反复中上腹疼痛1年余。无烟酒嗜好，无糖尿病病史。

【实验室检查】 NSE 18.05ng/ml，余肿瘤学指标、血糖、血脂、肝肾功能及血常规等均正常。

【影像学检查】 外院腹部B超示胰尾部脾门前方混合回声区，大小19mm×16mm，边界清晰，形态欠规则，内部回声不均匀，胰腺囊腺瘤可能大。本院CT考虑胰尾来源囊腺瘤可能；胰腺增强MRI：胰尾部囊性占位，副脾伴表皮样囊肿可能。

【治疗】 出院后于外院行机器人辅助下胰体尾切除术。

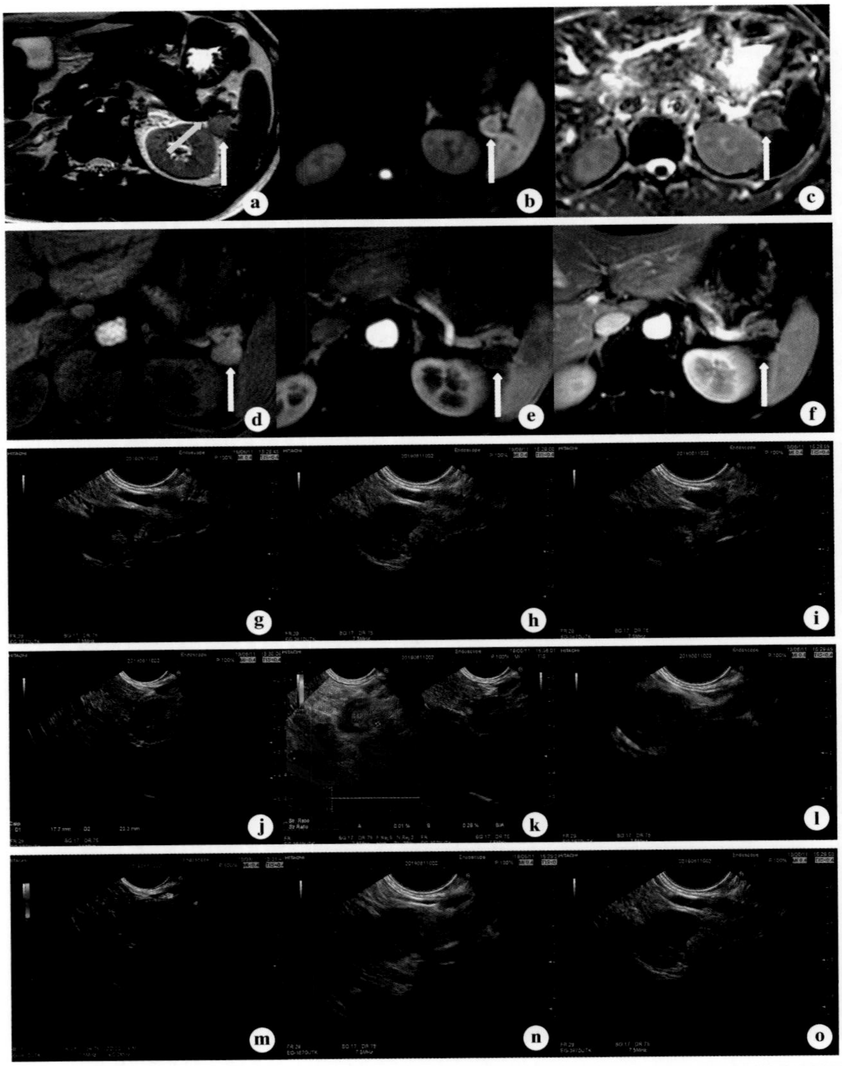

图像要点

MRI：T2WI序列胰尾后缘见一枚大小约1.7cm×1.5cm的类圆形稍高信号结节（白粗箭），边界清晰，信号均匀，与胰尾交界面呈锐角（黄粗箭，a），DWI序列病灶（白粗箭）呈高信号（b），ADC图病灶（白粗箭）呈稍高信号（c），fsT1WI序列病灶呈高信号（白粗箭，d），增强动脉期及静脉期病灶（白粗箭）边缘呈轻度进行性强化伴内部分隔样强化（e～f）。

EUS：胰腺尾部、脾门部及左肾偏后之间，见一无回声病灶，与脾脏相连，内部混杂团块状中高回声影，质地较硬，SR=31，后方伴声影，边缘清晰，其中一个截面大小为17.7mm×23.3mm（g～o）。

术后病理（外院）：肉眼：切面囊实性，囊区直径1cm许，质稍软；病理诊断：囊性改变，囊壁衬覆鳞状上皮，囊壁内见大量淋巴细胞，病灶大小约1.0cm×1.8cm×1.4cm，符合源于异位脾脏基础上发生的表皮样囊肿。

最终诊断：副脾伴表皮样囊肿。

（王晴柔　金佳斌　沈　锐　王　伟　龚婷婷　徐敬慈）

病例 159

精彩视频请扫描二维码

【病情简介】　女，58 岁。体检发现胰尾占位。外院腹部 CT：胰尾一处大小约 2.5cm 占位，考虑神经内分泌肿瘤？既往 5 年前因脾脏良性肿瘤行脾脏切除术。无特殊症状。无烟酒嗜好，无糖尿病病史。

【实验室检查】　肿瘤学指标：CA19-9、CEA、CA125、AFP 等正常；血糖、肝功能、肾功能、血常规、凝血指标等均正常。

【影像学检查】　上腹部增强 CT：脾脏切除术后，原脾区类圆形结节，局部与胰尾分界欠清，种植脾可能性大，或胰腺来源肿瘤？胰头及胰尾稍低密度结节，囊腺瘤？囊肿？PET/CT：左侧膈下肿块伴生长抑素受体表达增高，种植脾？神经内分泌肿瘤？

【治疗】　门诊随访复查。

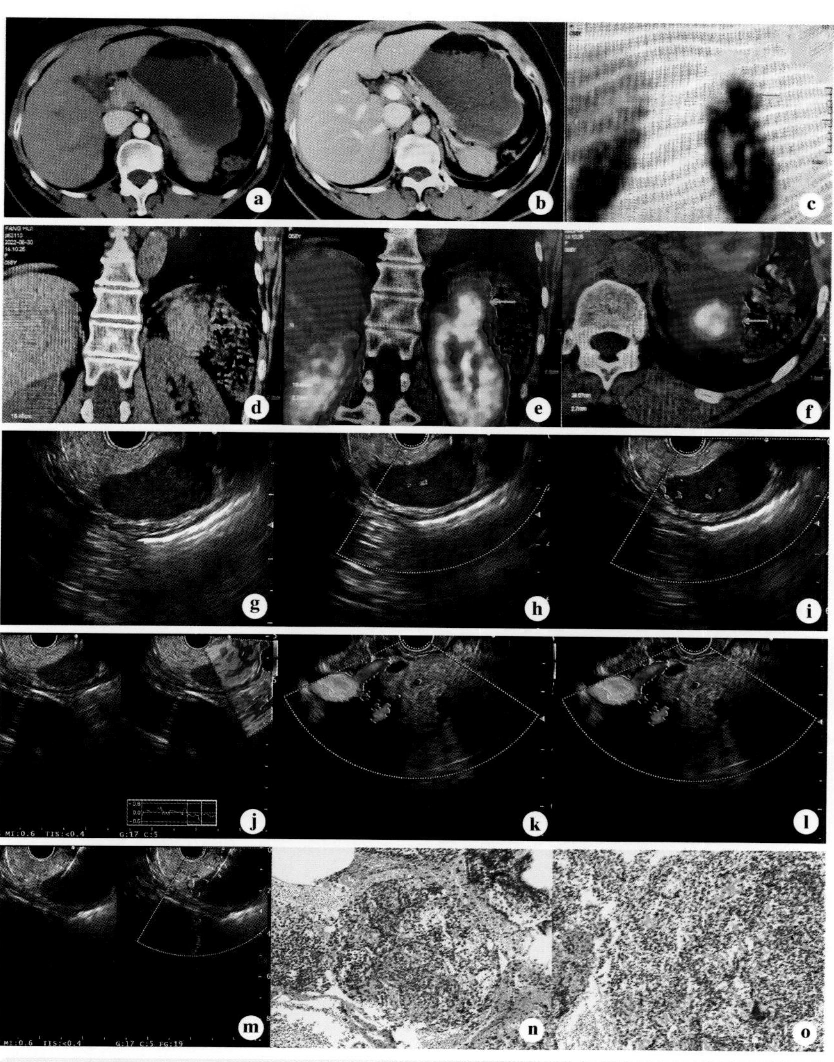

图像要点

CT：上腹部增强 CT 示脾脏切除术后，原脾区见大小约 2.4cm×2.1cm 类圆形等密度结节，平扫 CT 值约 56HU，增强扫描动脉期不均匀强化，门静脉期均匀强化，局部与胰尾分界不清（a、b）。

PET/CT：生长抑素受体局部显像：左膈下见一大小约 36mm×27mm 软组织肿块影，与胰尾分界不清，摄取 ^{68}Ga-DOTATATE 增高，最大 SUV 为 19.47（c～f）。

EUS：胰尾部（原脾脏位置）可见一低回声包块影，边界清，截面呈椭圆形，内部回声均匀，周围及内部可见散在紊乱小血管，弹性成像质地软，病变与脾动静脉相邻，分界尚清；病变与胰腺实质分界不清。截面大小约 3.8cm×2.4cm（g～l）。22G 穿刺针进行病变 FNA（m）。

病理学检查：查见淋巴细胞，窦内可见含铁血黄素沉积，考虑异位脾脏可能（n、o）。

最终诊断：种植脾。

（王　瑞　谢　佳）

病例160

精彩视频请扫描二维码

【病情简介】　男，57岁。反复进食后哽咽感1个月。胃镜示距门齿22～27cm见黏膜隆起，表面光滑，内镜尚能通过。诊断考虑食管隆起性病变。既往有多发性骨髓瘤1年，未干预；高血压病史数年余。无烟酒嗜好，无糖尿病病史。

【实验室检查】　肿瘤学指标：CA19-9、CEA、CA125和AFP未见明显异常。肝功能、肾功能、血常规、凝血指标等均正常。

【影像学检查】　CT：食管上段占位（a～f）。

【诊断】　纵隔占位FNA。

【治疗】　入血液科行化疗。

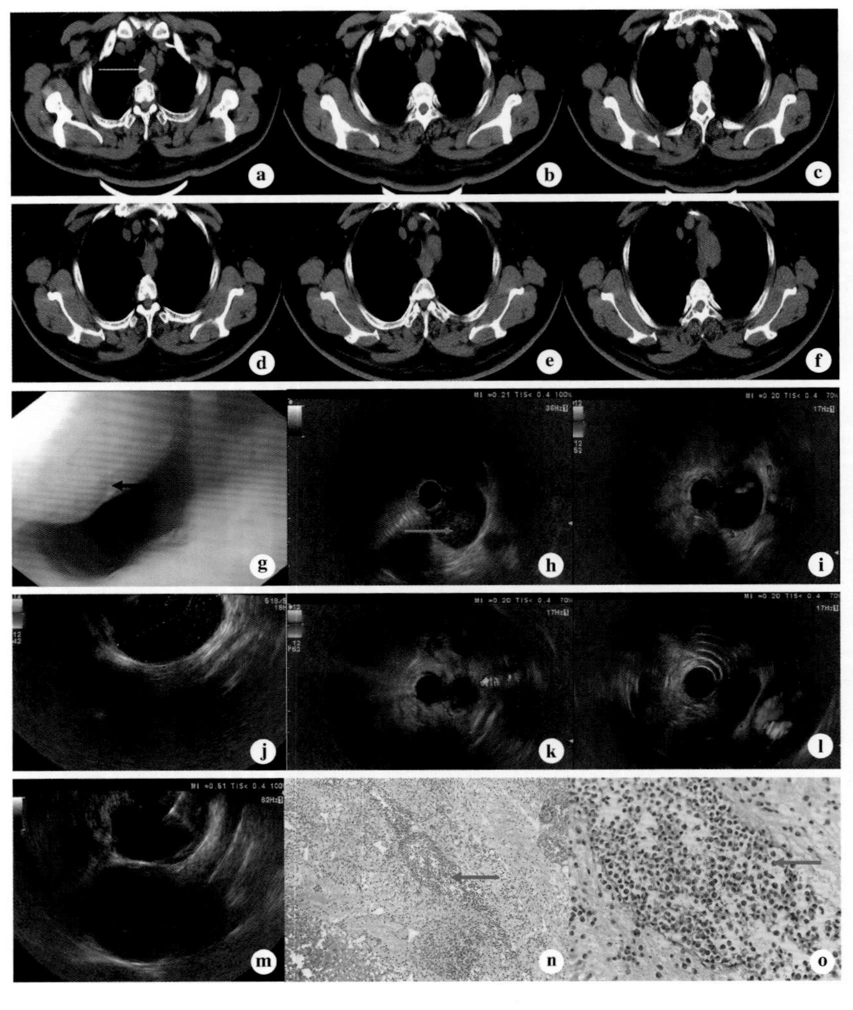

图像要点

CT：平扫示胸廓入口水平食管气管间见一2.6cm×2.3cm软组织影，CT值约40HU（黄箭，a～f）。

内镜：食管距门齿22～27cm见食管黏膜隆起，表面光滑（g）。

EUS：超声胃镜示：巨大不规整低回声团块，内部不均，血流丰富，位于主动脉前方（红箭，h～m）。

组织病理：纵隔穿刺物涂片中见异型浆细胞样细胞。纵隔穿刺见单核样细胞CD38（+），CD138（+），CK-pan（−），MC（−），CR（+/−），CKL（−），κ（+），λ（++），结合HE切片及病史，本例免疫表型符合浆细胞瘤（蓝箭，n、o）。

最终诊断：食管浆细胞瘤。

（王　敏）

【病情简介】　男，52 岁。2 周前无明显诱因出现进食阻挡，进食质硬食物明显，无恶心、呕吐，无腹痛，无发热，无胸闷、憋气，为明确诊治于 2022 年 1 月就诊于 ×× 医院，入院后行胃镜检查示：贲门黏膜不规则隆起，表面粗糙糜烂，内镜勉强通过，活检。贲门下胃体小弯侧偏后壁可见巨大外压性隆起，表面黏膜糜烂。病理：（贲门）角化型浸润性鳞状细胞癌。

【实验室检查】　肿瘤学指标：NSE 18.30ng/ml，细胞角蛋白 19 片段：6.81ng/ml，余 CEA、CA19-9、AFP、SCC 等肿瘤学指标，血糖、肝肾功能、血常规等均基本正常。

【影像学检查】　CT 示腹腔囊实性占位，胰腺来源，囊腺癌不除外，请结合其他检查。上腹部 MRI 示：考虑胰腺来源胰腺癌可能。MRI：胃小弯内侧示团片状等 T1 略长 T2 信号影，大小约 6.0cm×8.1cm，边界欠清晰，邻近胃腔受压推移，病灶与胃壁分界欠清晰。

【治疗】　化疗。

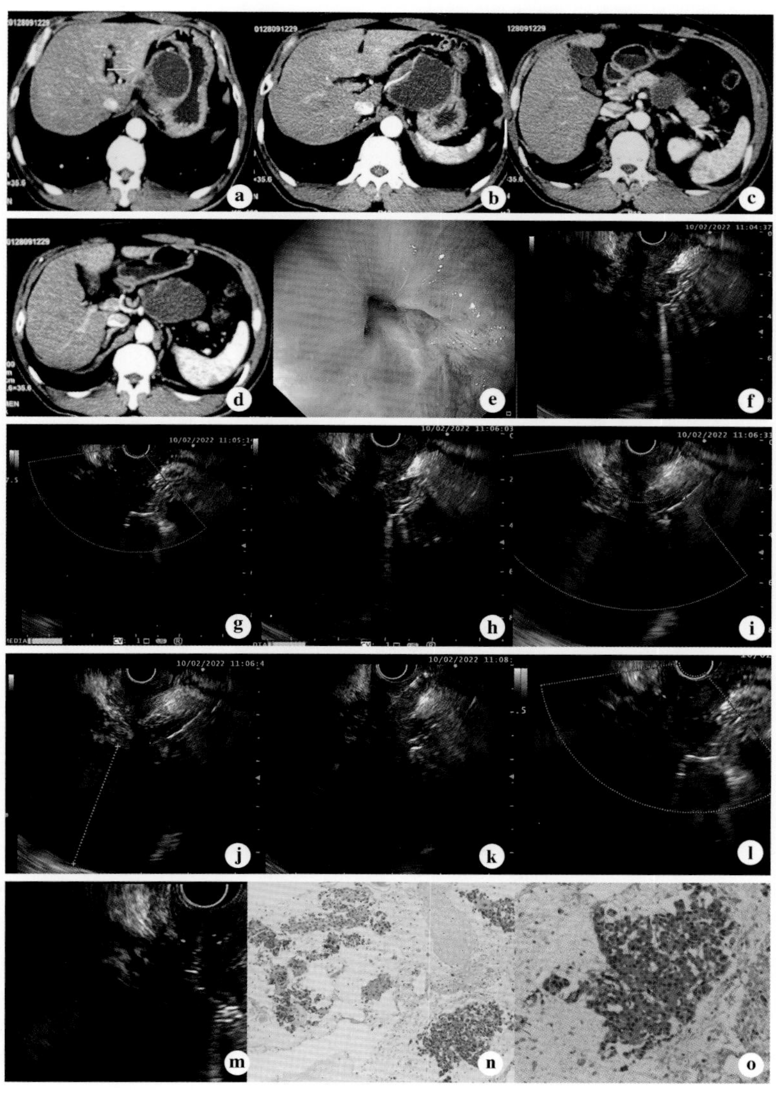

图像要点

CT：胃小弯侧腹腔示类圆形囊实性占位，大小约 7.0cm×6.3cm，增强扫描实性部分明显强化，囊性部分未见明显强化，病灶与胃浆膜层及胰腺分界欠清晰（a～d）。

EUS：食管下段及贲门见纵行溃疡，超声扫查见贲门壁外探及巨大囊实性回声肿物，实性部分与贲门分界不清，致贲门黏膜不规则增厚，层次消失，回声不均匀（e～m）。

组织病理：（腹腔 EUS 活检）渗出组织内查见中 - 低分化鳞状细胞癌，考虑来自食管。免疫组化：202203291-A01#：CK5（+）、P40（+）、EGFR（强+）、CK19（+）、Villin（–）（n、o）。

最终诊断：贲门鳞癌。

（翟会专　李增军）

病例 162

精彩视频请扫描二维码

【病情简介】 女，62 岁。发现胰胃间占位 3 年。上腹部增强 CT：胃小弯 - 胰体尾之间占位，考虑后腹膜来源恶性肿瘤，大小约 6.3cm×4.7cm。

【实验室检查】 肿瘤学指标、血糖、血脂、肝肾功能、血常规及 IgG4 等均正常。

【影像学检查】 胰腺术前分期增强 CTA：肝胃间隙占位，首先考虑间质瘤可能，淋巴瘤待排。

【治疗】 要求出院，外院非手术治疗。

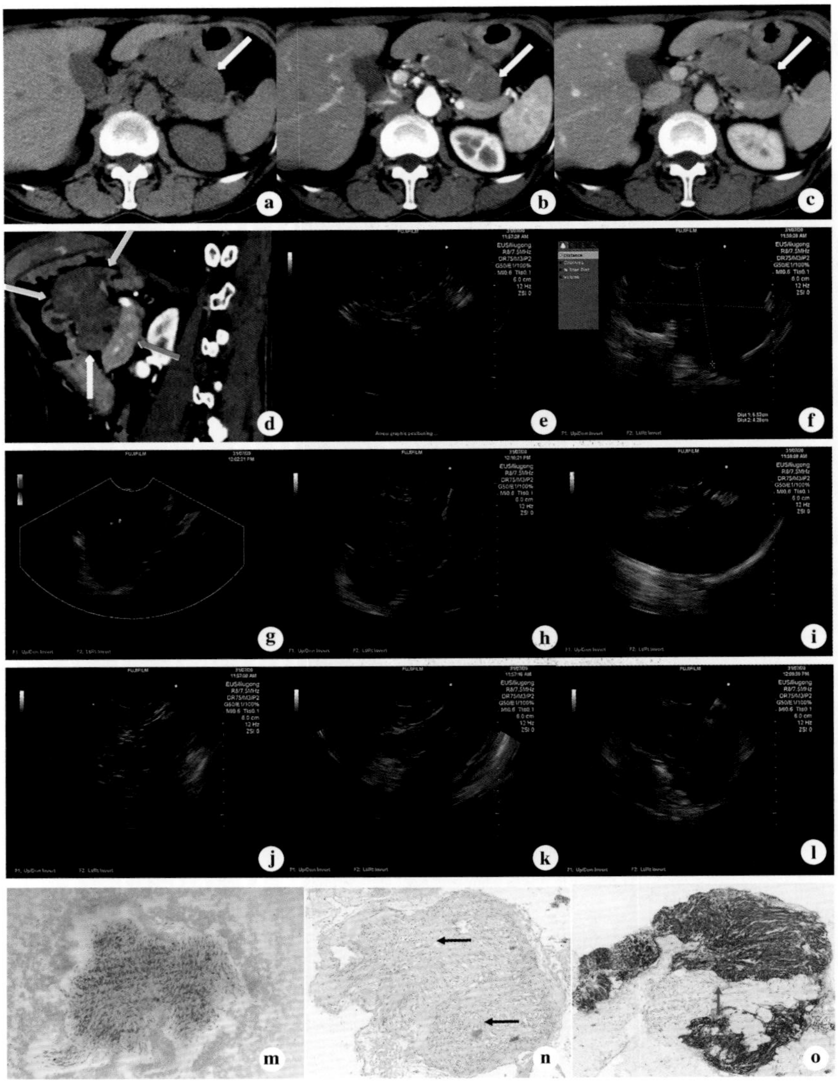

图像要点

CT：胰胃间隙见大小约 6.1cm×4.2cm 的软组织肿块（粗白箭），边缘分叶状，平扫呈稍低密度（a），增强动脉期及静脉期病灶呈轻度进行性强化伴其内小斑片状无强化低密度灶（b、c）。增强动脉期斜矢状面重建图像病灶与胃体小弯侧胃壁相连（粗黄箭），胰体部（粗蓝箭）稍受压、与病灶交界面成锐角（d）。

EUS：进镜至胃体，于后腹膜见一低回声占位，内部回声不均匀，边界欠清，其中一截面大小约 6.52cm×4.28cm，内部血管较丰富，病灶紧贴胰腺体颈部，胰腺实质未见占位性病变，脾动静脉、腹腔干未受累。EUS-FNA（COOK-HD-19G）穿刺 3 次（e～l）。细胞学示见束状排列梭形细胞，细胞边界不清，核末端钝圆，核染色质细腻（m），穿刺病理示肿瘤组织由梭形细胞构成，边界较清（n）；肿瘤细胞表达 CD117（o）。

最终诊断：胃肠道间质瘤。

（病史：徐敬慈；影像：王晴柔；EUS：王　伟　龚婷婷；病理：王　婷；细胞学：高丽丽）

【病情简介】 男，79 岁。体检发现胃底部结节半月余。半月余前于外院体检查胸部 CT 示胃底部小弯侧高密度结节建议增强检查。有高血压病史，无烟酒嗜好。

【实验室检查】 肿瘤学指标: CA125 42.60U/ml，CEA、CA19-9、CA724 等正常; 肝功能、肾功能、血常规、凝血指标等均正常。

【影像学检查】 腹部 CT 增强：胃体小弯侧胃壁可见一稍高密度占位，首先考虑间质瘤。

【治疗】 腹腔镜下胃部分切除、腹腔粘连松解术。

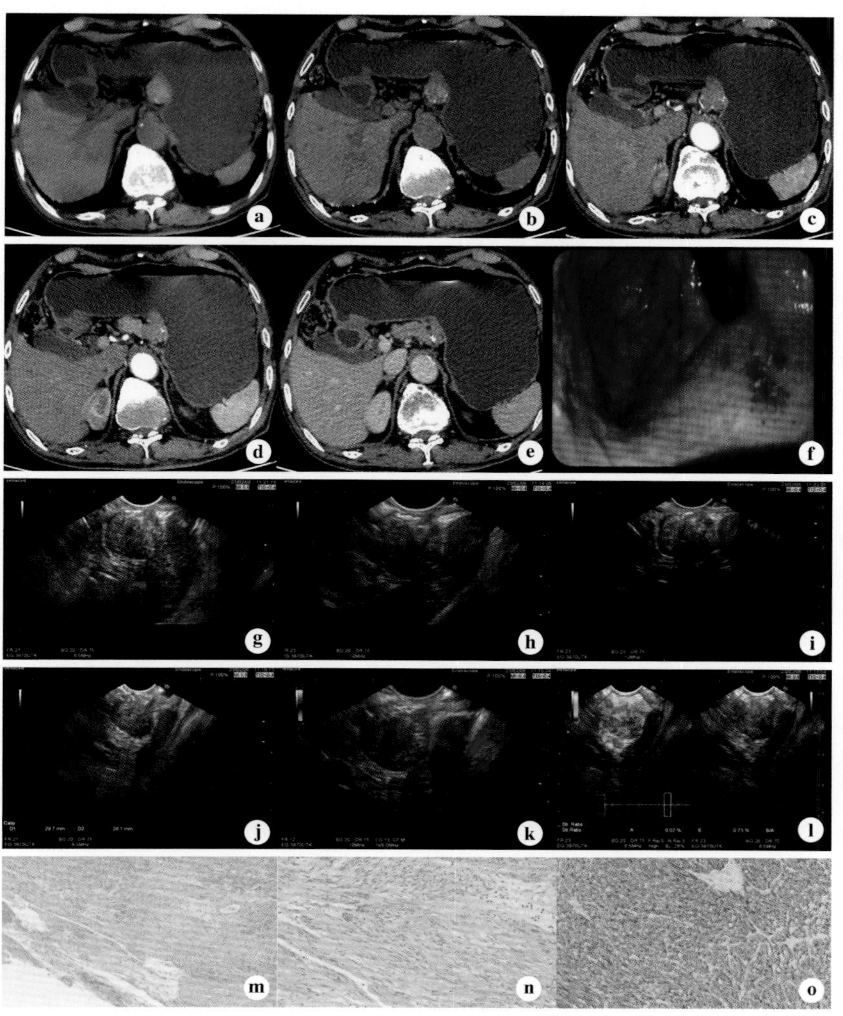

图像要点

CT：腹部增强 CT 示胃体小弯侧胃壁可见一稍高密度占位，边界清，大小约 31mm×25mm，内见斑点状钙化，突向腔外生长（a、b），增强呈均匀渐进性强化，周围未见明显肿大淋巴结，首先考虑间质瘤（c～e）。

胃镜：贲门下小弯侧见一黏膜隆起，约 0.8cm 范围，表面尚光滑（f）。

EUS：病灶呈低回声，类椭圆形，内部回声欠均匀，切面约 22.1mm×25.4mm，边界尚清，起源于固有肌层，CDFI 未见血流信号，向腔外突出，后方紧邻肝脏，弹性成像质地硬，SR=39.67（g～l）。

组织病理：（胃小弯壁肿瘤）梭形细胞软组织肿瘤，伴钙化，考虑胃肠道间质瘤（m～o）。

最终诊断：胃间质瘤。

（曹曙光　蔡振寨）

病例 164

精彩视频请扫描二维码

【病情简介】 男，56 岁。体检发现胰头占位 1 年。无特殊症状。无烟酒嗜好，无糖尿病病史。11 年前行腹腔镜下胆囊切除术、肝血管瘤射频消融。

【实验室检查】 肿瘤学指标：CA19-9、CA125、AFP、CEA 正常；血糖、肝功能、肾功能、血常规、凝血指标等均正常。HbA1c 6%。

【影像学检查】 3 年前腹部 MRI 未见十二指肠降段异常。1 年前全腹部增强 CT：胰头下缘富血供结节，与十二指肠分界不清，考虑神经内分泌肿瘤可能，胰岛素瘤？PET/CT：胰腺钩突下份糖代谢轻度增高结节，代谢程度低于正常胰腺实质，结合 PET/MRI 结果为神经内分泌肿瘤可能。PET/MRI 生长抑素受体：考虑胰头结节伴生长抑素受体表达轻度升高，考虑神经内分泌肿瘤？其他？

【治疗】 全身麻醉下行“十二指肠肿瘤切除术 + 胰腺修补术 + 十二指肠主乳头成形术”。

图像要点

CT：全腹部增强 CT 示胰腺形态及大小未见异常，胰头下份见大小约 1.4cm×1.2cm、形态规则，边缘光滑，增强动脉期明显强化，门脉期稍减低，主胰管未见扩张，和十二指肠分界不清。考虑神经内分泌肿瘤可能（a）。

PET/CT：胰头钩突下份见一大小约 15mm×10mm 的等密度结节，与十二指肠分界不清，该结节轻微摄取 ^{18}F-FDG，摄取程度略低于其余正常胰腺实质，SUV_{max}2.04。结合 PET/MRI 结果为神经内分泌肿瘤可能（b、c）。

PET-MRI：胰头下缘见一稍长 T1 稍长 T2 信号结节影，弥散轻度受限，相应部位摄取 ^{68}GaDOTATATE 水平与周围胰腺实质相当，SUV_{max} 为 10.86。考虑胰头结节伴生长抑素受体表达轻度升高，考虑神经内分泌肿瘤？（d ～ f）。扫描范围内其余部位未见神经内分泌肿瘤征象。常规胃镜：未见十二指肠降段肠腔内隆起（g）。

EUS：十二指肠降段腔外可见一类圆形、低回声包块影，边界清，紧邻胰头及主乳头，来源于肠壁固有肌层，向腔外突出，内部可见丰富紊乱的血流信号，截面大小约 1.4cm×1.2cm，弹性成像中等偏硬（h ～ l）。

病理学：EUS 穿刺细胞块发现微量阳性梭形细胞增多且呈团排列，免疫组化 CD34（+）（m）、CD117（+）（n）、DOG1（+）（o）符合胃肠道间质肿瘤。手术后确定：CD117（+）、CD34（+）、DOG1（+）、SMA（–）、S-100（–）、Desmin（–）、SDHB（+）、Ki-67（+，为 1% ～ 2%）。

诊断：胃肠道间质瘤，梭形细胞型，极低风险度，核分裂象计数 1 个 /5mm^2。

最终诊断：肠道间质瘤。

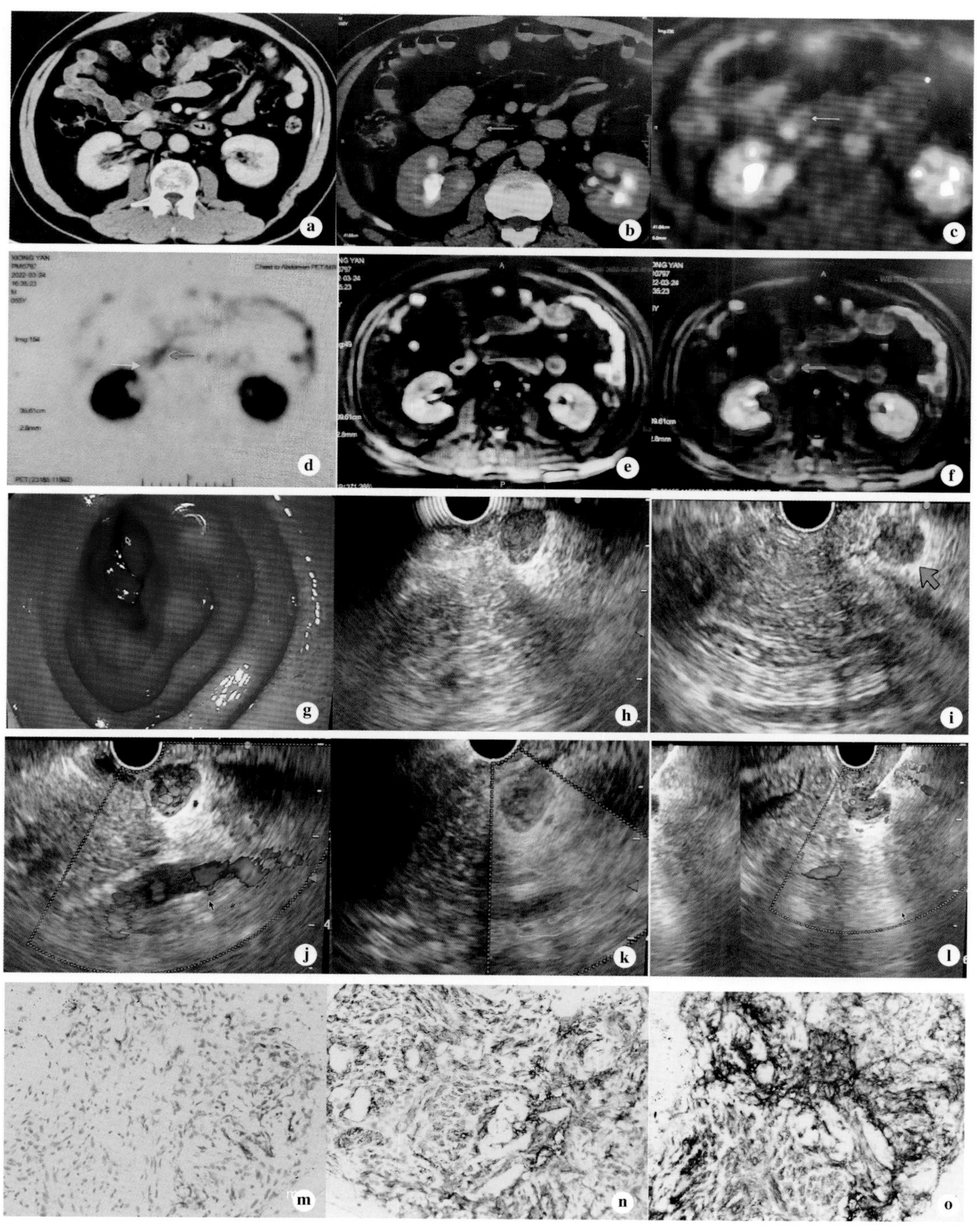

（王　瑞　谢　佳）

病例 165

精彩视频请扫描二维码

【病情简介】 女，58 岁。胸骨后不适 1 个月。无烟酒嗜好，无糖尿病病史。

【实验室检查】 肿瘤学标志：CA19-9、CEA、AFP、CA724 均正常；血糖：13.48mmol/L；肝功能、肾功能、血常规、凝血功能均正常。

【影像学检查】 CT 平扫示纵隔内见多发肿大淋巴结，较大者约 31mm×21mm。增强 CT 提示纵隔内及两肺门见多发肿大淋巴结，较大者约 31mm×21mm，增强扫描均匀轻度强化。

【治疗】 随访复查。

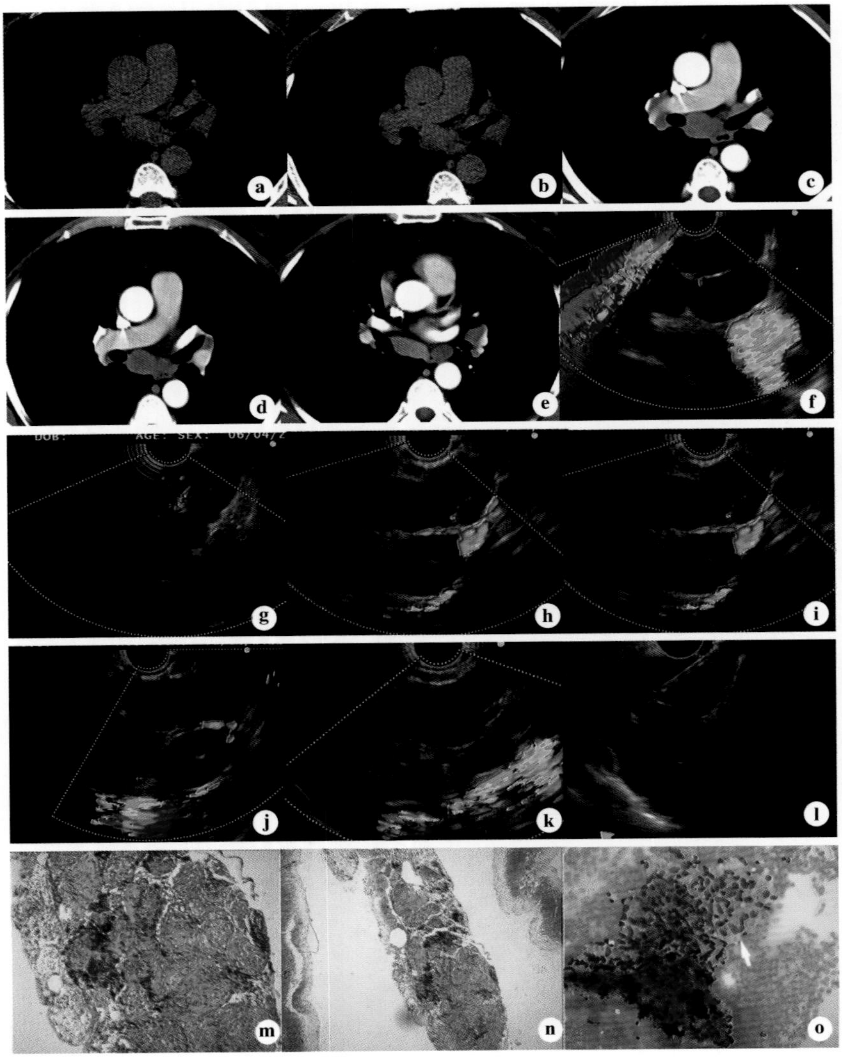

图像要点

CT：平扫纵隔内见多发肿大淋巴结，较大者约 31mm×21mm（a、b）。增强扫描均匀轻度强化（c～e）。

EUS：示低回声病变，内有分隔，内部无血流信号，最大直径约 30mm×20mm（f～l）。EUS-FNA 示非坏死性上皮样肉芽肿性病变（m、n）；镜下见出血及少量淋巴样细胞，涂片内可见少量非坏死性上皮样肉芽肿形成（o）。

最终诊断：纵隔肿物（结节病）。

（汤娜娜）

病例
166

精彩视频请扫描二维码

【病情简介】 男，61 岁。腹痛、腹胀 1 周，加重 2 天。无烟酒嗜好，无糖尿病病史。

【实验室检查】 肿瘤学指标：CA19-9，CEA、CA125、AFP 等正常；肝功能、肾功能、血常规、凝血指标等均正常。

【影像学检查】 增强 CT：①肝实质密度弥漫性减低同前，考虑肝损伤；②肝内多发低密度病变，部分为囊肿可能，部分性质待定；③胰腺体尾部肿胀伴渗出，胰体上缘及后缘不规则团块状病变，不除外肿瘤性病变，建议 MRI+DWI 进一步检查。

【治疗】 免疫治疗 + 化疗。

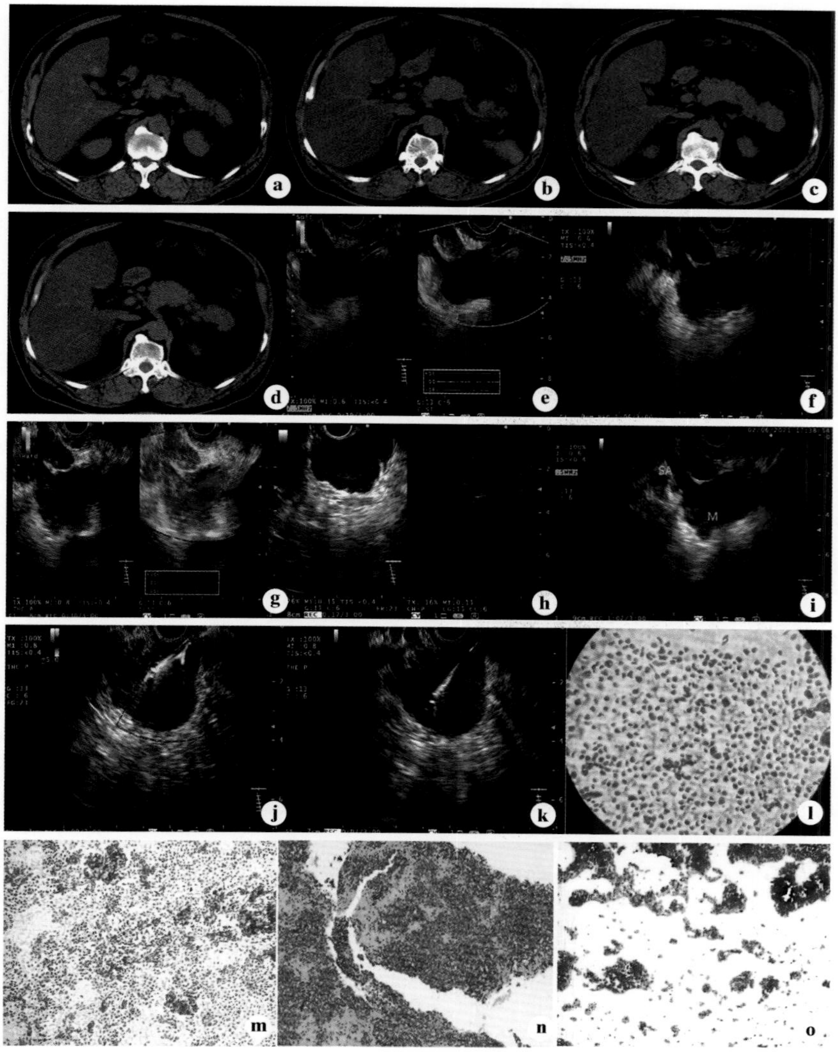

图像要点

CT：胰腺体尾部稍肿胀，轮廓欠清，胰体部上缘及后缘可见不规则团块样稍低密度影（a～c），CT 值约 28HU，大小约 4. 6cm×2.5cm，局部与脾动脉、脾静脉关系密切。胰颈周围可见少许小淋巴结影。胰尾 - 胃间隙可见片状水样密度影（d），未见胰管扩张。脾脏未见增大，轮廓清晰，边缘光整，脾实质密度均匀。

EUS：超声扫查示胰腺下方可见一低回声病变，形态不规则，内部回声不均匀，边界尚清晰（e～f），弹性成像以蓝绿色为主，质地偏硬（g），注入六氟化硫微泡后，见肿物内造影剂充盈均匀（h），肿物压迫脾动脉（i），于胃体超声内镜引导下对肿物进行穿刺（j～k）。

组织病理：ROSE 可见核大深染的异型细胞及细胞团（l、m）。（腹腔肿物穿刺活检）常规病理形态学及免疫表型符合小细胞癌，结合病史及免疫表型考虑肺来源（n）。腹腔占位刷片可见大量异型淋巴样细胞，考虑淋巴造血来源肿瘤（o）。

最终诊断：肺癌腹腔多发转移。

（于廷廷　张立超　侯森林）

病例 167

【病情简介】 男，74 岁。因吞咽困难 1 个月就诊。有吸烟饮酒史；无糖尿病病史。

【实验室检查】 肿瘤学指标：CA125 63.61U/ml，SCC 7.76ng/ml，SF 624.80ng/ml，TSGF 66.42U/ml。肝功能：正常。肾功能：正常。血常规：WBC 10.19×10^9/L，中性粒细胞百分比 84%，RBC5.68×10^9/L，HGB118g/L，PLT356×10^9/L。凝血指标正常。

【影像学检查】 胸部增强 CT：左肺下叶肺门旁占位伴阻塞性炎症，纵隔及两肺门多发增大淋巴结。

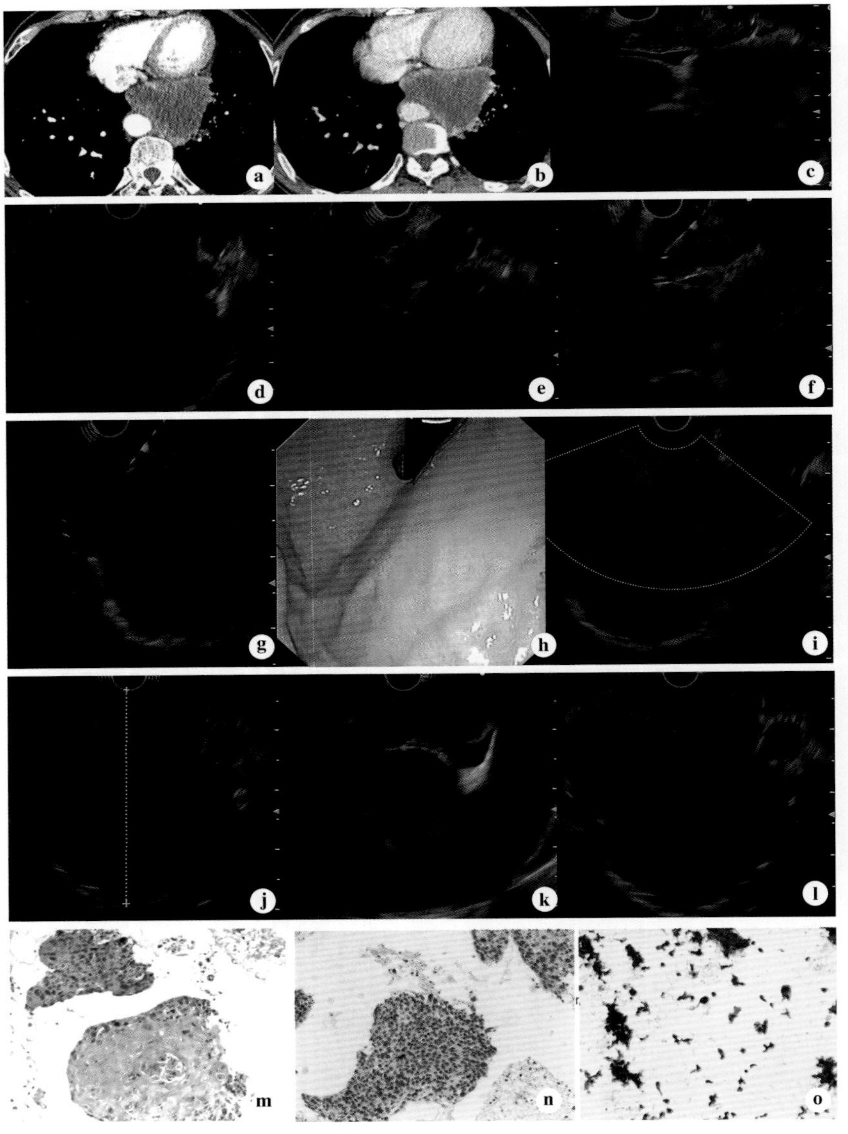

图像要点

CT：增强 CT 示左肺下叶肺门旁示团块状异常强化灶（a、b），大小约 7.0cm×7.6cm，左肺下支气管受压变窄。

EUS：在食管下段可见两处低回声病变，较小的大小约 4cm，由 3 个卵圆形低回声结节融合而成，包膜薄，回声均匀，边界清晰；较大的结节约 8cm 大小，圆形，包膜较厚，1/3 近无回声，其余为低回声松散组织，包绕主动脉（c～l）。

EUS-FNA：涂片见少许异型细胞（m），送检组织内可见异型细胞巢，鳞状细胞癌有待排除（n），免疫组化染色（o）结果显示为鳞状上皮高级别上皮内瘤变，倾向癌变。P40（+），P63（+），P53 阳性，Ki-67（+，约 60%），TDT（-）。

最终诊断：肺鳞状细胞癌。

（朱苏敏）

病例 168

精彩视频请扫描二维码

【病情简介】　男，53 岁。体检发现胰腺占位 1 月余。外院初诊 CT 示胰头部占位，神经内分泌肿瘤可能性大。无烟酒嗜好，无糖尿病病史。

【实验室检查】　肿瘤学指标：CA19-9、CA125、CEA 及 AFP 正常；血常规、肝功能、肾功能、血糖、凝血指标均正常；囊液淀粉酶：41U/L，囊液 CA19-9 1.38U/ml，CEA 1.46ng/ml。

【影像学检查】　CT：胰头囊实性占位，胰腺囊腺瘤或癌可能性大，不能完全排外腹膜后来源神经源性肿瘤。MRI：胰头与下腔静脉区间囊实性占位，胰腺来源黏液性囊腺瘤可能性大。

【治疗】　胰十二指肠切除术。

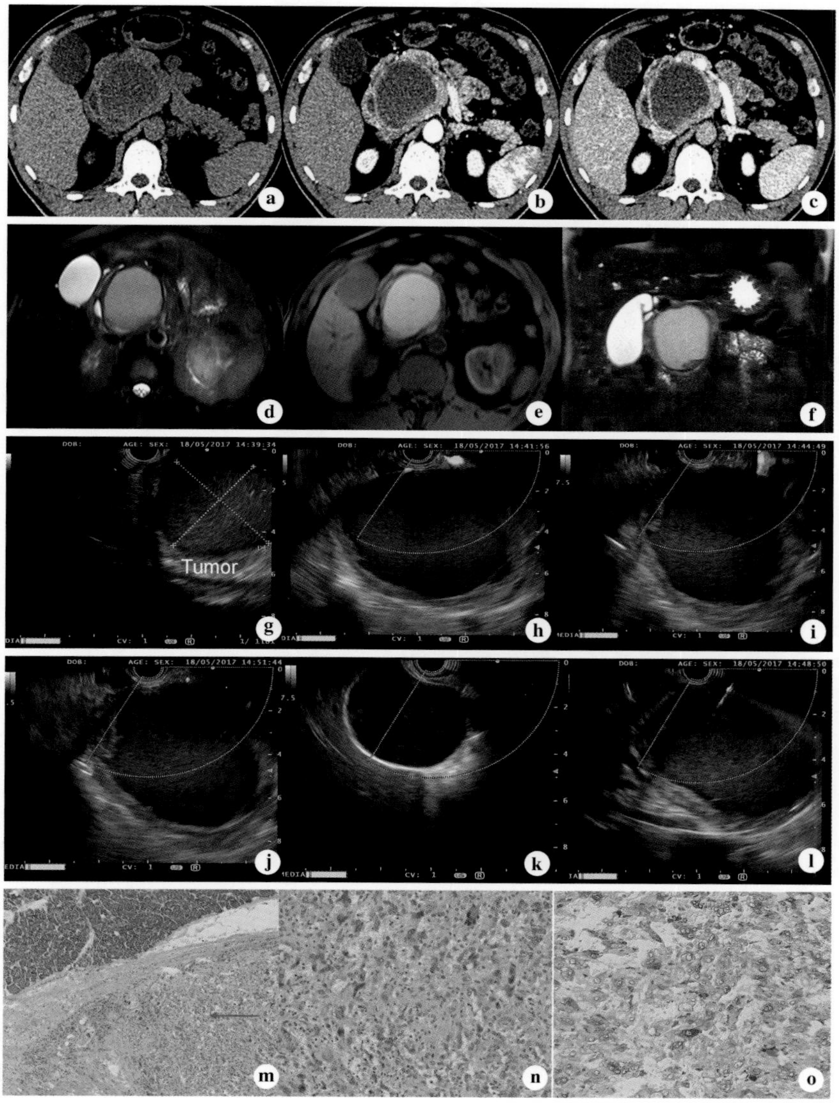

图像要点

CT：胰头钩突部囊性肿块影（a～c），增强扫描病灶包膜强化，囊性部分无强化。

MRI：胰头钩突部囊性肿块影，T2WI 呈稍高信号（d），T1WI 呈高信号（e），主胰管无明显扩张。

MRCP：上游主胰管无明显扩张（f）。

EUS：胰腺见一大小约 5.0cm×6.7cm 囊性肿块，内部呈混杂偏低回声，边界清晰（g～k）。穿刺病灶，抽出暗红色血性不凝固液体（l）。

组织病理：镜下肿瘤细胞外附包膜，瘤细胞于包膜内生长，与胰腺组织分界尚清。瘤细胞（红箭）呈实性片状分布（m），细胞体积大，胞质嗜碱性，核大、不规则，瘤细胞间见丰富的血管（n）。免疫组化：NSE（+）（o）。

最终诊断：胰腺嗜铬细胞瘤。

（熊慧芳　祝　荫）

病例
169

【病情简介】 女，26岁。体检发现双侧腹膜后肿物。无烟酒嗜好，无糖尿病病史。

【实验室检查】 肿瘤学指标：无。血糖：5.00mmol/L；肝功能、肾功能、血常规、凝血指标等均正常。

【影像学检查】 外院PET/CT示双侧肾上腺占位性病变，伴肝门部、腹膜后多发淋巴结转移；鞍区占位；甲状腺代谢增高。

【治疗】 腹膜后肿物扩大切除。

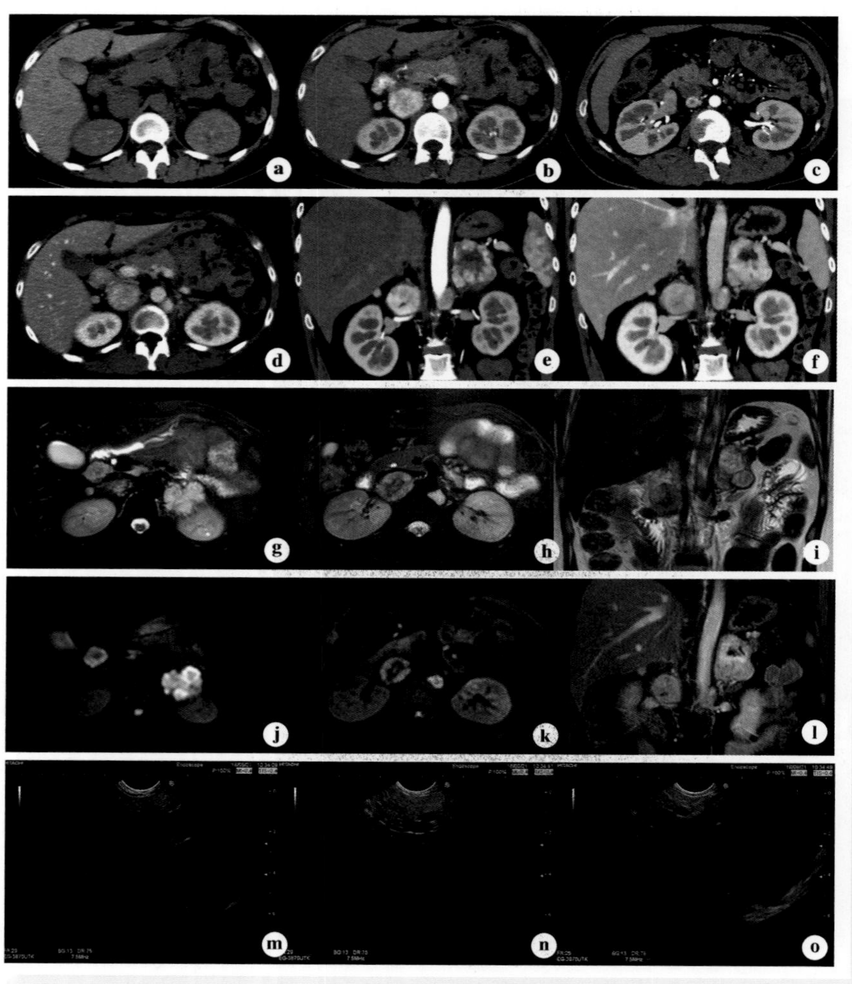

图像要点

CT：平扫（a）、增强动脉期横断面（b、c）和冠状面（e）、门脉期横断面（d）和冠状面（f）示双侧肾上腺、十二指肠后方、腹主动脉左后方、下腔静脉后方可见多发结节灶，平扫呈等密度，动脉期可见明显强化、密度不均匀，门脉期病灶呈持续强化，左侧肾上腺病灶内可见低密度坏死区。

MRI：T2WI脂肪抑制（g、h）、T2WI冠状面（i）、DWI（j、k）、T1WI增强门脉期冠状面（l）示：双侧肾上腺、十二指肠后方、腹主动脉两旁可见多发异常信号灶，T2WI呈高信号、内部信号不均匀，DWI信号增高，增强后可见较明显强化，左侧肾上腺病灶内部可见坏死区。

EUS：左肾上腺区见一大小约59.7mm×45.9mm低回声病灶，见血流影，弹性成像示质地略硬，SR最大为28.33。胰腺质地回声均匀，胰管显示，无扩张。邻近该病灶向肝门部延伸，紧贴PV，见一大小约49.3mm×32.7mm低回声不规则病灶，质地较硬，弹性成像示SR=56，该病灶推移部分胰腺钩突（m～x）；右侧肾上腺区见一大小约35.5mm×45.4mm低回声病灶，边界较清晰，弹性成像示质地较硬，SR=49，血流不丰富，十二指肠未见异常（y～z2）。

术后病理：大网膜结节内细胞丰富（黑箭，z3）；结节富于血管/血窦（蓝箭），肿瘤细胞呈巢状、索状（红箭，z4）。

最终诊断：大网膜结节为嗜铬细胞肿瘤/副神经节瘤。

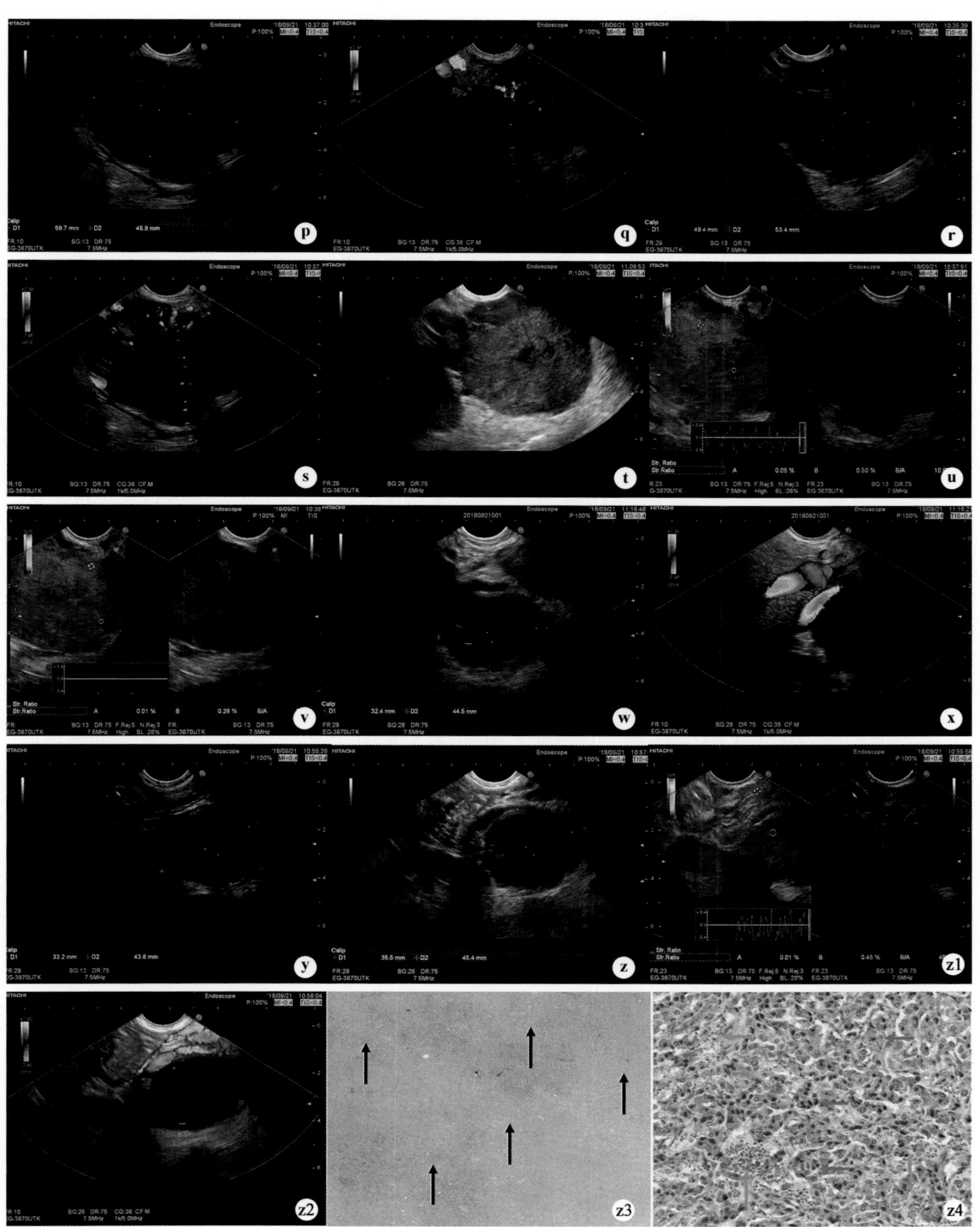

（林晓珠　许志伟　王　婷　刘渠凯　王　伟　龚婷婷）

病例 170

精彩视频请扫描二维码

【病情简介】　女，49岁。消瘦2年，间断腹痛1年。2年前无明显诱因出现消瘦，食纳可，影像学检查提示胰腺占位性病变，未进一步治疗。1年前开始出现腹痛，以上腹部正中及右侧上腹部为著，伴上腹部饱胀、厌油腻、纳差、乏力，上腹部CT示胰头及周围异常高密度灶，考虑淋巴结钙化；口服氨酚羟考酮止疼及中药治疗，疼痛逐渐加重，难忍并自行加大氨酚羟考酮剂量，现每日需19片，并加用硫酸吗啡缓释片3片镇痛治疗。2020年9月3日入院行超声内镜引导下腹腔神经节阻滞术（EUS-CPN），后腹痛缓解，逐渐停用氨酚羟考酮。出院2个月后再次出现腹痛，性质同前，继续给予镇痛治疗。2021年4月17日再次住院行超声内镜引导下腹腔神经节阻滞术（EUS-CPN）。既往否认高血压、糖尿病、冠心病病史，30年前间断发热1年，多个医院完善风湿等相关检查均未明确诊断，患者发热自行好转。25年前查体行胸部CT检查发现陈旧性肺结核。10年前再次出现发热伴左侧颈部淋巴结肿大，行左侧淋巴结切除术，术后病理提示淋巴结结核，口服抗结核药治疗1年。

【实验室检查】　血常规：WBC 5.36×10^{12}/L，HGB 122g/L，PLT 228×10^{9}/L，中性粒细胞百分比：64.7%，淋巴细胞百分比：30%，嗜酸粒细胞百分比：2.31%；肝功能：ALT 26U/L，AST 24U/L，TBIL 14.18μmol/L，D-BIL 6.89μmol/L，ALP 107U/L，GGT 134U/L，ALB 44.43g/L；肿瘤标志物：CA19-9 30U/ml，CA125 19.25U/ml，AFP 2.14U/ml，CEA 2.30U/ml，CA50 21U/ml；出凝血系列、肝炎系列均正常；结核抗体（–），PPD（–），T-SPOT（–）。

【影像学检查】　腹部增强CT：2020年9月1日，胰腺周围异常高密度灶，考虑淋巴结钙化。肝脏钙化灶。胰管扩张。2020年9月3日，腹膜后占位，超声内镜引导下腹腔神经节阻滞术（EUS-CPN）。2021年4月17日，腹膜后占位（结核），超声内镜引导下腹腔神经节阻滞术（EUS-CPN）。病理（2021年4月21日）：（刷片）未查见肿瘤细胞。小块坏死组织及凝血块。

【治疗】　超声内镜引导下腹腔神经节阻滞术（EUS-CPN）。

图像要点

CT：腹部增强CT（2020年9月1日）胰腺形态、大小未见异常，实质密度均匀，胰周脂肪清晰，主胰管稍扩张（f）；胰腺周围可见多发团状钙化结节影，直径为1.7～1.8cm（a～f）。超声内镜（2020年9月3日）：胰腺实质回声均匀，胰管轻度扩张，胰头上方胰胃之间、腹膜后可见不规则低回声包块，内部回声欠均匀（g），少许血流，弹性成像以蓝色为主（h），其中一包块截面大小为26.7mm×15.3mm（i）。肝门部可见肿大淋巴结。寻找腹主动脉与腹腔干，右旋镜身，腹腔干主干消失，腹主动脉显示，超声内镜引导下用穿刺针穿刺此部位（j），回抽无血，注入2%利多卡因5ml+无水乙醇10ml+倍他米松1ml，针尖处呈白色烟雾状，周围回声增强。

超声内镜：2021年4月17日胰腺实质回声均匀，胰腺，胰头略增宽，胰头颈上方可见不规则低回声包块，截面大小为26.7mm×15.3mm，内部回声欠均匀，超声内镜引导下穿刺针穿刺此部位，穿刺出干酪样白色物质（m，超声内镜引导下腹腔神经节阻滞术方法同前）。

组织病理：（胰腺刷片）未查见肿瘤细胞。镜下见小块坏死组织（黑箭）及凝血块（红箭，n、o）。

最终诊断：腹膜后占位（结核）。

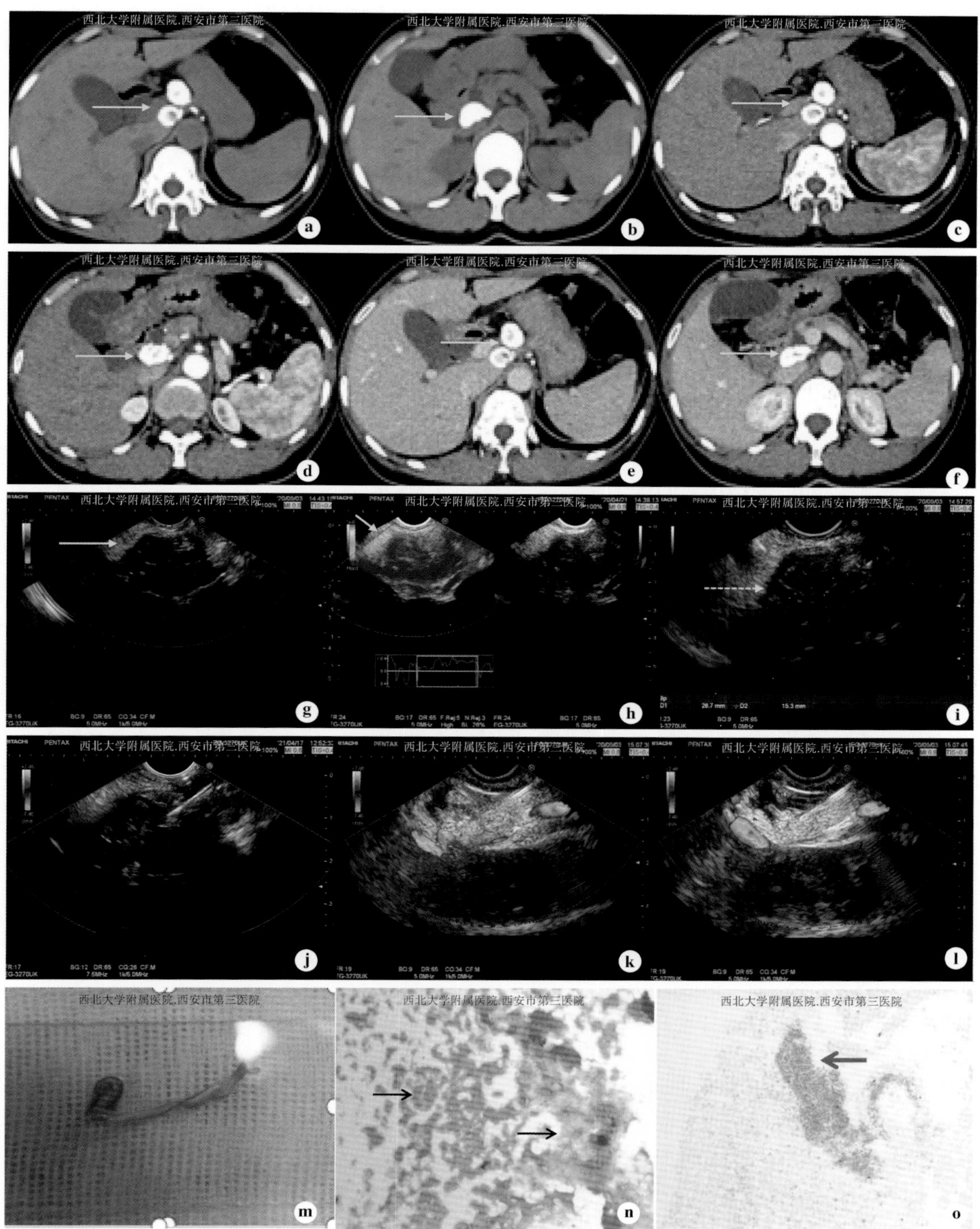

（张　超）

病例 171

精彩视频请扫描二维码

【病情简介】 女，56 岁。体检发现腹膜后占位 1 个月。患者 1 个月前体检发现腹膜后占位、全身淋巴结肿大，无特殊不适。在门诊行腹股沟淋巴结活检，病理提示倾向结核，暂未予抗结核治疗，为求进一步诊治入院。起病来体重减轻约 2.5kg。无烟酒嗜好。无糖尿病病史。2016 年因甲状腺癌行左侧甲状腺及峡部切除术。

【实验室检查】 肿瘤学指标：CEA、CA 19-9 均正常；肝功能：TBIL 9.3μmol/L，CB 3.1μmol/L，ALT 17.9U/L，AST 21.0U/L。肝病酶学：AKP、GGT 均正常。血常规、肾功能、凝血指标等均正常。

【影像学检查】 胰腺 CT 平扫＋增强：肝门区、胰腺周围、腹膜后、肠系膜区、右侧心膈角区及所示纵隔内多发大小不等淋巴结，其中胰头颈区呈团块状，包绕门静脉主干及肝固有动脉：淋巴瘤待排。MRI：肝门区、胰腺周围、腹膜后腹主动脉旁及右侧心膈角区、后纵隔多发淋巴结肿大，性质待定。PET/CT：①甲状腺部分切除术后改变，残余甲状腺右叶未见明显肿瘤复发征象；②全身大量大小不等淋巴结，糖代谢不同程度增高，多为恶性肿瘤病变，淋巴瘤可能性大；双肺多发支气管血管束增粗伴远端网格样小叶间隔宽，糖代谢增高：多为恶性肿瘤病变累及，淋巴瘤浸润可能性大。入院前 2 个月于呼吸科行支气管镜下 4/7 组淋巴结 EBUS-TBNA 术，术后穿刺病理：（左下叶、右主穿刺组织）肉芽肿性炎，倾向结核，抗酸染色（–）；（7 组淋巴结穿刺组织）肉芽肿性炎。

【治疗】 予以“利福喷丁胶囊、异烟肼、乙胺丁醇、莫西沙星”诊断性抗结核治疗。

【随访】 患者口服抗结核药物 1.5 年，外院复查全身多发肿大淋巴结明显缩小，目前恢复良好，无特殊不适。

图像要点

CT：胰腺形态、实质未见明显异常，主胰管未见扩张。肝门区、胰腺周围、腹膜后、肠系膜区、右侧心膈角区及所示纵隔内可见多发大小不等淋巴结，大者位于胰头颈区，形态不规则，融合成团块状，边界尚清，包绕门静脉主干及肝固有动脉，增强后均匀轻度强化（a～d，黄箭）。

MRI：胰腺头颈前方见一团块状等 T1 稍长 T2 信号灶，大小约 24mm×19mm×25mm，边界清晰，增强后呈均匀轻度强化，病变与胰腺分界清晰，考虑为淋巴结肿大（e，黄虚箭）。胰腺大小正常，胰腺实质内未见异常信号灶，主胰管未见扩张。肝门区、胰腺周围、腹膜后腹主动脉旁、右侧心膈角区、后纵隔见多发肿大淋巴结，大者短径约 11mm（f～h）。

MRCP：肝内、外胆管走行自然，未见狭窄、扩张改变。

EUS-FNA：于胃体部扫查，胰腺体尾部回声细腻均匀，胰周见多发低回声肿大淋巴结，边界清晰（i，黄粗箭）；于十二指肠球部及降部扫查，胰头周围见多发较大低回声肿块，边界清晰，包膜完整，部分可见内部无回声，较大切面约 34mm×30mm（j～l，红箭）。

组织病理：腹膜后占位穿刺，肉芽肿性炎，倾向结核（m）。腹股沟淋巴结活检：（左侧腹股沟淋巴结）肉芽肿性炎，可见坏死，倾向结核（n、o，红粗箭）。特殊染色：PAS（–），抗酸染色（–）。

最终诊断：全身多发淋巴结增大及腹膜后肿物：结核可能性大。

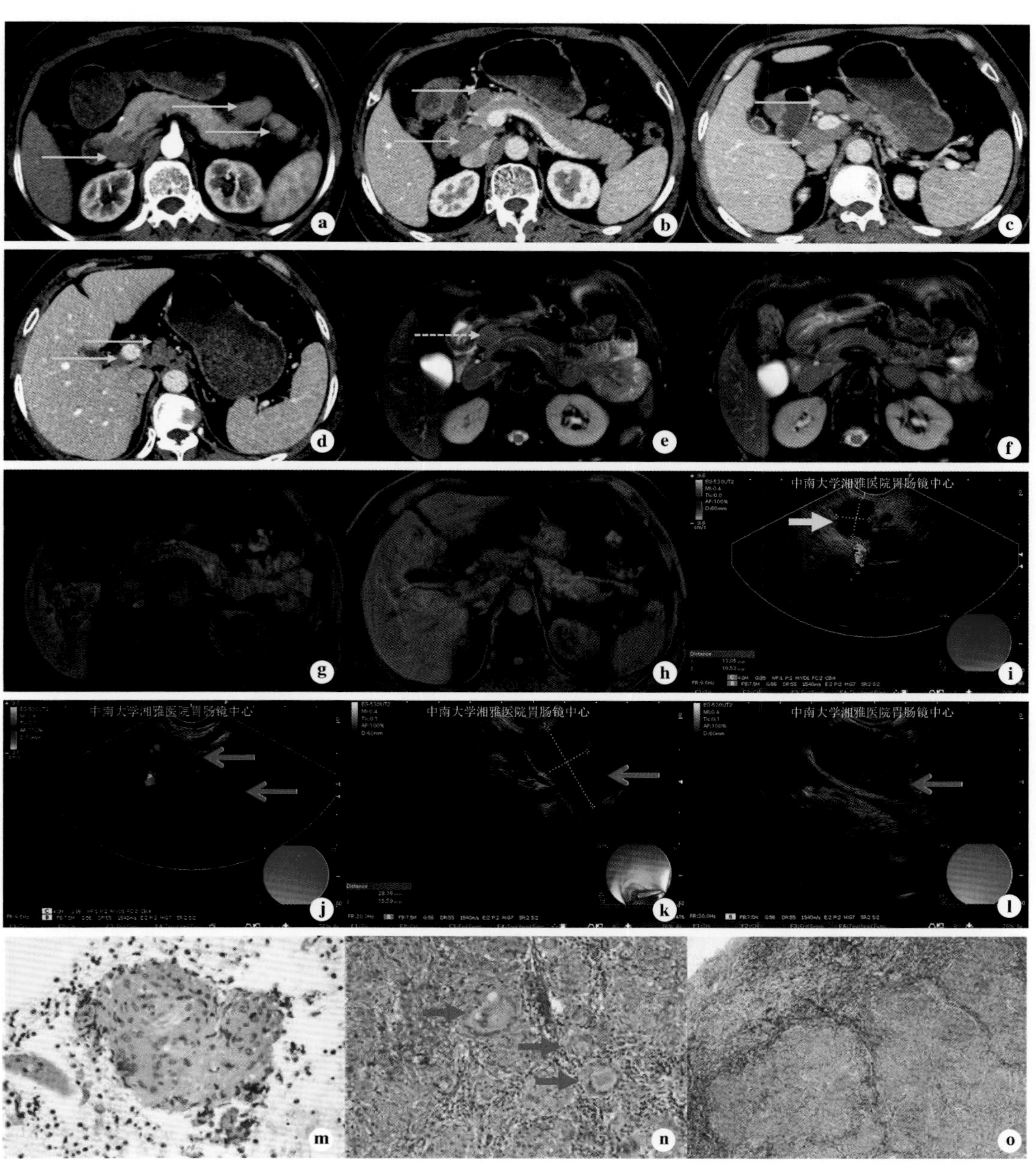
a
b
c
d
e
f
g
h
中南大学湘雅医院胃肠镜中心
i
中南大学湘雅医院胃肠镜中心
j
中南大学湘雅医院胃肠镜中心
k
中南大学湘雅医院胃肠镜中心
l
m
n
o

（李　乾　严　璐）

病例 172

【病情简介】 男，65岁。3年前发现胰腺占位，并行胰腺手术（具体不详）。无烟酒嗜好，无糖尿病病史。

【实验室检查】 肿瘤学指标：CEA 7.70ng/ml，CA19-9、CA242、CA125、AFP等正常；血糖：9.80mmol/L；肝功能、肾功能、血常规、凝血指标等均正常；IgG4 1.27g/L。

【影像学检查】 外院上腹部增强MRI示胰尾、脾脏及左肾术后缺如，钩突部异常信号，考虑占位。

【治疗】 胰十二指肠切除术。

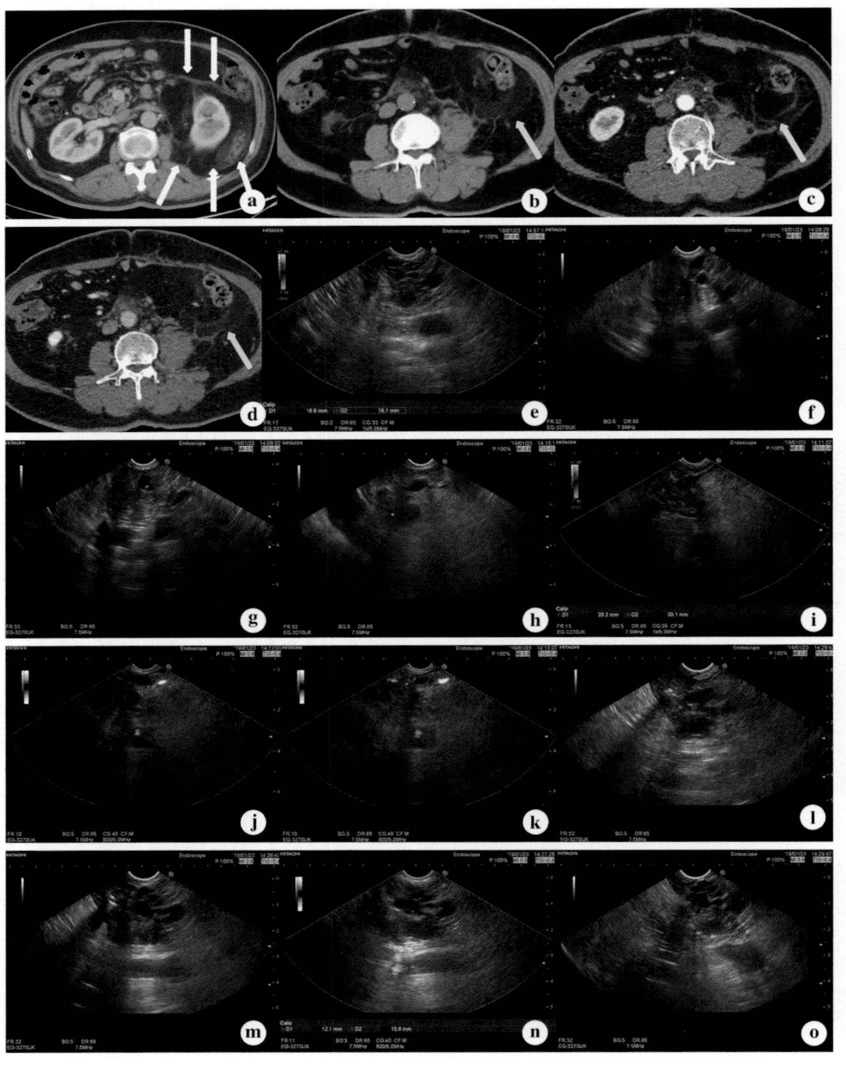

图像要点

CT：增强静脉期图像见左侧肾周间隙不规则富脂性团块灶（白粗箭），其内见分隔状、絮状、结节状轻度强化影，病灶包绕左肾（a）。患者遂行腹膜后肿瘤切除+左肾切除术。2年10个月后复查CT：平扫图像左中腹原术区见不规则富脂性团块（黄粗箭），截面大小约10.0cm×4.8cm，边界不清（b），增强动脉期及静脉期病灶（黄粗箭）内见分隔状、絮状轻度强化影（c～d）。

EUS：胰腺头部-肠壁间见一16.1mm×16.6mm低/无回声占位，似与胰腺有不规则的分界，质地较硬，SR=36；声诺维2.5ml静脉推注，内中部分分隔及无回声成分有灌注；余胰头部回声致密均匀、模糊，内有多量高回声光点（e～z2）。

术后病理：后腹膜见一富于脂肪（黑箭）及淋巴组织（红箭）的肿瘤（z3），脂肪细胞大小不一（蓝箭，z4）。

最终诊断：后腹膜高分化脂肪肉瘤。

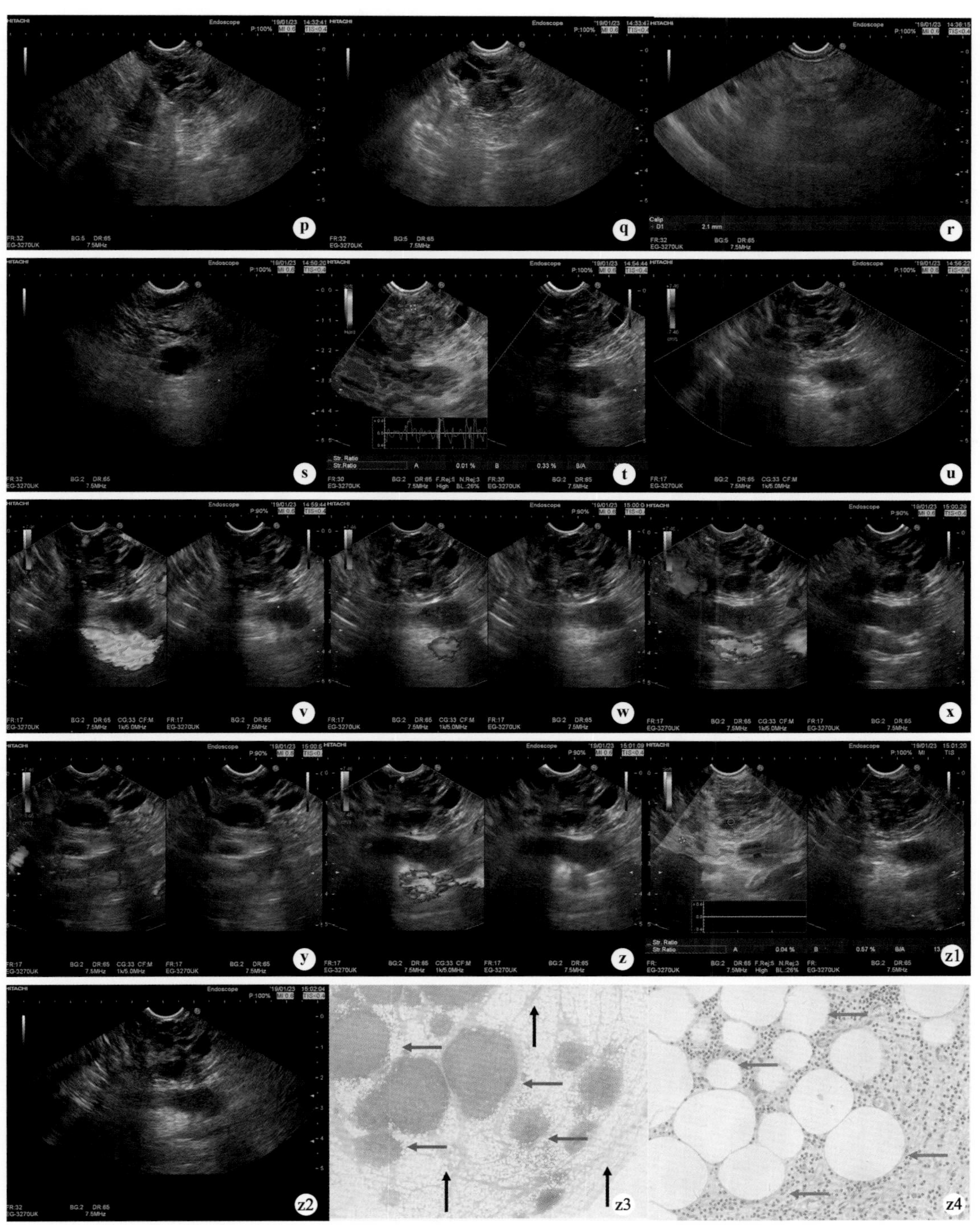

（王晴柔　金佳斌　刘渠凯　王　伟　龚婷婷　王　婷）

病例 173

精彩视频请扫描二维码

【病情简介】 女，27 岁。发现肾上腺肿物 1 年余，有增大，CT 考虑节细胞神经瘤可能，腹膜后或左侧肾上腺来源。

【实验室检查】 糖类抗原：724 11.40U/ml，肿瘤学指标、血糖、血脂、肝肾功能、血常规及 IgG4 等均正常。

【影像学检查】 见图像要点。

【治疗】 机器人辅助下腹膜后病损切除术。

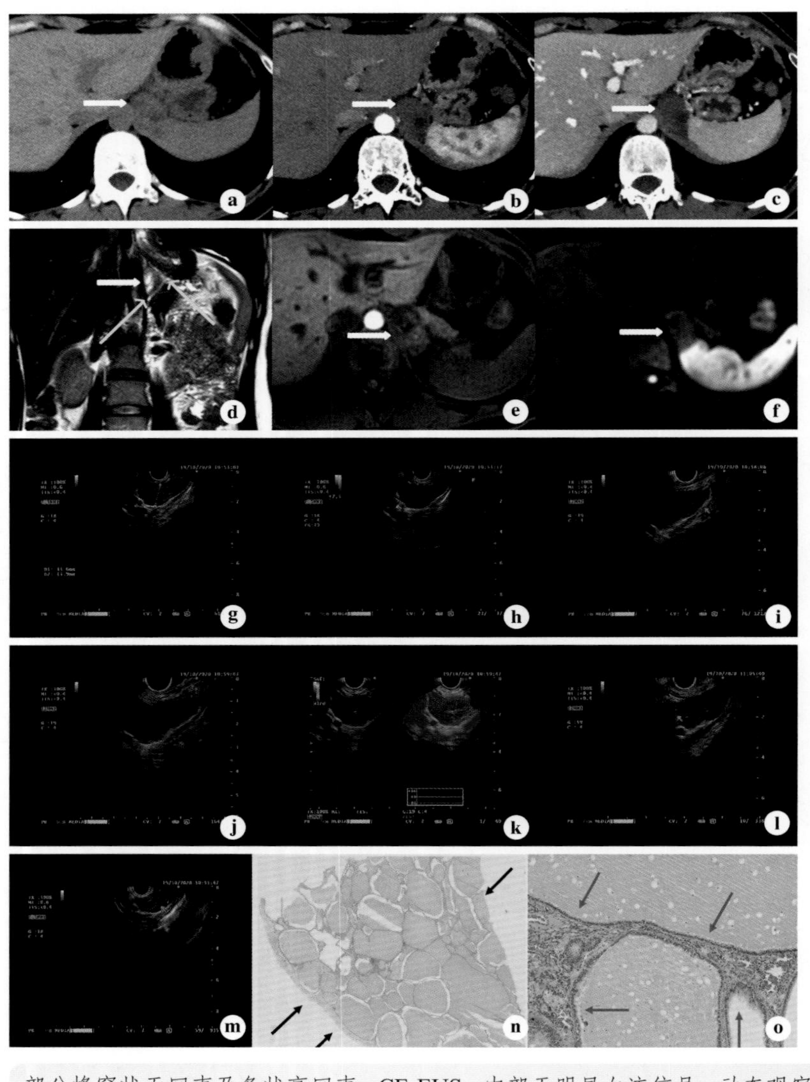

图像要点

CT：左膈肌脚旁见大小约 3.0cm×1.9cm 的类圆形病灶（粗白箭），边界清晰，平扫密度不均匀，CT 值范围约 23～48HU（a），增强动脉期及静脉期病灶未见明显强化（b～c）。

MRI：T2WI 冠状面序列左膈肌脚旁病灶（粗白箭）呈稍高信号伴其内斑片状高信号，病灶与邻近胰体、胃小弯侧胃壁之间见高信号脂肪间隙显示（细黄箭，d），fsT1WI 序列病灶呈稍高信号伴其内斑片状低信号（e），DWI 序列病灶信号未见增高（f）。

EUS：内镜下十二指肠乳头未见异常。连续探查胰腺及肝外胆管全程，未见异常回声。于胰体旁及左肾上腺上方见一包膜完整的低回声病灶，其中一个截面大小为 33.6mm×13.9mm，内部回声欠均匀，混有部分蜂窝状无回声及条状高回声，CE-EUS：内部无明显血流信号。动态观察胃壁各层次结构完整连续，病灶与胃壁无关，位于膈肌前方（g～m）。

术后病理：后腹膜内见一多房囊性肿块（n），囊壁内衬纤毛上皮（o）。

诊断：后腹膜肿块符合支气管源性囊肿。

最终诊断：后腹膜良性囊性病变，符合支气管源性囊肿。

（病史：徐敬慈；影像：王晴柔；EUS：王　伟　龚婷婷；病理：王　婷）

精彩视频请扫描二维码

【病情简介】　女，43 岁。发现直肠占位 3 天。外院电子肠镜示直肠肿物。既往阑尾切除术史。无高血压、糖尿病、心脏病及脑血管疾病病史。

【实验室检查】　肿瘤学指标：CA19-9、CEA、CA125、AFP 等正常；血糖：8.16mmol/L；肝功能、肾功能、血常规、凝血指标等均正常。

【影像学检查】　盆腔 MRI 增强示直肠上段局限性管壁增厚；超声肠镜示直肠肿物。

【治疗】　直肠肿物切除术。

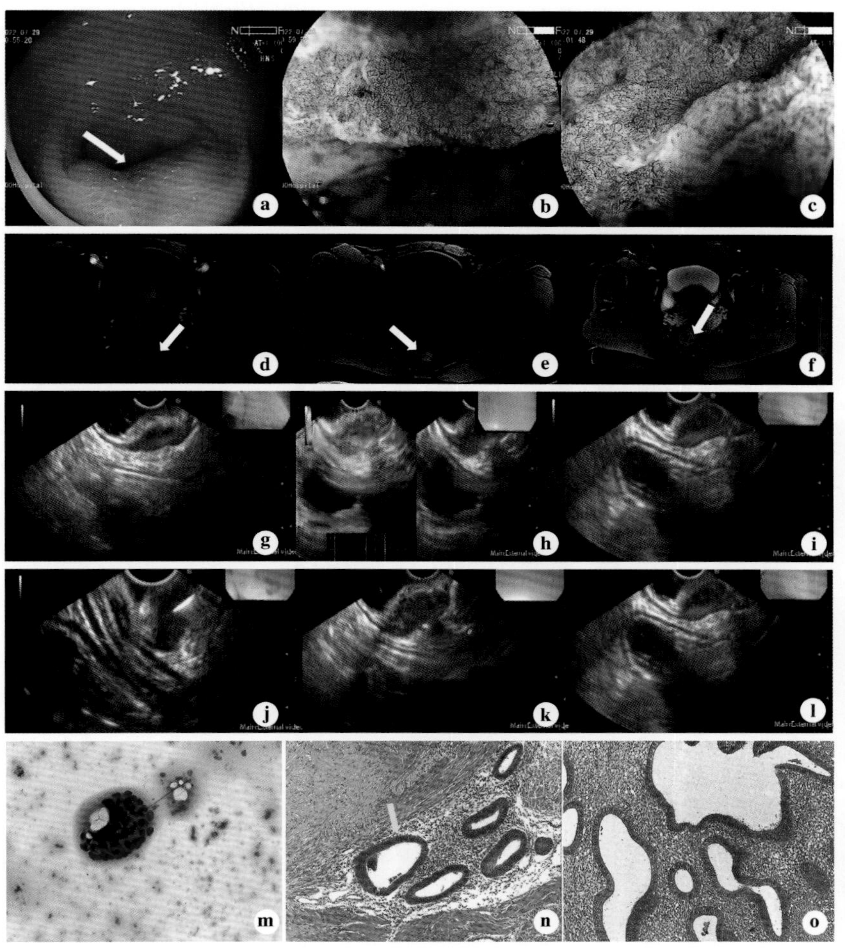

图像要点

肠镜：距肛缘 10cm 直肠可见一环周型肿物，占肠腔 1/3 ～ 1/2 圈，表面充血、糜烂，充气、吸气稍僵硬（a ～ c）。

MRI：直肠上段可见局限性管壁增厚，大小约 2.4×1.6cm，平扫诸序列呈等信号，增强可见强化（d ～ f）。

EUS：起源于第 4 层低回声团块，内部回声均匀，可见血流信号，边界尚清晰，质地较硬（g ～ l）。

组织病理：直肠肿物 EUS-FNA 细胞块：查见少量非典型腺上皮细胞，免疫组化示 CK 阳性，Ki-67 增殖指数（约 1%），考虑反应性腺上皮细胞，未见瘤细胞（m）。直肠肿物切除标本：固有肌层内可见腺体结构增生（粗黄箭，n），腺体提示子宫内膜结构（o）。

最终诊断：直肠子宫内膜异位症。

（王　雯　李达周　许斌斌　余　砾）

病例 175

精彩视频请扫描二维码

【病情简介】 女，50 岁。发现 CA125 升高 3 月余。体检发现 CA125 339.6U/ml；腹部 CT 提示后腹膜多发软组织影，考虑肿大淋巴结可能大，淋巴瘤？其他？必要时结合 PET/CT。无烟酒嗜好，无糖尿病病史。

【实验室检查】 肿瘤学指标：CA19-9、CEA 和 AFP 未见明显异常。肝功能、肾功能、血常规、凝血指标等均正常。

【影像学检查】 妇科 B 超：子宫及双附件未见明显异常。PET/CT：腹膜后腹主动脉与下腔静脉之间多发结节状软组织影，其内多发点片状高密度影，FDG 代谢增高，结合病史，符合转移性淋巴结表现。胃充盈欠佳，幽门处后壁见斑片状 FDG 代谢轻度增高影，建议胃镜检查除外可疑病变。

【治疗】 经腹全子宫双附件切除术 + 大网膜切除 + 后腹膜肿物切除术 + 盆腹腔淋巴结切除术。

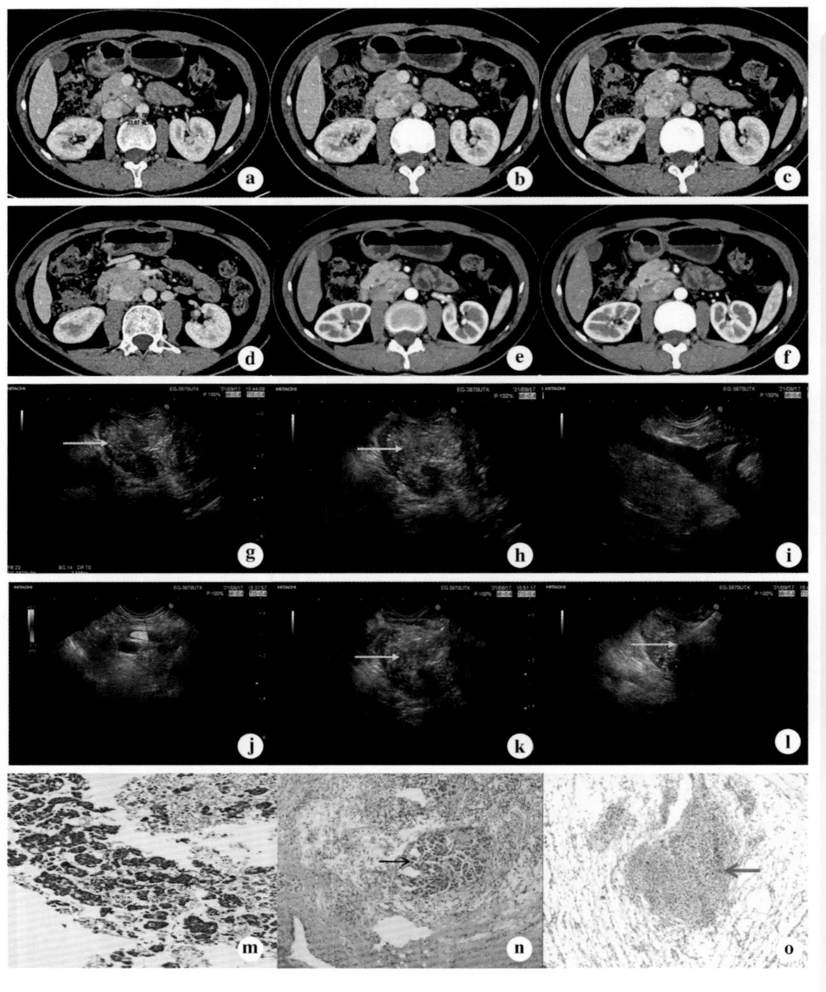

图像要点

CT：腹主动脉与下腔静脉周围多发结节状软组织影，较大者 2.4cm，伴斑点状稍高密度影（绿箭，a～f）。

EUS：腹膜后见低回声团块，呈椭圆形，边界清楚，内部回声不均匀，似起源于固有肌层，向腔内外生长，截面大小约 4.0cm×3.5cm（黄箭，g～l）。

EUS-FNA 组织病理：（腹膜后占位）上皮性恶性肿瘤；免疫组化：肿瘤细胞 TTF-1（－），CK（+），CK20（－），GATA3（－），Pax-8（+），WT-1（+），D2-40（－），Ki-67（50%+），P53（+），CK5/6（－），考虑高级别浆液性癌，请于卵巢生殖道等处寻找原发灶（黑箭，m～o）。

手术后病理：右侧附件卵巢可见散在异型细胞巢，符合低分化癌，免疫组化结果提示高级别浆液性癌。

最终诊断：卵巢高级别浆液性癌（ⅢA1 期）。

（王 敏）

病例 176

精彩视频请扫描二维码

【病情简介】 女，66 岁。消瘦 4 月余。患者 4 个月来体重减轻约 4kg，伴腹胀，余无特殊不适。门诊 CT 示腹盆腔多发结节及肿块：子宫附件来源？胰腺来源？为求进一步诊治入院。无烟酒嗜好。无糖尿病病史。

【实验室检查】 肿瘤学指标：CEA 正常，CA19-9 36.85U/ml，CA125 4335.62U/ml；肝功能：TBIL 4.3μmol/L，CB 1.7μmol/L，ALT 5.9U/L，AST 25.0U/L。血常规：HGB 99g/L。肾功能：正常。凝血功能：D- 二聚体 1.31mg/L。

【影像学检查】 腹部、盆腔平扫、增强 CT：腹盆腔多发结节肿块，胃周、肝门区、腹膜后、肠系膜、双侧盆壁多发肿大淋巴结，网膜、肠系膜、腹膜增厚，盆腔积液：考虑恶性可能性大：子宫及附件来源？胰腺来源？伴腹盆腔广泛转移，腹壁转移可能性大。经阴道妇科彩超：盆腔多发实质性肿块性质待定：卵巢癌，伴直肠等周围组织浸润？入院后第 2 天行腹腔肿块 EUS-FNA。入院后第 3 天行彩超引导下盆腔肿块穿刺活检。

【治疗】 转妇科进一步治疗。

图像要点

CT：盆腔内可见多发结节及肿块，部分融合，较大者位于盆腔内，较大界面范围约 87mm×85mm，不均匀强化，周围脂肪间隙模糊，病灶与邻近膀胱、双附件、直肠分界不清（a、b，黄箭）；胃周、肝门区、腹膜后、肠系膜、双侧盆壁见多发结节及肿块，部分融合，较大者位于肝门区 - 胰头部，范围约 68mm×41mm，与邻近胰腺分界不清（c，黄虚箭）；网膜脂肪间隙密度不均匀增高，可见多发结节状增厚（d，黄粗箭），肠系膜呈污垢样改变，腹膜可见结节状增厚（e）。肝内胆管扩张。

EUS-FNA：胰腺实质回声可，未见明显占位声像。腹腔紧邻胰腺头部及钩突可见多发大小不等肿块，较大者大小约 30mm×44mm（f～i，红箭），胆管内径约 12.4mm（j），胰管无扩张，可见多发大小不等淋巴结，较大者 17mm×14mm（k，红粗箭），腹腔内可见液性暗区。

组织病理：腹腔肿块穿刺涂片检见腺癌细胞（l）。腹腔肿块穿刺组织腺癌，结合免疫组化，考虑女性生殖系统来源可能性大，倾向高级别浆液性癌（m、n）。盆腔肿块穿刺标本示分化差的癌，考虑高级别浆液性癌（o）。免疫组化：WT1（+），PAX-8（3+），ER（少量+），PR 2（+），Ki-67（+，约 80%），P16（3+），CA125（3+），P53（–），Her2（+）。

最终诊断：卵巢浆液性癌伴腹盆腔广泛转移。

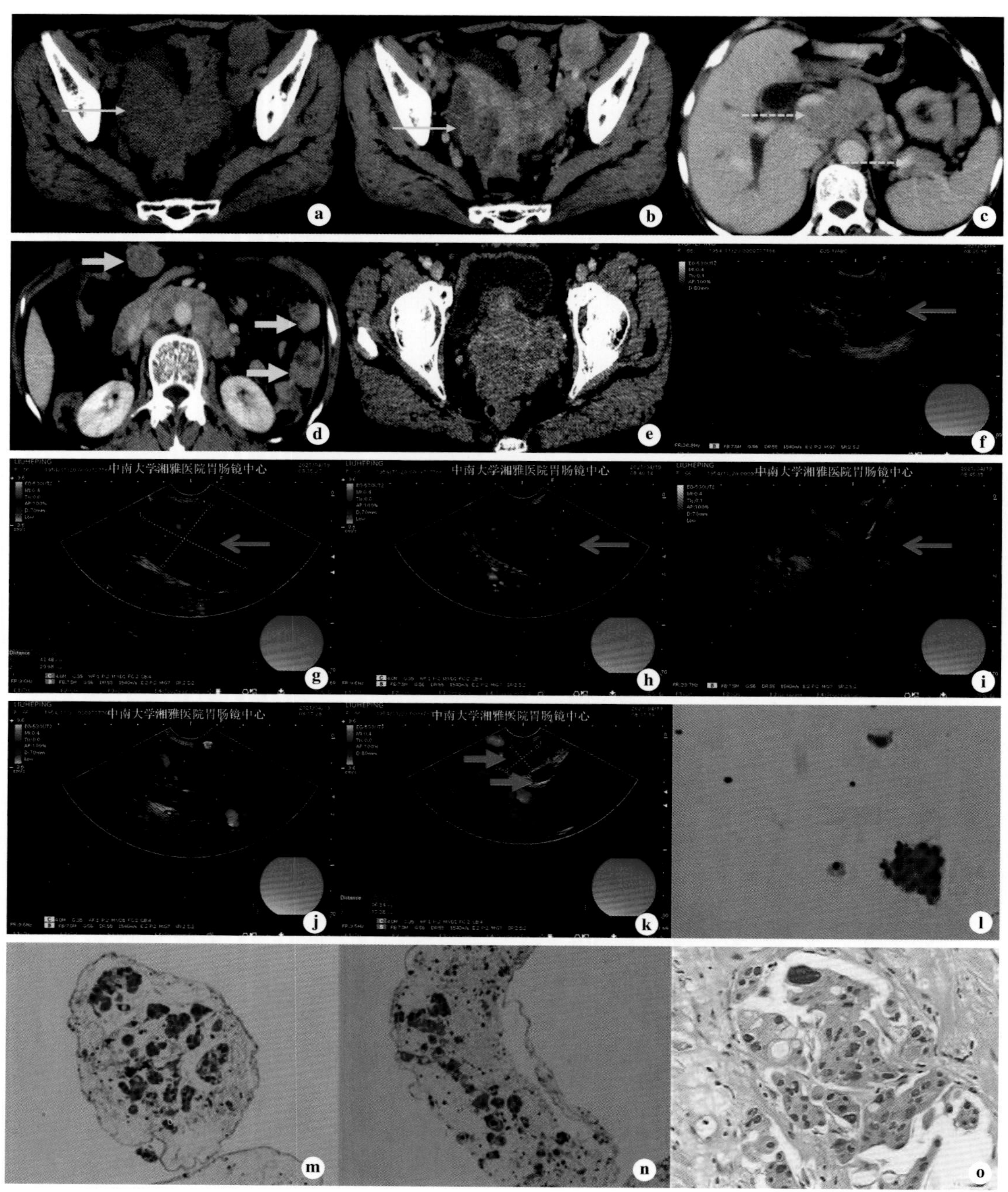
a
b
c
d
e
f
中南大学湘雅医院胃肠镜中心
g
中南大学湘雅医院胃肠镜中心
h
中南大学湘雅医院胃肠镜中心
i
中南大学湘雅医院胃肠镜中心
j
中南大学湘雅医院胃肠镜中心
k
l
m
n
o

（李 乾 严 璐）

病例 177

精彩视频请扫描二维码

【病情简介】 女，80 岁。间断恶心、呕吐 2 个月，全身皮肤黄染 1 月余。2 个月前进食油腻食物后出现恶心呕吐，呕吐物为胃内容物，无鲜血及咖啡样物质；1 个月前无明显诱因发现全身皮肤黄染伴瘙痒，有尿色加深，大便颜色无变化；既往无特殊病史。

【实验室检查】 肝功能：ALT 79U/L，AST 92U/L，ALP 330U/L，GGT 132U/L，TBIL 430.7μmol/L，DBIL 273.00μmol/L；血糖 9.07mmol/L。肿瘤学指标：CA19-9 > 1000.0U/ml，CA24-2 > 150.0U/ml，其他肿瘤学指标正常。肾功能、血常规、凝血指标等正常。

【影像学检查】 CT：胆总管增厚伴强化。MRI：胆总管起始部及上段管壁增厚伴强化。

【治疗】 ERCP+ 金属支架置入术。

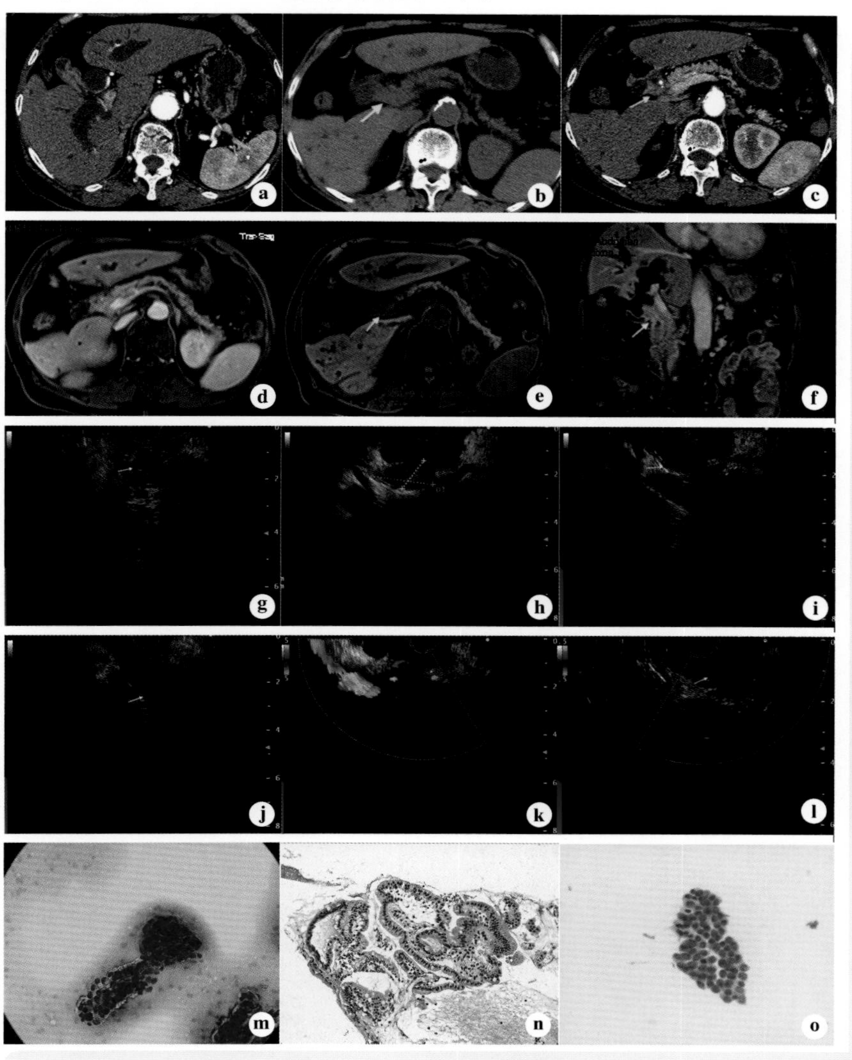

图像要点

CT：肝右前叶胆管管壁弥漫增厚，肝总管远段、胆总管近中段及胆囊管远端管壁弥漫增厚，伴高强化，其近端肝内外胆管扩张，性质待定，胆管癌？自身免疫性炎症？（b、c）。胆囊壁厚伴高强化，性质待定，占位？炎症？（a）。

MRI：胆总管起始部及上段管壁增厚伴强化，局部管腔闭塞 - 恶性可能，胆管癌？胆囊壁增厚伴强化 - 恶性可能；继发肝总管及胆囊管囊状扩张及肝内胆管扩张（d～f）。

EUS：胰体部回声尚均匀，胰管无明显扩张，1.5mm（g）。胆总管中段可见管壁偏心性增厚伴狭窄，范围 27mm×15mm，近端胆管可见扩张（h）。胆总管下段增厚管腔完全闭塞，未见周围组织受累及淋巴结肿大（i）。胆总管增厚狭窄一直延续至胆总管胰腺段，接近壶腹部可见管腔结构（j、k）。十二指肠降部扫查乳头及壶腹部，可见壶腹部呈稍低回声，近端可见胆胰管管腔（l）。

组织病理：EUS-FNA 穿刺胆总管中段增厚区域，ROSE 细胞形态不规则，核大深染，为肿瘤细胞（m）。EUS-FNA 组织学：破碎腺体，部分呈筛孔样；细胞中度异型、极向紊乱，考虑为腺癌（高 - 中分化，n）。EUS-FNA 细胞学：可见异型细胞团，核大深染，核浆比增高；染色质粗糙，考虑为肿瘤细胞。

最终诊断：胆管癌。

（蔡云龙　戎　龙）

第 9 章 胰腺 EUS-FNA 的细胞基础及病理诊断

视频二维码 9-1

本章针对胰腺 EUS-FNA 穿刺中常见的操作手法、标本要求、涂片技巧、标本处理以及细胞的识别等，由浅入深，分别介绍超声内镜穿刺下胰腺外分泌部，内分泌部，胰管，胆管的正常细胞形态，各类常见炎症及非肿瘤性病变下的胰腺细胞形态，胰腺常见肿瘤类型细胞形态及罕见胰腺肿瘤细胞形态，以供大家在实际工作中参考。

（叶廷军　毛敏静）

附录　英文缩略词表

缩写	英文全称	中文全称
	A	
A/G	albumin/globulin	白蛋白 / 球蛋白
ACTH	adrenocorticotropic hormone	促肾上腺皮质激素
AFP	alpha-fetoprotein	甲胎蛋白
AiP	autoimmune pancreatitis	自身免疫性胰腺炎
ALB	albumin	白蛋白
ALP/AKP	alkaline phosphatase	碱性磷酸酶
ALT	alanine aminotransferase	丙氨酸转氨酶
AMA	anti mitochondrial antibody	抗线粒体抗体
ANA	antinclearantibodies	抗核抗体
AO	abdominal aorta	腹主动脉
ASMA	anti smooth muscle antibody	抗平滑肌抗体
AST	aspartate aminotransferase	天冬氨酸转氨酶
	B	
BD-iPMN	branch duct-intraductal papillary mucinous neoplasm	分支胰管型导管内乳头状黏液性肿瘤
B-PD	branch pancreatic duct	分支胰管
	C	
CA125	carbohydrate antigen 125	糖类抗原 125
CA19-9	carbohydrate antigen 19-9	糖类抗原 19-9
CA242	carbohydrate antigen 242	糖类抗原 242
CA50	carbohydrate antigen 50	糖类抗原 50
CA724	carbohydrate antigen 724	糖类抗原 724
CB	conjugated bilirubin	结合胆红素
CBD	common bile duct	胆总管
CEA	carcinoembryonic antigen	癌胚抗原
CE-EUS	contrast-enhanced endoscopic ultrasonography	超声内镜增强造影
CHA	common hepatic artery	肝总动脉
CHE	cholinesterase	胆碱酯酶

CRH	corticotropin releasing hormone	促肾上腺皮质激素释放激素
CRP	C-reactive protein	C 反应蛋白
CT	celiac trunk	腹腔干
CT	computed tomography	电子计算机断层扫描
CTA	CT angiography	CT 血管造影术

E

ERCP	encoscopic retrograde cholangio-pancreatography	内镜下逆行胰胆管造影术
ESR	erythrocyte sedimentation rate	红细胞沉降率
EUS	endoscopic ultrasound	超声内镜
EUS-FNA	endoscopic ultrasound-guided fine-needle aspiration	超声内镜引导下细针抽吸
EUS-FNB	endoscopic ultrasound-guided fine-needle biopsy	超声内镜引导下细针活检

F

FBG	fibrinogen	纤维蛋白原

G

GDA	gastroduodenal artery	胃十二指肠动脉
GGT/r-GT/GPT	gamma-glutamyl transferase	γ- 谷氨酰转肽酶
GLB	globulin	球蛋白
GLDH（GDH）	glutamic dehydrogenase	谷氨酸脱氢酶

H

HbA1c	glycosylated hemoglobin	糖化血红蛋白
HGB	hemoglobin	血红蛋白

I

IBIL	indirect bilirubin	间接胆红素
IgG4	immunoglobulin G4	免疫球蛋白 G4
IOPN	intraductal oncocytic papillary neoplasm	导管内嗜酸细胞乳头状肿瘤
IPMN	intraductal papillary mucinous neoplasm	导管内乳头状黏液性肿瘤
IPTH	intact parathyroid hormone	全段甲状旁腺激素
ITPN	intraductal tubulopapillary neoplams	导管内管状乳头状肿瘤

L

LDH	lactic dehydrogenasedrogenase	乳酸脱氢酶
LGA	left gastric artery	胃左动脉
LH	left liver	左肝
LKMA	anti liver and kidney microsomal antibodies	抗肝肾微粒体抗体
Lymn	lymph node	淋巴结

M

M	monocyte count	单核细胞计数
MCN	mucinous cystic neoplasm	黏液性囊性肿瘤
MD-IPMN	main duct-intraductal papillary mucinous neoplasm	主胰管型导管内乳头状黏液性肿瘤
MEN	multiple endocrine neoplasia	多发性内分泌肿瘤综合征
MRCP	magnetic resonance cholangiopancreatography	磁共振胰胆管成像
MRI	magnetic resonance imaging	磁共振成像
MT	malignant tumor	恶性肿瘤
MT	malignant tumor	恶性肿瘤

N

N	neutrophil count	中性粒细胞计数
N%	percentage of neutrophils	中性粒细胞百分比
NSE	neuron specific enolase	神经元特异性烯醇化酶

P

PD	pancreatic duct	胰管
PDAC	pancreatic ductal adenocarcinoma	胰腺导管腺癌
PET	positron emission tomography	正电子发射断层显像
PLT	platelet	血小板
P-NEC	pancreatic neuroendocrine carcinoma	胰腺神经内分泌癌
p-NET（s）	pancreatic neuroendocrine tumor(s)	胰腺神经内分泌肿瘤
pre-ALB	prealbumin	
PT	prothrombin time	凝血酶原时间
PTA	prothrombin activity	凝血酶原活动度
PTCD	percutaneous transhepatic cholangial drainage	经皮经肝胆管引流术
PV	portal vein	门静脉

R

RBC	red blood cell	红细胞

S

SA	splenic artery	脾动脉
SCC	squamous cell carcinoma antigen	鳞状细胞癌抗原
SCN	serous cystic neoplasm	浆液性囊性肿瘤
SF	serum ferritsn	血清铁蛋白
SMA	superior mesenteric artery	肠系膜上动脉

SMV	superior mesenteric vein	肠系膜上静脉
SPN	solid pseudopapillary neoplasm	实性假乳头状瘤
SV	splenic vein	脾静脉

T

TBA	total bile acid	总胆汁酸
TBIL	direct bilirubin	直接胆红素
TBIL	total bilirubin	总胆红素
TC	cholesterol	胆固醇
TG	triglyceride	甘油三酯
TP	total protein	总蛋白
T-SPOT	T cell spot test for tuberculosis infection	结核菌感染 T 细胞斑点试验

U

UCB	unconjugated bilirubin	非结合胆红素

W

WBC	white blood cell	白细胞